U0067344

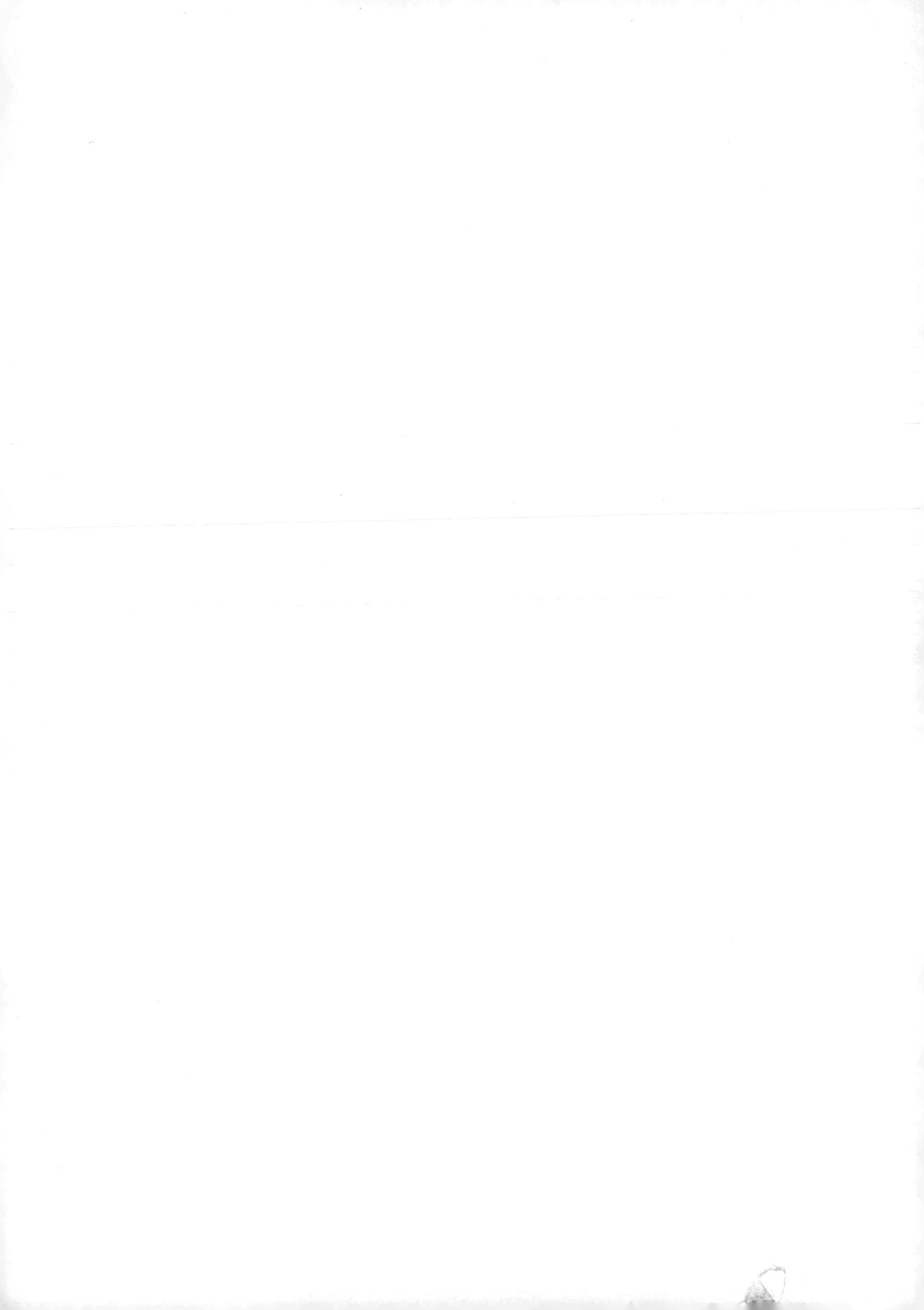

以愛與技巧教導孩子

自閉兒家長與教育人員指南

許作思（Joyce Show, MD） 著

張靜（Maria Drew） 譯

Teaching Your Child with Love and Skill

A Guide for Parents and Other Educators of Children with Autism, including Moderate to Severe Autism

Joyce Show, MD

謹以此書獻給我最摯愛的母親，
您的溫柔與接納總能帶給我無限的啟發；
以及親愛的丈夫進德（Vinh），
感謝你無怨無悔的默默付出。

目次 Contents

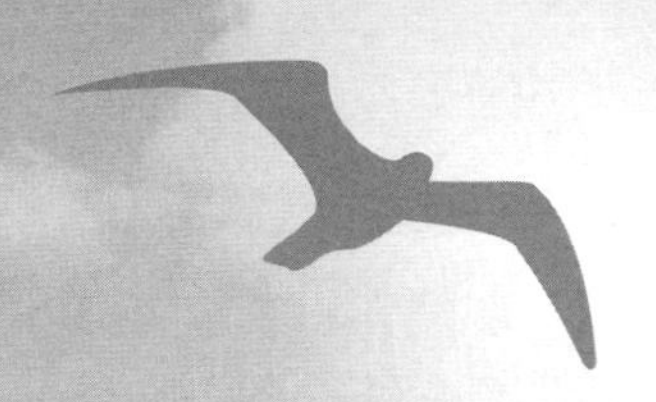

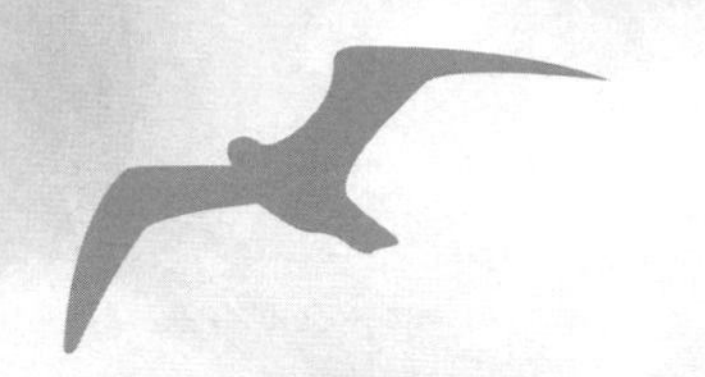

作.者.簡.介

許作思（Joyce Show, MD）

許博士以榮譽學士的殊榮畢業於哈佛大學生物化學系，並於哈佛大學與麻省理工學院合作的健康科技計畫取得醫學博士學位，獲得內科醫學與老人醫學委員會的雙料專業認證。她是七個孩子的母親，其中一個孩子患有重度自閉症。過去十四年，她放棄行醫，專心照顧家庭、教育子女，並致力於以教育治療自閉症與學習障礙的研究。此外她更積極參與籌款改善特殊需求兒童的公共教育，空閒時間則在教區教堂教導聖經，同時也是她所居住的美國加州社區由自閉兒家長組織的「山麓自閉症協會」的主要會員之一。她個人的部落格網址為：joyceshow.wordpress.com。

譯.者.簡.介

張靜（Maria Drew）

台灣大學夜間部歷史系學士、美國南加大教育學院婚姻家庭心理諮詢碩士，曾任婚姻家庭心理諮詢、美國加州政府醫療計畫成人日間保健中心主任，現為教會及社區朋儕心理諮詢服務（Peer Counseling）義務工作人員。

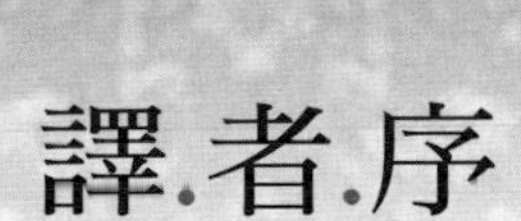

譯者序

二十一世紀是個令人振奮的世紀，經濟發達，物質與知識的資源豐富，人們的思想與價值觀正在日新月異的改變與提升。親子教育更是一個重要的課題。過去親子教育常常是以「出人頭地」、「成就」或者是金錢回報的價值取向主導家長們對孩子教育的規劃，而現在的父母教育孩子已經不再局限於這樣的理念。我們希望孩子獨立自主做社區裡有貢獻的人，希望他們做他們想做、喜歡做、有能力做的事，最重要的是我們希望他們快樂。要達到這樣的目標，親子教育的最高指導原則應該是「發揮孩子的潛能」；許作思博士所著的這本《以愛與技巧教導孩子》一書，分享了她過去十六年教導她的兒子彼得的經歷，用的就是這個原則。彼得是一個患有重度自閉症的孩子，對這樣一個腦部運作嚴重受限的孩子，家長可能會問，我的孩子有潛能嗎？要如何教育孩子使他能「發揮潛能」呢？

本書的書名回答了這個問題：「愛與技巧」。愛與技巧必須要搭配得當，只有愛而沒有技巧是不夠的，可能會使家長溺愛、寵壞了孩子，不能幫助你發掘孩子的潛能；只著重在教導技能更是不足以幫助孩子建立他的內心世界。以尊重、認真以及諒解的態度教養孩子，是結合感覺與行動的實質的愛，是真正的愛。許博士在書中以一個母親的心情，從頭至尾一再探討這個主題，事實上，不只是有特殊需求孩子的家長，這個主題也是每一位認真看待親子教育的家長時刻會面對的挑戰。關於技巧的部分，許博士在書中以一位優秀的醫學從業人員的角度，深入淺出的以非專業人員能理解的說明提供了豐富而全備的資料，以及有系統與有組織的方法（許博士在引言部分做了簡明的摘要，故不在此贅述）。這些資料與方法不僅適用於教導自閉兒，也適合任何在學習和發展方面有特殊需求的孩子。

親子關係是每一個家庭的基礎課題。在婚姻家庭心理諮詢的專業領域，親子關係的挑戰常是家庭問題的主要成因之一，不僅只在有特殊需求或是神經發育正常孩子的家庭。《以愛與技巧教導孩子》一書雖然探討的重點是自閉兒的教育，但是書中所提供的資訊和方法其實在教導神經發育正常的孩子也很實用。許博士在書中所探討的彼得成長的教育問題包括了學習、行為與人際互動等最基本的教育課題。書中並提供了許多的實例，其中敘述了許博士家庭的成員彼此之間互動時所面對的挑戰，以及如何處理這些挑戰。本書用「作者的真情獻禮」來描述實不為過。本書雖然是以進階的方式鋪陳，但是讀者不需要局限在從頭讀到尾的方式，書中的每一章都可以作為獨立的指南。

本書的原著第一版於 2012 年由英國著名的出版社 Jessica Kingsley Publishers 在英國與美國發行，當時彼得十二歲。現在彼得已經十六歲，學習與成長都有長足的進步。同時他也進入青少年時期，身心發展的挑戰也進入一個新的階段，這些都是在第一版原著中尚未探討的主題。許博士在過去四年持續她一貫的態度與精神，對這些新的問題進行了深入的研究與探討，並修訂原作加進這些最新的訊息。不過英文的第二版尚未發行，反倒是中文版先出書，中文版的讀者幸甚！

由於參與翻譯的工作，我可能是除了許博士本人之外，讀這本書次數

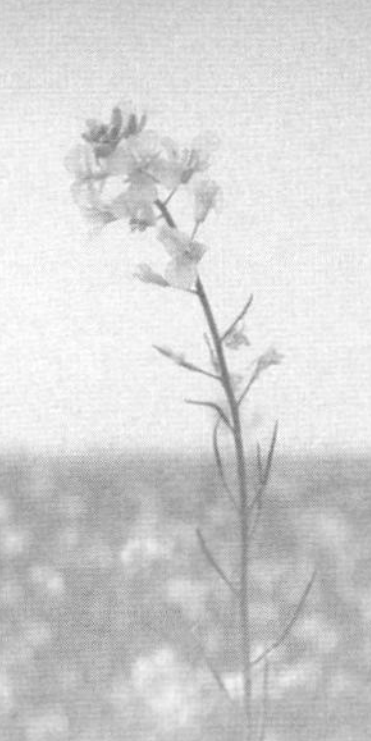

最多、最仔細、也是受益最大的讀者之一。自閉症在社交場合已經不再是罕見的話題；在翻譯的過程中，只要提起自閉症，就不乏回應。許博士所著的這本書提供了一個全面、完整且實證的研究資料，可以提升對自閉症的了解與認識，是任何關切自閉症與親子教育的讀者值得收藏的一本參考書。

張靜

致.中.文.版.讀.者

我們很幸運能夠生活在美國，擁有全球最多自閉症領域的傑出專家，而上帝也很眷顧我們家，為我們帶來了幾位天分與巧思兼備的專業人員。將此書翻譯成中文的目的，就是為了與同時身為自閉兒父母的各位分享這些祝福，將我從這些專業人員身上以及許多自閉症研究中獲得的最傑出與最實用的資源，集結成各位可以應用在自己孩子身上的實用原則。

各位不需仰賴高科技，也無需花費大筆金錢，就能有效的幫助自己的孩子；你們需要的只是很多的愛與技巧。祈禱這本書能夠賦予各位這些技巧。至於愛，我相信各位早就擁有了——在這世界上，還有誰比華人父母更投入孩子的教養呢？

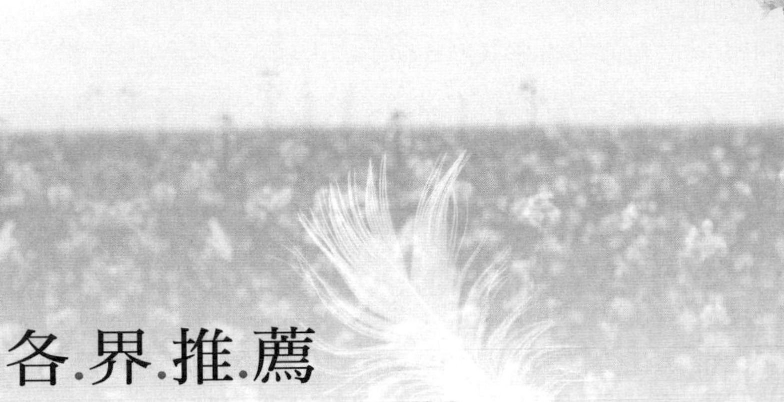

各.界.推.薦

許博士的書以中文譯本發行實在是一個好消息。在書中，她針對自閉兒所面對的奮鬥與掙扎寫出了希望、憐憫與深刻的見解；也提供許多資訊和實用的忠告給幫助孩子們克服這些挑戰的家長和老師。這是一本很有用的書，許多讀了這本書的家長和教育專業人員，都因為手頭上有許博士在書中所分享的專業素養及個人經歷讓他們能夠隨時參考而大受鼓舞。

～Dr. Sparrow

哈佛大學兒童神經醫學系助理教授

Brazelton Touchpoints 中心顧問

波士頓兒童醫院主治醫師

身為一名行為發展小兒科醫生，我幫助過數百位有殘障的兒童和他們的家庭，因此我總是在留心對這些孩子真正有幫助的資訊。許作思博士所寫的《以愛與技巧教導孩子》就是這樣一本有智慧又實用的書。這也許是因為她不僅是書中自閉症兒彼得的母親，同時也是一位醫生。她以做母親的經驗為出發點，探討了當她知道孩子被診斷為自閉症時內心的傷感與痛

苦，以及她如何收拾心情開始尋求教育孩子的方法。她又從做醫生的角度，以冷靜的科學頭腦找出幫助兒子的途徑。然而，她又不是自命不凡的只講科學。她收集百家的資料，利用常識，運用各種實用的教學方法：感覺統合、DIR 地板時間、米勒方法、ABA、RDI 以及許多其他的方法幫助彼得發揮潛能。我在讀這本書時會寫些評語記在書頁上，以下是我寫的一些筆記：有組織、可讀性、發自內心、適合孩子的發展程度、斟酌仔細、真誠以及自我批判。我將大力推薦我的病人讀這本書。許博士不僅以愛和技巧教導她的孩子，她也以愛和技巧教導我們。

～Richard Solomon, MD

安娜堡兒童行為發展研究中心及

自閉症兒童遊戲語言發展計畫醫學主任

這是一本對任何一位有自閉兒的家長或是教導自閉兒的人員均極為實用的書。真希望我在一開始教導我的孩子時就能有這本書。那對我和其他教導我兒子的工作人員會是極大的幫助。許博士在書中所提供「如何教導」孩子的生活實例，是那麼真確與實用。書中所探討的孩子在各個發展階段所需要的技能，不僅適用於嚴重受到自閉症影響的孩子，也適用於教導高功能的自閉兒。我會將這本書送給每一個教導我孩子的工作人員，而且會在我孩子的成長過程中需要學習新的技能時，持續的參考這本書中的資料。這本書絕對是我所讀過最好、最全備、最實用的有關教育自閉兒的書。

～Kathy O'Rourke

自閉兒家長

特殊教育專家

美國加州 College View 學院教授

許博士以愛、恩慈與技巧，為所有因有自閉症的孩子而徬徨不安的家庭提供了一線希望之光。不論你是否親身體驗到自閉症在生活中所造成的影響，你都會被許博士這位母親對孩子的愛心以及她對提升他人生命層次的奉獻所感動。

～Gwennyth L. Palafox

臨床心理學博士

美國加州 Meaningful Growth 中心主任

這是一本深入且詳細的研究著作：許作思博士分享了她在教導患有自閉症的兒子彼得的經驗中，所得到的全面且廣泛的知識。但是這本書不僅只是個人的經驗談；這是一本有條理且全備的教學指南，是家長在家中教導自閉兒學習各種技能必讀的書。

～Penny Kershaw

英國東蘇塞克斯特殊教育學校自閉症外展服務部經理

《泛自閉症教學指南》（*The ASD Workbook: Understanding Your Autism Spectrum Disorder*）作者

許作思博士的書，對自閉症的教學探討深刻，包含各種不同的方法，內容豐富完整；書中處處可見只有母親才有的愛憐和體諒。

～Anita Ghazarian

自閉兒家長

推.薦.序

非常榮幸能為《以愛與技巧教導孩子》一書寫序，因為這本書的作者和我一樣在尋找一個我最愛問的問題的答案：

「學習……是為了要使我們更了解周遭的世界，並使我們有更多的成就。」

～John Holt

我是在一個慈善活動餐會的餐桌上，第一次看到這本書。書名引起我的注意，因為身為一個母親、教育專業人員以及特殊教育的顧問，我總是在留心對教養特殊需求孩子有助益的資訊。

當時我隨意拿起書來，本想花個一兩分鐘翻看一下。但是我立刻被書中作者同情的語氣、對特殊需求教育廣泛的知識、對家長所能做到的樂觀態度和她對教學練習清晰與完備的說明所吸引。

我當場全神貫注一口氣讀了半個小時，幾乎忘了桌上其他的賓客。終於我勉強自己放下書，和在座的賓客交談，馬上就開始分享書中的內容和這本書的特別之處。

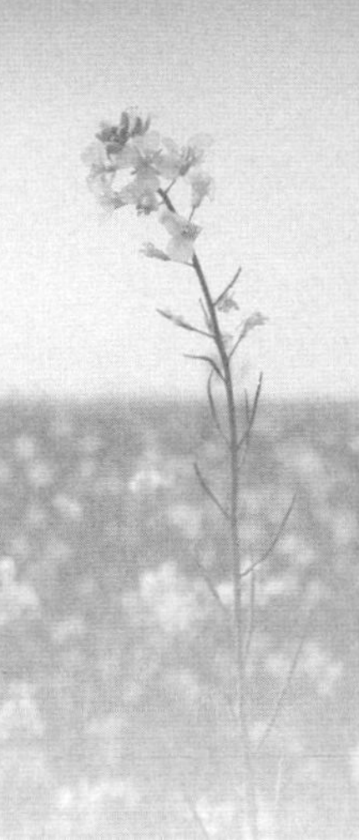

許博士在書中廣泛的收集了許多不同方式，擷選出有效的自閉症教學方法。身為重度自閉兒的母親，她從關愛與人性的角度探討家長面對的挑戰與挫折，將每一個「小小的」突破都視為勝利與喜樂。

終於，我看到一本能夠幫助家長和老師重建自閉症孩子腦部功能的書。這應該是所有教導有任何一種學習障礙的孩子的家長與老師必讀的一本書。書裡有無數實用的指南、工具和策略，以及引人入勝的理念，幫助有特殊需求的孩子發揮潛能。

讀這本書時要細細咀嚼。但是不要只是讀。要起而行，運用裡面的訊息。

～Noël Janis-Norton

國際著名暢銷親子教育著作《冷靜、簡易、開心的親子教育》（*Calmer, Easier, Happier Parenting*）作者

誌謝

首先是彼得，謝謝你和我一起寫這本書，我們一起遊戲，一起作練習，實踐教養原則，一步一步走過來。

感謝無數以愛與才華祝福彼得的人，尤其是：

Gwennyth Palafox 博士與 Belinda Wulke，妳們是我的夢幻團隊。Gwen，妳是最棒的心理治療師，總能以趣味、歡笑、幽默、直覺與超齡的智慧創造不同的可能性。Belinda，妳的機智、毅力與耐心無人能敵，妳是兼具天分與智慧的老師，是彼得的第二個母親，也是我最好的朋友與支柱。

給最有天分的老師 Jeannette Pound 與 Gabriela Ziolkowski，感謝妳們一路相伴，與我們全家一起看著彼得成長，妳們的愛成就了現在的彼得。

給 Diane Danis 醫師、Susan Spitzer 博士、Mona Delahooke 博士、Shakeh Mazmanian 醫師，你們展現了無比的熱情、專業並盡忠職守，我好幸運可以遇到這麼多不可多得的好醫師。Bodil Sivertsen 博士，感謝妳以卓越的才智帶領我們走過早期那段黑暗的日子。感謝 Robert Koegel 博士與 Lynn Koegel 博士，在我和彼得絕望的來到聖塔巴巴拉的診所時，殷勤的為我們提供訓練。

Susan Hollar，妳是最棒的專家，總是不斷的學習，持續的探索新知，

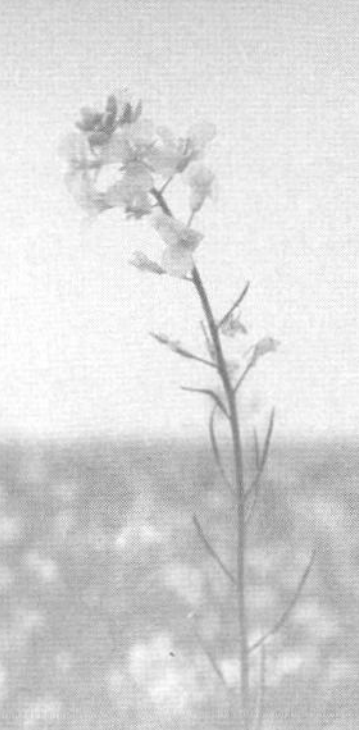

妳發現了「人際發展介入治療」（RDI），並教導我如何運用 RDI 和我的孩子建立連結。

Cynthia Cottier，妳以傑出的輔助性科技（AT）教學為彼得開啟了全新的世界。

Darlene Hanson，感謝你幫彼得和其他許多無法用言語溝通的患者打開溝通的門，讓他們能夠用輔助溝通（FC）表達自己。我每天都為這扇珍貴的心靈之窗感謝上帝。

感謝我的朋友以及共同對抗自閉症的夥伴們，Caren 與 Charles Gale，你們在我得知診斷的第一時間，給了我及時的協助；Anita Ghazarian 醫師，妳在我灰心喪志的時候幫助我重振精神；感謝山麓自閉症協會提供出色的家長教育課程。

給 Tamara Jackson、Kristen Angelica、Diana Yuen、Leslie Maine、Raissa Choi、David Wulff、Emily Felong、Wendy Watts、Michelle Lasaka、Shoghig Garabat，以及學區中所有全心投入、才華洋溢的可愛夥伴們，感謝你們為彼得付出的一切，全國再也找不到更好的學區了。願主保佑你們！

給我的小天使夥伴們，Frances、Laura、Charlie、Teresa 與 Joseph Wulke、Alison Joe、Jessica Lam 與 Julia Morreale，感謝你們灌注自己的才華與能量來愛彼得，你們就像我的兒子與女兒一般。

給 Diane Cullinane 博士以及帕薩迪納兒童發展協會（Pasadena Child Development Associates）所有可愛的發展介入治療師們，尤其是 Felicie Standley 與 Wynai Tsing，感謝你們提供的趣味地板時間；Sherri Cawn 與 Christie Virtue-Herman，謝謝你們訓練我 DIR 和地板時間，你們是彼得人際

互動與情緒發展的重要功臣。

感謝 Tao Zhen Yu、Xiaodong Zhu、Lydia Lam、Sargis Akopyan、Edward Palafox 博士、Ron Rhodes 博士、Peggy Schaeffer，以及山頂障礙滑雪計畫（Mountain High Disabled Ski）的工作人員在彼得的成長過程中付出的努力。

感謝 Claudia Lara 與 Marjorie Gell 給予藍特門地區中心（Lanterman Regional Center）的支援。

感謝 Palafox 博士、Cullanae 博士、Danis 博士、Spitzer 博士、Susan Hollar 與 Beverlee Paine 以專業協助我審閱各個章節的初稿。

給啟發我的老師朋友們——Stephanie Joe 與 Bonnie Hine，以及聖蓋博谷文學社（San Gabriel Valley Inklings）的摯友們，包括 Jane Rumph、Marilyn Woody、Yvonne Ellfeldt、Sandee Foster、Sharon Pearson、Marianne Croonquist、Muriel Gladney、Susan Skommeta、Debby Allen，尤其是我的啟蒙恩師 Pat Stockett Johnson，衷心感謝你們的編輯、鼓勵與祈禱；我知道我們的聚會是神的安排。

感謝 Mae Shen、De Yin Jeng 博士，更要特別謝謝 Maria Drew 為中文版所做的翻譯與校閱工作，謝謝妳的鼓勵與支持。

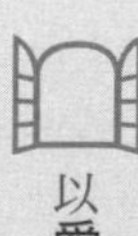

給我摯愛的親戚們，尤其是姊姊 Jane 與 Matthew Wada，感謝你們一路以來的陪伴，你們每週一次的溫情支援，總是能幫助我們重振精神。感謝 Jane，妳在彼得第一次被診斷出自閉症時就說要與我一起幫助彼得，而妳也信守了妳的承諾。

感謝爺爺在中文翻譯方面的協助，感謝窩心的姨姨 Judy，妳總是會打電話關心我們、為我們祈禱，不遠千里的載著我聰明的外甥女 Rosie 來指

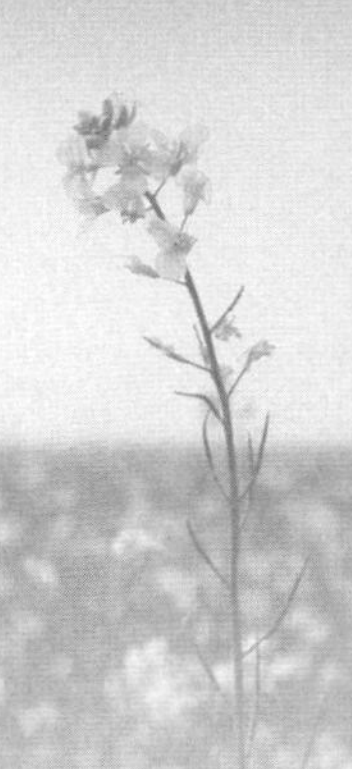

導彼得。

給我親愛的孩子們，Judy、Jeffrey、Stephen、Joseph、Teddy 與 Luke，感謝你們以自己獨特的方式，毫不吝惜的將自己的天賦分享給彼得。

最重要的，我想要感謝親愛的進德，你是天底下最棒的丈夫與父親，總是能夠細心觀察並耐心的提點我。感謝主讓你成為我的丈夫、孩子的父親。

感謝上帝對我們的慈愛，賜予我們彼得，我們美麗的寶貝。

引.言

我的兒子彼得在兩歲半被診斷有自閉症時，一個字都不會說，甚至連「媽媽」都不會叫。我們原本以為他聽不見，因為我們不管說什麼他都沒反應，叫他他也不會回頭，只會尖叫、晃動手臂、搖晃身體和漫無目的地拍打玩具。

於是我們幫彼得報名參加了一個為期一週 30 小時的 ABA（「應用行為分析」）課程，這是一個聲譽卓著的機構開的課程。在所有治療自閉症的教學方法中，ABA 的療效獲得了最多客觀的肯定。然而，彼得的進步相當緩慢，而且常常因為挫折哭泣。我們另外為彼得請了一個專業的顧問，她使用的方法是「地板時間」，在每週一小時的短暫課程中，她能夠幫助我們抓住彼得的注意力，引導他進行有意義與簡單的互動，但是彼得的興趣少之又少，而且很擅於逃避我們安排的活動，除了老師在場以外的時間，我們根本無法自行教學。我們聽專家說，經過六個月的介入治療之後，大概就可以知道孩子的前景預測與潛能了，但是，六個月過後，得知彼得是重度自閉症，腦部受損範圍遍及多個區域，我和外子既洩氣又傷心。我努力禱告，決定放棄行醫，踏上了一個全新漫長的旅程。

自閉症是嚴重的神經障礙，影響腦部許多區域。如果你有一個中度至重度自閉症的孩子，看著他甚至連一般孩子天生就會的簡單的事都做不

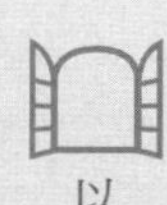

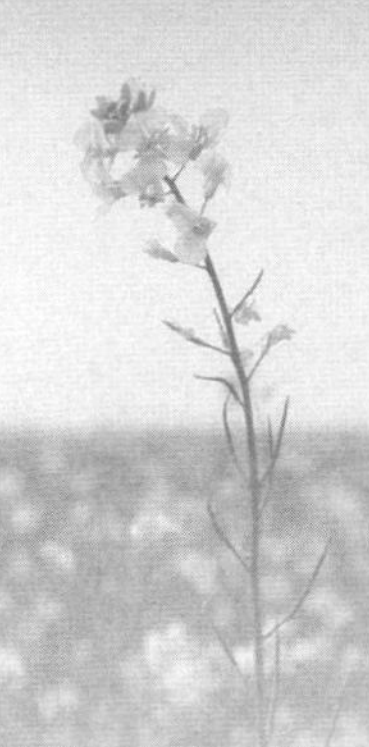

來，一定能夠體會心碎度日的感覺。你試著以耐心與愛心教導孩子，但是，光有耐心與愛心還不夠。你的孩子似乎連動機都受損了，對於學習似乎一點也不感興趣。

十四年來，我竭盡所能的學習各種教學方法，這些方法經過證實至少都對某些孩子有幫助，我把這些方法加以調整，然後應用在我兒子身上；結果我發現，這些方法當中，沒有單一最好的方法，我們需要運用許多不同的方法因應彼得的挑戰，因為他腦部受創的區域實在太多了。

腦部的重新佈線就像是建造房子一般。不同的房間具有不同的功能，所以需要擺設不同的家具，你會根據房間的功能以及房內需要的擺設運用適合的工具，你需要一份完整的藍圖，因為所有房間都相互連結，需要共同運作。如果沒有使用正確的工具並安放正確的設備，這個房間就無法發揮良好的運作，而且也會降低整棟房子的運作效能。此外，如果沒有穩固的基礎、完整的藍圖與正確的工具，房子的運作也無法長久。

我寫這本書就是想提供各位所需要的工具，協助你的孩子重建腦部的運作。你必須了解孩子腦部哪些區域的線路出了問題，然後根據發展藍圖重新佈線或是彌補缺陷，運用各種教學工具完成任務。你或許可以花數千個小時教導孩子某一個概念或技巧，但是，除非你的策略是幫助孩子培養獨立思考以及與他人交往的能力，否則努力了老半天，他可能也沒辦法維持或運用這個概念或技能；這個問題在自閉症較為嚴重的孩子身上尤其明顯。正如西元前五世紀中國兵法家孫子所言：

謀無術則成事難，術無謀則必敗。

本書將指導各位擬定全方位的發展策略，運用各種教學工具的精髓教導孩子。許多其他著作已經提過自閉症可能的成因以及生物醫療介入療法，我在書中就不再多所著墨。無論是否在嘗試醫藥的治療，你都必須教育孩子，這正是本書的重點所在：**提供各位以最有效、整體與全面的方法教導孩子**。我們的目標是以愛和技巧培育孩子身心的發展。本書的重點與主旨是要幫助孩子奠定思考、感覺與人際關係的基礎，透過愛與信任培養健全的心智。這聽起來或許非常嚴肅，不過，實際嘗試的時候，你就會發現，所有的學習都是透過趣味與歡笑兼具的互動產生的。

我可以體會教養重度自閉兒的心情，因為我兒子就是一個有重度自閉症的孩子，他的腦部各個區域幾乎都被影響了。我讀了一本又一本的書，但是彼得腦部的受損區域實在太多了，光是採用單一方法根本無法發揮效果：也許某個方法可以彌補一至兩個區域的缺陷，但卻得配合其他區域的運作才能見效，問題是彼得連這些區域的運作也出現了缺陷。我當時覺得一定是自己哪裡做錯了，所以心情非常沮喪，我並不曉得問題是出在拼圖裡遺失的步驟。

我後來發現，我們一定要辨別與了解每個有缺陷的區域，然後給予適當的輔助，以免這個缺陷成為阻礙孩子進步的絆腳石。因此，各位對於腦部相關區域一定要有全面的認識，而且要擬定全方位的策略，以便同時因應每個區域的問題。你手邊應該要準備各種不同的教學工具或方法，以便解決各種問題，你必須同時運用多種工具，同時在各個區域下工夫，如果只知道片面的資訊，就無法發揮太大的效果。

真希望十四年前開始這段旅程時我就擁有這本書。各位讀者可以稱這本書為「遺失的拼圖」。我在書中收錄了一些「**遺失的步驟**」，這些步驟

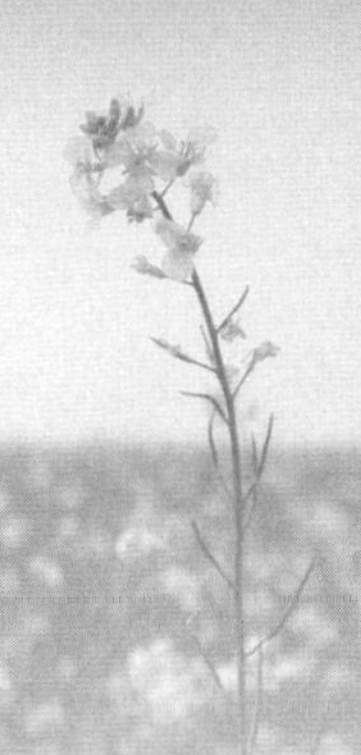

都是透過研究與試誤摸索出來的；真希望一開始就有人指點迷津，告訴我這些遺失的步驟。本書將會引導各位協助孩子形成早期的互動，為未來的抽象與反省思考奠定根基，這些原則不僅適用於各種程度的自閉兒，也適用於神經發育正常的孩子。這些遺失的步驟可以為有需要的父母提供參考；如果孩子的受損程度較輕，則可快速帶過。

重點是要真正了解孩子腦部的問題，以便幫助孩子重建腦部運作：如果發現此路不通，就知道接下來得朝哪個方向前進、必須先處理哪個區域的障礙。知識有助於培養能力，也可以帶來希望，因為有了知識，即便是知道過程將會十分漫長，而且需要許多的操練，你也會知道該做什麼。

本書是依照步驟，由淺而深鋪陳的。首先，各位必須了解孩子的需求、學習如何觀察與調諧、辨別與調適感覺差異、幫助孩子學習處理動作。接著，你必須讓孩子進行基本的互動、掌握孩子的動機、擬定認知發展策略、發展溝通系統、著眼於非口語溝通，並在人際關係與情緒發展的基礎下工夫。最後幾章將會教導各位如何引導孩子進入較高層級的認知、人際關係與情緒發展，並在學習過程的各個階段給予協助。另外還有幾章是在探討自助技能、例行作息，以及自我傷害、攻擊等行為的處理方法。只要依序閱讀，就能了解兒童的發展過程以及如何幫助孩子從基礎開始培養各項技能；你也可以鎖定單一章節，從中收集相關主題的輔導要訣。

我是七個孩子的母親，第六個孩子有重度自閉症。我以榮譽學士的殊榮畢業於哈佛大學生物化學系，並於哈佛大學與麻省理工學院合作的健康科技計畫取得醫學博士學位，獲得內科醫學與老人醫學委員會的雙料專業認證。我曾是一位內科醫師，有十多年的行醫經驗，我很喜歡這份工作，從中獲得了許多關愛與歡樂，那時我覺得自己是世界上最幸運的女人；不過，為了彼得，我決定放棄行醫，專心在家照顧他。當時我們雖然想盡辦法為我的孩子尋找外來教育資源，但情況卻不見改善。儘管工作帶給我許多成就感，但我知道，如果放下孩子不管，再多的成就也無法帶給我快樂。我想要盡我所有的力量發掘彼得的潛能，讓他活出有意義的人生。

彼得現在十六歲了，仍然有重度自閉症，但我總是懷抱希望，永不放棄。我們雖然還沒找到快速或簡易的對策，不過不需要絕望，只要不斷的努力與了解孩子，就算是重度自閉兒也可以獲得顯著的進步。彼得有多位卓越的專家治療他，包括 ABA（應用行為分析）、地板時間、RDI（人際發展介入治療）以及 SLP（語言病理）等；而他是這些專業人員所治療的進步最緩慢的患者之一。從學步時期開始，他就有嚴重的語言運用障礙以及感覺的問題。其他明顯的障礙還包括動作起始、焦慮、嚴重的強迫症；以及他在進入青少年時期後，成為主要問題的衝動行為。彼得從開始到現在一直在對抗這些挑戰，但是，今天他已經長成一個相當優秀的年輕人，他會滑雪、游泳、騎腳踏車，還有他會作詩！他從所經歷的試煉，發展出敏銳、有洞察力、堅忍而且有幽默感的個性。

不過，就算彼得年紀很小還不太會說話的時候，他已經會用他自己的方式表現出他個性中的可愛之處。記得有一次上教堂時，為了使彼得專心聽講，我用粉紅色與綠色的蠟線做了一朵有莖有葉的花，然後把花放在我們之間的長椅上。我們照例起立禱告，禱告結束正要坐下時，我發現我的花旁邊多了一條花梗，頂端彎曲成簡單的圓形花朵。一臉詫異的我這時才發現彼得正以得意的神情注視著我，臉上露出了調皮的笑容，眼中流露神氣的喜悅。

所以，讓我們把受傷的心包紮好，捲起衣袖，準備上工了。孩子的需

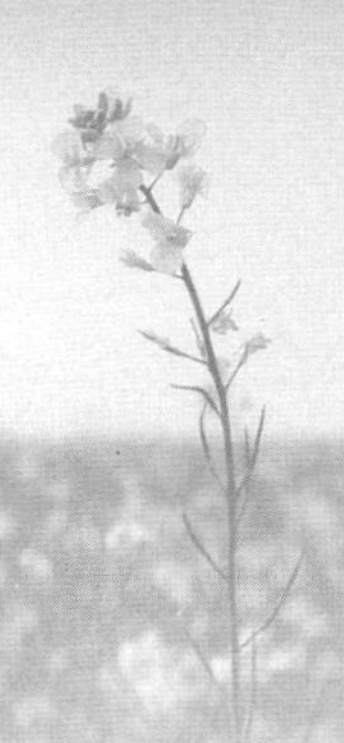

求需要一個團隊才能滿足，不過，你是團隊裡最重要的那個人。身為孩子的父母，你是能為孩子做得最多的人，因為你與孩子朝夕相處，而且是最愛孩子的人。雖然孩子現在可能無法表示他對你的愛，不過請你相信，孩子最愛的一定也是你。有了你陪伴孩子一起成長，他就可以從障礙中「釋放」，展現他的潛能，而你一定可以親眼看到孩子的成長。

如果你能夠找到一個可以提供指導、訓練與支援的專業顧問那就更好了；找不到也沒有關係，不需要絕望或慌張。你可以參考本書提供的技巧，及時把技巧應用在孩子身上。你也可以訓練其他幫手，請大家一起來幫忙你。請一定要記住，就算情況看起來希望渺茫，也不需要絕望。孩子或許會前進兩步後退一步，但他一定會有進步。彼得三歲時進步相當緩慢，所以我向上帝禱告時，只求自己有一天能夠好好享受與他共處的時光。雖然眼前的路還很漫長，但我可以很篤定的告訴各位，我的禱告已經獲得了回應。總有一天，你一定可以享受與孩子共處的歡樂，心痛的感覺一定會消失。一路走來，你可能會發現身邊有許多的好朋友，你也更能用心體會生命的真諦；每當我這麼想時，我就覺得現在的我比以前的我幸運多了，而且直到現在，我依然覺得自己是世界上最幸運的女人。

給讀者的話

我在書中提到孩子時，會以男性的「他」來指稱所有的孩子，除了基於一致性的考量之外，其實也反映了男性患者比率偏高的現象。不過，我對女兒與兒子的關懷其實是一視同仁的，而書中所有的建議也適用於女孩與男孩。

請各位讀者包容我在書中提及自己的宗教信仰。我相當尊重世界上各個信仰的真理與美善，當我提及自己的信仰時，絕對沒有冒犯其他信仰的意思；我只是依據自己的理解，誠實的與各位分享彼得的故事，但是如果省略了我的生命當中這個重要的核心，我所呈現給各位的就不盡誠篤了。

最後，謹以馬太福音的這節經文與各位共勉：

凡不因我跌倒的就有福了。（馬太福音 11:6）

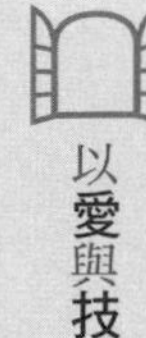

Chapter 1

我的孩子怎麼了？

我從臥室看著窗外的彼得。他正在後院繞圈圈。我們剛從他的小兒科醫師那裡回來。彼得這時十八個月大。我的好友俞太太正在幫我看著他。我需要一個人靜一靜。我的胸口似乎有塊大石頭，壓得我喘不過氣。一個同樣的畫面在我腦中不斷重播：馬茲醫生在彼得背後敲著鍋子，彼得沒有回頭，只是對著自己微笑，連眉頭都沒皺一下。馬茲醫生同情的寫下聽力測試的處方。我的孩子耳聾了嗎？可是有時候他又似乎聽得見，譬如電視上播放《湯瑪士小火車》的主題曲時，他會興奮的跑著。當我緊緊抱著他，告訴他我愛他時，他聽見了嗎？淚水從我臉上流下，但這只是開始，更糟的還在後頭……

「我的孩子怎麼了？」每個父母在意識到孩子的自閉症症狀時，都會發出這樣揪心的吶喊。他們缺少眼神接觸，不會用手指東西，也沒有向父母尋求確認以求安心的行為，對這些早期跡象我們常會得過且過。對於這些退縮不前的孩子，身為父母的我們可能曾經懷抱過一絲希望，期待自己的孩子可以像其他孩子一樣，發出咿咿呀呀的童音，或是跑到門口迎接我們，但是，這些微小的希望最後都落空了。直到有一天我們終於體悟到已失去了孩子，甚至連再見都來不及說，他就遠離我們了。

什麼是自閉症？了解是治療的第一步

什麼是自閉症？自閉症是腦部發展失調而導致的嚴重人際互動溝通障礙，加上起始與維持互動的障礙，明顯的對他人不感興趣，使他們很難交到朋友。他們與人溝通有困難。他們常常不只有語言的問題，非語言的手勢或是面部表情溝通也有困難。並且他們的個性發展受限，他們對於事情固著，例如對某件不尋常的事物著迷、過度堅持固定的形式，以及不合理的抗拒改變。另外一個特徵就是他們會持續重複同樣的動作或是字句，例如揮動雙手、尖聲喊叫，或是重複使用某個物件，例如對於電燈的開關著迷或是不停轉輪子。此外，身體協調（「動作計畫」）、感覺輸入的過濾與處理（「感覺統合」）以及情緒的處理（「情緒調節」）都是自閉症常見的問題。自閉症是一種廣泛的障礙，患者腦部受影響的區域與程度不盡相同。

沒有人確切知道自閉症的成因，但從對家庭成員的研究與基因鏈的分析，目前已經找出十到二十個影響患病機率的基因，這些基因當中的蛋白密碼與神經元訊息的傳遞與鏈接有關。自閉症的患病率不斷的快速增加。三十年前自閉症在美國是罕見疾病。現在的兒童患病率是 1：88，其中男性病童的診斷率是 1：54，這種以幾何級數增長的現象應該不只是基因因素所造成的。從另外一個角度來看，有些則與每年有上萬種新的化學物質充斥到環境中有關（這些化學物質的潛在生物危害在釋出之前，多半尚未有相關的研究）。賀梅爾（Hollmayer, 2011）對雙胞胎患者所做的研究，比較同卵雙胞胎與異卵雙胞胎的結果顯示 38% 的自閉症與基因有關，58% 歸因於環境因素，而環境的因素又會因基因的先天傾向而有雙重的影響。

既然我們不知道導致自閉症的生物學原因，我們也就無法提供能夠幫助多數自閉症兒童的標準生物醫療。有些父母嘗試了各種生物醫學治療後，找到了似乎能夠大幅改善自閉症的療法；不過，這些療法仍然有待進行較大規模的研究，與安慰劑治療效應相互對照，才能證實療效。由於自閉症的破壞力非常強大，導致許多父母即使知道生物醫療潛在的副作用，仍然願意嘗試。許多家庭在把時間、精力與金錢投入這些治療之後，發現孩子的情況依然沒有起色。他們該怎麼辦才好？

還好，腦部是一個頗具可塑性的器官，能夠大幅重新塑造與改變。從1970 年代開始，以教育的方式使腦部修復（稱為「重新佈線」或「矯正」）的研究出現了大幅的進展。矯正行不通時，可以嘗試其他方法，學習如何彌補（支援或使用腦部的其他部分）受損的腦部區域。無論你是否有讓孩子接受生物醫療，你都應該要立即展開教育治療。孩童的腦部最具可塑性，早期介入可以帶來最大的效果。（如果你的孩子年紀較大，請不要失望。因為腦部的發展雖然會隨著年紀減緩，卻會一直持續到五十歲，甚至更久！）在學習如何矯正與彌補之前，我們先來認識腦部的構造，了解哪些區域需要修復。

神經生物學家對腦部運作的探索才在開始的階段；對自閉症這種非常複雜且全面的疾病，有些詞彙與概念聽起來或許有點專業，但學習這些詞彙與概念相當實用，有助於提高你與專業顧問的溝通效率。在書中我也使用了一些醫學術語，這些術語的定義可以參見本書最後的術語彙編，希望這些術語的解釋對於有興趣的父母有所助益；至於有關自閉症的醫學病理生理學，對於你是否能有效的幫助你的孩子則沒有那麼重要，畢竟這些病理生理學大多數都僅止於理論，尚未有實證。

重要的是各位對孩子的腦部運作要有大致的了解，唯有如此，才知道如何幫助孩子。失明或跛腳的孩子，他們的缺陷很容易察覺，我們不會要求這些孩子做他們做不到的事，而且還會主動提供補救與支援，幫助他們獨立自主，讓他們的日常作息更有效率。因為我們知道失明的孩子看不見，跛腳的孩子無法不靠支撐物行走，他們的情況不會因為獎懲而改善，再多的獎懲也無法使這些孩子做他們做不到的事。無論是提供永遠不可能贏得的獎勵，或是因為他們只能以他們知道的方式處理事情而被處罰，對這些孩子而言都是既挫折又不公平的事。這些獎懲只會讓他們更受傷，導致自信心不足與反抗行為。

自閉症兒童和失明或跛腳的兒童一樣有生理缺陷，只是他們的缺陷隱藏在腦部，外表看起來一切正常。此外，這些缺陷顯現於外的表徵非常複雜，我們所看到的是由不同腦部區域交互作用後產生的行為。功能較強的區域會回應並彌補較弱區域的缺陷。莫名其妙亂發脾氣可能與感官超載有關，讓人不解的重複拍打晃動可能是孩子感受自己所處位置的方式，仿說現象（echolalia，不斷重複最後聽到的那幾個字）可能是腦部語言中心發育不良所致。令人費解的冷漠態度可能也會被誤解成任性與故意的行為，但其實這些行為可能是臉部處理與鏡像神經元功能障礙所引起（本書之後會再進一步解說）。

在了解自閉症常見的腦部缺陷後，你們就不會再拿孩子做不到的事情責備孩子了；看到孩子以他唯一會的方式彌補自己做不到的事情時，你們不會再責備他；當你發現孩子因為教堂音樂聲音太大而整個人趴倒在地時，也可以理解他為什麼這麼做，能體會他因為無法過濾聲音而痛苦不堪，必須藉由在地上打滾來分散注意力。也可能是因為他太難受又不會用言語表達，只能以這種方式請你帶他離開教堂。了解自閉症可以免去許多痛苦，因為知識不只是力量，也是治療的良藥。了解自閉症之後，就不會認為孩子的行為是針對你，或是故意想要傷害你了。

本章的目的是要有系統的幫助你學習分辨孩子的障礙。透過觀察以及你與孩子的互動，就可以感受到孩子腦部哪些區域有較嚴重的缺陷，並了解該如何著手幫助孩子。你將學會如何運用孩子的強項彌補他的弱點。與其對孩子失望，你將學會如何調整自己的期望，在孩子有需要的時候提供更多的支援，並一步步設定孩子可以達成的目標。[1]

感覺統合的挑戰

首先，我們要從孩子的觀點看外在的世界。我們都是透過「感官」管

1 如果遇到上述情況，建議你可以先從矯正計畫著手，以溫和的方式降低孩子的敏感度，然後逐漸增強音量，同時進行補救措施。帶消音耳機或耳塞到教堂，然後事先教導孩子如何使用耳機或耳塞。如有必要可以坐到後排位置，遠離音源，並教導孩子，如果聲音大到受不了，可以出示「我們走吧」的卡片，不要整個人趴倒在地。你也可以調整自己的期望，不要帶他上教堂，改幫他報名學校的特殊需求週日課程。如果他有足夠的理解能力，就事先告訴他或透過圖片以說故事的方式告訴他，教堂音樂太大聲時該怎麼做。

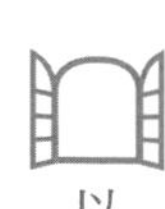

道接收周遭環境的訊息。大家都很熟悉視覺、聽覺、觸覺、味覺和嗅覺這「五感」，不過還有一種大家比較不熟悉的感官，稱為「本體感覺」（proprioception）。本體感覺是腦部感受移動與位置的能力。本體感覺的感受器位於肌肉、肌腱與韌帶內。自閉症患者多半都有本體感覺缺陷。

大多數的自閉症兒童似乎都有所謂「感覺統合」的問題，難以透過感官接收、過濾、處理與統合外在環境的資訊。許多自閉症兒童似乎會把注意力放在較靠近身體的感覺輸入，譬如嗅覺、味覺與觸覺（稱作「近端」刺激），而比較容易忽略離身體較遠的視覺與聽覺輸入（稱作「遠端」刺激）。因此，當他們太專注於近端刺激時，可能會忽略環境中顯著的遠端刺激。例如，室內突然傳來強大的聲響，其他人都轉過去看了，只有他們因為忙著拍打東西，滿足熱切的感覺需求，而完全忽略了突然發出的強大音量。

由於部分感官「頻道」似乎轉太大聲或太小聲了，導致孩子對於某些感覺輸入過於敏感或不夠敏感。有些剛學會說話的自閉症兒童會用「疼痛」來描述太吵或太亮等過於刺激的環境。例如，我的兒子彼得看到戶外刺眼的陽光，就會躲進我懷中；表演結束觀眾拍手時，或是有人啟動攪拌器或吸塵器時，他就會用手摀住耳朵。

有些孩子對於觸覺刺激過度敏感，所以對衣服的質料很挑剔；有些則對疼痛的感覺不夠敏感，即使跌倒了也覺得沒有什麼。我曾經聽一位有自閉症的成人說，他會以拍打東西的方式感受身體的位置，聽起來他似乎有本體感覺不夠敏感的障礙。我家的彼得也很喜歡東拍拍西敲敲的，很喜歡被緊緊擁抱，也喜歡爬進窄小的空間，似乎是在尋找方法以滿足不夠敏感的本體感覺。

有些孩子有味覺過於敏感的問題，所以特別挑食。我認識的一個自閉症孩子只吃某種口味的酸奶，其他的食物都不吃。有些孩子似乎很渴望嚐到或聞到強烈或是特殊的味道，譬如有些孩子很喜歡聞藍紋乳酪的氣味，有些則很喜歡聞媽媽頭髮的味道。

有些孩子可能有綜合的感官問題。需要仔細觀察每個孩子，才知道如何量身訂製個別「調適」（accommodation，參見本書末的術語彙編），以

「調節」（regulate）他們，幫助他們平靜的接收環境訊息、處理日常事務，讓他們不至於崩潰。對大多數的孩子而言，安靜整齊、沒有光線直射且背窗的環境最能幫助他們專注。

處理感覺訊息的速度過慢是自閉症另一個常見的問題。我之前曾參加過一場自閉症座談會，會中訪問了一名有明顯自閉症障礙的年輕男子，他的名字叫 Tito Mukhopadhyay（狄托）。狄托以打字與人溝通的方式描述他對水龍頭的水注入水桶的感受，以及他花多長的時間逐步結合聲音與影像，來察覺發生了什麼事。他先是聽到水注入水桶的聲音，幾秒鐘之後，他會注意到水桶是藍色的，然後花了更長的時間，他才把聲音與影像結合起來，最後發現原來是水注入了水桶（Mukhopadhyay, 2011, p.96）。感覺處理速度過慢在現實生活中的問題是孩子需要有足夠的時間處理與理解某個刺激，但在他理解之前，刺激往往早已改變或消失了，使得他對環境的理解不完整和扭曲。

舉例來說，我看到一架飛機飛過去，於是問彼得：「彼得，你聽見了什麼？」彼得把焦點轉移到環境中的新聲音，而我興奮的指著天空說：「你看，你看，有飛機！」等到彼得理解我的訊息，抬頭看著天空時，飛機早就飛走了，彼得根本沒有機會把飛機的影像和聲音結合在一起。

我有時會想，如果有某個刺激瞬間出現之後消失在我的意識中，而我卻來不及辨識與理解這些刺激時，我會是什麼感覺？我應該會覺得自己是不斷的在受到疲勞轟炸吧。難怪有許多自閉症兒童會以一成不變或退縮的方式因應環境的刺激。彼得的學校在下課時，走道都會出現吵鬧擁擠的情況，每次被困在人群中，彼得都會雙手抱頭，躲進家教老師的懷裡，看起來就像是在躲避攻擊的感覺。[2]

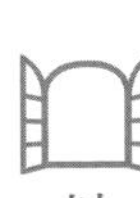

2 目前對於這些感覺統合缺陷的生理基礎還沒有完整的理解；不過，有些研究在比較自閉症與非自閉症的腦部構造之後，發現自閉症患者腦部的「小腦蚓部」較小。小腦中有一種叫做「大型整合與投射錐體神經元」的細胞出現了發育不良的情況，導致前腦與後腦的神經元數目失衡，尤其是投射到額葉皮質的神經細胞。這可能是後腦處理感覺訊息的神經元嘗試與太多的額葉神經元溝通，導致連結過度擴散，削弱了額葉皮層整合感覺訊息的能力。

小腦可以調節人身體移動的速度、節奏與力量，在調節社交情緒與認知行為方面

維持、引導與轉移注意力的挑戰

注意力不足是自閉症兒童常見的問題。有些孩子很容易被環境中出現的新刺激所吸引而分心；他們時常轉移注意力，無法靠自己的力量選擇並專注於有意義的事物。[3] 另一種自閉症兒童則恰好相反，就像一個自閉症孩子的父親所說的：「我孩子的情況和注意力不足的過動症恰好相反，他有『過度專注』的缺陷。」[4] 這些孩子的注意力似乎全被某項活動給吸引了，譬如排列玩具車、不斷切換燈的開關，或是沖馬桶。其他非自閉症（「神經發育正常的」）孩子早就把注意力轉移到其他事情了，他們還在反覆從事相同的活動。有些孩子對於明亮的窗戶、不斷轉動的風扇等環境中的某項刺激會特別專注，非要等到刺激移開才會轉移注意力。[5]

判斷完形（完整圖像）與突出經驗（什麼事情重要）的挑戰

許多自閉症兒童似乎都會著重在事物的「部分，而非全部」，他們會反覆轉動玩具車的輪子，卻不會讓車子四處跑動。許多孩子的問題也與訊息的整合與處理有關，他們很難取得「完形」（完整圖像），常常「見樹

可能也有類似的功能。因此，小腦功能障礙可能導致離題又多話的情況，也會有缺乏語言的情況（Koziol and Budding, 2009）。

3 米勒（Arnold Miller）將這些孩子的狀況稱為「系統形成失調」（2007）。

4 米勒（Miller, 2007）認為這些孩子形成了「封閉系統」，只專注於封閉系統的物件。

5 目前的理論推測，這些專注力的問題當中，有些可能是基底核功能障礙所導致。基底核扮演著專注力守門的角色，決定何時釋出自動行為，何時抑制自動行為的訊號，以執行更高層級的控制。某些孩子的習慣自動反應可能會在需要較多額葉皮層輸入時釋放（額葉負責思考、計畫與分析），例如那些匆匆完成等式計算而沒有注意到某些要加某些要減的孩子。有些孩子則是缺乏足夠的自發性，譬如那些討厭書寫的孩子，因為書寫需要付出很多的認知努力，或者是那些需要提醒自己和人打招呼時眼睛要看著對方、嘴巴要微笑的孩子。基底核也可以控制開始、結束、不要開始與不要結束，因此，基底核功能障礙有時可能會造成孩子缺乏自動自發的能力。例如，即便受過了無數次訓練，有些孩子就是要別人提醒才會開始早晨的盥洗工作。有些孩子則是會出現過於堅持的問題，他們會陷入某個測驗問題而無法繼續做下一題，或者需要很多的鼓勵才能從一個活動轉換到下一個活動。

不見林」。唐娜・威廉斯（Donna Williams, 1999）以一位自閉症成人的觀點，寫下自己的感官與知覺的差異。她提到，在照鏡子時，她所看見的是部分的自己，而非完整的自己。

我叫我兒子彼得擦桌子時，他會拿著毛巾很盡責的擦拭，但只會擦拭一小部分，不會整張桌子都擦，很多水漬都沒擦到。無法取得完形的問題或許可以說明為何大多自閉症兒童不知變通，不會自動歸納他們學到的東西。我在教彼得身體部位的名稱時，給了他一條浴巾，邊洗邊玩遊戲，我認為這樣可以幫助他歸納知識。我一邊唱著：「我們這麼洗（手臂）」，一邊觀察彼得有沒有洗對位置（譬如手臂），彼得的答案很正確，卻令我有些洩氣，因為他雖然能馬上把浴巾擺放在正確的位置，但只洗了貼過標籤的那一小部分，沒有整隻手臂都洗。這個經驗證實了在歸納知識這方面下工夫的重要性。

記得第一次和彼得烹飪時，我們做的是蛋糕。彼得很喜歡打蛋，當他學會打蛋的訣竅時，他會把蛋打入麵糊，然後小心翼翼且刻意的把蛋殼也放在麵糊上。其實他之前已經看過我烤蛋糕好幾次，卻還是不曉得該把蛋殼丟掉，他還沒有取得整個過程的「圖像完形」（或者說是常識的完形）；換成是其他的孩子，應該都知道蛋殼要丟掉。

許多自閉症的孩子很難把正在感受的事物與正在做的事情構築出整合的概念（完形），而且往往無法判斷事情的重要性（顯著性），[6] 不曉得該把注意力放在什麼地方。路旁的車禍事故使我們困在車陣中動彈不得時，彼得不會轉過頭去看，甚至當我們用手指著車禍現場時，他看起來也興趣缺缺。彼得花了好幾個月的時間才學會用吸塵器吸餐桌底下的麵包屑。[7] 自閉症兒童的治療師常會簡化他們的視覺教材，以免孩子把注意力放在背

6 基底核也可以控制哪些資訊要納入運作記憶，哪些資訊則要從運作記憶中移除，讓正確的資訊在給定的情況下保持連線狀態。基底核猶如腦部的「保鏢」，若未盡到保鏢的責任，就會有太多資訊進入腦部，等著額葉皮層去處理（Awh and Vogel, 2008; McNab and Klingberg, 2008）。

7 某些自閉症患者的問題可能是視覺處理缺陷。唐娜・威廉斯（Donna Williams, 1999）描述她小時候只看到圖案與顏色。她戴上有色的娥蘭鏡片（Irlen Lenses）後，才終於感受到房間內的顏色與圖案是窗戶、簾子、家具等可辨識的物件。

景，而不是主要的事物上。舉例來說，看到一張治療師安妮站在咖啡色牆前的照片，以及另一張治療師珍妮特站在白色牆前的照片，這些孩子可能只會把「安妮」和咖啡色、「珍妮特」和白色聯想在一起，不會去注意到她們臉部特徵的差異。

動作計畫與協調的挑戰

自閉症兒童常見的問題不只是如何接收與處理感覺訊息（感覺統合）、應當對什麼資訊專注（專注力）的問題，也有身體意識、協調與動作計畫等問題。換言之，他們對於訊息的輸入與輸出都有問題。所謂「動作計畫」就是結合所需的身體動作，以完成某項任務，包括移動身體如溜滑梯等粗大動作，以及正確握筆畫圓圈等精細動作。小腦的功能是負責協調動作活動，既然自閉症的小腦異常，連結左腦與右腦的胼胝體內相互連結的功能失調，自閉症患者可能產生的動作計畫缺陷也就不令人意外了。

香特爾．斯西爾—其拉（Chantal Sicile-Kira）在她的著作《自閉症生活技巧》（*Autism Life Skills*, 2008, p. 7）提到了狄托：

> 從他嘗試騎三輪車的經驗也可以說明動作計畫對自閉症兒童的困難。狄托說，他試著指令雙腿移動（去騎腳踏車），但他的雙腿就是不聽使喚。他的母親必須用手幫他執行所有需要運用肌肉力量的運動。例如，為了教他騎三輪車，她母親讓他坐在椅子上，一整天不斷的用手移動他的腳，教他如何移動，直到他學會自己移動為止。

彼得在學步時期，花了很長的時間才學會該用多少力氣沖馬桶。他現在正在學習如何把花生醬塗抹在麵包上。彼得玩湯瑪士小火車時，似乎會想要在軌道另一邊距離好幾呎外的地方抓住火車，我必須給他很多的鼓勵和明確的指示幫他移動身體的位置，好讓他抓住火車，甚至得用小塊的地毯或枕頭明確標示出他應該坐的位置。自閉症的孩子需要花很大的工夫熟悉身體的移動方式以及他們能夠做的事，才能建立足夠的信心，探索周遭環境與執行動作。

所以說，自閉症會影響訊息的輸入（亦即「感覺統合」）與輸出（亦即「動作計畫」）。這些問題通常是早期介入首先必須解決的問題。如果問題出在感覺統合，可以嘗試彌補性與降低敏感（減敏）的技巧；如果問題出在動作計畫，可以透過大量的打鬧遊戲與粗大動作的活動提升孩子的身體意識。我們將於第四章與第五章進一步討論這些策略。你至少可以透過調整環境使你對孩子部分的感覺問題有所掌控，也可以讓孩子從事有趣而具誘導性的粗大動作任務。不過，自閉症最核心的特徵——社交互動與溝通缺陷——才是治療自閉症最艱難的挑戰。

人際互動的挑戰

即使環境已經過悉心安排，不至於過度刺激，而且幾乎不需要任何動作計畫，我們還是可以明顯看到，自閉症兒童對人際互動缺乏興趣。自閉症兒童的腦部構造與一般人有何不同？為何會出現這種情況？有一項具爭議性的證據顯示，自閉症兒童的鏡像神經元系統（位於額下回的區域）可能有缺陷。透過功能性磁振造影（MRI）可以發現，在執行目標導向行動與觀察他人執行相同的動作時，鏡像神經元系統會活化。[8] 還有一個叫做「腦島」的區域似乎在使鏡像神經元系統與邊緣系統（腦部情緒中樞）產生連結。換言之，看到某個動作之後能夠立即感同身受，可能與鏡像神經元系統的活化有關。

以觀賞奧林匹克運動會為例。我們觀賞花式溜冰選手表演在冰上做三周半旋轉跳躍時，可能會屏氣凝神，目不轉睛。她如果成功落地，我們就會頓時鬆一口氣，好像是自己成功了一樣；如果她不慎跌跤，我們則會覺得懊惱。我們腦部的鏡像神經元系統會變得非常活躍，彷彿自己正在和溜冰選手一起表演，腦部的邊緣系統也會跟著活化，使我們對溜冰選手的成

8 以功能性磁振造影的血流成像觀察腦部新陳代謝。血流愈多表示新陳代謝愈快。

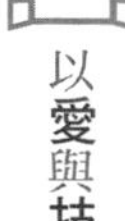

功與失敗開始感同身受。但若換作是鏡像神經元有缺陷的孩子，則會出現截然不同的情況。他們對於溜冰選手的優雅演出可能也感興趣，甚至深深著迷，但並不覺得自己正在和她一起溜冰，對於她的表現也不會出現感同身受的情懷。因此，同樣都在欣賞某位選手的演出，卻可以明顯感受到彼得對於表演較不感興趣。他或許會做出非常客觀公正的評斷，但卻不會有興奮的表現或是情感的投入。

因此，鏡像神經元的缺陷或許可以說明，自閉症患者為何沒辦法自然產生移情作用，或對他人的行為感興趣。[9] 他們可能沒辦法像其他孩子一樣，在觀察他人的行為時自然產生移情心理。這也可以解釋，自閉症兒童為何無法很自然的透過觀察來模仿他人的動作。他們可能無法感受到潛在的回饋，因為一開始他們就沒有感同身受的感覺。此外，這或許也能說明，為何自閉症兒童被貼上「缺乏心智理論」的標籤。「心智理論」是指「了解他人跟自己有不同的想法，所以他們不知道你的想法與感受的能力」。如果你認為別人已經知道了你的想法，那麼想要分享內心想法的動機就不會那麼強烈了。非自閉症兒童具備足夠的心智理論，能夠從猜想與分享自己和他人不同的想法與感受的過程中感到樂趣，而這種樂趣正是人際互動的主要動機。

此外，研究人員也發現，自閉症患者後腦中辨識臉部特徵與詮釋情緒的部分，與正常人不同。非自閉症患者可運用腦部的「梭狀回」辨識臉部特徵，並利用「顳回」辨識物體特徵。顳回的辨識效果不如梭狀回。耶魯大學的舒茲博士與研究團隊（Schultz et al., 2000）發現，自閉症患者會用辨識效果較差的區域辨識臉部與物體特徵。葛拉威爾（Gladwell, 2005）在他的著作《決斷 2 秒間》（*Blink*）就提到這兩個區域的辨識差異，說明了為何我們可以從人群中找出失聯許久的朋友，卻較難從機場的行李輸送帶找出自己的行李。

辨識與詮釋臉部表情時，我們的反應是即時且自動的；但自閉症患者卻得特別努力，並透過訓練，才能獲得這些能力。想像一下你與朋友交談

9 即布萊娜．西格爾博士（Bryna Siegel, 2003）所謂的「參與取向」（affiliative orientation）。

時，朋友的臉上會出現多少表情？如果每次變換表情時，你都得努力詮釋朋友的表情，那會是什麼情況？對自閉症患者來說，社交是令人身心俱疲的活動，不值得費心參與。人多的派對就更不用說了，除了要忍受惱人的噪音與感官的超載之外，還有可能因為沒能認出朋友而得罪不少人。

這個問題在自閉症患者非常年幼時就出現了。許多自閉症寶寶傾向看著別人的嘴巴或臉的下半部尋找資訊，而不是他們的眼睛。人際互動缺陷的特徵很早就出現了，首先是**缺乏眼神接觸**，之後則是無法理解他人的情緒，亦即「心盲」（mindblindness）。由於無法自然產生移情作用，因此，這些孩子很少尋求他人的安慰與情感交流，也很少在別人心情沮喪時給予安慰與情感交流。由於缺乏心智理論，或者說是缺乏角色取替換位思考的能力，使得自閉症兒童**不會用手指著東西**然後說：「媽媽，妳看！」以吸引父母的目光。他們似乎**無法**與他人**分享自己的喜悅與成就**。

很不幸的是，對於別人感興趣的事物缺乏興趣，以及缺乏模仿與討人歡心的能力，不僅影響了他們的人際互動，也影響了他們的認知，畢竟這些能力都是主要的學習動機。再加上感覺統合的問題，使得這些孩子退縮不前，不願意面對環境與動作計畫的挑戰，也難怪這些孩子無法探索新奇的事物，寧願把自己局限在反覆刻板的興趣與行為中，只因為這些是他們能夠控制、理解與執行的事情。

如同克齊歐與巴定（Koziol and Budding, 2009, p. 144）提到的：「腦部某個區域受損後，顯現於外的行為不是這部分功能受損後的結果，而是未受損腦部區域在缺乏受損腦部區域的輸入及所提供訊息的情況下執行該行為的結果。」假設有一個自閉症兒童在嘉年華會遊樂場，他的母親試著用旋轉木馬吸引他，但是音樂與人們講話的聲音使他的耳朵快要承受不住了，明亮的色彩從他身邊閃過，人群推擠著他。他的小腦無法協調與整合這些感覺輸入，好讓他了解為何會經歷目前所面臨的感覺轟炸。他的基底核無法過濾所有的背景資訊，讓他把注意力放在媽媽身上。缺乏鏡像神經元使他無法自我調節，感受媽媽的興奮與快樂。他不曉得如何利用語言表達想要離開的想法，他會怎麼做呢？他可能會崩潰、尖叫和哭泣，或者會退縮，用手摀住耳朵，然後開始哼歌、搖擺身體，試著以自發性的刺激壓過外部的過度刺激。

彼得在學步時期，獨處時大部分都會投入自我刺激的行為，譬如拍打東西、跳躍、發出長聲尖叫，或是在視線範圍的某一側晃動手指。他似乎是在實驗各種自創的感覺刺激遊戲，藉此娛樂自己，從無法預測且難以理解的外部世界，退縮到自己可以理解與控制的世界裡。

我們最後是怎麼說服彼得不要再退縮的呢？我會在第七章進一步討論這個問題，在此，我只先簡短說明一下。首先，我們簡化了他的環境，試著避免過度刺激。接著，我們開始許多重複且簡單的互動，這些互動都著重於滿足他的感覺需求，例如，讓他坐在我們的腿上像「盪鞦韆」一樣搖晃，或是用枕頭擠壓他。最後，彼得終於學會將「愉快」與「他和我們的關係」連結在一起了。神經發育正常的孩子會揣摩父母的情緒，利用父母的情緒來約束自己，並模仿他們的反應，藉此學習如何應對。彼得最後終於學會了，不過，我們也是費了很大的工夫才教會他享受與我們在一起的感覺。說了這麼多，我想表達的重點是，即使有生理缺陷，也是可以藉由學習，學會與他人的情緒連結（或者說是移情作用），並將此能力發展到一個有效的程度，前提是你與孩子互動時，必須持續不斷落實這項目標。以彼得為例，他與我們的連結成為他與外界的橋梁，也成為他願意學習以及知道如何靠自己學習的關鍵。

溝通的挑戰

自閉症定義中的另一項主要缺陷是溝通障礙，包括語言與非語言的溝通障礙。其中一部分的問題是之前已討論過的人際互動障礙。自閉症兒童處理臉部表情與詮釋情緒時遭遇不少挑戰，因此，無法從對話夥伴的臉部獲得所有預期的資訊；由於額葉皮質與前額葉皮質出現缺陷，他們無法自然產生移情作用，或是猜測別人內心的感受，因此無法做出有意義或有趣味的回應，你來我往的與他人進行對話（語言治療師稱之為「語用」）。

心智理論研究先驅巴倫—克恩（Baron-Cohen）博士做過一項研究，研究的對象是一群聰明的自閉症患者。這些自閉症患者修習了心智理論技巧課程，且必須通過期末考試，證明自己能夠理解他人如何思考與感受事物，才能通過這門課。研究結果顯示，他們並未將剛學會的社交技巧應用在日常生活中。這項結果令研究人員相當氣餒（參見 Gutstein, 2000, p. 51）。這些受試者缺乏自動把「分享內心狀態」與「情感的滿足」連結的能力，在沒有足夠的回饋下，他們沒有意願投入人際互動。這就是為什麼自閉症治療的一個關鍵目標，就是連結「孩子的情緒或情感滿足」與「親子之間的關係與互動」。缺少了連結的基礎，社交技巧的訓練對你的孩子將會毫無意義。

然而，他們更根本的問題可能是溝通的能力。他們腦部處理聽覺輸入與理解語言的區域〔稱為「韋尼克區」（Wernicke's area），參見本書後面的術語彙編〕可能受到嚴重的損害。即便這些孩子的聲音偵測能力足以通過聽力測試，但他們在獨處時，可能會出現功能性耳聾的情形，輸入的聲音成了他們無法理解的「白色噪音」（white noise）。

此外，他們腦部控制語言表達的部分〔稱為「布若卡區」（Broca's area），參見本書後面的術語彙編〕可能也有受損：有些功能性磁振造影的研究發現，某些自閉症受試者的布若卡區從腦部的左側轉移到右側。此外，有些孩子還有嚴重的語言運用障礙（speech dyspraxia），難以協調語言發音所需的複雜動作。對這些孩子來說，連模仿單音節的單字都很困難了，更別提要清楚處理聽到的聲音，或是執行發音所需的動作計畫了。

有些孩子可能也有聽覺記憶的困難，就算已經理解一個單字並學會怎麼說了，還是需要提示才能回想起這個單字並同時使用這個單字。發音沒有受損但單字回想功能受損的孩子，常常試圖以「仿說」的方式彌補此缺陷，他們會重複對方剛剛跟他們說的最後一部分話語，彷彿是在告訴對方，他們有跟上對話的內容，但卻無法用自己的話語回應對方；有些孩子則可能會使用重複性或刻板的話語，或是將他們從電視上聽到的詞句或台詞應用在當下的情境。例如，有一個聰明的自閉症孩子在前門跟阿姨打招呼時，就使用了他剛從幼幼節目《邦尼龍影集》中學會的台詞：「咱們開始玩遊戲了！」

調整情緒的挑戰

自閉症患者腦部控制情緒與記憶的區域（包括扁桃體、海馬回、顳葉區；解剖研究發現在這些區域有密集的神經元）似乎也與一般人不同。許多自閉症患者深受恐懼與焦慮所苦，他們對於引發這些情緒的情境似乎有較深刻的記憶。彼得也有類似的情況，只要有過一次負面的經驗，之後再遇到類似的情況，就出現強烈的逃避反應，我們把彼得的這種狀況稱為「蛇與草繩」。舉例來說，他之前很享受在哥哥的幫助之下，用滑板快速滑行的感覺，但有一次不小心被一個地上的裂縫絆倒後，就再也不主動要求玩滑板了。我們後來試著說服他再站上滑板，但他每次快要滑到那個裂縫的位置時，就會完全停下來，小心翼翼的拿起滑板慢慢走過去。學步時期的彼得很喜歡去阿姨家的後院玩，但有一次不小心滑倒後，就再也不想進去了。之後，我們得和他一起小心翼翼、慢慢的走進去，重複以照片提醒他成功過關的記憶，好不容易才讓他重拾信心。他現在終於又可以自己一個人開心的走進花園探險了。

強迫症（obsessive compulsive disorder, OCD）的特徵是會不由自主的重複某些行為或習慣，是泛自閉症障礙患者常見的精神官能症。有些孩子會堅持媽媽每天帶他上學時一定要行駛同一條路線，有些孩子必須在前門與車子之間來回走二十次，有些則會因為老師改變教室的例行活動而大發脾氣。預期的例行公事突然改變或是強迫行為被迫中斷，往往都會使他們徹底崩潰，出現踢東西、尖叫、攻擊，甚至自傷的行為。

結論

看了這一大串的腦部差異，以及這些差異帶來的挑戰，難免令人感到氣餒。然而請注意，並非所有有泛自閉症障礙的孩子都會出現這些異常，異常的程度也因人而異。障礙較輕微的孩子腦部受損的情況並不嚴重，密集的早期介入治療可以達到相當的成效；障礙較嚴重的孩子也可以獲得相當的進展，只是在許多的領域必須持續給予不同程度的彌補性協助。有時，看起來很嚴重的自閉症，可能只是因為腦部有某一項很重要的功能失調。譬如感官過度敏感的孩子，可能會因為外界的訊息太多應付不過來而有退縮的行為，因此無法去探索學習與正常發展。一個有嚴重運用障礙（無法將想法與意願付諸肢體行動）的自閉症患童，他可能知道的比能表達出來的多，他只是無法讓你知道他所知道的。

治療的過程會相當辛苦，而且需要詳盡仔細的分析。注意觀察你的孩子，對他的感官功能有一個概括的認識，了解孩子腦部哪些區域功能較強，可以彌補其他區域的不足；對於功能較弱的區域，則需確定孩子能夠做什麼，並從他們能力所及的地方著手。將你想要教給孩子的技巧拆解成幾個容易學習的小步驟，給予孩子足夠的時間反覆練習。透過不同的學習任務把你想解決的問題分隔開來，一次只專注在一個地方。激發孩子學習的動機，幫助孩子協調腦部各個區域的運作，為孩子未來的進步奠定基礎。過程中難免會遭遇挑戰，勢必會很辛苦，但是，孩子的進步絕非不可能！

Chapter 2

心態第一

現在，請各位先深吸一口氣。你已經知道孩子有非常嚴重且不易改變的腦部問題，不過情況並非毫無希望，而且你有能力幫助你的孩子。在開始幫助孩子之前，我想請各位先審視自已的內心。

我之前也曾經歷過人生的挫折與困難，不過，直到彼得被診斷出自閉症，我才真正體會什麼叫做「心碎」。每天看著這個美麗可愛的孩子深受無法治癒的疾病所苦，看著他竭力嘗試其他兄弟姊妹毫不費力就學會的簡單任務或技能，常令外子和我傷心沮喪，不知道該怎麼做。目前情況雖有改善，但是一些類似的狀況仍然持續發生。自閉症的挑戰使得這些孩子的進步猶如冰川移動一樣緩慢。身為父母的各位如何才能不氣餒？自閉症是場長期抗戰。每一天，每一分鐘，看著孩子竭力的奮鬥，有時候放棄，有時候甚至不願嘗試，悲痛的感覺就會一次又一次湧上心頭。

> 主耶和華的靈在我身上；因為耶和華用膏膏我，叫我傳好信息給謙卑的人，差遣我醫好傷心的人，報告被擄的得釋放，被囚的出監牢……安慰一切悲哀的人……你們必得加倍的好處，代替所受的羞辱；分中所得的喜樂，必代替所受的凌辱……永遠之樂必歸與你們。（以賽亞書 61:1-2, 7）

我很喜歡上面這段出自聖經以賽亞書的文字，因為這段文字描述的正是我的經歷。有時我也會忍不住心碎，還好生命中遇到許多貴人關心我、支持我，他們以溫暖的愛撫平我的傷口。自閉症打亂了我們生活的節奏，但你必須學習克服困難，否則就會被困難擊倒。對我來說，學習克服困難就是要「憑著信心、不是憑著眼見」（哥林多後書 5:7）。

這是什麼意思呢？這段話告訴我，我無法只靠自己的力量克服自閉症帶來的挫折。如同另一位有特殊需求兒童的家長曾經跟我說過的一句話：「我們只是凡人，但照顧這些孩子需要『超人』的耐心。」是的，她說的一點也沒錯。事實上，就算是非自閉兒的家長，也會認為撫養孩子是很折磨人的經驗，因為孩子常會把你逼到極限，甚至超過你的極限，讓你體認到自己需要培養更多的耐心、智慧與愛心；換作是照顧有自閉症的孩子，這些挑戰就要放大一千倍，於是就更需要超人的修養了。

我個人相當依賴禱告，我內心裡那個凡事力求真確的科學家早已離我遠去。曾經有好幾次，我以醫生的角度思考：「如果他是我的病人，我會繼續治療嗎？有沒有足夠客觀的證據證明治療有效？我們試驗得夠久嗎？」然而，養育孩子不需要實驗的證據；對我而言，這是心靈與精神層面的挑戰。因此，每當力不從心，想要放棄時，我都會祈禱。祈禱總能帶來意料之外的能力與鼓勵，賜予我更多靈感、直覺與創意，指引我如何度過下一個難關。只要持續不懈的面對挑戰，永不放棄，就能從經驗中成長與學習。這確實是一種不錯的生活方式，把你所有的愛與創意投入當下，盡你所有的力量，處之泰然，投入所有的一切與時間。

我說這些是想要鼓勵各位。站在山腳時，山看起來很高；不過，只要開始往上爬，就沒有那麼難征服了。再險峻的山，都能一步一步爬上去。不必多想，不要拿負面的想法嚇自己。一路上，可能會有許多人（包括專家）告訴你一些可怕的設想，或者要你「接受現實」；不過，其實沒人能夠預測你的孩子將來能夠或不能夠做什麼。身體的殘疾不是完全無法改變的障礙，智能障礙也是如此。無論如何，你要做的就是了解孩子的腦部問題，配合孩子的腳步，持續支持他們。許多自閉症的孩子似乎會前進一步，後退兩步，不過他們確實在進步中，他們的學習成果一定會令你感到驚喜。一定要有耐心。把學習看做是件有趣的事。學習的進展不一定會很有規律，有時會好久都沒什麼進展，然後突然出現大幅的進步。

有時我們傷心的真正原因，是因為我們對孩子的期望落空了，這種失落感雖然很難放下，但是，為了幫助孩子，你必須學會理智客觀的面對它。過程中或許會很痛苦，但你必須試著用理智了解孩子目前的能力，看看孩子當下需要什麼。你必須依照孩子目前的程度，設定適合他且可以達成的目標。我總是努力控制自己，不過分要求孩子。彼得和我似乎會不斷回到調諧、控制情緒與互動這些基本問題，然而，這本來就是我們必須回歸的問題。如果你持續回到孩子的基本需求，你的孩子一定可以建立穩固的基礎，獲得顯著的進步。

在展開這個旅程之前，我還想和各位分享幾個要領。首先，要給孩子足夠的時間。撫養自閉症的孩子需要花費更多的時間——不只是多，而且是「非常多」。正如一位自閉兒家長跟我說的：「在孩子身上消耗的時間和歲月實在驚人！」我們的孩子不會按照計畫做事情；他們有自己的節奏，急不來。他們需要更多時間處理事情、與人互動與執行動作計畫。你必須花更多的時間為自己安排計畫。所以，一開始就必須依據孩子的實際狀況規劃與安排你的生活。為自己安排太多額外的工作或是設定太多額外的目標，不只會讓自己心力交瘁，還有可能陷入自責與抱怨的矛盾情緒——有時會因為沒能花時間陪伴孩子而深感內疚，有時又會抱怨孩子消耗自己太多時間。

務必要調整自己的步伐：你是在跑馬拉松，不是在跑短跑。檢視自己的行事曆，刪除不必要的活動，這樣才有足夠的時間好好照顧孩子和自己。一般人可能無法想像我們在這些孩子身上花費的時間有多少，所以要有婉拒邀約的心理準備。堅定的婉拒邀約，告訴他們無法赴約的原因。

你只能付出你所擁有的，所以首先要好好照顧自己，多多運動，挪出時間陪另一半與其他孩子。與其他家人培養親密關係，這會是你對孩子最好的投資，因為這些親密關係可以讓他感受到家的溫暖。我們都需要好好休息，恢復元氣。闔家出遊時，可以選擇從事孩子與其他家人都感興趣的活動。舉例來說，我們常常一起遠足，教彼得游泳和園藝，這些都是我或外子喜歡的活動，而且是可以一輩子一起從事的活動。彼得很小的時候，我就開始帶他去聽音樂會、上教堂，不斷教導他這些場合應有的規矩，這樣以後就可以一起享受這些活動了。有時候情況則會反過來。彼得在適應課程嘗試滑雪之後愛上了這個運動，所以我也跟著學滑雪，後來我竟成為這個適應課程的滑雪教練；現在我和彼得有了一個新的可以一起享受的戶外活動。努力找出並培養共同的興趣，如此一來，你們不僅可以享受當時相處的時間，也可以為未來的相處作投資。

其次，不要期望靠自己一個人就能夠滿足孩子的所有需求，正如非洲俗諺所說的，「養大一個孩子，需舉全村之力」。所以請記住一點：殘障是環境與能力無法配合所產生的結果。從一開始，除了要盡你所能幫助孩子，還要為孩子建立良好的人際網絡，讓大家一起協助、接納孩子，與孩子建立良好的關係，有了周遭親友的支持與諒解，孩子的挑戰就不會這麼艱難了。除此之外，長期下來，你也會很需要他人的支持。

幾年前，我的姊姊珍告訴我，她在禱告時受到神的啟發，希望能夠每個禮拜都來幫我照顧彼得。之後，每個禮拜天的下午，不管多忙，她都會抽空來陪伴彼得、彼得的兄弟和我。每週這一兩個小時的珍貴時光給了我很大的鼓舞。她並不是自閉症專家，但這不重要。我雖然知道要怎麼和彼得相處，但和彼得互動還是會讓我覺得很辛苦；珍的陪伴成為重要的催化劑，為我們帶來了歡笑、積極的態度與全新的能量。珍的陪伴也讓我更有勇氣嘗試更多較有挑戰性的遊戲與互動，而且可以讓彼得的兄弟姊妹一起加入。珍說，她很享受這個每週一次的聚會，這個聚會不僅讓她和我們家人的感情更加親密，也讓她有機會到戶外騎單車、游泳、做其他運動。我想珍應該會覺得彼得使她的生活更豐富，那些幫助你們的朋友與家人應該也會有同樣的感覺，因此，不要害怕接受別人的幫助，也不要認為自己是在麻煩別人，你其實是在豐富他們的生命。

最後，我想請你要能原諒自己。你一定會有失去耐心的時候，甚至會情緒失控。你可能會不斷提醒自己，孩子有自閉症，不可以因為孩子的行為責備孩子；不過，就算我知道不可以這樣，但是每次彼得因為敲打桌燈而不小心把燈打破，因為爬到沙發椅背把沙發的縫線扯開，或是撕毀書本或重要的文件時，我還是會很生氣。生氣的情緒其實是有作用的，這會使你有處理事情的能量。然後，你將可以學會把這股能量轉化為有建設性的行動：你會重新設定自己的期望，調整家中的環境，為孩子提供他們所需的管理；你將學會如何做「**行為功能分析**」（functional behavioral analysis；第十五章和第十六章會有進一步的描述），幫助孩子用可以被接受的方式滿足他的感覺需求；你甚至可以利用這些機會教導孩子辨識基本情緒（例如「大發脾氣」），分辨好與壞，讓他們知道你的底限在哪裡。

同時，如果感覺自己氣得血壓上升，就深吸幾口氣，試著冷靜下來，讓你和孩子平靜的度過這一刻。如果你已經忍不住尖叫、咆哮，或是說了不該說的話，就盡快跟孩子道歉，向孩子解釋你為什麼生氣，告訴孩子你不是有意的，你感到很抱歉。即便他沒辦法了解你所說的每一句話，他一定可以理解你的語調，發覺你態度的轉變。請求孩子的原諒，然後試著原諒自己。每個人都會犯錯，而每次犯錯都是一次學習的機會。

有一次，有一個朋友給了我一張卡片。這張卡片她總帶在皮包裡，每次出現負面思考時，她都會拿出來看。她是個相當認真勤奮的人，總是會很冷靜的分析發生了什麼事、為什麼會發生、本來可以怎麼做，以及下次可以怎麼做。這些分析通常很有用，但她往往太過苛責自己。她也是一個有嚴重自閉症孩子的母親，因此她的生活幾乎每天都出差錯，她之前經常因為這些差錯自責不已。因此，她的卡片寫著：「人生就是這樣，難免有變化，有錯誤，有意外。**別太苛責自己！**」

這就是我在本章最後想要告訴各位的一個信念：相信一切都會過去。我認識許多有自閉症孩子的家庭，這些孩子的父母總是能在孩子的身上發現他們特有的可愛之處。我希望這對各位都會是一趟充滿愛與信仰的美好旅程。願你們獲得所需的智慧、毅力、恩典、愛、支持與資源，幫助你們的孩子。願我們擁有謙卑和平靜，接納我們的孩子，毫無條件的愛他們，並以勇氣與力量幫助他們。

Chapter 3

觀察：重要的起始點

「好了，作思，現在我要看看妳怎麼和彼得一起玩，房間裡的玩具請自行取用，就當我不在這裡。」彼得的小兒發展科醫師丹妮斯醫師坐在房間的角落安靜觀察。彼得當時還未滿三歲。我挑了一組塑膠玩具山、幾個火車和小人偶，並編了一場刺激的小人偶登山比賽。小人偶尖叫大笑，火車撞成一團還出軌，比賽在一陣熱鬧的喧囂中來到了高潮。這是一場精彩的比賽，但唯一的問題是，彼得就只是坐在那裡，他甚至沒拿起火車。丹妮斯醫師笑著說：「看來妳很喜歡寫作和編故事。」然後就繼續她的測試。

我當時就應該察覺這種遊戲不適合彼得的，但卻沒有注意到。想要有成功的互動，就要配合孩子的程度。彼得當時還未滿三歲，還沒有語言能力，無法自然理解這種競爭性的互動，他甚至不喜歡火車碰撞的嘈雜聲。我在他面前表演的假想故事，對他來說一點意義也沒有。如果你的演出超出了孩子的理解範圍，孩子就無法接收到你想要傳達的訊息。因此，好的治療必須從好的觀察開始。你的目標是調諧（attunement），也就是聆聽與觀察孩子，試著站在孩子的角度看事情；不過，應該觀察的重點有哪些呢？

顧及孩子的身體與感覺需求

首先要觀察的是孩子生理上的需要。做父母的很快就會發現，孩子因為肚子餓、口渴、冷了、尿布濕了、累了、生病，或是想要上廁所而發脾氣時，根本很難教導他們。你必須先照顧他們的基本需求，照顧好他們的生理需求，他們才有可能靜下心來專心聽話。不過，我們的孩子在這方面卻面臨了特殊的挑戰。

首先，這些孩子通常不會告訴你他們需要什麼，你必須根據觀察與對情況的了解（例如，距離上次吃東西或上廁所多久了）猜想他們到底怎麼了。第二，他們的感覺不同於一般人，你不能以自己為標準，而是要先預期孩子對於環境會有什麼反應。此外，同樣的一件事或許有時孩子能夠忍受，有時卻會令他們心煩，這與他們的情緒和所處的環境有關。例如，有一天，我在車上播放彼得最喜愛的兒歌光碟，我從後視鏡看過去，發現他把背弓了起來，身體蜷縮在一起，雙手摀住耳朵，那一天，他對聲音過度敏感的情況特別糟糕，於是我把音量調小，改放比較安靜的歌曲，他才恢復正常。還好當時我從後視鏡察覺到異狀。

曾經有好幾次，我因為來不及發現異狀，而產生很糟糕的結果。彼得剛開始可能會默默忍受噪音、肚子餓，或是其他沒有被滿足的需求，最後忍不住了，就會大發脾氣。我們的孩子甚至連自己需要什麼都不曉得，所以你更不能指望他們把自己的想法說出來。等到他們有能力辨識與表達身體的需求時，你就必須幫助他們掌控自己的行為。所以，各位要養成觀察的習慣，隨時以孩子的角度了解與預期他的感覺與生理需求。

顧及孩子的情緒需求

接下來要觀察的是孩子的情緒。觀察孩子的情緒需要的是「深思熟慮的常識」。以常理判斷注意孩子的情緒，然後調整你的行為。譬如，如果你有一個神經發育正常的孩子，你看到他放學回家時垂頭喪氣，就會關心他，用溫柔和緩的語氣問他怎麼了；看到孩子跑向你，開心的大笑，興奮的跳來跳去，你也會感受到興奮的情緒，露出快樂的笑容。

自閉症的孩子只是需要更多「情緒調整」的協助。不懂自己的感覺是自閉症的問題之一，因此，你可以說出你所理解的孩子的感受，幫助孩子表達他的感受。如果他過度興奮或心情煩躁，你可以用平靜和緩的語氣安撫他；如果他看起來很沒勁，或是很退縮，你可以慢慢用你的活力與「高昂情緒」（歡笑、生動的聲音與表情）促使他動起來。每當彼得放學後累得癱在沙發上時，我不會馬上用嘹亮的聲音催促他玩我想要訓練他玩的五個遊戲，這樣只會適得其反；這時，我可能會說：「噢，嗨，彼得，你看起來好累喔。」然後讓他休息一下。當我感覺他休息夠久了，我可能會說：「我要過去囉！」然後坐得離他愈來愈近，最後直接靠在他身上裝睡，這時，他通常會忍不住咯咯大笑，這就表示他已經調整好情緒，可以開始暖身，進入到第六章即將討論的「人的遊戲」了。

情緒調整一定要「不慌不忙」，按部就班不要匆匆帶過。沒有自閉症的孩子較能自我調整，很快就能接收到你的情緒提示，並自動根據提示調整情緒，較善於言語表達的孩子則會用話語尋求你的協助；但是，我們這些特殊的孩子沒辦法這麼做。如果不先調整他們的情緒，就催促他們進入下一個活動，就得當心他們的抗拒：如果是退縮不前的孩子，有可能會躲到沙發後面不願意出來；如果是過度興奮的孩子，則可能會開始在走道上跑來跑去，甚至會用力撞牆。如果繼續催他，孩子可能會大發脾氣，甚至出現自傷或攻擊的舉動。你可能會覺得孩子是在反抗拒絕你、敵視你，其實他是需要你幫他調整情緒，但卻不曉得如何表達；這或許是他唯一知道的表達方式。因此，各位必須養成仔細觀察孩子情緒的習慣，把安撫孩子或幫孩子暖身的時間安排出來。這個步驟是與後續互動攸關的關鍵投資。

觀察孩子遊戲時的情形

假設你已經為孩子調整好環境，使他的感官不至於不堪負荷。你也幫他做好了暖身的準備，使他心情平靜能夠專心。同時你已準備好透過觀察來分析他的發展程度。這時你可以把玩具拿到只有你和他兩人獨處的安靜房間。選擇的玩具應該要符合他的年齡，譬如潑浪鼓、打開會彈出小丑的玩具箱、小推車、球、氣球等簡單的因果玩具，如果孩子未滿兩歲，則可以多拿一件毯子給他；如果是學齡前的孩子，可以多拿一組積木、他可以坐進去駕駛的大車子、洋娃娃、小木偶、絨毛玩偶、一組小火車、小汽車，或是扮家家酒的玩具。

接著就先安靜的坐在一旁觀察，看他是不是很快的只玩某個遊戲，並反覆不停？還是常常更換遊戲，或許只是拿起一個玩具，過沒多久又放回去，或是會拍打玩具，然後再換下一個？他會靈巧的操控玩具嗎？會適當的移動並調整身體的位置嗎？懂得玩具的功能並能使用玩具嗎？例如，他會駕駛小車子或開車去撞東西嗎？他會把扮家家酒的食物擺放在盤子上嗎？會不會拍球？或者只會轉動車輪、拍打其他玩具？他會不會試著要你陪他一起玩？會不會回頭看你一眼以求安心，或者是看你准不准許他撿起洋娃娃，或是鑽進車子裡？

接著就試著和孩子互動，觀察他的反應，看你和他互動的時候，他會不會離你遠一點、表現出退縮，或者是不理你？他會不會抬頭看看你，注意你在做什麼；注視你的臉，觀察你的反應，或是跟隨你的目光？你可以加入他的遊戲，並與他互動嗎〔葛林斯潘（Stanley Greenspan）稱之為「互動循環」；參見 Greenspan and Wieder, 2006, p. 85〕？也就是說，你做了某件事情之後，他會有回應的行為。他會不會試著學你搖潑浪鼓、推球，或者是推車子？他會不會因為想要再玩一次好玩的遊戲（例如，轉動彈簧小丑玩具箱的把手）而試著要你幫忙？他和你玩遊戲時會不會配合你（例如，你在蓋大樓時，幫忙把積木遞給你）？會不會預期接下來會發生什麼事（例如，玩躲貓貓時，你把他藏身的毯子拉起來，他會不會咯咯笑）？會不會修復互動（例如，你把球來回滾動，而球不小心滾到其他地方時，他會不會跑去撿）？會不會主動提議，改變有往來的遊戲的玩法（例如，本來你和他一起在桌上來回推著小車，他會不會變換位置，改成在桌下玩）？會不會假裝吃東西（而不是真的把玩具放入嘴裡）？或是以玩具的象徵性來使用玩具（例如，推一塊積木，假裝它是車子）？他能不能在遊戲中融入主題（例如，餵洋娃娃吃飯，然後哄她睡覺，或者是「烹調」扮家家酒的食物，然後「吃」食物）？

每一次的觀察都能幫助你更了解孩子的強項與挑戰，告訴你該在哪方面下工夫。然後，讓我們來看看上述各種狀況的背後顯示了哪些發展程度的訊息。

 他如何與環境互動？

觀察孩子如何單獨適應環境，可以幫助你分析他的專注力。如果他常常更換玩具，卻沒有試著玩看看，他可能有米勒（Arnold Miller）所謂的「系統形成」失調（Miller, 2007, pp. 24-25）。所謂「系統形成」失調是指環境的吸引力造成孩子分心，使孩子無法形成理解事物所需的專注力。這時你可能需要大幅減少環境中使他分心的事物（比如把窗簾拉上，將玩具收好，讓他可以把專注力放在你身上），用他有興趣的事物引導他與你進行有意義的互動（參見第六章）。如果他太快的局限於某個活動，並反覆從事這項活動，他可能有米勒所謂的「封閉系統」失調，這時，最好和緩的介入活動，漸漸以好玩的方式幫助他拓展與變換活動。

如果孩子出現動作計畫失調，不會適時挪動身體的位置拿取玩具，或者在操控玩具的時候顯得動作笨拙，或許就可以透過物理治療和職能治療幫助他訓練粗大動作和精細動作的技能。此時，你必須放緩步調，仔細教導孩子如何移動與擺放身體，試著選擇幾樣比較容易操控的玩具（例如「得寶」幼兒積木，而非一般的「樂高」積木）[1] 讓他嘗試。

注意孩子所處的環境以及東西擺放的位置。除了東西的位置之外，你的位置也很重要。坐在孩子 45 度角的位置往往可以幫助他同時注意你，以及你正在注視的玩具或書本。遊戲之前，先把房間佈置好，看看房間是否凌亂、玩具的變化是否足夠、玩具是否易於取得、桌椅的高度是否恰當。花這些時間與精力是很值得的。你可以在角落的豆袋椅上擺放一本圖畫書和一條毯子，在另一個角落擺放一組小火車，在桌上放置幾個發條玩具。把玩具擺放在幾個不同的玩具站，不要全部堆在玩具箱裡，這樣可以讓孩

1 譯註：得寶積木（DUPLO® blocks），樂高積木（LEGO® blocks）。

子更有條理。

接著就觀察孩子玩遊戲的情形。如果他在移動玩具車，或是在罐子裡攪拌玩具食物，就可以跟他玩有主題與故事的假想遊戲，例如撞車或是餐廳用餐。他如果只是碰撞、拍打、旋轉玩具，而不去研究玩具該怎麼玩，這就表示他還處在思維發展的較早期階段，你可能得以他喜歡的感覺經驗設計互動，然後慢慢在他能夠理解時，引導他參與假想的遊戲。

 他如何與你互動？

觀察孩子與你互動的情形，可以幫助你了解他正處在人際互動發展的哪個階段。首先，了解正常的人際互動及情緒發展過程會有助於你掌握在觀察互動時應該關注的重點。神經發育正常的孩子在發展初期，會注意你的一舉一動，隨著你的情緒調整他們的情緒。例如，小嬰兒哭泣了，爸爸或媽媽抱抱他，輕柔的安撫他，給他安全感，他就會停止哭泣。神經發育正常的寶寶似乎天生就有感應情緒的能力，他們會注意人的臉部表情，解讀人的情緒，然後隨之調整自己的情緒。如果你的孩子不會回頭看看你，以求安心，或是徵求許可，就表示你必須在情感投入的基礎階段多下工夫。至於該怎麼介入，我在第六章將會有詳細的說明。你可以從中學習如何透過觀察，了解什麼會帶給孩子快樂，藉此安撫你的孩子，營造令孩子快樂的情境，並讓自己融入孩子的快樂經驗中，放緩互動的節奏，強調你的情感表達（使用「高昂情緒」），好讓孩子處理你所表達的資訊。

情緒調整好開始進行活動之後，神經發育正常的孩子會學習葛林斯潘所謂的「雙向溝通」（Greenspan and Wieder, 1998）。「雙向溝通」是你陪孩子玩遊戲時必須尋求的。觀察他會不會**回應**你的帶領？例如，你把頭上的毯子拉下來時，神經發育正常的嬰兒會咯咯大笑，甚至當你把毯子放回頭上時，他還會**主動**把毯子拉下來。

下一階段是**多重互動循環**。在此階段，你先是把毯子放在頭上，然後拉下毯子，不斷交替做這兩個動作。你把毯子拉下之前，孩子可能會開始咯咯笑，這表示他已學會**預期**了。隨著孩子的發展，你會發現他學會愈來愈多互動的技巧。他可能會做些**變化**，從毯子的另一邊偷看你，甚至如果

毯子不小心掉下來時，他還會幫你把毯子拉回來，這就表示他已開始**修復互動**了。如果發現孩子與你之間沒有這些互動，就表示你必須設計簡單的遊戲，幫助他反覆練習這些技能；不過，一定要以有趣的方式融入互動，而且要加入高昂情緒，這樣才能讓孩子感受到與你互動的快樂。

後來的階段，孩子會學習將這些互動循環串起來，用來**解決問題**，並主動提出自己的想法與變化。他知道東西可以有許多不同的目的與功能，所以開始懂得**按著玩具的功能使用玩具**（譬如以塑膠玩具食物佈置品茶派對，然後假裝去吃食物），之後則學會**象徵性**的玩法（譬如將玩具積木當作玩具火車，將香蕉當作電話）。最後，他會開始先以**聯想性**，而後是以**邏輯性**將想法連結，例如，你們原本在玩塑膠玩具食物，他可能會想要拿出玩具收銀機，因為這些東西讓他聯想到超市購物。之後，他可能喜歡以邏輯連結一系列的行動，和你玩假想購物的遊戲，把玩具水果和蔬菜拿出來，選擇一些放進購物籃，然後拿到收銀櫃檯結帳。

為孩子建立穩固的基礎

如果孩子幾乎沒有展現互動能力，也不需要灰心。我故意不提非自閉症的孩子在什麼年紀會達到這些發展里程碑，因為我希望各位能跳出這種「比較」的思維。發展不是競賽。我們的孩子在人際互動與情緒發展的初期大部分都需要下很多工夫。要建立切實的情緒投入、共同協調與互動的基礎可能得花上好幾年的時間，不過，打好基礎並非不可能達成的任務。

熟習各個發展階段的技巧，為下一階段的發展奠定基礎非常重要，所以倉促不得，更不能夠省略。透過觀察，可以幫助你了解孩子目前處於哪一個發展階段，知道該從什麼遊戲開始，循序漸進的進入下一個階段。但是接下來，就算孩子逐漸發展較高階的能力，你仍會發現在進行某個遊戲教學時因著孩子當時的狀況，你們在這個發展的階梯上時進時退。了解孩子的發展階段後，你們就不會重蹈我犯下的錯誤了——我在彼得還沒完成一個互動循環時，就設計了另一個包含了邏輯性和象徵性的假想遊戲。

反之，各位會學到一開始就仔細觀察，養成觀察的好習慣，滿足孩子在感官、動作、生理與情緒各方面的需求。透過仔細的觀察，你們就可以依照孩子的發展程度與他們互動。你們將學會觀察孩子對什麼事物感興趣，並從他們感興趣的地方著手，讓孩子享受與你們的互動。你們會注意什麼東西可以激發他的動機，怎樣能讓他得到最好的學習效果。你們會持續觀察孩子的反應，從中衡量孩子的理解能力，據此調整下一個學習步驟。繼續閱讀下去（第六章），你們將可以學到更多調整的方法。現階段的目標是先養成觀察的好習慣。

Chapter 4
感覺統合

外子進德和我正在跟彼得玩遊戲，彼得的地板時間專家則在一旁幫忙。我們的另一個孩子正在看電視，雖然電視開得很小聲，不過房間裡還是聽得到些微的噪音。我們這些「治療師」在課堂上情緒高昂的使勁示範；然而，一整堂課下來，彼得幾乎都看著窗外。其他人離開之後，彼得和我進入一間較小的房間，他背對窗戶，玩著我們之前想盡辦法都沒能讓他感興趣的遊戲，而且玩得很好。那時，我才體會到環境的力量——大自然是沒辦法對抗的，窗外的景色與電視也是一樣。

感覺問題對於這些孩子的生活造成了重大的影響。在第一章我們就討論過，自閉症患者通常都有感官過於敏感或不夠敏感的重大差異，腦部處理與結合感覺訊息的方式也有很大的不同。他們的腦部多半都有統合缺陷，難以整合來自不同感官的資訊，導致他們對於環境的理解是零碎而不完整的，嚴重影響了他們探索與互動的能力與欲望。透過感官接收環境訊息是發展的第一步，因此，你必須確定孩子的感覺差異，然後給予調適與訓練，以幫助孩子學習。

我們的孩子經歷的是什麼？自閉症與感覺問題患者的經驗談

香特爾・斯西爾—其拉（Chantal Sicile-Kira, 2008, pp. 1-28）在她的著作《自閉症生活技巧》（*Autism Life Skills*）中，對於「感覺處理」有相當精闢的詮釋，其中收錄許多自閉症成人的經驗談，這些自閉症成人都已學會溝通。他們描述了自己對於感覺處理的感受，以及感覺處理的挑戰對於他們的生活所造成的影響。一位年輕的女性患者描述了她的視覺處理障礙。她說，她照鏡子時，一次只能看見一部分的自己。另一位年輕的男性患者則是在光與聲音同時出現時，無法看見光；光必須在聲音出現後三秒出現，他才看得見。一個有視覺處理問題的孩子在下樓時，會用腳去感覺每個台階，因為他「看不見」台階的範圍。另一個有聽覺與視覺處理問題的年輕女性必須集中所有的精神，才能解讀對話的聲音，將這些聲音轉換成有意義的內容；如果她同時注視說話者的臉，試著解讀不斷變化的臉部表情，就會無法解讀對方所說的話。另一位年輕女性說，她如果不努力解讀別人的話語，這些話語聽起來就會跟自來水的聲音沒有兩樣。有一個受不了別人碰觸的男性患者，只要別人一靠近他，他就會變得很焦慮，因為他怕別人會不小心碰觸到他；蓮蓬頭的水打在他身上，感覺就像被針扎到一樣。一個味覺不夠敏感的年輕男患者，則是會不斷的把新奇的東西放進嘴巴裡咬。

自閉症患者的內臟器官感覺處理能力也有可能受損。有一位年輕的女性患者無法分辨肚子餓與想要小便的感覺；她對溫度不夠敏感，洗澡常常會被燙傷，花了四十多年才培養出足夠的溫度敏感度。彼得也是花了十幾年的時間，才知道自己何時該去上廁所。

某個感官感覺過度敏感可能會對患者其他感官吸收訊息的能力造成嚴重影響。以下是一位無法用語言只能用字母盤溝通的青少年患者描述了噪音如何破壞感覺統合的功能而使他迷向（失去方向感）的情形（Higashida, 2013, p. 51）。

> 有些對你們不算什麼的噪音卻會嚴重影響我們。問題是你們不明白這些噪音如何影響我們。不是這些噪音刺耳使我們神經發麻。而是害怕如果一直聽到這個聲音，我們會因此而不知道自己在哪裡。每當這種時刻，我們就感覺好像地在震動，周圍的景色對著我們壓過來，這實在是很可怕的。所以我們會用摀住耳朵的方法保護自己，才能夠掌握我們究竟在哪裡。

有些自閉症成人也分享了他們對抗感覺處理障礙的心路歷程。有一位女性患者說，她在學會溝通之前，只要受不了感覺資訊的負荷，就會以咬東西和尖叫來表達。一位男性患者說，他上初中的時候，必須要很集中精神，才能穿越人群，找到下堂課教室的方向。另一位患者說，教室裡的日光燈一閃一閃的，就像是迪斯可舞廳一樣，再加上它發出的聲音，猶如牙醫的鑽子鑽到神經，使她無法學習。還好，隨著時間的進展，他們的感覺問題逐漸獲得改善，他們也學會如何調適感覺差異，透過溝通尋求協助，並使用功能最敏銳的感官來學習。

評估孩子感覺處理的概況

每個孩子的感覺處理情形不盡相同。有些孩子可能對碰觸過於敏感，而且有明顯的視覺處理障礙；有些可能對移動不夠敏感，對明亮的燈光與聲音則過於敏感。如果能夠仔細注意這些差異，就可以體諒孩子的辛苦了。你可以製作一個包括視覺、聽覺、觸覺、味覺與嗅覺的五感表格，並加入「本體感覺」以及「前庭覺」（亦即透過內耳感覺受器偵測身體在空間的旋轉與移動的感覺），然後標記孩子過於敏感或不夠敏感的感官。

處理過度敏感的情形

過於敏感的孩子會不喜歡或躲避過於敏感的感官刺激，例如，視覺過度敏感的孩子可能會避開陽光與明亮的燈光。如果你的孩子有視覺過度敏感的問題，可以幫他準備遮陽帽與太陽眼鏡，將日光燈換掉，改用白熾燈。此外，教室的牆面要盡量減少視覺干擾物，這些都有助於提升孩子的專注力。如果孩子的聽覺過於敏感，你就會發現他常常用手摀住耳朵，聽到吸塵器、吹風機或攪拌器的聲音時顯得很苦惱。安靜的學習環境是有必要的。幫他準備一副消音耳機，提醒他在開啟吵鬧的裝置或是進入吵鬧的環境之前，先戴上耳機或摀住耳朵。對氣味與食物味道過於敏感的孩子，可能會喜歡清淡的食物，不喜歡香水的味道；對移動過於敏感的孩子，可能會很容易暈車，或是在搭手扶梯、站在台階與滑梯上時顯得極度恐懼。對觸覺過於敏感的孩子，可能會很挑剔衣服的質料，只願意穿著布料柔軟的衣服，衣服上的標籤必須要剪下來，此外，他可能也很討厭手上沾著培樂多黏土、泥巴、彩墨等黏黏的東西。

處理低度敏感的情形

有些孩子某項感官不夠敏感，則會渴望獲得該感官的刺激；此外，有些感覺過度敏感的孩子也會尋求感覺的刺激，藉此調節過於敏感的感官。前庭覺低度敏感的孩子會藉由跳動、搖擺、旋轉或來回跑動尋求移動的刺激，可能要給這種孩子充裕的課間休息時間，讓他們有機會爬攀爬架、盪鞦韆，或是在彈簧墊上彈跳。體操活動或許是能滿足他們的休閒活動。

觸覺不夠敏感的孩子喜歡拍打東西、[1] 被緊緊擁抱，也喜歡整個人平躺在地板上，或是把自己塞進窄小的空間裡。深層指壓、厚重的背心、毯子、睡袋或短襪都有助於安撫他們的需求。這種孩子可能會很喜歡幫忙提東西、移動家具，玩遊戲時喜歡像捲餅一樣被裹在毯子裡，或是像三明治一樣被夾在豆袋椅與枕頭中間。

本體感覺不夠敏感的孩子，可能會很喜歡在休息時間做等長運動（isometric exercise），例如：兩肘向外，手掌互推；扶著牆做站姿伏地挺身；在椅子上做坐姿伏地挺身（雙手放在椅子兩側，用雙手的力量抬高臀部）；或是吊單槓。可以把彈性阻力帶綁在椅子的前腳，讓他可以把腳放到背後然後往上拉。

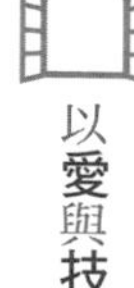

1 拍打東西可能也可以幫助他們尋求聽覺與本體感覺。

善用孩子的強項，協助他的弱點

找出孩子最敏銳的感官也很重要。許多有自閉症的孩子都是視覺型的學習者，他們透過視覺獲得的學習成效比靠聽覺來得好，圖畫書與影片較能吸引他們，口說搭配文字與圖畫可以更有效的幫助他們學習。不過，並非所有自閉症患者都是視覺型的學習者，有些孩子有嚴重的視覺處理障礙，聽覺教學反而可以讓他們學得更好。實作型的孩子則喜歡按按鈕、來回的推門、在牆壁上與家具上摸來摸去，教學時使用各樣有形可觸摸的教材對他們可能很有幫助。你可以實驗不同的教學方法，找出孩子學習成效最好的感官。結合多種感官的教學，讓一種感覺處理輔助另一種感覺處理，並給孩子足夠的時間吸收所有的資訊，或許能夠獲得最好的成效。

有些孩子是「單一管道」的學習者，一次只能專注於單一感官的訊息，因此，如果一次以太多方式呈現資訊，他們可能會承受不了。教導這種孩子的關鍵就是要**放慢速度**，讓孩子能夠以自己的步調處理你所提供的資訊。此外，你可能必須依序提供不同的感官資訊，不要同時呈現，例如，先拿出小狗的圖片，讓孩子看幾秒鐘之後，再發出小狗的叫聲。介紹新的內容之前，先觀察孩子反應與理解的情形，並根據孩子處理的速度調整教學節奏。

另外一種在和孩子溝通時實用的概念是不要堅持一定要與他有眼神的接觸。在被問到為什麼跟別人說話時他不看著那人時，一位自閉症少年的回答是，「我們看到的是別人的聲音。聲音是看不到的，但是我們在聽別人的聲音的時候，要用到全部的感官。當我們全神貫注想要搞懂你們究竟在說什麼的時候，我們的視覺感官就像是失了神。」（Higashida, 2013, p. 25）堅持要孩子跟你說話的時候眼睛要看著你，會使他無法聽懂你說的話。我們可以用遊戲教導孩子眼神接觸與用眼神詢問（有關這方面的教學參見第十章），然後在預先設定與有順序的情況下使用（彼得是先學會聽，之後有時會偷偷的看一眼說話的人臉上的表情尋求確認）。對那些眼神接觸不那麼困難的孩子，親切關懷的語調就會使他們自然而然看著你，以確認你的反應與你要給他的訊息，不需要特別去教導。

孩子的某些感覺障礙會隨著時間而改變。有些感覺問題會隨著成長與學習而改善。有時一些小時候的障礙，長大之後反而變成了他們的長才，例如，唐娜小時候有聽覺處理障礙，現在則能作曲與彈奏音樂（Sicile-Kira, 2008, p. 12）。彼得在學步時期有嚴重的聽覺處理障礙，出現了功能性耳聾的症狀，到了十歲左右，卻明顯對聲音過於敏感；不過，經過了大量的訓練，他的聽覺處理已經發展到有時可以輔助視覺處理的程度了（參見第九章；彼得會把單字唸出來，以輔助拼字）。因此，對於還在成長中的孩子，最好不要有先入為主的臆斷，而是要透過持續客觀的觀察，根據孩子的感覺需求調整協助的內容。

處理永遠難以滿足的感覺欲望

調適孩子的感覺差異是需要權衡的。「感覺套餐」或是在下課的休息時間盪鞦韆、給他做深層指壓、在大球上彈跳等感覺活動，對於某些孩子似乎很有幫助，但有時也可能養大孩子對某些欲望的胃口，使他們想要尋求更多的感覺刺激。尋求感覺刺激可能會從需求演變成習慣，甚至演變成難以抵擋的衝動行為。你要如何分辨哪些是你必須調適的感覺需求，哪些則是你需要制止的習慣呢？

你往往得透過醫學上所謂的「實證試驗」來分辨需求與習慣的差異。「實證試驗」就是根據假設的原因試驗一項治療，如果成功了，就表示假設或許是對的；如果沒成功，就表示假設是錯的，必須改變方向。（這就是一般所謂的「試誤法」！）因此，想要知道尋求感覺刺激是需求還是習慣，可以試著調適孩子的感覺需求，看看調適之後對於孩子是否有幫助。透過感覺統合方法進行直接的職能治療，可以緩和許多自我刺激的行為，療效在幼兒時期尤其顯著。另一個衡量方法，是觀察孩子之後是否能夠專心進行其他工作與活動。如果感覺活動的休息時間之後，自我刺激的情況緩和了，孩子也更能專注，就表示你的假設可能是對的。如果孩子的自我刺激是為了滿足感覺需求，你必須持續執行調適感覺需求的策略。

如果你的感覺調適策略未能緩和孩子的感覺尋求，也無法提升孩子的

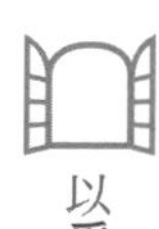

注意力，你不能馬上斷定孩子沒有感覺需求。第一步要先確定你提供的感覺調適是孩子需要的，而且強度恰到好處。許多孩子需要的是安排有序的感覺活動休息時間，而非「隨興的玩耍」。可以請職能治療師幫你設計合適的感覺套餐。如果孩子的需求很強烈，可以在上學之前、下課時間、午餐時間、放學之後等適當的時間，安排長時間的感覺活動休息時間，看看延長時間與增加強度能否滿足孩子的感覺需求。在進行需要較多的努力與專注力的活動之前，安排有組織的感覺活動休息時間，看看這些活動能否幫助孩子做好準備，避免適應不良的行為。重點是要確實觀察與判斷孩子在感覺活動之後是否能夠收心、集中注意力。如果可以，就表示這種感覺活動休息時間適合孩子。

然而，如果孩子尋求感覺刺激不是為了滿足感覺需求，而是因為生病、過高的要求、過度刺激的環境等特殊原因對他們造成情緒或生理的壓力，這時提供孩子尋求的感覺刺激或許不會造成什麼傷害，且確實能夠產生安撫的效果，不過不要因此延誤解決問題的時機，或是轉移問題的焦點。

如果感覺調適非但無法發揮作用，反而把孩子的胃口養大了，該怎麼辦？如果你已經正確鎖定孩子的感覺需求，並盡你所能在合適的時間提供充裕、有組織且強度足夠的活動，但你的孩子還是不斷想要自我刺激，導致他無法專心工作與從事其他活動，這時該怎麼辦？

有時候問題是出在提供感覺活動的時間前後所發生的事情上。譬如當孩子在圍圓圈時間自我刺激，無法專注，於是助教就帶他去做感覺活動，這樣以後在圍圓圈時間，他很有可能會更加自我刺激，因為你用感覺活動休息時間獎勵了他、增強了他的行為。不過，如果以感覺活動休息時間本身作為「增強物」（例如，告訴孩子，如果做完幾題數學，就可以盪鞦韆5 分鐘），你可能會發現孩子為了專心完成工作，而減少了自我刺激。

如果你覺得自我刺激已經變成孩子的習慣或是難以抑制的衝動，而且干擾到他的功課與整體的學習進度，有沒有直接抑制自我刺激的方法呢？逐漸增加可以進行感覺活動的時間是一項有用的策略。一開始先花一兩個早上的時間，記錄孩子的底線：平均而言，孩子在兩次的感覺活動休息時間之間可以撐多久？了解孩子每次可以專注幾分鐘，然後每天稍微延長活動與活動的間隔，直到達到合理的休息頻率為止。舉例來說，假設你的孩子每二十分鐘就得休息一次，你可以設定定時器，告訴他，定時器響起時，他就可以在大球上彈跳。第一天每二十分鐘響一次，隔一天變成每二十一分鐘響一次，再隔一天則變成每二十二分鐘響一次，直到達到目標為止（例如，連續三十分鐘不休息）。

我的兒子之前有嚴重的感覺尋求問題，我必須每隔一分鐘就制止他，於是我準備了一個一分鐘的沙漏，只要沙漏漏完，他沒有自我刺激，我就會讓他在方格內打勾（順便給他一小塊椒鹽麻花餅當作獎勵），收集十個勾勾之後，就給他他渴望獲得的感覺活動休息時間。這讓彼得了解，做功課的時候必須克制自我刺激。如果他在做功課的時候自我刺激，我們就會停止做功課，開始進行預備學習「三、二、一倒數活動」（參見第八章）。彼得對完成功課的動機很強烈，因為他知道做完功課可以得到獎勵（我一般都是給他感覺活動休息時間作為獎勵）。我想說的重點是：即使孩子的感覺胃口再怎麼難以滿足，只要你堅持且持續不斷的在這方面下工夫，還是可以逐漸改善的。（欲了解更多管理此問題的策略，可參見第十五章的「如果自我刺激已經嚴重影響孩子的生活，該怎麼辦？」。）

降低敏感度與調適

關於感覺差異，還有一點想要提醒各位：你可以逐漸降低孩子的敏感度**到某個程度**，而且應該要盡可能嘗試這麼做。舉例來說，如果是極度挑食的孩子，可以慢慢增加他願意吃的食物，每次先吃一點新的食物，接著再吃他最喜歡的食物，下一餐則稍微（無法察覺的分量）增加新食物的分量，並減少給予獎勵的頻率。這個方法最好在剛開始吃飯、孩子最餓的時候嘗試，而且新食物的口感與味道最好和孩子喜歡的食物類似。

觸覺過於敏感的孩子一開始可能會覺得培樂多黏土太黏，但是可以忍受橡皮泥。如果他愛上了橡皮泥雕塑，他可能願意在快要完成雕塑時，嘗試使用一點點只有培樂多黏土才有的顏色（而且是他最喜歡的顏色）為作

品畫龍點睛。手指彩繪可能會讓他受不了，不過，他或許願意嘗試拿畫筆畫畫。如果他喜歡美術，他可能會慢慢學會忍受手上沾著一些顏料的感覺。

刺激的感受會因情緒的狀態、期望以及讓他轉移注意力的事物等因素而異，例如，一個高中的孩子玩橄欖球被阻截撂倒時會說他覺得一點也不痛，但姊姊開玩笑握拳搥打他的手臂時，卻會大聲嚷嚷。因此，如果想訓練孩子忍受某種刺激，可以在輕鬆友善的環境下給予這種刺激，讓他因為想做很喜歡的事而忍受。例如，一個討厭蔬菜的孩子，如果讓他幫忙把蔬菜擺放到披薩上，排成笑臉的圖案，他或許可以忍受吃一點蔬菜。彼得很喜歡古典音樂，雖然他聽音樂會時都得戴上消音耳機，調低音樂的音量，他還是很喜歡和我一起去聽音樂會，因為他喜歡古典音樂的音質，所以可以忍受音樂的振幅。

找到調適感覺需求以及付出努力的平衡點是很重要的。我們花了許多時間，付出許多努力，跟彼得一起坐在餐桌前，等他吃了一點新的食物，再給他吃他喜歡的食物，慢慢訓練他吃健康多元的食物。彼得的老師使勁嘗試好一段時間，想要讓他從教室側邊安靜的小天地移到大教室上課，問題是：他雖然可以在新環境完成他熟悉的課業（「維持性的活動」），卻無法好好學習新教材，於是，老師讓他再回到原先的地點，好讓他集中精神學習，而不是把精神消耗在過濾背景噪音上。

事實上，如果孩子無法學習，第一個要考慮的是孩子的感覺處理。你可能也得把教學拆解成幾個較小的步驟，不過，首要之務是排除那些會導致分心的事物；之後則必須讓孩子透過另一個較強的感官或是其他的感官接收資訊。

把接力棒交給孩子

持續密切注意環境，觀察孩子對於環境的反應，慢慢的你就能夠預期問題、計畫環境的控管與調適；不過，你可能會問自己：難道要一輩子這麼做嗎？這個問題沒有標準答案，只不過，感覺的挑戰可能會持續一輩子，你的孩子有時或許可以展現很棒的邏輯推理能力，有時候卻又會被意外的感覺問題給打敗。這時，如果記得回到根本的感覺需求，就可以幫助孩子很快的平靜下來。

不過，這麼做的最終目的是為了幫助孩子發展出自我意識，能做到自己預期感覺挑戰，並且主動做好調適。為了達到此目標，在幫助孩子調適感覺處理時，可以詳細說出你的思考程序與動作。例如，發現孩子上課不專心，一直看著明亮的窗外，可以跟他說：「我知道窗戶太亮很難專心。」然後走過去關百葉窗，或者甚至可以教導孩子如何關百葉窗，或是移到背對窗戶的座位。下一次再出現類似的情況時，或許就可以問孩子：「我知道窗戶太亮很難專心。我們該怎麼辦？」

孩子與生俱來就有學習如何調適感覺過於敏感的動機。彼得對聲音過於敏感。我們一開始替他買消音耳機時，並不確定他能否忍受戴耳機的感覺，因為他不喜歡在頭上戴任何東西；不過，當他在吵鬧的環境戴上消音耳機，發現效果不錯之後，立刻就學會在有需要的時候從背包拿出來用了（見第十一章）。

以下是一些聽覺與視覺處理障礙常用的調適方式。剛開始的時候，你必須努力感受並調適孩子的感覺差異，過程中需要耗費不少的力氣，因為你不能以自己的標準去理解孩子的感受，而是得不斷站在孩子的角度體會他對環境的感受；不過，透過不斷的練習，就可以慢慢習慣幫助孩子過濾感覺了。等孩子逐漸培養出語言與思考技能後，也別忘了你的目的是要教導孩子如何靠自己來預期與調適感覺需求。自我意識是未來成功的關鍵。

♥ 聽覺與視覺處理障礙的調適方法

聽覺處理障礙：聽力沒有受損，但卻無法理解所聽到的資訊。

孩子如果出現下列狀況，可能是有聽覺處理障礙：

- 無法聽到與辨別語言的聲音
- 無法專注於與記住口語表達的訊息
- 需要較多時間處理資訊
- 無法執行包含許多步驟的指示
- 語言、字彙與拼字（英文）的障礙

調適方法：

- 減少環境中容易使他分心的噪音（例如：日光燈、電腦的聲音，或者把門關起來以減少干擾）。調整音量。安排孩子坐在前排座位，方便他注視講員的手勢與表情，以及閱讀黑板上的內容。提供消音耳機。考慮幫孩子準備聽覺輔助裝置，例如，在大型課室，可以幫孩子準備 FM 無線調頻系統，這種裝置包含一個附有耳機的接收器，以及一個無線麥克風，麥克風可以將講員的聲音直接傳輸到耳機，且能排除大部分的外來噪音。一次一個人說話，不要多人同時說話。
- 提供視覺、示範、動手學習等多重方式教學。以書寫的方式告知作業、指示與其他資訊。以電子郵件與簡訊代替電話溝通。播放影片或看電視時使用隱藏字幕選項。
- 事先提供講義、筆記與教科書章節，讓學生預習。
- 放慢說話速度。給孩子處理訊息的時間。說的時候用比較簡短容易懂的句子與字彙使內容簡化。在問問題或給指示之前先提示。一次給一個步驟的指示；張貼指示內容，並提供檢核表。孩子不了解時，試著換句話說，而不是重述一次。經常停下腳步，確定孩子是否了解（例如，讓他複述你剛剛說的話），要求孩子要有反應互動。運用手勢。
- 最重要的是要先進行聽力測試！

視覺處理障礙：視覺很敏銳，但卻難以理解所看到的訊息。

孩子如果出現下列狀況，可能是有視覺處理障礙：

- 有追蹤困難，例如，閱讀時常常不曉得自己讀到哪裡、抄寫黑板上的字需要很長的時間、無法追蹤球的動線、觀賞大自然風光時難以追蹤動物跑或飛的路徑。
- 視覺辨識困難，常常錯過視覺的細節，或是難以辨認字母、數字、符號、單字、圖畫，尤其是字很小又擠在一起時。
- 無法理解圖片的整體概念，難以辨識作業與試題中的重要資訊。
- 對於視覺刺激過多的教材（例如：一頁出現太多資訊或是牆上張貼太多壁報）感到困惑或焦慮。
- 難以從圖畫、圖表或圖解中獲得資訊。
- 即使指令已有清楚的文字標示，還是會要求別人說出指令內容。
- 視覺記憶力很差，無法記得自己看過的東西。

調適方法：

- 減少會分散視覺注意力的事物。選擇線條簡單的圖畫書，不要有太複雜的圖畫。把內容放大，減少每頁的資訊量。可以用白紙蓋住其他行文字、把紙張切割成好幾個窗格，或是用尺輔助閱讀。使用記事卡記錄簡短的資訊，以此取代繁冗的段落。在孩子的置物櫃張貼單字表或壁報，記錄當天的學習重點，並在必要時更換張貼內容；如果內容太多，他反而會忽視所有的內容。
- 以更明顯的方式標示重要資訊。使用簡化的工作表。
- 以顏色較深或凸起的線條在紙張上增添結構，以便孩子追蹤。
- 提供聽覺輔助、示範、動手學習等多重方式的教學。教學時，以視覺資訊搭配聽覺輸入、授課內容的錄音檔，以及使用錄製成卡帶或 CD 的有聲書本或教科書。
- 以電話代替電子郵件或簡訊提供資訊。

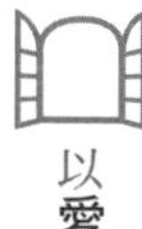

Chapter 5
動作計畫

我們社區的基督教青年會（YMCA）裡面有一個健身中心，那裡有可以一次訓練單一肌肉群的簡單運動設施，使用完十幾種設施之後，全身的肌肉都可以運動到。彼得喜歡推拉運動，我覺得他應該會喜歡去健身房。第一次帶彼得去健身房時，我先示範如何使用健身器材，然後讓他嘗試看看。彼得讓我見識到千奇百怪的錯誤使用方法：移動單槓時，彼得沒有伸縮手臂或腿部，而是整個身體前後搖晃；每次放下單槓，都會聽到鏗鏘的撞擊聲；當他伸縮二頭肌舉起單槓時，手腕會彎曲。

為了不讓彼得受傷，不讓健身器材受損，我只好不斷的盯著他，教他如何使用健身器材。我用背架支撐他的背，避免他搖晃身體；用手做記號，讓彼得知道單槓該移動到什麼高度；有節奏的喊著「慢慢放下」，然後把我的手放在他的手上，教他如何好好放下舉重單槓；把我的手當作夾板，讓他彎曲二頭肌舉重時，手腕不要彎曲。

我們的孩子出了什麼問題？為什麼粗大動作的活動對神經發育正常的人而言，是相當直覺且簡單的，但對於我們的孩子則不然？為什麼他們需要詳細的解說與協助，才能完成這些動作？

身體移動與動作計畫障礙的謎團

我們知道人的身體移動是靠腦部多個區域同時運作的結果。由額葉的運動皮層發出指令，小腦進行協調肌肉的功能，基底神經扮演啟動與結束行動的角色，**胼胝體**（corpus callosum）則是連結左右腦的運作造成我們身體的左右兩邊能夠配合動作。[1] 本體感覺是人體運動系統功能的關鍵，因為人的身體必須透過這個感受才能繼續進行下一個動作。

讓我們來看一段有關一位自閉症青少年敘述他如何嘗試移動身體的經驗，從而了解本體感覺的缺陷對動作所造成的影響：

> 在上體育課的時候，老師會叫我們做一些例如「伸開雙臂」、「彎下膝蓋」的動作。但是我常常不知道我的手臂和腿在幹什麼，也常常對我的手臂與腿和我身體的連結沒有清楚的感受，或是無法叫它們做我要它們做的動作⋯⋯
>
> 我想有些自閉症小孩想要去拿東西時會「借用」他人的手的原因，是因為他們無法確切知道當他們想要拿東西的時候手該伸多長。他們也不確定該如何拿住那樣東西，因為我們有理解與判斷距離的困難。但是靠著練習，我們還是可以克服這個困難。
>
> 雖然如此，我還是常常在踩到別人的腳，或是在擦身而過撞到別人的時候毫無知覺。所以我的腦子連結觸覺的功能可能也接錯線了。（Higashida, 2013, p. 52）

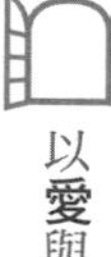

我的兒子彼得就有矯正本體感覺缺陷的困難與限制。以我在湖裡教他划獨木舟為例，在看完我示範划槳的方法之後，彼得很得意的把他的槳放進水裡，然後挺有韻律的用槳輪流在船左右兩邊「划著」。但問題是他划槳的動作是在水中垂直的上下移動，而不是用槳板撥水，所以獨木舟沒有動。於是我再次示範用槳面撥水使獨木舟往前進，彼得這次照著做，但是

1 磁振造影顯示專業音樂家的胼胝體較大，尤其是那些在七歲以前就開始接受訓練的人。

槳划動的幅度很小，我們還是在原地不動。於是我坐在獨木舟的後端，讓彼得把槳放入水中平伸到他腳前面的位置，然後把槳拉回來，使槳碰到我放在水裡的手。彼得小心的依照我所給的在他前面的視覺標誌以及身後的觸覺標誌把槳拉回來。這個動作執行得非常正確，但是問題又來了，槳不在水裡。我們的獨木舟還是紋風不動。[2]

葛妮薇（Geneva）是一位參與斯特蘭特—康若伊（Strandt-Conroy, 1999）研究的自閉症患者，她描述了因為小腦與基底神經節功能失常所造成的自發作用的缺陷，以及邊走邊說對她是多麼困難的事：

> 人們不了解最大的問題是一般人不知道我們自閉症患者單是能夠活動就得花多少有意識的精神。連走路都得想好才能做到。所以我在走路的時候，你問我問題，我可能會絆倒，也可能用錯字詞而回答得詞不達意。或者是得停下來問你剛才說什麼。

有些患者，可能是因為運動皮層沒有發出指令，或是基底神經節沒有啟動。香特爾・斯西爾—其拉（Chantal Sicile-Kira, 2006, pp. 96-97）在書中說到她從孩子嬰兒時期開始，就必須教導他如何做到例如坐、爬，以及在被人推的時候伸出手臂避免跌倒等這些最簡單的動作。當他年紀較長開始學習如何按微波爐的按鍵時，孩子告訴她說他明白該怎麼做，但是沒辦法讓他的身體照做。

狄托描述了他母親所做的調整以及身體的支援，如何矯正了幾乎不可

---

2 對彼得來說，正確的划槳就像雜耍的時候有太多的球要接了。划獨木舟用的槳是單根槳兩頭有平面。所以當彼得把槳拉回來到我的手的位置時，我會幫他把槳稍微抬起好讓另一頭自動進到水裡，同時他把另外一邊向前往他腳的方向推。這樣他能專注在輪流推動槳的兩頭，我則負責幫他確定槳面會進到水裡。然後獨木舟開始快速前進了，我們母子二人就這樣有節奏的划著獨木舟。

　我們常常用視覺輔助來補救彼得本體感覺的不足。他在游自由式的時候不知道手臂該伸多遠，所以他就用腳踢浮板輔助學習。照相時他無法用本體感覺拿正照相機，他就盯著相機銀幕確定攝取的影像在螢幕的中間（這對他來說很難，這是包括了視覺／動作、手／眼的配合，這些動作都需要單獨練習），然後他用另一隻手按快門完成照相的任務。

能做到的眼睛和手的共濟協調（hand-eye coordination）缺陷：

> 按著顏色把積木分開對我是一件困難的事。但是因著母親和我一起做，就是在分顏色的時候我們手裡拿同樣的積木，我很快就熟悉了這個活動，也知道手該做什麼。等我愈來愈會的時候，就獨立進行。母親從不給我壓力，但是搭建樓梯的時候我沒耐心，因為我知道沒有把所有的積木都按顏色分好之前是不能搭的。這我可以接受。
>
> 感謝母親，她沒讓我一個人用緊張的手指在那裡分，而是拿著我的手和我一起拿起積木，直到我有信心不緊張時。因為我沒辦法在有壓力的時候學習。我們就這樣一次又一次的搭積木。（Mukhopadhyay, 2011）

唐娜・威廉斯（Dona Williams）描述「我感到自己的身體卡住了，似乎完全脫節。我奮力的想要『記起』如何從房間的一頭走到另一頭，或是打開抽屜；我是要和我的身體一起回想，而我的身體對於和我一起動作的記憶非常少。我在心裡想，來吧腿，你知道該怎麼做，但是我的身體聽不到，好像我沒有肢體記憶。」（Williams, 1996）

有時候患者的身體能夠起始動作，但是做出來的動作卻不是想要的。查爾斯・荷爾（Charles Hale）就描述了當他想要做到面部表情與他的情緒相符時這種讓他洩氣的經驗，他說：「譬如，當我該微笑時，我知道我不是在微笑而是皺眉。這使我很苦惱，也使我看起來好像沒聽懂別人說的話，其實我心裡可是急得不得了，想要做出適當的回應。」（Hale and Hale, 1999）

東田直樹（Naoki Higashida）也描述了這種身體不合作的現象：

> 我從來沒法說我想說的話。反而從嘴裡說出一堆毫不相干、亂七八糟的字句⋯⋯我們對自己的身體沒有適當的掌控。按著指示靜止不動或是動作都是棘手的事——我們好像是被遙控的機器

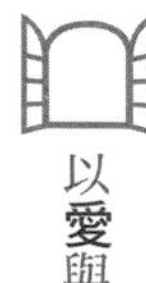

人。此外，我們常被責備，卻連辯解的能力都沒有……

有些時候，我沒法行動，雖然心裡很想做好。這是我的身體不聽指揮的時候。我不是說我有病。只是我全部的身體，除了我的靈魂，好像都不屬於我，我的掌控是零。我想人們無法了解這是多麼折磨人的感受。

自閉症的人從外表有時是看不出來的，但是我們從來都不覺得我們的身體屬於我們。我們的身體常常自行其是，失控。我們被關在這個身體裡，奮力的叫它做我們要它做的事。（Higashida, 2013）

起始和結束動作是基底神經節的功能。有時患者有焦躁不安的動作，主要的問題出在結束行動的時候。一位年輕的女性患者會沒完沒了的揮動和拍打，她滿懷辛酸的告訴她的父親，希望他能住進她的身體裡一天，來了解這是什麼感受。尚恩・巴倫（Sean Barron）描述有時一個簡單的動作會導致動作重複，甚至在他想要停止自我刺激的時候，他說：「我只想和我同年紀的小孩一樣。我覺得自己外表很古怪，但我的內心並不是這樣的。我裡面的那個人一直想要掙脫，但是我有如被束縛的奴隸無法制止那些行為。」（Barron and Barron, 1992）

我在前一章探討過，要區別究竟動作重複的症狀（自我刺激）是因為本體感覺的缺陷所導致的感覺需求而想確認身體在所處的空間裡的位置，或是發展成一種失控的強迫症是很困難的。有時可能兩種情況都需要考量。例如你可以讓不斷拍打的患者穿上加重背心同時將他的雙手合握起來，製造一個接受更多本體感覺的訊息。如果這麼做還不能使他專心，你可能需要教導他倒數和克制練習。常常做以額葉來控制失調的基底神經節的循環練習可能使症狀改進，當孩子因自我刺激行為擾亂他對你要他做的事而分心時，可以謹慎的使用這個練習。

我們可能永遠不能正確的了解究竟是什麼機制造成我們的孩子動作的挑戰，重要的是我們記住他們有神經性的原因。泛自閉症有關動作失調的診斷有不同的級別。例如，亞斯伯格症的患者動作遲緩笨拙；非口語的學習障礙則與平衡和動作共濟協調失調有關；兒童期崩解症則與動作控制失調有關。

自閉症患者的許多動作失調症狀與其他神經失調的病症類似。有些中風的患者有失用症／運用障礙，意思是說雖然肌肉有力但動作計畫和動作順序有困難；小腦失調的患者有步態、姿勢以及動作遲緩的異常；帕金森氏症患者也會有失運動症／運動障礙（有起始和轉換動作的困難），腦炎後的患者則會有緊張症或是失語、仿說、重複動作、古怪的手部姿勢，以及在動作中突發或突止等類緊張症的現象。以上所述的各種症狀都曾在自閉症患者身上見過。妥瑞氏症患者常有固定型的動作、臉部抽搐（tics）和強迫症，也都是自閉症患者常見的症狀（Leary and Donnellan, 2012, p. 241）。我們已經知道受到這些疾病影響的腦部結構包括小腦和基底神經節異常，而自閉症患兒童的腦部也有著同樣的異常（Qiu et al., 2010; Anagnostou and Taylor, 2011）。

所以我們要以對待這些被診斷有神經系統疾病的患者同樣的認知來對待我們的孩子，並提供同樣的補救與治療。除了帕金森氏症和顫抖的病症之外，沒有什麼有效的藥物來治療動作失調的症狀（用於帕金森氏症的藥物已經廣泛的給自閉症的患者試用，然而副作用也很多）。所以目前沒有可以治癒動作失調的藥物是很確定的。目前主要矯正動作障礙的方法就靠物理與職能治療。至於非專業的人，我會在本章最後提供我所收集的一般常用的對於有動作困難的孩子有幫助的調整方法，尤其是那些沒有受到太嚴重影響的患者。

提醒各位要常常記住，動作障礙可能是造成孩子的溝通問題或是明顯的智能問題的主要原因。許多有嚴重運用障礙的患者，在後來學會打字後寫出他們的心聲時指出，因為運用障礙，使得他們無法表達他們所知道的，因此人們對他們常會有錯誤的看法，認為他們有智能障礙（Rubin, 2013）。他們或許可以處理例如走路這類簡單的粗大動作，有時能使人無法察覺其運用障礙，但對複雜而細節的手勢或口語就沒辦法了。

米勒（Miller, 2007）在他的著作《米勒的自閉症教學法》（*The Miller Method*）中提到一個小女孩。這個小女孩不曉得怎麼用手勢叫媽媽過去，

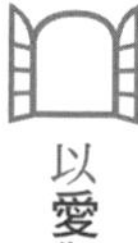

她的治療師好幾次嘗試教她做這個簡單的動作，但她就是做不來。米勒博士懷疑問題不是出在她的理解能力，而是出在動作輸出，於是要她練習推電話簿，學習如何有意識的使用手臂與雙手。她從練習中學會如何利用手臂達成目的，最後，她終於學會用手勢叫媽媽過去了。

有些自閉症患者有嚴重的運用障礙，還好多數自閉症兒童的粗大動作功能不至於太差。大致而言，走路、跳躍、跑步對他們都不成問題；不過，較複雜的移動可能就有問題了。他們可能得在動作計畫方面下很多工夫，[3] 必須詳細反覆地教導他們如何把動作連貫起來。相較於非自閉症兒童，他們學習騎腳踏車或游泳等複雜的連貫動作需要花更多的時間，此外，密集持續的指導也是必要的。

提升動作計畫的實用技巧

勤能補拙，練習才會有進步。你可以像教導非自閉症的孩子一樣，試著讓孩子嘗試不同的運動，看看他喜歡哪些運動。許多自閉症兒童會因為處理訊息速度緩慢，很難和隊友協調動作、預期對手的下一步，因而對團隊運動裹足不前；相對而言，個人運動帶來的挫折感就沒有那麼大。我兒子很喜歡游泳與做體操帶給他的感覺回饋。他天生就有很好的平衡感，很享受滑雪與騎腳踏車的感覺。

必須在孩子還小的時候及早幫助他們。動作的記憶需要經常的練習。如果孩子似乎每前進兩步就後退一步，也不要覺得灰心。動作記憶會退步很常見，但這並不表示學會是不可能的；關鍵是要有耐心，而且要持續反覆的練習。你必須提醒自己，孩子的發展不是競賽。無論是學習瑜珈、游泳或是騎腳踏車，只要能幫助他培養興趣，找出他可以享用一生與健身的

---

3 蘇・魯賓（Sue Rubin, 2013）指出也需要做感覺統合與「身體訓練」（身體地圖的訓練幫助孩子更清楚了解他四肢的部位以及如何運作），以及 Feldenkrais、神經音樂學，和 HANDLE。腦部健身房及反射整合（reflex integration）等都是感覺動作訓練的計畫。聽力整合系統則是另一種感覺統合計畫，側重在補救聽覺的障礙。這些計畫都尚未被廣泛試用，故沒有數據證明其有效性，但是常常聽使用過的人說有效。你可以向你的物理治療師與職能治療師諮詢相關的資料。

運動，幫助他鍛鍊體能，多花些時間其實也無所謂。如果能以平常心看待孩子的發展，保持正面的態度，摒除先入為主的偏見，孩子的成果往往會帶給你無限的驚喜。

孩子的能力有時候沒有一致性，不要因此而認定孩子是在偷懶或是故意不聽話。彼得可以爬很高的樹，也可以爬到一些遊樂設施頂端，但一直到最近，他才學會吊單槓。彼得五歲時在公園發生的一場小意外，讓我體會到對於孩子不該抱持不切實際的期望。彼得當時迷上了滑索，但問題是他沒辦法抓緊單槓，我必須幫他把手指緊扣在單槓上，然後抱著他走到對面的平台。

起初我不理解彼得為什麼不好好抓緊單槓，我以為我只要讓他摔下去，他自然就會記取教訓，乖乖抓緊單槓了。我們又試了一次，他還是跌倒了；雖然是落到橡皮墊上，並沒有跌得很嚴重，但卻影響了他對於滑索的興趣。我還記得，當我放開他的手，使他跌坐到地上時，他那困惑的表情。彼得似乎突然明白，媽媽沒辦法永遠保護他；結果，他非但沒有學會抓緊單槓，反而開始覺得嘗試新事物是很危險的事。後來我們又去了公園好幾次，經過不斷的鼓勵，才再次獲得彼得的信任，讓他願意在我的幫助下再次嘗試玩滑索。

或許是因為小腦與本體感覺的缺陷，使得許多自閉症兒童出現了動作計畫障礙，其中包括難以衡量完成某個動作所需的力氣的障礙。很奇怪的是，他們愈是多想，問題似乎會變得愈糟。彼得爬樹的時候，知道要抓緊樹幹；但是，當我叫他把手指扣緊並握住單槓時，他卻做不來。彼得喜歡做瑜珈，但往往要耗費許多心力才能做出正確的姿勢；但是，當我們一起健行時，他卻可以優雅的跳到大石頭上，不假思索的調整好身體的位置。這種情況有點類似口吃，愈是不想結巴，愈是會結巴。

我們現在已經確切知道自閉症患者在回應他人的教導與指令的動作時，腦部神經迴路的路線與那些由自己意願激發而執行動作時的路線不同（McCloskey et al., 2013），同時，那些內在驅使的動作要比外在驅使的動作更快更流利（Torres et al., 2013）。所以在做動作練習的時候，以有趣的遊戲而不是重複與指導式的練習，可能讓孩子更有意願活動。[4] 要盡可能的跟著孩子的興趣來增加他學習的經驗，帶領他使他願意做你要他做的事，盡量讓這些活動成為他自己的想法。當你不確定孩子的困難究竟是神經性的障礙或者只是不願努力時，建議你多體諒孩子，先假設他的問題是神經性的總是不會錯到哪裡去的。

精細動作控制，指的是有技巧的使用手部的小肌肉。我們的孩子大部分從小就開始接受職能治療，協助他們握筆、使用餐具、使用剪刀等等。多給孩子一些練習的機會：和孩子一起烘焙，讓他動手揉麵糰；在不同顏色的紙張上畫粗線，讓孩子沿線剪下，並把剪下的紙條做成紙圈，然後將彩色紙圈串在一起；和孩子一起摺衣服，教孩子如何把短襪弄成球狀；讓孩子參與日常生活的家事或者整理花園。模仿的遊戲可以提供有趣的練習，並可以不時加入一些較複雜的動作或是動作順序。你也可以帶孩子到操場盪鞦韆、攀爬、跳躍、踢球、溜滑梯、倒沙子。如果要增加遊戲的趣味，可以和孩子輪流幫對方推鞦韆、陪孩子跳躍與攀爬。也可以參考學齡前兒童指導手冊，裡面收錄了許多提升精細動作技巧的好方法。[5]

知道如何移動身體在孩子對外界事物進行回應時是很重要的。我們需要給他們很多的機會練習來加強他們的能力。如果你的孩子喜歡並且能忍受的話，體能的翻滾動作是很好的方法。模仿學樣遊戲則可以提供趣味性的方式練習逐漸複雜的動作或是連續性的動作。兒童遊樂場提供了許多練習的機會，例如游泳、攀爬、跳躍、踢球、滑梯以及傾倒灌注（沙子）。和孩子一起輪流推鞦韆、跳躍、攀爬，使遊戲變得有趣好玩。

---

4 參閱狄托的故事，其中記載了他母親如何讓他一遍又一遍的堆積木。她自己編了以各種蔬菜為主角的故事：「它們輪流爬梯子，直到一個嫉妒它們的大白菜從後面滾了過來。母親把所有的東西都打散了，梯子也垮了，變成一堆蔬菜積木。每次大白菜搗亂，母親就罵大白菜……『這次大白菜慘了，我要把它煮得稀爛。』母親說完了就朝廚房走去。」狄托說：「我可愛吃大白菜了。」（Mudhopadhyay, 2011）

5 兩本有關職能治療的書：*Curriculum Based Activities in Occupational Therapy: An Inclusion Resource*（Lisa Loiselle and Susan Shea, 1995），以及 *Start to Finish: Developmentally Sequenced Fine Motor Activities for Preschool Children*（Nory Marsh, 1998）。訓練精細動作的練習包括了用短的蠟筆著色，使用彩色形狀棋、幾何板、穿繩釘板、勞作、發條玩具、鑲邊勞作、骰子，加上剪刀的使用等。

當你們在做平台或通道運動時可加上口語配合，使用一些例如進來、出去、上面、下面和通過等字眼，來增加他的詞彙。或是用氣球玩躲閃的遊戲，這不但訓練他對自己身體的認知，同時也教導與他人之間關係的認知。

如果你的孩子喜歡球類遊戲，簡化的足球或棒球運動可以訓練他視覺追蹤的能力以及手腳與眼睛的共濟能力。對吸收能力較慢的孩子，可以用氣球，因為氣球本身就是慢動作的。可以在室內利用遊戲隧道、椅墊、桌椅設計障礙跑道，提供訓練粗大動作的趣味遊戲。尋寶遊戲則可以訓練孩子對於順序、解決問題的技能，以及如何聽從指令的能力；你可以用口語與視覺的提示來增加遊戲的複雜性。在大一點的空間玩捉迷藏，可以訓練孩子視覺和聽覺掃描與追蹤的能力。

粗大動作和身體覺察的遊戲，最大的好處在於這些遊戲可幫助孩子增強對內在感覺的認知。此外，這些有趣的活動也有助於訓練孩子問題解決與社交互動的能力。如欲了解更多資訊，可參見第六與第十一章的說明。

動作統合在學習時的重要性

當一個人要做出包括有意願、目的和功能的動作時，他的腦部有許多功能必須同時啟動。譬如踢足球，當孩子聽到隊友喊著「這裡，在這裡」，然後把球朝他的隊友踢過去時，他的腦部正在接收並整合視覺與聽覺的訊息，同時要注意到其他的刺激物，還要協調腿部踢球的回應動作，而且要調整腿部肌肉該用的力量、算好速度、配合隊友把球剛好踢到隊友的腳前。這包括了視覺與聽覺的感覺統合、動作整合、專注、資訊過濾、掌握時機、調整、程序處理以及等待的執行功能技能，在此時全部啟動，人際互動的技巧在此時的作用更是不在話下。以上這些腦部運作途徑在各樣的學習上都會被使用到。

葛林斯潘（Greenspan, 2009）則強調粗大動作和精細動作系統的鍛鍊對於孩子的學習有幫助，尤其是上述的執行功能。他給執行功能的定義是：腦部幫助連結過去經驗與目前動作的處理程序，用於計畫、組織、擬

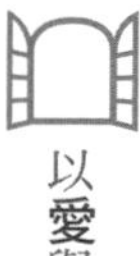

定策略、專注與記住細節，以及管理時間與空間。他在《克服過動症》（*Overcoming ADHD*）書中提供了系統化的方法，說明如何在發展動作技巧的同時增進執行功能的能力。

他在書中提供家長一個明瞭清晰的訓練方案。首先練習基本的動作技巧，包括從嬰兒期的蠕動到爬、走、跑、跳躍、單腳跳，甚至單輪車式的用手走的訓練。再加上側跨步和兩腿交叉等靈活度的練習。適時加入不同動作的模仿遊戲，練習處理程序的能力。你可以用擊鼓配合，加快動作的速度，設計並調適遊戲的練習，也可以配上音樂及節奏增加趣味。用認識身體的遊戲，學習進去、出來、通過、旁邊、上面、下面的指令。加上躲閃的遊戲讓孩子學習他們的身體位置和與他人之間的對應關係。也可以嘗試做風車動作（輪流右手碰左腳，左手碰右腳）、兩手互接或者反手由胯下丟接沙包的遊戲。

接下來就做配合視覺與聽覺以整合身體不同部位的練習。先從雙手擲物、接物、雙腳踢開始做起，然後單腳或單手，再做左右輪流的練習。練習的時候要教導拋擲時如何掌握直線、左右上下、快慢遠近、用力或輕柔等等瞄準的動作。先練習視覺瞄準，然後加上聽覺的部分，例如口說的提示：「踢右邊的目標」。有時可以加入平衡練習，譬如站在平衡木或健身平衡球上，或用單腳站立丟球接球等。

這些練習的目標是要使用並協調腦部不同區域感覺與動作的能力，以使左右兩邊能夠協調運作。這種從最簡單到複雜、配合孩子步調的進階練習，可以增加腦部不同部位的連結，這正是執行功能把腦部各區域整合發揮整體功能所需要的能力。

但是如果你的孩子還沒有達到協調多步驟程序的程度，甚至做最簡單的練習都有困難時，該如何幫助他呢？接下來，我會詳細說明一些有創意的方法，可幫助有嚴重動作障礙的孩子。

調適粗大動作障礙

抗拒和否認都不是辦法：而是要以和緩的方式學習，在如大海般的重重困難中乘風破浪航行，成為你自己生命的舵手。

（Sacks, 1990）

調適是以一系列的供給和協助，幫忙患者越過障礙的挑戰，達成想要成就的功能。癱瘓的人可以用輪椅代步、開車時戴眼鏡可以幫助視力有問題的人看得清楚。它們並沒有把問題「修好」，但是提供了解決問題的支援，並且達成人們想做的事。以下是一些我從李瑞與唐納倫（Leary and Donnellan, 2012, Ch. 4）的書中所整理出來常用的調適方法，對於有動作障礙的患者相當有助益。

作者在書中指出，在處理動作障礙的困難時，調適常比「用意志的力量與問題搏鬥」更有效，「……雖然在運用調適提供協助時需要考慮某些重要因素，但是技能通常是在用了調適的方法之後培養出來的。」（2012, p. 205）調適是有彈性的，有時可能在一種情況無效但在另一種情況卻管用，所以鼓勵各位多多嘗試，或是結合不同方案來運用，發揮想像力幫孩子設計適合他個人的調適方法。備有一系列的調適腹案或是策略選單對你和孩子會很有幫助。

觸摸

觸摸在釋放動作的啟動階段非常重要。電影《無語問蒼天》（*Awakenings*）描寫一組腦炎後緊張症（postencephalitic）患者如何學習運用調適方法的故事。戲中有一幕描述了一位照顧他們的護士激動的向醫生描述她如何與一位患者手挽著手，讓他「借用她的能量」開始走路。彼得常常會在停車場犯病動彈不得，但是如果他伸手拉著我，他就能恢復過來。多年來我一直在努力讓他學會打字，但是一直只能讓他打出他最喜歡食物的名稱。有一次我試著幫忙扶著他的手臂，結果他開始很熱切流利的打起字來。

對有些運用障礙的患者，口述的言語多了反而會阻礙動作。這是因為有時處理語言對他們是很困難的。患者需要花很多精力注意聽口語的指示，還要解析所聽到訊息，最後反而沒精力執行動作了。簡短的指示訊息例如「坐直身子，腿挪到床旁邊」，比冗長的解釋容易處理。有些時候，任何的口語指示似乎直接把動作計畫的訊息送到處理外在動機運用障礙的路線，相形之下，內在動機啟動的動作會比較流利。所以觸摸要比口述有幫助。必要時可以輕拍或觸摸需要移動的身體部位，提供初步的示範或是肢體的提示引發起始動作。這樣可以讓患者感受到行動而不是花精神去讓他們的身體聽口語的指令行事。[6]

音樂與節奏

運用音樂與節奏會促動腦部多個部位的運作，能促使腦部潛意識的進行協調的功能。彼得常常在走過學校或商場的時候突然發病動不了，如果我開始有節奏的邊走邊哼著「右，右，右，左，右」，他就會走得比較順利，步伐跟得比較整齊，到達目的地所需的步伐數也少了很多。他姊姊會用節拍器跟他做拍手的遊戲，教他更準更清楚的唱出簡單的音（譬如把「划，划，划小船」的音調套入「洗，洗，洗洗手」），這個方式對孩子學習處理動作順序很有幫助。

李瑞與唐納倫（Leary and Donnellan, 2012）認為自閉症患者的腦部有一個錯誤的「停止」機制，而且涉及範圍很廣。感覺系統缺乏抑制的能力，看起來像是缺乏過濾感覺（包括內感受）的訊息。缺乏抑制能力的感覺系統會導致「自我刺激」的行為（重複、看似無目的的動作）。缺乏停止的機制也造成強迫症患者在情緒上執拗的想法。加上許多自閉症患者同時有開始或啟動的障礙，表現在行為上就成為轉換的障礙。轉換動作包括了開始與結束兩個動作，加上起始後持續的動作。作者也描述了音樂與節奏的訓練如何幫助患者越過錯誤的起始與停止的機制。彼得剛開始無法掌握仰泳時反手划水與腿打水的動作，也無法手腳不動在水裡游，直到我們

6 蘇珊・史匹澤（Dr. Susan Spitzer, OTR/L），口述溝通。

唱著：「彎腿，伸直，一起！游，游，游！」然後我們教他自己唱，從而訓練他如何開始用節奏的調適方法。

 意象

「意象」是指當一個人要做某件事時會在心裡勾畫出各步驟的圖像。有時候按照步驟畫出實際的圖片是必要的，但是一般而言，人們能在心裡構築意象。我常常在早晨敦促彼得開始一天的活動時用到這個方法，我會把目標描述給他，「我看到你嘍，坐在早餐桌前享用媽媽剛放在盤子裡熱騰騰美味的香腸。」有一位男士在他床旁的牆上畫了一棵樹，用爬樹的意象讓自己早上起床（Leary and Donnellan, 2012）。當彼得無法移動他的身體下車時，我會跟他說：「彼得，想像我們正在滑雪的纜車上。現在轉到了我們該下的時候。記得要把腳尖稍微朝上，身體朝前傾，低頭，站起來。」彼得最愛滑雪，尤其是坐纜車；於是他就照著滑雪時下纜車的動作，移動雙腳，平放在地上，站了起來。

東田直樹描述了他的經歷：「有時我無法做我要做的事，或是我得做的事。並不是我不想做。只是不知怎麼，我就是無法做。甚至一件很容易的任務，我不能像你們一樣順手就開始。我得照著一二三的程序：一、想一想我要做的事。二、心裡構想要做的事的意象。三、敦促自己去做。」（Higashida, 2013）

狄托描述了他母親如何教他用同樣的方法讓自己開始行動：

> 我要寫幾行東西的計畫常常停留在只是計畫的階段，因為我無法勾畫一個意象圖，使我從坐在那裡想的位置動作起來執行我的計畫。我的鉛筆和筆記本在隔壁房間，雖然我可以想像我打開筆記本開始書寫，但我無法想像我的身體去隔壁房間把筆記本拿過來的那個意象圖。
>
> 於是，母親教我把我的計畫拆解成幾個行動步驟。
>
> 「首先你該做什麼？」她問我。
>
> 「我得先站起來。」我說。

「那……就做。」她提醒我。因為她的提示，我站起身來。

「接下來，該做什麼？」她問我。

「我得面對門。」我回答。

「在哪邊？指出來。」她看出我有壓力，就問我。

我指向門。然後面對著門。

「現在該做什麼？」母親又問。

「朝門走過去。」

「那就去做。」

我走到房間的門口，看得到隔壁房間，我的鉛筆和本子就放在裡面。等我看到它們，去拿過來就很容易了。

學習如何將想法在心裡勾畫成意象圖，使我能夠恰當的將行動拆解成幾個步驟，最後能將心中的嚮往付諸實現。首先我心裡需要有一些基本事物的圖像，以及有關我身體在該環境中方位的地圖。多練習會愈來愈容易。現在當我告訴自己「我需要字典」時，我已經可以去取來我要的字典，而不是從書架上隨便抓一本書，使得自己很窘。（Mukhopadhyay, 2011）

心中的意象不論是在當時，或是在做面對可意料的挑戰的事前準備時都很有用。用實際情況編成的社會性故事（參見 Gray, 1994, 2000）、用錄影帶先預習，或是從頭到尾預先想過一遍，並在預習的時候先討論，讓孩子告訴你他該做什麼（Janis-Norton, 2013），都是在轉換環境或是進行新活動之前的準備時很重要的策略，這樣可以減低焦慮和動作的困難。

 使用視覺輔助，設計減低口語提示的環境

很多時候我們會發現我們的孩子過度「依賴提示」，這是指口語提示已經成為動作順序的步驟之一，使得在沒有口語提示的情形下不會進入下一個動作。東田直樹描述他個人的經驗：

> 有自閉症的人有時無法在沒有口語提示時進行下一個動作。例如，我們要了一杯果汁，也拿到手了，但是如果別人沒有說：「請喝。」我們不會開始喝。或是當一個自閉症的人說了：「好，我現在就去晾衣服。」他可能要等到對方回應說：「很好。」才會開始動作。我不太確定為什麼有些自閉症的人需要這種提示，但我知道我是其中之一。
>
> 既然我們知道下一步該做什麼，那我們應該就可以開始動作了，對吧？是的，我也是這麼想！但是沒有提示時，開始動作是很難很難的事。就像我們在過馬路時一定要等綠燈亮了才能過一樣，在我的腦子沒有收到提示的訊息時，我無法啟動「下一個動作」的開關。不遵守提示是很可怕的，足以使我完全想不起我所要做的事。（Higashida, 2013）

李瑞與唐納倫（Leary and Donnellan, 2012, p. 210）提出一個有用的原則，提醒大家什麼時候該避免使用口語提示：「話語關係到人際關係。如果要進行的任務與人際關係無關，在進行該項任務時指示如何去做的話語就當降到最低程度。」身體的提示、示範和手勢都是比口語提示更好的方式，但是你直接的參與是最重要的。那麼，還有沒有其他的方法能幫助我們的孩子同時學到動作順序和獨立呢？

另外一個非常好的方式（參見 Schopler, Lansing, and Waters, 1983, TEACCH method）就是使用視覺輔助，以及設計盡量少用其他提示的學習環境。彼得學習在餐桌上擺餐具時，我用的是一種和餐具實際大小相同且包括正確位置圖案的餐墊。我們也會把他在洗好澡之後該穿的衣服按照順序排好。教他換手電筒的電池時，我們用的是一個分好格子的盒子，按照順序把拆開的零件放在盒子裡，再加上新的電池，這樣他可以按順序裝回去。

李瑞與唐納倫（2012）建議用不同的顏色標識活動的開始與結束。「你可以用不透明的泡綿，和不同顏色的洗潔精。每堆東西用不同顏色的紙標識。」教孩子做一些你可以明確指示的任務，例如疊放椅子、倒垃

圾、把物件從料理台上搬到餐桌上等等。每一個動作的始末都用「動作模式規則」界定，這能幫助個人保持對任務的專注力，學習完成動作順序，譬如從這頭到另外一頭清理餐桌、鋪床時用床的四個角做界定標準，或是按固定的方向做洗碗的動作。

了解孩子，掌握重點

我們這些神經發育正常的人都會有自己的方式來解讀他人的行為與肢體語言，這使我們常常（雖然不是總是如此）會誤解我們有運用障礙的孩子。幾天前，彼得的物理治療師來的時候，他正好在洗手間。我就在等彼得的時候請他回答彼得的哥哥泰迪的一些問題。過了半個小時，彼得終於出現了，我很惱火的對彼得說：「趕快開始，上課時間都過半個小時了還沒開始！」事後我想我真該多有點耐心，因為他可能緊張症犯病，其實他很努力想快點行動的。於是我問彼得怎麼回事。他打字回答我說：「我動不了，在洗手間裡好久，我看你們都在講話，好像很重要的事，泰迪要做物理治療師很好，真希望他成功。」我明白我誤會自己的孩子了，而且不只是一件事，是兩件事。首先我認為他是故意的，其次我以為是運用障礙的影響犯病。我沒想到的是他內心對我們真情的顧念與體貼。

有一天，我和彼得一起寫詩，這是我們最愛的活動。我以遊戲的方式邀請他假裝自己是他最喜歡或者覺得最像他的一種動物來寫一首詩。以下是彼得作的詩：

媽媽：我們的題目是「假如我是……」

彼得：海獺

「藍綠的海水在我身旁拍打

清涼的波浪托著我的身體，上下，前後

我感到溫暖的陽光在我臉上

可喜好玩的事就在眼前

一天好快過去

隨著波浪翻滾

我的身體快捷有力

大海的挑戰就像我心中的渴望

聽著大海低吼的聲音，我拍碎海中的珍寶，在我胸膛

大吃一口」[7]

在所有的動物中，彼得選了「身體快捷有力」的海獺。我想我們有運用障礙的孩子的生活實在是很困難；十六年來，彼得不斷告訴我他在全力以赴。但他內心深處的渴望，卻是要做到比盡力而為更好。而我深信我這樣的「認為」絕對不會有錯。

---

7 譯註：彼得所寫的詩，原文如下：

blue green sea splashes against my siddes.
i feel the cold waves lifting my body up and down, to and fro.
i feel the warm sun on my face.
the fine delight of fun before me
a dayfull quickly comes and goes
rolling on the waves
my body agile, responsive, quick
Juggling demands of the sea wwith my own hopes
hearing it roar as i clap another sea treasjure against, my chest
and take a bite.

Chapter 6

引導孩子參與：如何讓孩子願意跟你玩？

遊戲的時間到了，我已經在起居室裡佈置好幾個遊戲站；然而，彼得卻固執的坐在搖椅上，刻意避開我的眼神，雙腳來回踢著腳踏墊，開始搖晃搖椅，看到這情景真讓我心灰意冷。地板時間教練嘗試以其他玩具與遊戲哄他，但彼得卻連頭也沒有抬起來。我默默的禱告著，好讓自己振作起精神。

我趕緊把腳踏墊拿走，換成沙發坐墊，彼得開始用腳踢著坐墊。我坐在彼得對面，用腳接住坐墊，然後把它推回去，彼得則再把它踢回來。來回幾次之後，我開始一邊唱著：「滴答滴」，一邊踢著坐墊。我和彼得都抓準節奏之後，我把坐墊改成大型活動球，並繼續哼著這個節奏。地板時間教練坐在我們的斜對角，我們請她一起加入踢球的行列，在三個人形成的三角形之間有節奏的踢著球。接下來，我們改變玩法，輪流把球踢給彼得。

有時候我會踢歪，彼得就必須走去撿球，這讓他有機會修復互動。過了一會兒，我們改用不同重量、大小與數目的球，試著同時踢三顆球。然後，我們改變了活動的內容，一起拉著彼得的手臂，把他放在大型的健身球上，讓他趴在球上用手走。他開始活動了，而且露出了笑容！最後我們成功的讓他從搖椅上起來，準備好嘗試新活動了。

吸引孩子的注意力是教導自閉症孩子最困難的部分。即使你一再告訴自己，孩子不理你並不是針對你，而是因為自閉症的關係；但是，遇到這種情況免不了還是會覺得心裡難過。吸引孩子的注意力固然是一件很困難的事，不過，只要有毅力，加上我有許多訣竅要與各位分享，你們一定可以成功的！只要持續練習，永不放棄，你們的孩子不只會聽話，而且會愛跟你們在一起，想要跟你們互動。

牢記準備工作的必要性

首先要觀察與調諧。在腦中思考所有的情境，迅速的在腦中掌握狀況：他剛剛在做什麼？現在心情如何？現在應該會想做什麼？在嘗試讓孩子融入遊戲之前，要先做好準備工作。先照顧好孩子的生理需求，例如肚子餓、口渴、上廁所、是否太熱或太冷，或者需要躺下來小睡或休息一下。

找到切入的方法：掌握孩子的興趣

孩子心情平靜下來（治療師稱之為「調整好情緒」）且能專注之後，就可以準備玩遊戲了。可以利用幾種不同的玩具佈置房間，我採用的是「有限選擇」原則，也就是我只挑選可以營造互動的玩具，例如，相較於任天堂遊戲機或彈簧高蹺，球、氣球、火車鐵軌組合等遊戲可以營造更多互動的可能性。首先給孩子幾分鐘的輕鬆時間讓他自己探索。你可以很自然的透過人際互動激發非自閉症孩子的動機，但這並不適用於自閉症的孩子。若要激發這些孩子的動機，讓他們願意和你一起玩遊戲，必須由你把你們的互動與可以吸引他的動機連結在一起，因此，你必須配合他的興趣。如果他很喜歡玩某個玩具，你就可以藉著這個玩具進入他的世界。

如果孩子感興趣的是球或氣球，切入的方法應該就很明顯了。球或氣球一定會有掉落的時候，這時，你就可以體貼的撿起球，把球遞回去。慢慢的，你可以讓孩子自己走過來拿球，或是靠近一點接球，最後，可以試著把球滾回去（如果距離很短）；你或許可以把手臂張開，露出生動的表情，看看能不能吸引孩子把球滾回來。關鍵是要慢慢融入孩子的活動，透過有技巧的趣味方式干擾、打斷或阻止孩子的個人活動，吸引他回應你的主動參與。

你做了某個動作（例如：把球滾過去）之後，孩子有了回應（例如：把球滾回來），這就是葛林斯潘博士所謂的「互動循環」。在《特殊兒教養寶典》（*The Child with Special Needs*; Greenspan and Wieder, 1998）與《自閉兒教養寶典》（*Engaging Autism*; Greenspan and Wieder, 2006）中，葛林斯潘和薇德對於「地板時間」〔又稱作「發展性個別差異關係本位模式」（developmental, individual-difference, relationship-based approach），簡稱「DIR 模式」〕有相當詳細的解說。地板時間的目的是以孩子的興趣為基礎，透過遊戲建立愈來愈多的互動循環。

互動的形式產生之後（例如：來回滾球），只要孩子覺得有趣好玩，就一直持續下去。如果覺得有必要增添趣味，以維持孩子的興趣，可以試著改變遊戲的方式。構思遊戲的變化與玩法可以從 PLOP〔position（姿勢）、location（位置）、object（物件）、person（人）；Miller, 2007〕著手。以玩球為例，可以改由背後或胯下傳球；以孩子為圓心，以畫圓的方式改變每次傳球給孩子的位置；改用不同大小或重量的球，或是把球換成火車；邀請其他家人加入遊戲，或是讓公仔玩偶「活過來」，一起加入遊戲。

本章開頭提到的例子中，彼得一開始似乎只想用腳去踢腳踏墊，所以，我以有趣的方式介入他的活動，把腳踏墊換成沙發坐墊，然後嘴裡哼著「滴答滴」以提升他的動機（節奏與音樂通常可以產生正面的情緒感染效果）。此外，我也改變我的位置、改玩不同的球，並邀請其他人加入活動，結果，我們成功的將活動內容從用腳踢球變成趴在球上爬行了。

再舉一個例子。假設你的孩子開始自我刺激，一直重複轉動玩具火車的輪子，這時，你可以坐到孩子旁邊，拿起孩子身旁的另一個玩具火車，開始轉動火車的輪子。如果孩子瞄了你一眼，就對他微笑眨眼，把你的火車拿給他轉。如果孩子把火車推開了也沒關係，至少他對你的動作有反應了。被孩子推開的火車可能會抗議，要求孩子轉轉它的輪子。它可能會愈來愈接近孩子，最後跳到孩子手中，這時，你的另一隻手就可以靈巧的拿起孩子原本的火車，讓火車降落到你頭上。孩子這時候可能會發出會心的微笑，伸手去抓火車，這個策略可以產生一些互動循環，因為你可以把孩子的火車降落在各個有趣的地點（例如：你的頭上、口袋裡、背後等等）。也可以稍微傾斜身體，讓孩子得把手伸長一點才拿得到你頭上的火車。完成幾個循環的互動之後，可以試著退後幾步，讓孩子必須走過去拿火車，也可以試著讓孩子追著你跑（短距離），拿回火車。

還記得第一章及第三章提到的「封閉系統失調」嗎？有封閉系統失調的孩子會對某項活動深深著迷，例如：排列玩具車、重複開門與關門等。這些孩子「過於專注」的興趣其實提供了互動的好機會。你可以模仿孩子正在做的動作，先抓住孩子的注意力，然後再以好玩的方式打斷他。例如，可以把你的車陣跨越到孩子的車陣中，或是假裝「不小心」被他不斷開啟與關閉的門夾到（Greenspan and Wieder, 1998）。

但如果你的孩子比較傾向於「系統形成失調」（參見第一章與第三章），沒辦法專心，該怎麼辦？葛林斯潘與薇德提供了一個聰明的遊戲：在孩子不斷更換玩具時，假裝自己是柵欄，擋住他的去路。他們提到，不要因為孩子不高興、把你的手推開或是低頭開溜而感到沮喪，至少你們已經完成了有意義的互動，而孩子也完成了解決問題的任務。

他們說的很對。不過，實際做起來並不容易。學步時期的彼得總是會想盡辦法掙脫我們的阻擋，於是我們只好一直以好玩的方式阻擋他，直到彼此都覺得不好玩為止。他也有很嚴重的語言障礙，而且興趣非常狹隘，大部分的時間都只想來回奔跑與尖叫，或是搖晃身體與拍打東西。除了沒什麼興趣之外，他也很少從事有意義的活動，我們實在拿他沒辦法。

如果孩子沒有有意義的興趣，就透過「活動迴路」培養孩子的興趣

米勒（Miller, 2007）提出了一些很有助益的見解。他發現許多自閉症

兒童會尋求「邊緣」（edge）體驗；或許是因為他們不斷在探索遊戲區邊緣的事物為自己所處的空間定位。他們會用身體去撞牆，或是把自己擠進狹窄的空間裡。米勒想到利用他們喜歡探索邊界的天性，把他們的注意力集中在界線明確的空間裡，於是，他架設了一個高於地面 2.5 呎（約 76 公分）的方形遊戲區。遊戲區由四根寬大的支柱以及四片 14 吋（約 36 公分）寬的木板搭建而成，有一個可以移動的小階梯以及一個可以移動的滑梯。高於地面的地板似乎可以集中與引導孩子的注意力，而且大幅降低了墊腳尖走路、拍打東西或其他自我刺激的行為。他在每根柱子旁邊設置一個工作站，每個工作站都提供有趣簡單的活動（例如：把水倒入水桶裡，或是把硬幣丟進金屬罐的投幣孔，以發出叮叮噹噹的聲音），透過不同工作站形成的活動迴路引導孩子完成任務。

例如，讓孩子從第一個工作站出發，爸爸或媽媽站在第二個工作站，招手要孩子過去，然後遞給他一個杯子，治療師站在第三個工作站，招手叫孩子過去，然後讓他把杯子放入裝水的桶子裡，這時，已經在第四個工作站等候的媽媽或爸爸再叫孩子過去，讓他把水倒在水車上，或是來回把水倒入爸爸或媽媽的杯子裡。不用多久的時間，孩子就可以學會這個活動迴路的任務，而且會很享受把水倒入杯裡時爸爸或媽媽給予的讚美與微笑。瞧！你已經成功抓住孩子的注意力了。

接著，你可以加些變化，提高任務的挑戰性，以吸引孩子。例如，原本是在第二站直接把杯子拿給孩子，現在則握著杯子，或是把杯子舉高或放低，讓孩子自己伸手過來拿。同樣的，你也可以改變第四站拿杯子的位置，增加任務的趣味與挑戰。你和治療師可以定時更換位置，讓孩子可以在不同的站與不同的人互動。站在第三站的治療師可以後退一點，看看孩子是否了解活動迴路，能不能在沒有提示的情況下拿杯子裝水。或者可以在孩子行經的路途中放置障礙物，讓孩子必須踢走或推走障礙物才能前進。也可以用一頂大浴帽蓋住水桶，讓孩子把浴帽拿開，練習如何解決問題。此外，還可以把裝水的杯子換成罐子、大勺子，甚至是海綿與盤子。

你其實只要直接在地板上創造屬於自己的活動迴路即可，不一定要架設高於地板的遊戲區。以生動活潑的氣氛吸引孩子的興趣。在活動迴路中融入「回饋活動」，亦即孩子喜愛的活動（例如：倒水、呵癢、讓孩子兩手握住你的手臂盪鞦韆、踢倒積木堆等孩子最喜愛的感覺經驗），提升孩子參與的動力。在地板上貼紙膠帶、把豆袋椅和枕頭放在地板上、移動家具以製造視覺邊界。剛開始的時候，工作站的位置可以安排成方形的形式，之後則可以變化不同的形式。你可以在孩子開始投入且享受互動樂趣的時候，利用活動迴路拓展孩子的能力。例如，可以在水桶的蓋子上擺放重物，讓孩子必須與你一起抬起重物才能裝水；你也可以不做任何動作，讓孩子自己預期與進入下一個步驟；可以擺放不同的裝水容器，由孩子自行選擇他要的容器；在某個需要幫忙（例如：把水桶上的重物移開）的工作站轉過身或是躲起來，讓孩子必須拍拍你以吸引你的注意，或是找你幫忙。變化的方法還有很多，記住 **PLOP**，從變換姿勢、位置、物件與人著手（Miller, 2007）。

關鍵是要讓孩子玩得開心。給予孩子許多的肯定與微笑，等待眼神接觸的機會，並給予孩子解決問題的時間。在孩子分心或沒跟上節奏的時候提示孩子，以維持遊戲的速度或節奏。遊戲達到高潮時（來回把水倒到杯子裡），可以和孩子開心的擊掌歡呼：「我們辦到了！」要在具有挑戰性但能成功辦到的地方下工夫，讓孩子在學習的同時也可以享受到樂趣。

我認為活動迴路最有助益的是結構的部分。如果孩子會的技能很少，也沒什麼興趣，就可以透過迴路提示孩子如何做出有意義的回應。如果孩子幾乎不會主動提出自己的想法，也很少從事有目的的活動，你可以為他設計一個他應該會喜歡的活動。依據我之前的經驗，彼得在做我設計的遊戲活動之前，可能會需要一些「暖身」的時間。一開始我可能得不斷的指導他（治療師稱之為「提示」），不過，他學會活動的模式之後，通常都會很享受從事活動的感覺，而且會開始期待活動最後的趣味「回饋」活動。

如何指導孩子進行迴路活動？

該怎麼指導或提示孩子呢？如果你叫孩子過來，孩子沒有過來怎麼辦？如果孩子不知道要倒水怎麼辦？這時你所能做的最重要的一件事就是等待。有些父母真的會以數數的方式等待四十五秒（會讓人有很久的感覺），我有時候也會這麼做，有時候甚至會等更久；不過，我通常都會根據觀察來決定要等多久。你希望給孩子足夠的時間處理訊息，但不希望孩子因此而分心了。如果彼得開始自我刺激，我就知道他分心了或是忘了我們正在做什麼活動。斟酌提示的時間，維持活動的節奏，以免孩子分心。雖然不好掌握，不過只要多加練習，就可以掌握訣竅。這就好像是你和孩子一起跳舞，練習得愈勤，就愈能掌握彼此的節奏。

給予孩子恰當的反應時間之後，該如何指導或提示孩子呢？提示是一門藝術，目的是要提供恰足以讓孩子學會如何做某件事的協助，換言之，你要提供的是最小程度的必要協助。之後再重複相同的活動時，要逐漸減弱提示的強度，最後則不再從旁協助，讓孩子有機會獨自完成任務。

「鷹架」（scaffolding）是描述這種指導、協助、暗示與提示的專有名詞，具有鮮明的意象：想像你正在建造一個建築物（事實上，你確實是在幫忙孩子建造腦部的組織結構），你搭建了足夠的鷹架支撐進行中的建築，並在完成建築之後逐一拆除。拆除鷹架和搭建鷹架同等重要。搭建鷹架可以幫助孩子建造內部結構，不過，一開始設定的目標應該是要逐步拆除鷹架。要盡量按照需要放慢拆除的速度，讓孩子能夠妥善的鞏固或熟悉技能，同時，你也得走對方向，否則孩子非但無法學會獨立，反而會更依賴提示，認為提示是活動的一部分。換言之，搭建愈多非必要的鷹架，讓孩子養成依賴的習慣之後，就愈難拆除鷹架了。

那麼，我們該如何拆除鷹架呢？目前已有一套有系統的鷹架逐步拆除方法了。所有的自閉症教學法都提供了「提示順序」（order of prompts）。以下的提示技巧入門是改編自應用行為分析的概要（參見 Cooper, Heron and Heward, 2007, pp. 401-404; Miltenberger, 2004, pp. 198-206; Palafox, 2006），這些技巧基本上適用於所有教學，相當值得一讀。這些技巧的要點其實都是基本常識。

♥ 提示技巧入門

介入最深的提示稱為「身體提示」。以先前提到的倒水迴路為例，身體提示可能是抓著孩子的手，示範如何拿杯子倒水；次一級的身體提示可能是把杯子放在孩子手上，讓孩子自己把水倒出來；再次一級的身體提示則可能是用杯子輕觸孩子的手，提醒他要拿起杯子。

介入次深的提示是「親自示範」。親自把杯子拿起來示範倒水的動作給孩子看，然後讓孩子跟著做。可以請另一個人（最好是孩子的同儕）示範應有的反應，或是示範下一個步驟。例如，如果孩子到了倒水任務的工作站，卻忘記他應該做什麼，治療師與神經發育正常的兄弟姊妹就可以拿起杯子，面帶微笑的來回倒水，讓孩子感受到任務的趣味，然後，這個兄弟姊妹就可以把自己的杯子遞給孩子，讓他繼續完成任務。

第三層級的協助是「手勢提示」。只以手指著杯子，提醒孩子要拿杯子倒水，或者只是看著孩子，先抓住孩子的注意力，接著把目光轉移到杯子，然後再把目光轉回到孩子身上，確認孩子接收到你的訊息，這就是所謂的「三點凝視」（three-point eye gaze）。「三點凝視」是很棒的非口語溝通工具，也是治療師所謂「共同注意力」（joint attention）的標誌，你必須教導孩子如何使用這個工具。

第四層級的提示是「口說提示」。有些口說提示較為強硬，譬如像是「拿起杯子」這種直接簡單的「行動導向指示」。這種指示在孩子難以執行動作計畫而做不出動作時相當有用；但是，如果問題不是出在動作計畫，就要改用較溫和的口說提示，以較尊重孩子的表達方式提醒孩子。葛斯丁（Gutstein, 2000）提倡使用宣達式的口說提示，例如：「我們拿起杯子吧」，或者更好一點的：「這個杯子看起來很適合倒水」，或者更好一點的：「想想看我們可以拿這個杯子來做什麼」。只要孩子擁有足以處理這些口說提示的語言能力，這種表達方式不僅較尊

重孩子，而且也較能吸引孩子。[1]

許多治療師在輔導擅於口語表達的孩子時，會把手勢提示與口說提示的順序顛倒過來。擅於口語表達的孩子可能比較容易專注於口說提示，所以治療師可能會把口說提示列為較高層級的提示，在給予提示時先從口說提示開始，接著才是手勢提示，慢慢引導孩子專注於非口說肢體語言。

第五層級的提示稱為「接近／位置提示」。亦即把想要讓孩子選擇的東西移到較接近孩子的位置。例如，如果孩子到了倒水任務的工作站，卻開始拍打、尖叫，或是做一些毫無目的的自我刺激行為，你或許就可以拿起杯子，刻意將杯子擺放在孩子面前。改變東西的大小也可視為「接近提示」。例如，可以換一個比較大的杯子，或者顏色比較鮮豔一些。

第六層級（介入最少）的提示運用的是「先前已學過的回應」（previously learned responses）。以倒水任務的活動迴路為例，給予「先前已學過的回應」提示就是透過不斷重複的練習給予提示，讓孩子學會下一步該怎麼做。如果孩子在寫故事時，一直想不起你剛剛協助他用過的某個字，指著他剛剛寫對的字提示他，也算是一種「先前已學過的回應」提示。

語言治療師經常利用孩子之前已學過的「接受性語言」提示孩子，幫助孩子將「接受性語言」轉換為「表達性語言」。例如，語言治療師問孩子，玩具狗接著想要做什麼？而孩子想不起他回答這個問題需要用到的單字，這時，語言治療師可能會使用孩子之前學過的單字問孩子：「這隻玩具狗想要吃骨頭嗎？」孩子聽了可能就會點頭或者說：「對。」接著，治療師再問他：「玩具狗接著想要做什麼？」孩子這時就比較能夠回答「玩具狗想要吃骨頭」了，因為他剛剛已經在問題中聽到了回答問題需要用到的單字。

1 有研究顯示，相較於使用問問題的方式，與神經發育正常的人使用宣達式語言對話，可以產生較主動、長時間且健全的回應。

想想你會怎麼教導孩子：如果是全新且困難的任務，你可能會抓著孩子的手，示範如何達成任務，這就是所謂的「身體提示」；如果任務沒有這麼艱鉅，你可能會用手指頭指或是透過手勢給予提示，這就是所謂的「手勢提示」；如果任務較簡單或較為熟悉，你可能會直接叫他去做，這就是所謂的「口說提示」。教導孩子如何進行某個新遊戲活動時，一開始你可能會給予身體外加口說提示，下次在遊戲迴路重複相同的任務時，你可能會試著給予手勢外加口說提示，再下一輪，你可能只會給口說提示或是手勢提示，經過了足夠的練習之後，給予適當的反應時間，孩子可能就可以在沒有提示的情況下獨立完成任務了。遊戲迴路或遊戲模式提供許多可預測的機會，讓孩子練習與學習應有的反應，進而熟悉遊戲的任務。如果你持續以微笑、擊掌以及活潑溫柔的語調突顯孩子可以從遊戲中獲得的回饋，你的孩子就會迫不及待想要挑戰任務，從中獲得成就感與快樂。

請幫助我！我不夠有創意！

還好，遊戲迴路的活動不需要全靠自己構思。葛斯丁（Gutstein, 2002a, 2002b）寫了一些很棒的手冊，其中收錄許多有創意的遊戲，透過各個階段的人際發展，幫助孩子學習投入。（這些遊戲大部分是在地板上進行，不需要架高的方形遊戲區！）他在書中提供無數的親子遊戲，透過粗大動作與感覺刺激活動，吸引孩子與你進行有趣的迴路互動。我最喜歡的活動包括：與孩子面對面坐著，兩人雙手緊扣，做來回推拉的活動；飛機遊戲（讓孩子坐在你的膝蓋上「飛翔」）；孩子坐在豆袋椅上，兩個大人一人抓住一邊，把孩子盪到另一堆豆袋椅上；把豆袋椅堆成山，然後從上面溜下來。這些遊戲只是在提供一個幫助親子協調互動與非口語溝通的結構，目的不是學習遊戲，而在於享受互動的樂趣，在過程中盡情玩樂，享受彼此的微笑、擁抱、擊掌歡呼以及溫暖的眼神接觸。

語言治療師蘇斯曼（Fern Sussman, 1999）提出許多她所謂的「人的遊戲」，亦即爸爸媽媽當玩具讓孩子玩。你可以把孩子舉高，玩舉起放下的遊戲，也可以當馬讓孩子騎，或是和孩子玩追逐、呵癢以及拔河的遊戲。

這些遊戲都是由孩子發號施令，要求你照著指令做，例如，孩子會要求你把他舉起、放下，告訴你接下來要呵癢的部位，或是在玩騎馬遊戲時叫你「停下來」或者「出發」。葛斯丁和蘇斯曼的書都是依據發展程度設計遊戲，很容易就可以找到適合孩子的遊戲。只要不斷練習，和孩子玩遊戲就會變成習慣。

如果知道孩子對什麼特別感興趣，就可以根據孩子的興趣自己設計迴路遊戲。開始時用孩子熟悉和喜愛的事物做組合。例如：假設他喜歡被枕頭擠壓，而且知道如何往前及往後扔球；如果他很喜歡幼稚園教室裡的某一隻玩具熊，你可以讓那隻玩具熊活起來，然後用玩具熊緊緊的壓擠他。接著你可以想辦法讓孩子把小熊扔給你，吵著要你抱抱它。你把小熊接過來，假裝它抱著你，然後讓小熊說它要回到孩子那裡去，再把小熊扔回給孩子，用小熊緊緊的抱抱孩子。這樣，你的孩子將會慢慢習慣且投入與你的玩樂互動，遊戲與互動將會自然而然融入你們的生活，你們就會像葛林斯潘所說的，「隨時隨地都可以進行地板時間活動。」

地板時間、RDI 與漢娜課程：該怎麼選擇？

在此澄清一下。我在本章教導各位的方法其實是幾種方法的集結。先前已提到，葛林斯潘的方法稱為「地板時間」。他強調父母應該要跟隨孩子的領導，以便按著孩子的興趣掌握孩子向學的動力，他的核心見解是：情緒是驅使孩子互動、學習或溝通的引擎。換言之，如果想要驅使孩子做某件事，就必須讓孩子覺得做這件事是有意義的。例如，讓孩子在「一些」和「許多」餅乾之間做選擇，比較能夠吸引孩子學習「許多」這個詞的意思；教孩子辨認顏色時，讓孩子選擇接下來可以獲得什麼顏色的 M&M® 巧克力，比較能夠引發孩子的學習動機；和孩子一起玩他喜愛的遊戲，比較能夠吸引孩子和你一起玩。

葛斯丁的方法稱為「人際發展介入治療」（relationship development intervention, RDI）。他和葛林斯潘都試圖透過高昂情緒（微笑、歡呼、擊掌）建立腦部「快樂」與「歡樂互動」的自然連結，他所提出的活動也都是孩子喜愛的活動（例如：讓孩子抓住你的手臂盪鞦韆、倒水、吹氣球等）。他也採用了米勒的「活動迴路」法，以活動迴路建立反覆練習的活動架構，並針對各個發展階段不同的互動技能，設計多元的趣味迴路活動，包括：動作協調、了解眼神指示、點頭、活動的預期等（在第十一章會有更多相關說明）。孩子必須不斷努力練習，才能學會這些基本技巧，因此葛斯丁設計了這些遊戲，讓孩子一次專注在一個互動技能上。

RDI 剛開始是由父母引導孩子，讓孩子慢慢習慣配合父母的指導，等孩子熟悉遊戲模式之後，就鼓勵孩子主動提出變化的玩法，最後則由孩子改變互動的模式，和父母共同創造新的互動型態。換言之，剛開始的時候孩子必須配合父母，最後則由父母與孩子輪流提出自己的想法。

我發現如果有一些有組織的腹案，有助於讓孩子從自我刺激中抽離，不再沉溺於自我的強迫性與重複性活動。我總是會以某些感覺經驗或是粗大動作（盪鞦韆、呵癢、跳躍等）作為吸引彼得的「圈套」，誘導他脫離「自我刺激」的行為進入迴路活動。經過了足夠的練習，他就可以慢慢上軌道，無法自拔的愛上所有活動了。

蘇斯曼的「漢娜課程」（Hanen Program）也提出相同的概念，包括結合孩子的興趣、強調親子的配合、提供大量的反覆練習與輪流提出想法等。她強調的是利用遊戲的機會引導溝通。以前面提到的方形遊戲區為例，父母可以拿著倒水的容器，讓孩子選擇他想使用的容器。如果孩子沒辦法說出回答問題需要用到的單字，父母就可以提示他：「紅色的杯子還是藍色的杯子？」或者「大杯子還是小杯子？」如果孩子沒辦法模仿發音，就可以給他一張圖片，讓他指出來，或者教他如何以手勢表示紅色或藍色、大或小。

因此，各位不用煩惱該選擇地板時間、RDI 或是漢娜課程。只要把握這三種方法的共同原則「調諧」：融入孩子的興趣、堅持並幫助孩子參與活動、設計互動循環與迴路，設計出好玩有趣的遊戲即可。你同時可以在語言方面下工夫，但是不需要過分要求孩子，以免破壞了互動的節奏與趣味。盡可能跟隨孩子的領導，並針對他的興趣設計一個遊戲架構，以便在

他陷入混亂的時候幫助他重拾注意力。各位可以參考本書最後的參考文獻，研讀這些作者的著作，從中挑選能夠吸引孩子的遊戲與想法。

♥ 領導與跟隨

你會遵照地板時間的方式，跟隨孩子的領導，[2] 或是依照 RDI 的建議，堅持孩子一定得跟隨你的領導呢？我認為兩種方法都正確。想要讓孩子產生良好的互動，就得讓孩子了解如何跟隨領導與提出看法。建議各位不妨在兩者之間取得平衡。

如果你的孩子很堅持自己的想法與興趣，跟隨他的領導或許可以引發他的動機；但如果他太執意採用自己的想法，不理會你的反應，導致互動惡化，就至少得輪流接掌主導權。輪到你主導遊戲時，堅持孩子一定要遵守遊戲的模式，以便訓練他學習跟隨互動的節奏與流程。否則，地板時間有可能會演變成你跟隨孩子在房間裡到處走動但孩子卻忽視你的情況。你最主要的目的是要把沉浸在自我世界的孩子從他的世界帶出來，引導他進入一個互動與溝通的世界。如果你的孩子過於堅持自己的想法，就跟孩子解釋，遊戲要好玩，就必須學會跟隨與領導，他已經很擅於領導，但還需要學習跟隨。你仍然可以把他的興趣與他喜愛的玩具融入活動的遊戲迴路中（最好是選擇孩子覺得好玩但還沒過於沉迷的活動）。如果能夠堅持下去，不斷練習，孩子最後一定可以體會到跟隨的樂趣，你甚至還可以拓展他的興趣。

如果你的孩子屬於被動的，很少主動提出自己的想法，他們可能會從跟隨你的領導中獲得滿足。你可以教他新的活動，告訴他必須做完這些新活動才能做回饋活動，藉此拓展他的技能。不過，只要孩子主動提出自己的想法，即使再微不足道，一定要予以重視，並把他提出的想法融入遊戲中，鼓勵他多多提出自己的想法。要我們的孩子主動是很難的，所以這應該是最主要的目標。

2 事實上，地板時間探討的不只是跟隨孩子的領導；地板時間旨在創造互惠平衡的互動，其中強調的「鼓勵孩子提出自己的想法」是值得努力的長期目標。

教學時口述或不用口述：要求的程度該如何拿捏？

玩遊戲確實是自然教導語言的好時機；不過，引導孩子做語言練習時一定要謹慎，方式與時機都要精準掌握，必須等到孩子完全投入遊戲、願意做語言練習時，再要求孩子練習。如果要求的單字太難發音，或者之前沒有提過或教過，不僅可能破壞學習與玩樂的平衡，孩子還有可能因而退縮。

此外也別忘了：自閉症的孩子沒辦法自然的了解肢體語言。人際互動70% 以上的溝通是非語言的形式，因此，孩子必須學會理解與使用手勢溝通。非口說溝通技能包括：跟隨別人的目光、自然的眼神接觸，從對方的臉部尋求回饋與資訊；理解與使用手勢，譬如用手指東西、揮手、舉手等；調整身體的位置與方向以示專心；詮釋臉部表情與身體姿勢的情緒意義（快樂、生氣、傷心等）。

因此，至少在一開始的時候，要少說多做，讓你的孩子以手勢溝通的方式把精力投入在鞏固新學到的技能上，讓他以非口說的方式多多練習遊戲迴路的技能，從中獲得樂趣，再考慮是否要求他做語言練習。細心的觀察是互動的關鍵。透過觀察提供與孩子的程度相符的活動，了解孩子學習進度，等孩子做好準備後，再開始給予額外的要求。

結論

引導孩子參與互動有哪些步驟呢？首先要先透過觀察，分析孩子的感覺與生理需要，然後調適他的需求，調和他的心情，以語調、手勢與臉部表情緩和他的情緒。

等孩子調整好情緒，心情平靜下來，準備好專注的時候，就仔細觀察孩子對什麼感興趣。把房間佈置好，排除電視、光線強的窗戶、凌亂的擺設等容易使他分心的事物，把幾種玩具、勞作、書籍等其他活動需要用到的東西拿出來，提供孩子多一點的選擇。

如果你的孩子「形成了自己的系統」（亦即投入某項活動），你可以按照葛林斯潘與薇德（Greenspan and Wieder, 2006）的建議，模仿孩子的動作，以溫和有趣的方式介入孩子的活動，然後運用變化（想想米勒的PLOP）增加孩子的遊戲內容，形成多個互動循環。如果孩子漫無目的地投入自我刺激活動，可以幫他設計有意義的互動迴路，融入好玩的感覺與粗大動作的活動，作為活動的高潮，這些活動可以是倒水、一起踢倒積木、碰撞玩具車、讓玩具車從斜坡或是用海報捲成的管子裡滑下來、讓孩子在玩具隧道裡打滾、玩紙飛機、把氣球的氣排出來、盪鞦韆等（不一定要到操場玩，可以讓孩子坐在堅固的豆袋椅上，兩個大人一人抓著一邊幫孩子盪鞦韆）。

在互動過程中，透過不同順序的提示協助孩子，有系統的拆除鷹架，訓練他不靠提示就能做出回應，在每個趣味的、增強的感覺經驗裡融入高昂情緒、口述的讚美與鼓勵，突顯活動的趣味，幫助孩子培養他天生所缺乏的人際互動的欲望。換言之，就是要不斷以有趣愉快的互動，培養孩子的情感交流、情感投入與情感調諧能力。

如果孩子無法調適情緒或者情緒崩潰，就試著安撫與調適孩子的情緒。不過，說起來很容易，做起來則不然。可以先在腦中列出檢核表，看看孩子是否有哪些生理需求未被滿足，這些需求包括：肚子餓、疼痛（可能是胃灼熱、頭痛、便秘、牙痛等問題所造成），以及學習時間過長或太辛苦而產生的挫折感等。這時可以考慮降低要求的難度，讓孩子覺得有成就感，也可以酌情提供更多的協助，或是給予更多的休息。不論你是用安撫的話語、轉移注意力，或是以陪伴的方式安撫孩子，每次幫他成功走過情緒風暴，就好像「把錢存入銀行」一樣，有助於進一步建立孩子對你的信任感。培養你和孩子之間的正面情感記憶，有助於奠定社交互動與情緒調整的基礎。

在繼續討論情感（情緒）調節與社交互動的發展之前，我們必須先看看智能的發展。腦部各個區域應該要全面檢視，而不是分開檢視，因為一個區域的發展與其他區域的發展是互補的。語言與認知技巧的發展（例如：解決問題、分類、排序等）可以大幅提升社交互動的豐富性；情緒調整、情感投入與共同注意力則是激發認知學習動機的先決條件。

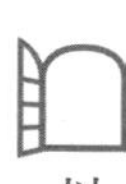

Chapter 7
培養動機

以神經學的觀點探討激發學習動機的因素

我們來回想一下孩子學習的情形。西格爾（Siegel, 2003）在她的精彩著作《幫助自閉症孩子學習》（*Helping Children with Autism Learn*）提到，神經發育正常的孩子天生就有幾個激發學習動機的傾向：他們天生就有「參與取向」（affiliative orientation），會被其他人感興趣的事物吸引；具有模仿他人行為的傾向，以及好奇心與探索欲，渴望了解新奇事物的特性與功能。

前兩個動機可能與前額葉皮質鏡像神經元的活化有關——靈長類動物觀察其他靈長類動物做動作時，會因為前額葉皮質鏡像神經元的活化，而在腦中重現相同的動作。在人類，伴隨鏡像神經元活化的同時有一種認知理解，知道這只是感同身受，以及不同人的腦部對於相同的事物會有不同的感受與體驗。因為有同感經驗的回饋，加上可以透過分享讓其他人享受同感經驗，所以參與取向與模仿都是神經發育正常的人會展現的自然行為。鏡像神經元理論或許可以作為「心智理論」的神經學基礎，解釋沒有神經缺陷的正常人為何覺得社交很有趣而躍躍欲試。

第三個動機「好奇心」也有神經學基礎。好奇心會要求神經連結去追求事物的「完形」（亦即完整的圖像），也會要求身體去執行動作計畫，以便探索事物。自閉症兒童也缺乏這兩項能力。

但是，這是否表示自閉症的孩子學習動機受損且無法修復呢？自閉症的孩子可不可能透過學習獲得學習動機呢？還好，這些傾向當中，有部分可以透過逆向方式加以培養與強化。

培養參與取向

以第一個動機「參與取向」為例。有沒有什麼方法可以引導你的孩子對其他人感興趣的事物產生興趣呢？

前一章提到，如果持續在孩子與你的互動與活動迴路中融入有趣的感覺回饋，孩子就會逐漸覺得你很有趣而被你吸引。孩子對你感興趣雖然不表示他對你所感興趣的事物感興趣，不過也已經朝此目標邁進了一大步。孩子喜歡老師，與老師建立良好的關係，往往能夠提升孩子的學習成效。神經發育正常的孩子如此，自閉症的孩子亦然，師生關係對於學習動機的啟發在自閉症孩子的身上尤其顯著。

彼得學校的導師上課時都會提供有趣溫馨的互動，所以彼得很喜歡她。他很喜歡學習，因為他期待呵癢、拍手遊戲、微笑、擁抱，以及每次的努力與進步之後獲得的讚美。因為他體驗過熟習了技能與完成任務的滿足感，所以現在即使沒有導師給予的增強互動，他也能夠熱衷學習。我認為他已經真正學會熱愛學習了。每次只要好不容易弄懂一個新觀念，他就會很自豪的抬起頭來看著我們，臉上洋溢著開心的微笑，聲音裡透露著喜悅。所有接觸過彼得的老師與專家都對他的學習進取印象深刻。不過我很清楚，若不是他的導師持續將學習與溫馨快樂的互動感覺結合，他就不會有今天的成績。他對學習的熱愛始自於他對導師的喜愛。

培養模仿的技巧

✦ 運用分段嘗試啟動模仿技巧

你可以教導孩子如何模仿嗎？是的，你的確可以教導孩子如何完成模仿的動作。教學方法中的「分段嘗試法」（discrete trial method）運用了食物、貼紙或者玩具等「實體的增強物」（tangible reinforcers）激發孩子執行模仿活動（譬如：摸鼻子、起立、坐下、拍手等等）的動機。例如，下達「摸鼻子」的指令，然後依據提示順序（參見第六章的「提示技巧入門」）給予提示，要孩子摸摸自己的鼻子，孩子完成動作之後，就給他實體的增強物。因為孩子想要獲得增強物，所以他可能很快學會這個動作，或者模仿你的動作。「分段嘗試訓練」（discrete trial training, DTT）可以引導孩子快速進入模仿學習的狀況。

✦ 運用「內在增強」

不過，要讓孩子願意主動模仿，模仿動作本身必須內含回饋。例如，治療師請媽媽站在房間的一側，她和孩子則站在房間的另一側，治療師揮揮手請媽媽過來，媽媽過來對著孩子微笑並擁抱孩子，然後回到房間的另一側，如此一來，媽媽的微笑與擁抱或許就可以激發孩子模仿治療師的動機（一開始可能必須抓著孩子的手做動作，依循提示順序給予提示）。

再舉一個例子。假設你想要孩子學你蓋積木塔樓。如果完成塔樓之後，你們會一起推倒塔樓，然後發出勝利的歡呼與笑聲，孩子就會感受到想要模仿的動機，像你一樣得到「回饋」；體會到模仿的樂趣，下次蓋積木塔樓時，孩子可能就會更努力的模仿你。同樣的，孩子學你蓋簡單的樂高積木車（準備兩組樂高積木）時，一定要突顯最後一起玩積木車的樂趣，讓孩子感受到模仿的重點。突顯模仿可以獲得的回饋是啟發模仿動機的方法。

✦ 為什麼要讓孩子先嘗到回饋的成果?

鏡像神經元沒有受損的一般人光是看著你，或許就可以感受到你完成任務的滿足感與喜悅，因而躍躍欲試，想要藉由模仿獲得你所擁有的滿足感與喜悅。然而，有自閉症的孩子可能需要別人幫忙他一步一步完成任務，親身體驗過完成任務的滿足感與喜悅之後，才會感受到模仿的意義。如果你持續將模仿的過程與完成任務的滿足感結合，讓孩子了解模仿的回饋，孩子就會自然而然變得更想要模仿你，最後就不一定要讓他先體驗模仿的回饋，他也會願意模仿你。

✦ 運用倒序連鎖法提醒孩子模仿的回饋

孩子能夠較為自發的模仿你之後，還是可以持續運用**倒序連鎖法**（backchaining）的概念，啟發孩子對於步驟較繁複的任務導向活動的模仿動機。倒序連鎖法就是由你來做前幾個步驟，孩子只要模仿最後的一兩個步驟即可，讓孩子很快就能獲得完成任務的回饋，之後再慢慢增加孩子必須模仿的步驟，直到獲得完成任務的回饋為止，如此一來，孩子就能很快體會模仿是值得嘗試的挑戰。

簡單的烹飪是練習倒序連鎖法的好機會。做孩子愛吃的東西可以讓孩子很快體會到模仿的價值。一開始可以先從簡單的食譜著手，例如，用佳得樂（Gatorade）飲料粉調製運動飲料，孩子只要學你挖一大匙的佳得樂飲料粉，再把飲料粉倒入裝水的玻璃杯攪拌即可。如果這對孩子來說還是太難，則可由你來做前幾個步驟，只讓孩子攪拌並喝下運動飲料。孩子學會最後一個步驟之後，就往前推一步，讓孩子把飲料粉倒進玻璃杯攪拌，然後喝下運動飲料。孩子學會這些步驟之後，再往前進一步，讓他學你把水注入玻璃杯，把舀好的飲料粉倒進去攪拌，然後喝下運動飲料。最後，則讓孩子學你準備玻璃杯與湯匙，把水注入玻璃杯，把舀好的飲料粉倒入杯內攪拌，然後喝下運動飲料。

學會較簡單的食譜之後，就可以進一步嘗試較複雜的食譜，譬如做花生醬三明治或是水果冰沙等。利用倒序連鎖法逐漸增加模仿的步驟（例如，改做水果沙拉、組裝樂高積木車，或是增加拼圖的片數），可以慢慢訓練孩子耐心完成更多步驟。孩子在吃東西、玩遊戲或享受其他任務成果時，別忘了讚美孩子的毅力與耐心。

培養好奇心

就理論的角度而言，「教導」好奇心的方法可能大同小異，一開始的目標都是讓孩子先體會到探索的樂趣與回饋；不過，要怎樣才能讓孩子願意「探索」呢？你可能得直接指導孩子如何運用所有感官辨識與理解事物，並親自展現探索的樂趣。可以收集一些簡單的因果玩具，然後把這些玩具擺放在地板上，與孩子一起探索。擠壓玩具、發條玩具（譬如會移動的火車或會跳的老鼠）、玩具樂器以及因果玩具（按下按鍵或拉起控制桿就能發出聲音或跳出玩具的玩具）都是很好的選擇。其他的選擇還包括：玩具轉盤、打開會彈出小丑的玩具箱、各樣的百寶玩具箱（busy boxes）、簡單的手電筒等等。跟隨孩子的帶領，看看他想要探索什麼玩具，給他一些時間研究每種玩具的玩法。如果他靠自己研究出玩具的玩法，就以擊掌歡呼的方式好好鼓勵他。

下一步是要幫助孩子拓展玩具的探索方式。舉例來說，如果孩子發現絨毛玩具熊有一個拉了就會說話的繩子，你就可以抱抱玩具熊，讓孩子知道玩具熊很柔軟，抱起來很舒服，也可以移動玩具熊的手臂，讓玩具熊指著自己的繩子讓孩子拉拉看。可以讓孩子探索又硬又方的小丑玩具盒，敲敲玩具盒的蓋子，然後聽聽它發出的聲音，或者試著搖晃玩具盒，讓裡面的小丑彈出來。可以把玩具轉盤的控制桿拉起來，聽聽它的聲音，也可以仔細看看轉盤上繽紛有趣的圖片。你也可以把一些玩具放入枕頭套，看看孩子會不會把手伸進去，藉由觸摸的方式找出方形的玩具、柔軟的玩具，或是可以擠壓的玩具。

菜園和廚房是現成的多重感官探索實驗室，提供了味覺、嗅覺與觸覺的探索機會。在一堆黏糊糊的布丁上練習書寫字母、揉捏麵糰、倒米、搖晃罐子裡的豆子等都是適合學齡前兒童的典型感官探索活動。可以利用客廳的沙發墊、臥室的蒲團、毯子、枕頭等幫助孩子探索大與小、進與出，以及物體的形狀與質地，也可以利用這些東西製作山洞與隧道，調整山洞與隧道的位置，或者是把枕頭山推倒，製造隧道崩塌、道路阻塞的情境，訓練孩子解決問題的能力。

你能修復受損的動機嗎？

許多孩子從密集的介入治療中獲得幫助

讓孩子在模仿與探索的過程中獲得正面且自然的人際互動的結果（微笑、擁抱、擊掌等），是否就能培養出孩子的模仿欲與探索欲，並對別人感興趣的事物產生好奇心呢？付出努力是否就能修復明顯動機受損者？我不知道是否有研究可以直接解答這些問題，不過，有些間接證據顯示，針對動機與主動性的介入治療確實提升了孩子的整體發展。葛林斯潘與薇德（Greenspan and Wieder, 2006, p. 381）提到在葛林斯潘中心接受密集 DIR／地板時間介入治療的兩百位自閉兒中（其中有許多也另外運用了其他教學方法），除了其中八位以外，其他的孩子在情緒、社交與智力發展方面都出現了全面的進步，這當中更有 58% 的孩子獲得了良好甚至優異的治療成果。

期待發展遲緩的孩子能夠進步

不過，當你很沮喪時，或許這些數字對你就沒有多大的意義。如果你已經盡你所能的引導孩子進入高昂情緒的互動，孩子卻還是持續固著行為，退縮在一旁怎麼辦？我們能不能做點什麼，幫助那些進步成果在 58% 以外的孩子？如果孩子天生興趣狹隘，除了感覺尋求與感覺刺激之外幾乎沒有別的興趣，該怎麼辦？

我將在以下進一步說明如何啟發這些孩子的動機。這些原則其實適用於所有的孩子，只不過對於自閉症較為嚴重的孩子，我們必須持續運用這些策略啟發他們。我認為我兒子應該符合葛林斯潘博士「聯繫與溝通神經發展失調」（neurodevelopmental disorders of relating and communicating, NDRC）分類中最嚴重的第四類型。這種孩子會出現漫無目的的行為，他們在所有資訊處理的領域都遭遇最嚴重的挑戰，進步十分緩慢，而且除非融入感覺動作遊戲，否則會在一心二用和參與專注力方面遭遇嚴重的困難。

不過，進步緩慢並不表示不可能進步。堅持應用激發動機的原則，在一點一滴的累積之下，彼得已有長足的進步。把注意力放在激發孩子的動力方面，吸引孩子嘗試你希望他嘗試的一小步；如果希望孩子完成某項任務，就算孩子沒什麼動力，還是要堅持孩子付出一些努力；可以在必要時降低下一個步驟的困難度，讓孩子有機會達成你的要求；孩子成功達成任務時，即使是僥倖，也要記得給予獎勵，這樣有助於培養孩子想要成功的動機。

✦ 激勵孩子前進一小步的動機：一小步是多小的一步？

假設你拿著一盒餅乾，你的孩子想跟你要一片來吃，這時，可以教孩子做「我還要」的手勢（雙手指尖重複的碰觸）。如果他繼續拉著你的手，沒有做手勢，就可以握著他的手，示範「我還要」的手勢怎麼比，然後一邊把一小片餅乾遞給他（剛剛夠引起胃口的分量），一邊歡呼：「你做出『我還要』的手勢了！」他吃了餅乾後，再次拉著你的手。你一邊做手勢一邊問他：「還要嗎？」假設他在放開你的手之後，雙手不經意的輕輕碰觸在一起，你就可以一邊興奮的說：「『我還要』！你做出『我還要』的手勢了！」一邊示範這個手勢的正確動作，然後再遞一片餅乾給他。

下一次或許就可以不用再握著孩子的手做手勢，只要直接示範「我還要」的手勢即可。經過多次的重複，你的孩子就可以將「我還要」的手勢與更多的餅乾連結在一起，自然而然的比出「我還要」的手勢，請你給他一片餅乾了。

有一天，外子進德和我正在廚房練舞，為下一堂交際舞課做準備。外子以眼角餘光發現彼得正在角落觀賞我們跳倫巴舞，於是就請他加入我們。彼得迫不及待的走過來了，讓我既高興又驚喜。我用紙膠帶在地板上標示方格，提醒他雙腳應該擺放的位置。我把他的手放在我的腰間，然後抓著他的手開始移動腳步。彼得模仿得很好。他想要學倫巴舞！他開心大笑，全神貫注的跟隨我的舞步。他已經學會模仿的樂趣了。後來有一次我們一起跳舞時，他竟然很自然的轉身，突然舉起手，注視著我的眼睛，然後下達指令要我「轉身！」

彼得只花了十年就擁有這樣的成績，不過，他確實是透過學習才開始對我們感興趣的事物產生興趣（參與取向），並培養出模仿的欲望的。我們接著要探討的是驅使彼得熱愛學習的動機原則，這些動機原則或許也能幫助你的孩子獲得不錯的成績。

激發動機的實用原則

下列原則集結自幾個不同的教學方法，包括：地板時間（Greenspan and Wieder, 1998, 2006）、核心反應訓練（Koegel and Koegel, 1995）、漢娜課程（Sussman, 1999, 2006），以及應用行為分析（applied behavioral analysis, ABA; Cooper, 2007; Fovel, 2002; Leaf and McEachin, 1999）。

第一步：掌握孩子的注意力

彼得答錯問題有一半的機率是因為不專心的緣故。如果你的孩子望著窗外，或是自顧自的哼著曲子並搖晃身體，這時問他問題或教他什麼都只是在浪費時間。這些孩子需要花時間與精力才能集中注意力，因此，開始問問題之前，要先讓他做好準備。可以用「準備好注意聽」、「準備好了嗎？」、「三、二、一倒數活動」等常用的暖身模式，示意他集中注意力。換言之，你必須走到孩子身邊提示孩子，不要只是用話語提醒孩子。與其從房子的另一端吩咐孩子擺好餐具，不如走到孩子身邊，蹲下來輕拍他，讓孩子與你眼神接觸，再明確說出你想交辦的任務：「該把叉子和餐巾擺放到餐桌上囉。」

✦ 融入孩子的興趣

所有教學方法（例如：地板時間、核心反應訓練或漢娜課程）將動機最大化的共同基本原則就是**融入孩子的興趣**。決定要玩什麼遊戲時，可以把一些玩具擺放在房間各處，看看孩子對哪種玩具較感興趣。也可以拍下或畫下孩子最喜歡的活動與地點，利用選擇板（choice board）提供幾種你可以接受的選項供孩子選擇。決定要教導什麼內容時，可以先思考什麼對孩子最實用、孩子最需要什麼，或者最常提出什麼要求？先教他說這些單字，讓他感受到說話的實用性。為孩子提供**功能課程**，亦即教導孩子感興趣以及孩子需要的內容。

✦ 選擇有吸引力的教具

可以把孩子感興趣的教具帶到學校借給老師，譬如，可以用孩子喜歡的湯瑪士小火車教他數數字與辨別顏色，或者是利用賀柏曼伸縮球（Hoberman Expanding Ball）或透過吹氣球的方式教導孩子辨識物件的大小。

✦ 先不給孩子他想要的東西，等他付出努力之後再給他

在教室以外的時間持續觀察，注意孩子對哪些事物感興趣，以便好好運用日常生活中各種偶發的學習機會。依據孩子的興趣營造學習機會，例如，每當孩子想要玩玩具、做活動、吃東西或喝東西時，你可以暫時先不要給他這些東西，用期待的目光看著孩子，看看他會不會說出自己的需求。

一點一滴的灌注或給予（Sussman, 1999）是營造許多偶發（自然）學習機會的好方法。孩子要求喝果汁時，先倒一點點給他，然後停下來，等他喝完後注視著他，看看他會不會再要求喝果汁。如果你的孩子很專注的在排列玩具車或拼圖，你可以充當玩具車或拼圖的「保管人」（Sussman,

1999），偶爾停頓下來，等孩子說出「車子」或「拼圖」時，再把玩具車或拼圖遞給他。

盪鞦韆時，可以偶爾把鞦韆停下來，引導孩子說出「盪鞦韆」的請求。孩子在漫無目的開心奔跑時，可以偶爾開玩笑的用手當作柵欄圍住孩子，直到他說「走開」或是「移開」時再放開他。彼得還小（而且體重較輕）時，很喜歡走在爸爸媽媽中間，跟我們手牽手，當我們數「一、二、三……」時，彼得會接著說「舉起來！」，然後我們就會把他舉起來盪鞦韆。打鬧遊戲是引導孩子說出「起來」以及「下去」的好機會，你可以引導孩子說「起來」，然後把孩子舉起來，或是讓孩子坐在你的腿上，引導他說「下去」，然後把他的頭慢慢向後放低。

拿捏成功與挑戰的平衡點

運用自然引發動機的機會發揮學習的最大效果，訣竅在於**拿捏挑戰與成功的平衡點**，如此既可確保活動的趣味，又可延續孩子的動機。例如，孩子要果汁喝時，要確定果汁的分量既足以讓孩子願意付出努力溝通他的要求，但是又不能太多，這樣才可以提供孩子機會練習再次提出要求。同樣的，必須等到孩子付出合理的努力，發出更接近「果汁」的發音時，再倒果汁給孩子喝，這樣才不至於獎勵退步（亦即孩子不夠努力，使得表現不如當時應有的水準）；不過，也不要把標準設得太高，以免孩子因為受挫而放棄嘗試。

想要延續互動就得拿捏挑戰與獎勵的平衡點。如果孩子很有信心會成功，就可以在趣味中增添一些挑戰，不過，太具挑戰性的要求可能會破壞趣味與努力的平衡，孩子可能會因為必須付出太多努力而覺得不值得繼續嘗試。一般而言，調整問題與要求的難度可以遵守以下的原則：答對的機率是答錯機率的兩倍，輕易就能成功的機率必須是付出許多努力才能成功的兩倍。

換言之，就是要**在許多簡單的要求中穿插幾個具有挑戰性的要求**（Koegel et al., 1989）。照 ABA 的說法，就是要在許多維持性（已熟習）學習項目中穿插幾個標的性（待學習）項目。舉例來說，假設你的孩子已經會接滾過來的球，目前正在學習如何接丟過來的球，與其一直丟球讓孩子接，不如在二至三次的滾球活動中穿插一次丟球活動，這樣孩子比較可能享受遊戲的樂趣，同時耐心的學習如何接丟過來的球。

和彼得一起閱讀床邊故事時，我會在讀到某一頁時指出我覺得有趣的部分，然後在讀完下一頁時問他一個問題，避免每讀一頁就要求他回答問題。問問題時，我會在幾個簡單的問題中（例如：「這個……是什麼顏色？」，彼得對顏色很熟悉）穿插一個較有挑戰性的問題（例如：「這個男孩在做什麼？」，這需要用到他比較不熟悉的動詞）。我也會讓彼得翻頁，給他許多主動參與的機會。先發表我的看法再問彼得問題有一個好處：我可以在發表看法時使用彼得回答下一個問題可能會使用到的單字。例如，閱讀《三隻小豬》時，我可能會指著圖畫中美麗的黃色稻草，然後說，第一隻小豬的房子是以黃色稻草搭建而成的。輪到他回答問題時，我可能會問：「第一隻小豬的稻草屋是什麼顏色？」（較簡單的問題），或是「第一隻小豬的房子是用什麼搭建而成的？」（較困難的問題）。第一個問題的答案（黃色）與第二個問題的答案（稻草）都已經在我之前的陳述裡提到過了。

給孩子一些選擇

當然，如果由彼得自己選書，會讓彼得學習的動機更強。一般而言，給予孩子選擇的機會可以自然營造更多激發動機的學習機會。即使你的腦海中已經擬好教學大綱，還是可以**分享主控權**（shared control; Koegel et al., 1989; Sussman, 1999）。如果我有特別想和彼得一起閱讀的幾本書，我會只提供這幾本書給他挑選。如果你有幾個想要練習的地板時間活動或 RDI 遊戲，可以在房間內利用你打算使用的玩具或設備佈置幾個「玩具站」，然後跟隨孩子的引領，看看他想要先玩哪個遊戲。如果你的課程計畫包含了幾個工作表或習作，你可以為每個工作表與習作製作檔案夾或圖像，由孩子挑選任務的先後順序。

♥ 透過「分享主控權」鼓勵孩子獨立作業

什麼是檔案夾呢？檔案夾可以是一個文書夾、塑膠袋、鞋盒、抽屜或是容器，一個檔案夾放置一個學習課題。你可以把後面貼著魔鬼氈的大寫字母薄板放入一個塑膠夾鏈袋，把同樣貼著魔鬼氈的小寫字母薄板放入另一個塑膠夾鏈袋，然後把兩個夾鏈袋放入同一個檔案夾，在檔案夾外面寫下「配對」的指示。另一個檔案夾或許可以放入貼了魔鬼氈的電話號碼數字薄板，以及一張貼了魔鬼氈、下方畫了七條線的硬紙板，然後寫下指示：「你的電話號碼幾號？」另一個檔案夾或許可以放入拼字拼圖，讓孩子以拼拼圖的方式拼出單字、一組可以依據圖示組成車輛的樂高積木，或是一個工作表與一支鉛筆。

首先要教導孩子如何完成每個檔案夾的功課，等孩子熟悉且精通這些功課之後，這些任務就變成孩子的「維持性功課」。你可以在孩子需要專注於有意義的活動時，把這些檔案夾抽出來讓孩子重複練習，以便維持已學會的概念與技巧，[1] 不需為了讓孩子忙碌而給予額外的任務。

把檔案夾放在「獨立的工作站」是鼓勵孩子主動參與和獨立完成任務的好方法。工作站可能會有一組塑膠抽屜或貯物箱，旁邊放著一組桌椅。把幾個檔案夾放入一個標示著「開始」的貯物箱，並在另一個貯物箱標示「完成」。教孩子從標示著「開始」的貯物箱取出一個檔案夾，然後在完成檔案夾的任務後，把檔案夾放入標示著「完成」的貯物箱。孩子可以自行決定任務的先後順序。為了鼓勵孩子完成任務，可以在任務結束之後給予獎勵（譬如，提供孩子最喜歡的活動）。不時替換檔案夾的課題，幫助孩子牢記已學過的概念。

為了鼓勵孩子及時完成任務，可增添任務的變化，譬如可以玩計時競賽，讓孩子調好計時器（沙漏或其他視覺計時器效果尤佳），然後運用「區別性增強」的原則，在孩子及時完成任務時給予額外的獎勵。

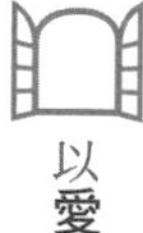

1 如欲了解更多出色的檔案夾活動，可以參考《自閉症兒童的教學活動》（*Teaching Activities for Autistic Children*; Schopler, Lansing and Waters, 1983），書中集結了知名 TEACCH 課程的樣本活動（參見本書最後的術語彙編）。

提供獎勵

融入孩子的興趣與分享控制權的重點，在於掌握孩子想要做某件事的動機；然而，我們的孩子大多都有興趣狹隘或是興趣不夠強烈的問題。

首先我們必須教導孩子認識眼睛、鼻子、嘴巴、手臂、肚子等身體部位，以便孩子分辨自己哪裡疼痛。但是如果你的孩子沒興趣學習，即使你已把學習融入常用的歌曲或遊戲（例如：「頭兒肩膀膝腳趾」、「我們一起變戲法」或「老師說」），孩子還是興趣缺缺，該怎麼辦？有時候，我們可能無法找到或規劃出可以自然鼓勵孩子學習重要概念的獎勵方法，這時候就要記住「老祖母原則」：「吃完蔬菜才能吃點心。」[2] 你可能必須利用外來的獎勵，鼓勵孩子做他不情願做的事（像是吃蔬菜、正確說出身體部位的名稱，或是坐在便盆上等等）。外來的獎勵可以是孩子喜歡的任何東西，譬如：點心或其他孩子愛吃的食物、貼紙、吹泡泡、歌曲，或是盪鞦韆、跳彈簧墊、玩玩具、在大球上彈跳、用豆袋椅擠壓孩子、呵癢等活動。列一個獎勵或「增強物」的清單，根據孩子的喜好程度由低至高依序排列。一般來說，可以先從程度最低與分量最少的增強物開始，提供足夠的動機，並將程度最高的獎勵留給最具挑戰性的任務或是做得最棒的任務，尤其是孩子自動自發完成的任務。

♥ 熟練運用外在增強提升動機——以如廁訓練為例

西格爾（Siegel, 2003, pp. 292-294）提到的如廁訓練法是善用增強物最好的例子。假設孩子的行為已經顯示可以接受如廁訓練（譬如，用手抓著胯下，或是向你示意他想要換尿布），卻不肯做如廁訓練。如果他喜歡湯瑪士小火車，這就是他的增強物清單中最上層的選項。為了進一步提升湯瑪士小火車的誘因，要移除屋內其他地方的湯瑪士小火車

2 這個 ABA 原則又稱作「普雷馬克原則」（Premack Principle）：出現頻率較高的附帶行為（例如：吃冰淇淋）可以增強出現頻率較低的行為（例如：說出東西的名稱或吃蔬菜）。

和所有相關物品，單留下小火車放在浴室的置物櫃。等到他已經一段時間沒有小便，或者他用手抓著自己的胯下或是在那裡扭來扭去，你也認為他應該需要小便了，這時，就讓孩子坐在便盆上，然後立刻拿出裝著湯瑪士小火車的兒童安全透明罐，等他乖乖坐好，再給他罐子；如果他還沒尿完就站起來，就立刻把罐子收回來。立即拿出與收回罐子，可以讓孩子了解，行為（坐在便盆上）是獎勵（獲得罐子）的構成要件。

讓孩子只看得到卻摸不到湯瑪士小火車，可以進一步強化他的欲望，提升湯瑪士小火車對孩子的誘因。孩子小便完後，立刻打開罐子，讓他玩五或十分鐘（用計時器計時），時間到了，就跟湯瑪士小火車說再見，把它放回罐子，擺回置物櫃，保持小火車對孩子的誘因。如果你的孩子已經坐在便盆上很長一段時間，卻還是沒有小便，就把湯瑪士小火車收起來，讓孩子站起來，之後再重試一次。你也可以在孩子的會陰部倒一些溫水（接近體溫溫度的水），讓孩子知道他要怎麼做才能獲得湯瑪士小火車，等孩子乖乖照辦之後，就立刻打開罐子好好獎勵他。

鼓勵與讚美

在你給孩子的獎勵當中，最重要且最具有潛在力量的就是溫暖的鼓勵、有意義的讚美以及對孩子的關注。剛開始的時候，你可能會覺得孩子對你不理不睬，不在乎你的感受；不過，只要持續將讚美與有形的獎勵（例如：食物、呵癢、感覺遊戲，或是其他孩子喜歡的獎勵等等）連結在一起，久而久之，讚美的增強價值就可以等同於或甚至高於這些獎勵了。

有意義的讚美就是要讓讚美與孩子的付出及成果相當。如果不論孩子做了什麼，你都用很平緩的語氣說：「非常好」，這種讚美就不具有太大的意義；你必須改變用詞、語調與動作，說「做得好！」、「講得很好！」、「答對了！」或是其他的評語，並要配合不同的動作或獎勵，例如：對孩子微笑、捏捏孩子、呵癢、擊掌、擁抱、拍手遊戲或是躲貓貓遊戲等等，看看孩子喜歡哪種方式。

光是你的語調與肢體語言就傳達了大部分的訊息。此外，你也可以運用話語讓讚美變得更加具體、更有意義，例如，可以讚美孩子：「指得很好！」、「蓋得很好！」、「我看到（聽到或喜歡）你做的事（具體描述），表現得好棒喔！」也可以在事後教導孩子某個東西的正確說法，例如，如果孩子把「果汁」說成「果」，就一邊倒一點果汁給他，一邊微笑的說出正確的講法：「果汁」。

 有系統的減弱提示，塑造更好的反應

無論是內在或外在的動機，只要有技巧的加以運用，就可以獲得更好的成效。逐漸**減弱提示**（fading prompts）是一個很重要的概念。我們再回到孩子要求喝果汁的例子。假設孩子之前從未完整的說出「果汁」這個單字，把裝果汁的瓶子和他的杯子拿起來，讓他知道你了解他的要求，然後用期望的眼神看著他說：「果汁？」如果孩子發出很接近的音（例如：「果」），就倒一點果汁給他喝。以一點點的果汁作為自然的增強物或獎勵，引導孩子努力說出「果汁」。如果孩子喝完果汁之後看著你，希望你再給他一些，就可以重複幾次剛剛的技巧。如果每次都成功了，下一次拿起瓶子時就只發出「果」的音提示孩子。經過幾次成功的嘗試，每次都給一點點的果汁作為獎勵，接著則改以「果」的嘴形提示孩子。如果孩子又成功了，你就可以省略提示，只把瓶子拿起來，看著孩子，等他自己發出類似「果汁」的音。等到孩子成功辦到了，就用好喝的果汁開心的鼓勵他。這時，你的孩子已經可以發出類似「果汁」的音，而且可以不靠提示就能運用這個單字要求喝果汁了。

以上運用的技巧是有系統的移除給予孩子的提示。剛開始先示範如何說出完整的單字，接著就只發出第一個音提示孩子，再接著則改用嘴形提示第一字的發音，之後就只是在一旁靜靜等待，就這樣慢慢減少提示，看看孩子是否能在提供最少必要提示的情況下，說出你想要聽到的單字。只要孩子說出「果」這個字，就倒果汁獎勵他，鞏固孩子此階段的能力，直到你覺得他已經熟悉「果」這個字為止。

當他能夠確切的用「果」來要求喝果汁時，這時就該給他多一點的要求了。**塑造**（shaping）的意思就是要把獎勵留到孩子漸漸達到更高標準時

再給他。不要再每次都獎勵孩子了，要逐漸提高標準，等孩子發出更正確的音再給予獎勵。這時，你可能必須等到孩子發出整個單詞的發音再倒果汁，慢慢「塑造」孩子的能力，引導孩子自然說出「果汁」這個完整的單詞。

再舉一個例子。假設你的孩子還不會說話，而你正在教他該如何表達想要你把他抱起來。一開始可以先拉著他的手，把他的手臂舉起來，以身體提示的方式示範動作，然後把他抱起來。重複幾次之後，則改以親自示範的方式給予提示，要他自己舉起手臂。等他學會舉起自己的手臂之後，就改以手勢示意他舉起手臂。剛開始的時候，只要他稍微把手臂往上移動，就可以把他抱起來。經過多次成功的嘗試之後，可以用手勢示意他把手臂舉高一點，等他舉高一點再把他抱起來。每次練習時，都要要求他更努力把手舉高，直到他做出明確的動作為止。

以區別性增強獎勵孩子

區別性增強（differential reinforcement）也是一個很實用的概念。「區別性增強」的意思是你給的增強物的分量，必須相當於孩子展現的行為。再回到倒果汁的例子，如果你的孩子突然在沒有任何提示的情況下說出「果汁」這個單詞，這時你就可以倒滿滿一杯果汁給他，順便好好讚美他：「你說『果汁』了！說得好棒喔！」

彼得第一次早起走進廚房就自己打理好衣著時（即便有些衣服穿反或是穿錯邊了），我們興奮不已，不僅發出了由衷的讚美，還準備了他最喜歡的早餐。再說一次，要針對你想要再次看到的行為給予高度的增強，尤其是在未給提示之下展現的自發行為。

反之，如果遇到不夠努力或是退步的情況，就不應該給予獎勵，而是要趕快讓孩子重試一次。假設孩子已經會說「果汁」了，卻又退回只說「果」的階段，就先不給他果汁，耐心等他說出正確的單詞。如果他又再說了「果」，就可以問他：「你指的是『果**汁**』嗎？」強調單詞的最後一個發音，等他說出「果汁」這個完整的單詞，再倒果汁給他喝。

小心掌控獎勵的時間點

孩子做對或說對之後馬上給予獎勵也很重要。你希望孩子把獎勵與正確的答案連結在一起，而不是與錯誤的答案連結在一起，套一句心理學的說法：**給予增強的前提是要出現期望見到的行為**。舉例來說，彼得常常說錯話，如果我拿出蘋果和芒果問他：「你想要芒果還是蘋果？」他可能會手指著想要的芒果，嘴巴卻說蘋果，因為他在重複最後聽到的單詞。如果我無論如何還是給了他芒果，我就是在強化錯誤的標籤；如果我給他蘋果，他可能會很失望，因為他明明指著芒果。最好的方法或許是告訴他：「不是，這不是蘋果，是芒果。再說一次你想要什麼。」如果彼得這時就指著芒果說：「芒果」，我就會說：「噢，你要芒果！說得好棒喔，彼得！」然後給他芒果。

再舉一個例子。如果我要給彼得芒果時，彼得開始敲打下巴，我就會收回芒果，制止他繼續敲打下巴，然後再重新問一次，以免不小心以芒果獎勵敲打下巴的舉動。我可能會握著他的手說：「芒果？」等他說「芒果」之後再把芒果遞給他。

如果我問彼得：「要芒果還是要蘋果？」他卻說了他最喜歡的水果「柳橙」，這時最好給他一顆柳橙，獎勵他在沒有提示的情況下自己說出這個單詞；如果我說：「但我是在問你芒果或蘋果」，可能就會失去獎勵他主動提出意見的機會，而且也沒辦法教導他主動提出想法的用處（可以改變現況）。無論是哪種情況，都要等到孩子說出正確的水果名稱，再給他他想要的水果，獎勵對的答案，不要不小心獎勵到錯誤的回應或行為。

結論

你的孩子或許天生就不具有參與取向（與生俱來的模仿欲），不過，我們可以幫他培養這個能力。體驗了許多溫馨有趣的親子互動之後，他會開始對你感興趣的事物產生興趣，因為他愛你，想要跟你在一起。雖然因為鏡像神經元受損的關係，使他無法藉由看著你完成某項任務，而預先體驗到獎勵的成果；但是，你可以透過遊戲與日常生活的例行事物，不斷讓他體驗正面的模仿成果，這些體驗會讓他相信，只要是你要他模仿，應該都值得一試。換言之，他對你的愛與信任可以幫助他培養某些天生缺乏的動機。我說「某些」，是因為生物學的研究顯示，動機的培養受到與生俱來的局限，你不應該把孩子的缺乏動機都歸咎於親子關係的不完美。

就你而言，激發動機的原則應該是可以憑直覺獲知的：抓住孩子的注意力；給予明確具體的指示或指令；融入孩子的興趣，並提供他不同的選擇；將有形的增強物與讚美連結在一起，讓讚美成為或甚至勝過獎勵；一次給一點點獎勵；有系統的減弱提示；運用「塑造」策略；製作獎勵清單並以有區別的方式運用獎勵；孩子做出正確的回應時立即給予增強；在許多簡單的任務中穿插幾個較具挑戰性的任務，以維持努力與獎勵的平衡，幫助孩子邁向成功。

Chapter 8 擬定認知發展策略

彼得還在學走路時，我和地板時間專家都會開玩笑的說，彼得似乎對玩具過敏，只要我們拿出玩具，他就會退縮，轉身背對我們。他的興趣少之又少，即使運用了高昂情緒以及具有吸引力的遊戲與玩具，我還是覺得在做互動練習時自己在唱獨角戲。彼得獨處的時候，會把所有的時間都用在搖晃身體、敲打東西、在視線範圍的某一側彈手指，或是發出長聲尖叫。長大一點後，他會不由自主的爬到櫃子或其他家具上、敲打東西、很用力的搖晃燈座甚至使燈炮破裂、到廚房的櫥櫃裡亂拿東西吃個不停、在走廊上來回奔跑與尖叫、用身體去撞牆。

彼得的 RDI 治療師告訴我，彼得是她接觸的個案中進步最緩慢的。而且當我幾乎絕望，打算放棄努力時，他的地板時間導師只是靜靜聽我訴苦。或許我們真的遇到了無法突破的障礙，我應該要面對現實。她沒有試著說服我堅持下去。

葛林斯潘與薇德（Greenspan and Wieder, 1998, pp. 132-190）探討第一、二級投入互動與雙向溝通的章節，我讀了又讀，書中的每個訣竅我全都試過了：他們建議父母可以用手臂當作柵欄，在孩子設法躲避你的時候把孩子圍住，以遊戲的方式讓孩子從你的手臂溜出去；把孩子喜歡的玩具或東西放到你的頭上或牙齒之間逗孩子發笑，或是要孩子想辦法拿回玩具或東西；把好玩的東西藏在你的手中，或是藏在房間各處，讓孩子去尋寶；當馬讓孩子騎，由孩子發號施令，要求你走去哪裡、何時停止或出發；如果孩子躺在地板上不願意移動，可以在他身上放一條毯子，然後把燈關掉，看看他會不會把毯子拿開；試著躺下來，把你的頭靠在他身上，就好像他是枕頭一樣；開玩笑的把手放在孩子排好的車陣上，或是讓你的車陣跨越他的車陣，讓他做出反應。

這些概念我們已經嘗試過無數次，但往往只進行了幾個互動循環，彼得就會設法逃開，如果我們多嘗試幾次柵欄遊戲，他就會情緒崩潰。看了葛林斯潘和薇德的著作之後，我以為只要付出足夠的努力，集中彼得的注意力，彼得最後一定會有進步，我們一定可以做到多項共同注意力的循環，享受彼此相處的快樂。但是為什麼沒發生呢？

現在我終於體悟，主要的問題是出在彼得認知缺陷的嚴重性：他需要學習如何思考，需要更多的認知能力，譬如：模仿、配對、分類、建構、排序與解決問題的能力；他需要更好的動作計畫與更多的語言能力。如果我們想要和彼得進行除了感官以外的互動，就必須教導彼得如何思考與動作。人際互動說穿了就是溝通，但問題是腦中必須要有想法才能溝通，如果沒有自己的想法，至少也要有基本的技能。

這就是為什麼針對孩子的認知發展擬定策略如此重要。還好，你不需要苦思如何教導孩子，目前已有許多好書（Fovel, 2002; Leaf and McEachin, 1999）詳細描述了認知發展課程。一般合理的做法是先找出各個階段的神經發育正常兒童的發展目標，了解孩子處於認知、語言、人際關係等領域的哪個階段，然後開始朝下一階段邁進。

設定認知發展目標

嘉德（Addy Gard）等人設計的「口說及語言發展表」（Speech and Language Development Chart）標示了七歲以前口說及語言發展的里程碑，

你可以到美國德州 Pro-Ed 公司的網站取得相關資源。

我每年參與彼得的年度個別化教育計畫（Individualized Education Program, IEP；參見本書最後的術語彙編）會議（家長、老師與治療師開會討論孩子的教育目標與服務）時，都會運用我最喜歡的兩項資源協助擬定目標。這兩項資源分別是：專為特殊需求兒童制定的加州教育標準（可在 www.k8accesscenter.org/training_resources/iep.asp 取得）以及帕丁頓（Partington, 2006）的《基本語言與學習技巧分析修訂版》（*The Assessment of Basic Language and Learning Skills-Revised*; ABLLS-R）（可在 www.behavioranalysts.com 取得）。

ABLLS-R 列出的階段目標有系統的含括了腦部各個區域：一開始是基本的合作與學習準備、模仿、視覺表現（配對、分類、圖案、次序、拼圖、順序排列與迷宮）、接收與表達標籤，之後則是擬定教導形容詞及介系詞片語、提出要求、使用引導片語（例如：「我想要……」或「我看見……」）和問答「什麼」的句子（什麼、什麼人／誰、什麼時間／何時、什麼地方／哪裡、為什麼和如何）的教學目標；擬定這些目標的最終目的是為了讓孩子能夠自然的對話與重述故事，其中包括閱讀、寫作與數學等學科目標。ABLLS-R 包含娛樂休閒技能、自助技能（穿衣服、吃東西、整理儀容、上廁所）、精細動作與粗大動作技能，相當全面且具參考價值。我為彼得規劃課程時，都會參考 ABLLS-R，設定每年達成每個不同認知領域的幾項目標。ABLLS-R 並未告訴你如何教導孩子達成每項目標，不過會引導你接下來需要教導什麼。在伴隨彼得發展的路途上，ABLLS-R 已成為我們的指引地圖，我們依循指示教導他如何思考，並朝下一個目的地前進。

如何教導孩子目標的概念？

首先要先了解孩子的底線，並閱讀相關書籍，了解孩子在各個認知領域的下一個可達成的發展目標；接著則要研擬教學策略。不過，要如何教導孩子明白什麼是下一個目標呢？學習常用物品的名稱可能會是你的下一個目標，不過你要如何達成這項目標呢？身為父母的我們經常會給予「機會教育」，亦即在機會自然出現時教導孩子：我們會先不給孩子他想要的玩具或食物，等他說出他想要的玩具或食物之後再給他；我們會送孩子去上幼稚園，或是請其他小朋友來家裡玩，讓孩子有機會聽到其他小朋友說出這些物品的名稱。不過，我們的孩子很多都有動機、注意力、訊息處理、記憶或運用障礙，因此，除了自然的機會教育之外，我們還需要給予他們更多的協助。

我想你會閱讀這本書可能是因為你的孩子也有同樣的問題。假設你已經觀察過孩子，調適他的感覺偏好，了解他的強項與弱點，而且也擬好具體的認知目標清單；然而，即使採取一對一教學，試著運用日常生活實例給予機會教育，你的孩子還是沒有進步，他似乎都沒有在學習。有沒有什麼有效的工具可以協助他學習呢？

機會教育還不夠就運用 DTT

還好答案是肯定的。應用行為分析（ABA）是研究最廣泛的自閉症治療，參與密集 ABA 計畫的孩子在認知方面出現了大幅的進步，而「分段嘗試訓練」（DTT）則是廣泛運用於 ABA 計畫的教學方法。不過，DTT 遭到了一些批評，因為單以 DTT 作為學習人際互動的方法，成效不彰，而且必須再協助孩子歸納已學習的概念，新概念才能對孩子產生意義與實用性；儘管如此，DTT 仍然是介紹新概念時非常有效的工具，運用 DTT 之後，可以再透過機會教育以及親子互動遊戲幫助孩子歸納已學習的概念。

分段嘗試其實只是將一般教學經常運用的常識加以集結，並運用其中的精髓：減少分心、抓住孩子的注意力、將概念拆解成幾個易於學習的步驟、引導孩子持續的回應並根據這些回應調整教學內容的難度、提供足夠的練習直到確定孩子熟練為止、有系統的轉移到新的題材。

給孩子機會教育時，試著運用孩子感興趣的題材，並分享主控權，讓孩子選擇增強物與活動的順序，如果可以的話，盡量使用內在增強，而不是外在增強，在孩子已經熟練的活動（維持性活動）中穿插具有挑戰性的

新活動（標的任務），一開始時運用許多高昂情緒與社交人際互動，將之與增強物結合，之後就用它作為你的增強物。

家長常常有一個錯誤的觀念，認為 DTT 是給專家用的，不是給他們用的。專門為自閉症兒童提供 DTT 教學計畫的公司除了課程之外，也提供受過訓練的員工與豐富的經驗，確實能夠給予家長許多協助。不過，家長其實也有能力學習如何運用 DTT 教學，而且也應該準備好這個有效的工具，以便在想要運用的時候加以運用。我認為就算孩子已經參加 DTT 教學計畫，家長還是應該學習基本的 DTT。學會基本的 DTT 對你很有幫助：如果這個教學計畫沒辦法涵蓋孩子的所有需求，你就可以運用 DTT 延伸學習；和孩子一起做「功課」；然後幫孩子將計畫課程中學過的題材與家中類似的題材加以歸納。

對於彼得這種有嚴重學習障礙的孩子，我們在學校會運用 DTT 作為主要的教學模式；不過，這個模式其實也適用於日常生活教學，透過針對特定問題的教學方式，幫助孩子克服學習瓶頸。身為父母的各位，可能會想要不時的拿出這個工具，幫助孩子學習某些特別困難的概念。一旦你的孩子學會「專心聆聽指導，然後展現愈來愈好的回應，就可以獲得增強物」的基本模式後，你就會發現，你可以在有需要的時候將分段嘗試法穿插於教學中。以下將概要的探討「分段嘗試」這個有效的結構化教學工具。

分段嘗試訓練入門[1]

「分段嘗試」這個術語聽起來很專業，不過，不要因此而放棄學習這個常識教學工具。以下是 DTT 的基本概念。DTT 的想法是把想要教導的內容拆解成幾個小步驟（稱為「嘗試」），有系統的分開教導這些步驟（亦即「分段」），每次嘗試之後必須獲得孩子的回應，確定他已經熟悉這個

1 此入門課程根據的是葛溫妮・佩拉福斯（Gwennyth Palafox）博士在山麓特殊教育地方計畫區（Foothill Special Education Local Plan Area）主持的一個研討會，該研討會由拉肯亞達聯合學區 DTT 計畫（La Canada Unified School District on DTT）贊助，網址為：www.meaningfulgrowth.com。

步驟之後，再繼續教導下一個步驟。每項嘗試都有正確答案與錯誤答案〔亦稱作「干擾」（distracter）〕，如此一來，就可以讓孩子給予你所需要的回應了。如果孩子在兩堂課或更多堂課答對機率均達 80% 以上，[2] 你就可以假定他已經熟悉這個步驟，並進入下一步驟的教學。如果他答錯了，你就必須給他更多的提示，或者把學習再細分成更小的步驟（參見第六章「提示技巧入門」）。[3]

 必要的準備工作：解決生理需要與感覺問題

開始教學之前，必須先讓孩子做好學習準備。我們的孩子大多都很難集中注意力，尤其如果同時也得對抗會導致嚴重分心的問題時，例如：抽搐、雙腿不停抖動等動作問題，以及會將背景的視覺與聽覺刺激放大的感覺統合問題。所以必須先掌握孩子的注意力，才能教導孩子。首先要注意他餓不餓、渴不渴、想不想上廁所、會不會熱或冷，或者有沒有任何醫療的需求，幫助他的身體做好準備。調適他的感覺需求，例如，提供一個安靜的環境，讓他背對窗戶或其他容易使他分心的事物。如果孩子很容易因為小事煩躁，就要確定已經給予感覺活動休息時間，讓他做大肌肉的活動。為孩子準備一份感覺與粗大動作活動清單。感覺活動休息時間可以讓他躲在厚的毯子裡或是在大型人體伸展袋（body sack）做伸展運動、盪鞦韆，或是在大球上彈跳；活動休息時間可以讓他（在彈簧墊上）跳躍、蹲下、做仰臥起坐、做跳躍體操（jumping jacks）、伏地挺身、用阻力帶做彎曲伸展運動，或是丟十次健身球。在手邊準備好這些清單，並可考慮在 DTT 課程中提供例行的感覺與體操活動休息時間，如果孩子很喜歡這些活動，你也可以把這些活動當成孩子的增強物。

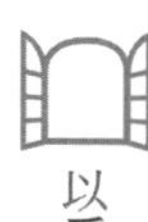

2 有些標準是要求在三堂課、兩個不同治療師的測試下答對 80% 以上。

3 你可以依據孩子的情況重新排列提示順序。如果是擅於言語表達的孩子，口說提示就較手勢提示來得強。

利用三、二、一倒數活動幫助孩子做好學習準備

大部分的 DTT 課程一開始都會先做學習準備活動。孩子只要坐直、閉上嘴巴、把手放在膝上，就可以獲得獎勵；如果孩子沒有把手放在膝上，你可以在桌子上畫出他雙手應該擺放的位置，讓他擺好，等孩子乖乖把手擺放到正確位置十秒鐘，就好好獎勵他。可以配合倒數的方式做這些步驟，要求孩子在數到三的時候坐直，數到二的時候閉上嘴巴，數到一的時候把手放好（「三、二、一倒數活動」的詳細內容可參考第十章第 194 頁）。帶孩子做例行的準備活動，久而久之，這些步驟就會深植孩子的腦海，而你就可以慢慢減少獎勵，最後，你也不需要再親自示範，只要幫忙孩子倒數即可。

總體嘗試與無錯誤學習

掌握孩子何時開始專注且做好學習準備非常重要。譬如你想要教孩子「球」這個字的意思，你可以先給予一些「預先教學」〔pre-teaching，又稱為**促發**（priming）〕，然後把球遞給他幾次，每次都說：「球。這是球。」然後把球擺在他面前說：「球。給我球。」[4] 而且你連續好幾次下這個指令，他都能做到把球遞給你。我們把這種方式稱為**總體嘗試**（mass trial）。在此階段，你大量給予孩子許多學習的機會，實地幫助孩子把實體的球與「球」這個字結合在一起，以建立物體與標籤的神經連結。神經學有一個值得牢記的基本原則：「神經元一起發射，一起串連」。這時，你不想讓錯誤的配對破壞你嘗試建立的連結，所以你只給孩子正確的選項（球），不希望提供錯誤的選擇干擾孩子的學習，這種初步教學階段的目標就是「無錯誤學習」（errorless learning）。

4 剛開始教導有嚴重語言運用障礙的孩子時，或許可以運用簡單的電報式語言協助他們，不過，孩子對於教學展現持續的理解之後，就可以且應該轉換為正常的語言，利用聲音的變化強調重要的單字。

運用干擾物

為了強化這個剛萌芽的神經連結，幫助孩子把實體的球與「球」這個標籤連結在一起，下一個步驟就是要挑戰孩子的熟悉度，每次嘗試時，都讓孩子做出較為主動的選擇。除了球以外，也把另一個沒有教過的物件（例如：晒衣夾）拿到孩子面前，然後再讓他把「球」遞給你。每次孩子選擇球並把球遞給你時，他就是在分辨球與干擾物的差異，這種嘗試就叫做「對抗干擾物的總體嘗試」（mass trial versus distracter）。此時，你可以要求孩子辨別對與錯的答案，不過，用來區辨的東西還是要以簡單的單一選項為宜，所以要挑選孩子沒有學過、不熟悉、不感興趣且差別甚大的物件作為干擾選項，例如：晒衣夾。此階段仍然屬於總體嘗試階段，因為你還是重複要求孩子給你同樣的東西，每一次的嘗試都是在鞏固同一個神經連結（實體的球與「球」這個標籤）。

假設孩子已經連續答錯兩次（你讓他拿球給你，他卻拿晒衣夾給你），下一次再要求孩子拿球給你的時候，就算得抓著孩子的手做選擇，也要讓孩子做出正確的選擇。再接下來幾次，就試著讓孩子自己做出正確的選擇。如果他還是選擇了錯誤的答案（你要他給你球，他還是給你晒衣夾），就把干擾物拿掉，回到無錯誤學習階段。你不希望孩子連續答錯太多次，因為當你要求他給你球，他卻選擇晒衣夾時，孩子的腦部可能會誤將晒衣夾與「球」這個字連結在一起。經過多次的無錯誤總體嘗試（只拿出球，然後要求孩子拿球給你）之後，你可以試著再增加干擾物（晒衣夾或其他沒有教過的物件），然後要求孩子在干擾物與球之間做選擇。

區塊嘗試

孩子答對的機率超過 80% 時，就進一步挑戰孩子的熟悉度，看看他能不能記住新學的單字「球」，並與他已經知道的其他單字交替運用，這個方法稱為**區塊嘗試**（block trials）。假設你的孩子已經熟悉「杯子」這個單詞。把杯子和球放在孩子面前，然後連續多次（假設是連續四次）要求他把球遞給你，讓他有機會練習實體的球與「球」這個標籤的連結。接著則連續四次都要求他給你杯子。如果孩子能夠完成這項任務，就試著慢慢減少重複的次數（將連續要求給球的次數由四次減少到三次，接著則連續三次都要求孩子給你杯子）。此階段的教學稱為「區塊嘗試」，亦即重複給予相同的指令，之後再變更指令。區塊嘗試的目的是為了逐步減少「區塊」的大小（亦即重複相同指令的次數）。接著則是連續兩次要求孩子給你球，然後連續兩次要求孩子給你杯子；最後則進入**隨機交替**（random rotations）階段，以任意的順序要求孩子給你球或杯子。

延伸嘗試

還有一個方法可以挑戰孩子的熟悉度，並測試與強化實體的球與「球」這個標籤的神經連結，這個方法稱為**延伸嘗試**（expanded trial）。延伸嘗試的想法是要成功延伸孩子在有干擾物的情況下，必須把該連結保留在記憶中的時間。剛開始的時候先交替要求孩子給球或給杯子（或是其他孩子熟悉的干擾物），然後在給球的要求之間穿插連續兩次給杯子的要求，之後則是在給球的要求之間穿插連續三次與連續四次給杯子的要求。等孩子答對機率再次超過 80% 時，再進入隨機交替的練習。

擴大選項的範圍

你也可以**擴大選項的範圍**（增加放置在桌子上的物件數量），進一步挑戰孩子的熟悉度。交替使用不同的物件，要求孩子從一個單字轉換到另一個單字，同時記住剛剛學會的單字，有助於延伸孩子的語言處理與區辨能力。把球和幾個孩子已經熟悉的干擾物（例如：杯子、湯匙與蘋果）放在桌子上，隨機要求孩子遞給你各項物品，測試孩子的熟悉度。如果隨機交替對他而言很困難，就退回到區塊嘗試，連續多次要求某個項目之後再轉換到下一個項目。

熟習與維持

熟習度的標準是：孩子在隨機交替階段（以不規則的順序要求孩子給你標的物件以及其他孩子已熟悉的物件）答對機率超過 80%。把目標設在至少兩堂課答對機率均高於 80%，同時也要觀察孩子是否能在至少兩個不同的人下指令時，都達到 80% 以上的正確率，以免遇到下指令的人在無意識的情況下給了非口語提示（例如，要求孩子給「球」的時候突然轉變音調，或是不經意的瞄了一眼正確答案）的情況。

一旦孩子達到這些標準，就表示他已經理解並熟習「球」這個單字了。遵循既定標準相當重要，如此才不會太快進入下一個學習標的，使孩子感到挫折，或是進度太慢，使孩子覺得無聊。進入下一個新單字的教學之後，還是得定期透過「維持性練習」複習已學過的單字。之後在學習新單字時，你可以把「球」這個單字作為分段嘗試的干擾物，如此既有助於新單字的區辨，又可以持續練習「球」這個單字。不過，如果要鞏固孩子對於「球」的熟悉度，最好的方式還是在不同的情境與環境下**歸納**「球」這個單字的用法，如果孩子覺得「球」這個單字很實用，他就比較可能記得它。你可以在游泳池放置幾個不同的漂浮玩具，譬如：橡皮鴨、球以及塑膠魚，然後要求孩子游去拿球。如果孩子想要去拿其他東西，就把孩子拉住；如果孩子想要去拿球，就讓他游去拿。

如何糾正錯誤？

如果孩子答錯了怎麼辦？如果你讓他給你球，他卻給你杯子怎麼辦？糾正的時候必須簡單明確，以不帶情緒的語調跟孩子說：「不對」，然後重述指令：「球」，讓孩子放下杯子，拿起球。

不要說：「很好的嘗試，但那是杯子，不是球。」因為太多字了，而且孩子不一定知道你所說的「很好」是說他答對了還是答錯了，他也許會忘記你們是在講球還是在講杯子，況且「不是」又是什麼意思呢？過多的資訊可能會造成混淆。

如果明確糾正孩子之後，孩子下一次還是給你杯子而不是球怎麼辦？這時，就再次給予明確簡單的糾正，跟之前一樣，先說：「不對」，然後一邊把球拿給他看一邊說：「球」。你再一次示範了正確的配對。不過，下次嘗試時，還是要給孩子多一點的協助。下了給球的指令之後，就抓著孩子的手去拿球。孩子成功之後，就慢慢減弱提示（參見第六章「提示技巧入門」）。下次要孩子給球的時候，就不再抓著孩子的手做動作，改成指著球，再下一次，或許就可以把球放在比較接近孩子的位置。直到孩子持續答對了，才能減弱提示；如果他又答錯了，就再回到上一個較強的提示。每次做完分段嘗試之後，都要透過孩子的回應決定如何給予下一個指令，亦即，要給多少提示？提供多少干擾物？要回到或進入總體、區塊或延伸嘗試？

DTT 解釋起來似乎很複雜，不過，只要勤加練習，就會慢慢習慣。DTT 的理論其實很簡單：孩子答對了，就增加問題的困難度；答錯了，就把問題變簡單一點。DTT 有系統的根據孩子的反應調整教學，可以有效幫助孩子學習。

 基礎 DTT 訓練

你可以運用 DTT 教導整套的基礎課程，例如本章最後的樣本課程。典型的初學者課程包括：顏色、常用標籤（例如：孩子最喜歡的食物、玩具、活動）、身體部位（例如：嘴巴、眼睛、手等）、數字、字母等。教單字時，可利用實物或照片配合教學；教分類時，可以在幾個紙盤上貼上類別標籤與圖像（小圖示），將幾個屬於該類別的樣本或照片放進紙盤，然後給孩子一個物件或照片，請孩子分類或放入相同類別的紙盤。模仿技巧包括起立、坐下、舉手、給我（某樣東西）、用手指（某樣東西）等模仿動作。如果要教孩子某個動作怎麼說，可以讓孩子模仿你做動作，然後說出該動作的名稱；慢慢減弱每個動作的提示，看看孩子是否能在只給予口語標籤的情況下做出正確的動作。做口說模仿練習時，可以把對應發音的字母舉起來，一邊教發音，一邊教聽音拼字。模仿練習還包括透過右腦活動訓練空間關係：讓孩子學你堆疊各種簡易排列組合的積木。欲了解更多想法，可參考榮諾・李夫與約翰・麥克伊欽（Ron Leaf and John McEachin, 1999）的著作《發展與成長進行中的教學方法》（*A Work in Progress*）。這是一本很棒的 DTT 指導手冊，書中除了介紹認知發展的典型初階課程之外，還花了幾個章節探討遊戲、自助技能、挑戰行為等相關主題。

不同形式的 DTT 訓練實例

嘗試的類型	實例	縮寫（球：給我球，杯：給我杯子。假設「球」是孩子正在學習的標的單字，而「杯子」則是孩子已經熟悉的干擾物）	評論
總體嘗試（MT）	「給我球。給我球。給我球。」	球球球	剛開始只給球，之後除了球之外也提供一個孩子沒學過的新奇干擾物，要求孩子給你球，讓孩子在球與干擾物之間做選擇。等孩子精通這個嘗試之後，再進入區塊或延伸嘗試。
區塊嘗試（BT）	「給我球。給我球。給我球。給我球。給我杯子。給我杯子。給我杯子。給我杯子。給我球。給我球。給我球。給我杯子。給我杯子。給我杯子。給我球。給我球。給我杯子。給我杯子。」	球球球球杯杯杯杯球球球杯杯杯球球杯杯	孩子在較大區塊做出正確選擇之後，再進入較小區塊。例如，等孩子在「球球球球杯杯杯杯球球球球杯杯杯杯」模式拿給你正確的東西之後，再進入「球球球杯杯杯球球球杯杯杯」模式。
延伸嘗試（ET）	「給我球。給我杯子。給我球。給我杯子。給我杯子。給我球。給我杯子。給我杯子。給我杯子。給我球。給我杯子。給我杯子。給我杯子。給我杯子。給我球。」	球杯球杯杯球杯杯杯球杯杯杯杯球	在要孩子給予標的物的兩次要求之間，延長要求孩子給予干擾物的時間。孩子在較短的干擾時間能夠選出正確的標的物之後，再延長干擾的時間。例如，等孩子在「球杯杯球杯杯」模式做出正確的選擇之後，再進入「球杯杯杯球杯杯杯」模式。
隨機交替（RR）	「給我球。給我杯子。給我球。給我杯子。給我杯子。給我球。給我球。給我球。給我杯子。給我球。給我杯子。給我杯子。給我球。」	球杯球杯杯球球球杯球杯杯球……	RR 測試的是孩子對於標的物與其他已精通標的物的區辨能力。等孩子通過 ET 或 BT（正確率達 80% 時），再進入 RR。

歸納與內在增強

無論你的孩子在 DTT 課程中學到了多少，這些都只是初始的學習；歸納才是最關鍵的教學，而且最好是在教室以外的場合實施歸納教學。每次孩子剛在 DTT 課程中學會了某個新觀念，就立刻以有意義的方式將新觀念運用在實際生活中。例如，如果孩子剛學會怎麼說「球」，就可以讓孩子在各種不同的情境下要求你給他不同大小與顏色的球，而且不要只用滾動的方式給孩子球，還可以把球踢給孩子、配合呼拉圈把球丟給孩子，或者用球來做各種不同的活動；如果孩子不是特別喜歡玩球，你還是可以把球作為遊戲迴路的第一項活動，然後以孩子喜歡的活動結束遊戲迴路，例如：被你抱起來旋轉或是拋到空中再接回來。

如果孩子在課堂上學會分辨顏色，就可以在家裡打開一小袋的 M&M 巧克力或 Skittles 彩虹糖，讓孩子告訴你接著要給他哪種顏色的糖果（如果不想讓孩子吃太多糖，可以用藥片分割器把糖果切成四半）。如果他在 DTT 課程學會某些身體部位怎麼說，就可以在洗澡的時候唱：「我們這樣洗______」，讓他填空並刷洗這個身體部位。如果他剛學會說某個他愛吃的食物，就每次給他一點點這個食物，多給他機會說出他的請求。在日常生活中教導孩子使用動作字彙，或是透過「老師說」等遊戲運用動作字彙。在超市購物時，可以要孩子幫你拿某個數量、某個顏色的某樣東西，這是練習數量、顏色、接收性語言的好時機；逛到他喜歡的食物時，可以刻意停下來，讓孩子要求你幫他買這個食物，製造練習表達性語言的機會。我們之前都會把彼得剛在學校學會的字彙貼在冰箱上，以便尋找與營造使用這些單字的機會，引導他在日常生活與互動遊戲中使用這些單字。

你可以在口說與閱讀的配合方面下工夫。我知道有些家長會把孩子剛學的字彙標籤列印在索引卡上，然後把索引卡貼在物品上。我之前也會在彼得最喜歡的圖畫書中他已熟悉的東西下面貼上魔鬼氈，並事先準備好這些物件的文字標籤，再把這些標籤展示在一頁塑膠薄板上夾在書中，這樣他可以把正確的標籤貼到我們正在閱讀的書頁中不同的圖片上。你也可拿全家出遊的相片做標籤練習。我會把出遊的照片製作成冊，並製作人物、活動與地點的標籤選單，要彼得把選單上的標籤貼到相對應的相片上。

在家做歸納練習的基本概念是「不用就會忘記」。情緒可以驅使學習，孩子必須了解學習某個概念的實用性與相關性，才會記住這個概念。把學習拆解成幾個小步驟，並給予足夠的練習，孩子的學習成果一定會超乎你的想像。

 以具有吸引力的教具與內在增強啟發孩子的動機

「不錯，」你可能會想。「我現在知道我該怎麼做了，但如果我的孩子不曉得他該怎麼做，要怎麼辦？如果他就是不肯合作，該怎麼辦？」學習準備與學習過程是全然不同的問題，上一章討論過的動機原則都適用於學習準備。首先，你必須抓住孩子的注意力，抓住孩子注意力最好的方法就是拿出他感興趣的東西，選擇具有吸引力的教具，例如，你知道孩子喜歡湯瑪士小火車，就可以利用小火車上的不同顏色教導孩子辨別顏色。當你叫孩子去「拿一個藍色的東西」，而他正確的拿了湯瑪士小火車時，可以讓他玩湯瑪士小火車半分鐘，這就是自然或**內在增強**（intrinsic reinforcement）。挑選要教的字彙時，可以先從孩子最喜歡的食物與玩具（亦即他會跟你要求的東西）著手。當你叫他去「拿餅乾」，而他正確的拿了小金魚餅乾時，就讓他吃小金魚餅乾，這也是內在增強（自然的正面結果）。如果要教孩子「坐下」，可以選擇孩子難以抗拒的那張椅子，例如，他喜歡旋轉，就給他旋轉椅，他喜歡彈跳，就給他可以彈跳的大球，然後等孩子乖乖坐好時，就讓他在椅子上旋轉或彈跳。如果他喜歡推倒東西，就可以在孩子模仿你搭積木時，把積木蓋成塔樓，如果孩子成功達成模仿任務了，就說：「各就各位，預備，推！」然後和孩子一起推倒塔樓。換言之，就是要試著把孩子的興趣融入課程。

 外在增強的運用

不過，有時候很難（或者不可能）把孩子的興趣融入你需要教導的活動。遇到這種情況，就可以運用外在增強（亦即獎品或獎勵）吸引孩子。**有形的增強物**（tangible reinforcers）包括食物（小片切好的水果或小塊餅乾）、小獎品（貼紙、吹泡泡或者玩具的組件，孩子可以收集組件，組成

完整的玩具，例如樂高積木車或拼圖等）。其他的獎勵還包括：玩孩子選擇的遊戲、唱孩子選擇的歌曲、玩孩子最喜歡的拍手或呵癢遊戲，或者是給孩子特定的時間去做他**最喜歡的活動**，像是吹泡泡、做感覺活動（在大球上彈跳或躲進厚的毯子裡）或是玩他最喜歡的玩具。可以準備沙漏或鬧鐘等客觀的計時器，由孩子自己設定，以便在增強時間結束時提醒孩子該回去做練習了。

定期執行**增強調查**（reinforcement surveys），看看哪些獎勵對孩子比較管用，依據孩子的喜好程度把獎勵由弱至強依序排列。區別性增強是提升增強物效果的實用原則。一次只給一點點獎勵，以免孩子厭膩，並減少對於外在獎勵的依賴。一開始的時候，你也許得每答對一次就給一次獎勵，不過，你應該漸漸朝**漸歇性增強**（intermittent reinforcement schedule）邁進，才能降低孩子感到厭膩的機率，減少孩子對於外在獎勵的依賴。為了達到此目標，可以改用打勾的方式做紀錄，孩子答對或完成任務，就在方格內打勾，等他收集到一定數目的勾勾之後，就可以給孩子事先選擇的獎勵。另一種做法是創造**代幣制度**（token economy），只要孩子做出正確的回應，就能贏得代幣，贏得代幣之後，就可以利用代幣購買獎品或是從事某項活動（例如：玩電腦遊戲）的時間。可以把硬幣當作代幣，並在獎品上標示價格，這樣孩子就有機會思考贏得的代幣可以購買哪些獎品，無形之中也可以練習算數。

塑造

給予獎勵時，可以運用「塑造」這個重要的概念。「塑造」就是只獎勵較之前進步的嘗試，引導孩子表現得更進步，以達成指示的要求。舉例來說，你正在教孩子怎麼說「球」這個字，你和孩子面對面坐著，你一邊說：「球？」一邊把球拿起來。剛開始的時候，只要孩子模仿你的嘴形，發出「ㄑ」的音，就獎勵他，跟他玩幾次滾球遊戲。定期抓住球，以詢問的眼神看著孩子說：「球？」等孩子嘗試說出「球」之後，再重新開始滾球遊戲。等你覺得孩子已經學會發音的嘴形，下一次停下來等他說「球」的時候，如果他沒有更努力發出更接近的音（例如：「ㄑㄧㄡ」），就不要給他球。重新開始滾球遊戲，定期抓住球，等到孩子說出「ㄑㄧㄡ」時再繼續滾球。直到你覺得他已經學會發「ㄑㄧㄡ」這個音，有能力發出「球」這個音時，就試著抓住球，要等到他努力發出「球」這個音為止。孩子成功發出「球」的音之後，就和他擊掌歡呼，並陪他玩滾球遊戲。如果孩子已經能夠發「球」這個音，卻又退回發「ㄑㄧㄡ」或「ㄑ」的音，就不要獎勵他。只在達成特定標準時給予獎勵，就是在塑造孩子的反應，引導他達到此標準。

設定標準

運用「塑造」這個概念時，孩子會注意與測試你的標準。一般而言，孩子會透過觀察慢慢掌握老師的標準，如果老師能夠堅守原則，漸漸提高標準，孩子就會試著更努力達到老師的標準。設定標準是需要持續權衡的工作，老師必須不斷推測孩子的能力所及；如果標準設得太高，孩子可能會因為受挫而放棄；如果標準太低，孩子可以進步的空間就縮小了，而且也沒辦法促使孩子付出多一點的努力。不妨偶爾給孩子困難一點的指示，看看孩子表現得如何。如果你的孩子沒辦法發出「球」的音調，一直重複發出「ㄑㄧㄡ」的音，可以試著把嘗試調整得簡單一些，請他先發「ㄑ」再發「ㄧㄡˊ」，然後進行滾球遊戲。設定你的教學標準，以便孩子在成功與挑戰之間不斷追求進步。

你可以慢慢增加對於孩子的要求，直到察覺孩子必須付出的努力可能超過他的動機時，再停止增加要求。成功的教學關鍵在於維持挑戰與成功的平衡。必須仔細觀察並根據孩子的反應調整標準。必須猜測孩子的能力範圍，以便設定下一個標的指令的困難度。標準的設定取決於許多因素，其中包括孩子**之前可以應付的困難度**。在我們的例子中，孩子可以輕易說出「ㄑㄧㄡ」，但必須要給予協助才能發出「ㄑ」加「ㄧㄡˊ」的音。如果你的目標是塑造孩子發出「球」的音，下一次給指令時，或許可以嘗試發「ㄑ」「ㄧㄡˊ」兩個音。

不過，困難度的設定也取決於孩子的**動機以及必須付出的努力**。如果孩子已經集中所有精神與力氣，才勉強發出「ㄑ」「ㄧㄡˊ」的音，他可能

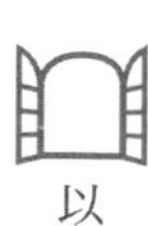

沒有精力馬上再練習一次，而是需要許多的滾球活動，以及滾球活動帶來的微笑與歡樂，獎勵他上一次成功發出「ㄑ」「ㄧㄡˊ」的努力。直到他恢復活力，當「活力槽」隨著趣味互動再次注滿時，再讓孩子重新嘗試發「ㄑ」「ㄧㄡˊ」的音。事先幫他暖身：「再一次就好！」運用他已精通的「維持性」單字在困難的要求之間穿插大量簡易的要求，例如，拿球問他：「開始囉？」這些都是降低代價（亦即在嘗試時必須付出的努力）的策略。如果你的孩子對滾球不怎麼感興趣，你也可以藉由增加獎勵來打破僵局。改用透明的倉鼠球（hamster ball），把孩子最喜歡的有形增強物放進球裡，這樣，孩子就可以了解，如果他在你滾球的時候努力發出「ㄑ」「ㄧㄡˊ」的音，就可以獲得獎品。或者也可以設計一個代幣制度，只要滾球達到特定的次數，孩子就可以獲得他想要的獎品。

有時候，你必須檢視課程大綱，看看內容是否合理。在 DTT 課程中，身為老師的你在運用塑造策略時，必須決定下一個合理的獎勵標準為何。如果孩子很努力才勉強發出「ㄑ」「ㄧㄡˊ」的音，你或許可以繼續在孩子只發出「ㄑㄧㄡ」的時候給予獎勵（例如，給一小片餅乾），而在孩子努力發出「ㄑ」「ㄧㄡˊ」的音時，給予較大的獎勵（例如，給一整片餅乾，以及由衷的讚美）。等孩子在 DTT 課程中對新單字的精通程度達到 80% 時，再要求孩子在自然的環境下正確運用這個單字標籤；如果孩子在 DTT 課程，只有一兩次在提供他最喜歡的增強物時，勉強發出「ㄑ」「ㄧㄡˊ」的音，那麼每次他想要玩球的時候，都期望他能夠發出「ㄑ」「ㄧㄡˊ」的音，就是不合理的要求了。

教導孩子時千萬不要死守預定計畫。如果孩子累了、生病了、肚子餓，或者是因為什麼原因而狀況不佳時，就要降低標準，設定較易達成的目標。遇到孩子狀況不佳時，孩子如果能夠發出「ㄑㄧㄡ」的音就很不錯了。運用你的直覺，**依據**孩子當下的狀況判斷下一個合理的目標。如果孩子狀況極佳、心情平靜、願意學習、想要學習、警覺度也夠，就可以設定較高的目標。這時，就不應該在孩子沒有達到能力所及的標準時給予獎勵。事實上，你絕對不要在孩子沒有達到當時能力所及的標準時給予獎勵——你只需要仔細觀察，根據孩子當時的反應彈性調整標準。

掌握成功的轉捩點

切勿因小失大。不要過於要求孩子，堅持孩子一定要達到某個目標，否則孩子可能會對你失去信任，不想再聽從你的指令。老師與學生都需要成就感，最好可以在課程結束時畫下完美的句點，不要再繼續要求孩子，因為最後的成功與失敗可能會是孩子下次回到課堂上時，印象最深刻的記憶。運用塑造策略時，最好把目標稍微設低一點，保持孩子對於學習的熱情，孩子的進步雖然會比較緩慢，然而只要給孩子時間，藉由練習鞏固學習，孩子仍然可以達成目標。為了培養孩子對於學習的熱情，必須讓孩子感受到成就感。換言之，就是要讓孩子願意努力以獲得獎勵，願意面對挑戰以獲得成功。

減弱外在增強

✦ 以讚美取代有形的獎勵

孩子嘗到成功的滋味之後（尤其是有你的讚美與微笑），就會更願意配合與付出，而且會愈來愈不需要有形的增強。你應該慢慢以讚美、擊掌歡呼、擁抱或呵癢等社交的獎勵取代有形的獎勵。

✦ 利用視覺化課表提升孩子的配合度

讓孩子預先知道接下來的活動，往往可以提升孩子的配合度。因此，擬好教學活動之後，可以製作一個**視覺化課表**（visual schedule），讓孩子看到接下來有什麼活動、活動何時結束、什麼時候才可以做感覺與體操活動。舉例來說，假設你的課表內容為：以湯瑪士小火車做辨色練習、說出喜歡的食物名稱、模仿蓋積木塔樓。你可以為每項活動製作標籤，例如，在「說出顏色」的文字旁邊畫一些色彩繽紛的湯瑪士小火車；在「說出食物名稱」的文字旁邊附上一些食物的圖片；在「推倒塔樓」的文字旁邊畫幾個積木塔樓。在每個標籤後面貼上魔鬼氈，讓孩子挑選活動順序，並依序將第一、第二、第三個活動的標籤貼在他的視覺化課表上。一定要把「趣味選項」標籤貼在活動之後，讓孩子知道只要完成這些活動，就能選擇一項感覺或體操活動（參見第七章的「透過『分享主控權』鼓勵孩子獨立作業」）。讓孩子知道接下來有什麼活動，並讓孩子參與活動的選擇，有助於提升孩子的配合度。

✦ 考慮周到的指令可以提升孩子的配合度

孩子有成就感，就會更願意學習。因此，設計良好的課程配合考慮周到的指令最能引發孩子的學習動機。我們的孩子有許多學習方面的挑戰，因此我們在下指令的時候很容易犯下一種錯誤，那就是我們以為自己給的指令很簡單，但其實對他們而言是很困難的。我剛開始拿著球與杯子請彼得做辨別練習時，試了不下百次，一直沒有成功，後來我才曉得他當時有功能性耳聾，之後我改以手語配合發音，他很快就學會辨別了。我之前讓彼得遞積木給我時，即使用手指頭比出一與二的手勢，他還是沒辦法遞給我正確數目的積木；直到一位聰明的老師用有洞的積木讓彼得把她要的積木套到她的手指時，彼得才聽懂指令。這位老師後來改用一般的積木和彼得做練習時，彼得也能聽懂她的指令；這種以實質與無形配對的練習正是幫助彼得了解數量的橋接步驟。

分段嘗試的學習可以幫助你清楚、有系統且反覆的呈現資訊，不過，說穿了，它不過只是一套方法而已。老師必須思考如何將教學目標拆解成幾個學習步驟，以及如何呈現各個步驟的指令。你與教學團隊、顧問必須發揮創意，將想要教給孩子的概念拆解成易於學習的步驟。不過，與其過於仰賴 DTT，一味按圖索驥，不如仔細觀察，發揮創意，持續依據孩子的個別需求調整教學方式。

♥ 基礎課程指南

作者：葛溫妮・佩拉福斯博士

專注技巧

1. 不用提示也可以自己乖乖坐好
2. 叫到名字時懂得運用眼神接觸
   a. 面對面　　b. 與成人互動
3. 身體不會動來動去，已經調整好位置，準備聽講（感覺需求已經獲得滿足）

非口語模仿技巧

1. 粗大動作
2. 精細動作
3. 口部動作
4. 物件操控
5. 模仿蓋積木
6. 寫字操作模仿
7. 模仿同儕的遊戲行為
8. 透過觀察學習

接收性語言技巧

1. 跟隨簡易的單一步驟指令
2. 接收性物體辨識
3. 接收性圖片辨識
   a. 人　　b. 圖片
4. 接收性動作辨識（自己）
5. 接收性動作辨識（圖片）
6. 接收性分類
7. 接收性介系詞
8. 所有格的接收性辨識
9. 受詞的接收性功能

10. 接收性代名詞

11. 跟隨二至三個步驟的指示

12. 功能的接收性辨識

13. 情緒的接收性辨識

14. 在視線範圍以外拿取東西

15. 對於「什麼」問句的接收性理解

表達性語言技巧

1. 交談課程（反應時間）

   a. 五秒內　b. 三秒內　c. 一秒內

2. 口說模仿

   a. 母音　b. 子音　c. 子母結合音

   d. 單字、詞　e. 片語

3. 標識

4. 要求

5. 是／否

6. 描述熟悉的項目

7. 說出熟悉的人

8. 相互問候

9. 社交問題

10. 表達性動作辨識（自己）

11. 表達性動作辨識（圖片）

12. 表達性動作辨識（他人）

13. 表達性代名詞

14. 表達性分類

15. 表達性介系詞

16. 表達性功能辨識

17. 情緒標識練習

18. 物品功能標識練習

19. 回答「什麼」問句

20. 交換社交訊息

學科學習前技能

1. 配對

　a. 物品與相同物品配對　　b. 圖片與相同圖片配對

　c. 物品與相同圖片配對　　d. 圖片與相同物品配對

　e. 物品與不同物品配對　　f. 圖片與不同圖片配對

2. 顏色

　a. 配對　　b. 接收性　　c. 表達性

3. 形狀

　a. 配對　　b. 接收性　　c. 表達性

4. 字母（英語）

　a. 配對大寫字母　　b. 大寫字母的接收性辨識

　c. 大寫字母的表達性辨識　　d. 配對小寫字母

　e. 小寫字母的接收性辨識　　f. 小寫字母的表達性辨識

　g. 大小寫配對

5. 數字

　a. 配對　　b. 接收性　　c. 表達性

6. 算數

　a. 數到十　　b. 數十個東西

　c. 給指定數量的東西　　d. 數字與數量配對

7. 辨識書寫名稱

　a. 配對　　b. 接收性　　c. 表達性

8. 了解大小概念

　a. 大小配對　　b. 大小的接收性辨識　　c. 大小的表達性辨識

9. 了解第一個、下一個、最後一個

10. 文字與物品的配對

11. 類別的配對

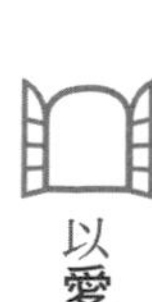

物品操控

1. 拼圖
2. 串珠子
3. 簡單的玩具與遊戲〔例如：圖片賓果（Barnyard bingo）、冰上冒險（Don't Break the Ice）等〕

口部動作

微笑	咬牙
咂嘴	吹氣讓鏡子產生霧氣
用氣鼓脹嘴巴	吹泡泡
張開嘴巴	舌頭往上
嘟嘴	舌頭往下
伸舌頭	把舌頭伸向側邊
咬下嘴唇	由左向右移動下顎
咬上嘴唇	舔上嘴唇
噘嘴	舔下嘴唇
吹氣	咬舌頭
親吻	眨眼

物件模仿

把積木放到杯子裡	喝
推車子	讀書
抱娃娃	打開盒子
用槌子敲桌子	吹泡泡
戴帽子	搖晃沙球
戴眼鏡	彈鋼琴
接聽電話	梳頭
吃東西	刷牙

粗大動作練習（接收性指令與遊戲技巧入門）

舉起手臂	摸手肘
坐下	騎腳踏車
跳躍	丟球
拍手	睡覺
揮手	站起來
拍打膝蓋	跳躍
摸鼻子	摸頭
轉圈	拍桌子
摸肩膀	摸肚子
躺下	跺腳
雙手放在臀部上	摸地板
走路	抱胸
摸耳朵	擁抱
跳舞	溜冰
攀爬	滾球
跑步	讀書

精細動作練習（接收性指令、遊戲技巧與功能性技巧入門）

摸眼睛	摸嘴巴
手指著東西	食指碰食指
點頭	搖頭
摸牙齒	豎起大拇指
比出「V」的手勢	舉手敬禮
手部開合	飛吻
食指碰大拇指	

接收性與表達性物件辨識（選擇有意義的項目）

牛	鞋子	熊	餅乾
船	帽子	鴨子	果汁

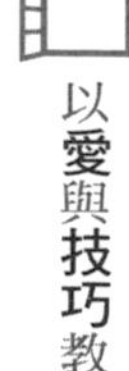

杯子	芝麻街 Elmo	米老鼠	電話
豬	膠帶	狗	蘋果
槌子	球	錢	錄影帶
毛巾	夾克	椅子	嬰兒
湯匙	香蕉	腳踏車	火車
袋子	蠟筆	拼圖	餅乾
蛋糕	毯子	鉛筆	芝麻街 Big Bird
鼻子	餅乾	洋芋片	枕頭
車子	刷子	魚	床
盤子	書本	氣球	水
卡車	桃子	叉子	便盆

社交問題（自我意識、安全與獨立入門）

1. 你叫什麼名字？
2. 你幾歲？
3. 你好嗎？
4. 你媽咪叫什麼名字？
5. 你爹地叫什麼名字？
6. 你姊姊（妹妹）叫什麼名字？
7. 你哥哥（弟弟）叫什麼名字？
8. 你生日什麼時候？
9. 你喜歡玩什麼？
10. 你最喜歡什麼玩具？
11. 你唸哪間學校？
12. 你幾年級？
13. 你姓什麼？
14. 你怎麼去學校？
15. 你住哪裡？
16. 你的電話號碼幾號？

17. 你最喜歡什麼顏色？

18. 你早餐吃什麼？

19. 你午餐吃什麼？

20. 你晚餐吃什麼？

21. 誰是你的朋友？

22. 你腳上穿什麼？

23. 你口渴時會怎麼做？

24. 你肚子餓時會怎麼做？

25. 你累了會怎麼做？

26. 你睡在哪裡？

27. 你的頭上戴了什麼？

28. 下雨了你會用什麼？

資料來源：www.meaningfulgrowth.com

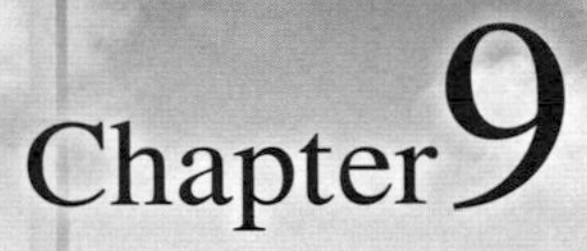

Chapter 9

培養溝通方法

為何要採取折衷方法？

外子進德和我一開始都不確定彼得有沒有能力學習語言。雖然在做過「聽覺誘發電位」（auditory evoked potentials）的測驗結果後我們知道彼得聽力正常；但是，他的聽覺處理很差，有功能性耳聾的症狀：在他背後敲打鍋子，他不會回頭，喊他的名字更是沒有反應。我們試著使用手語，結果發現彼得能夠了解某些簡單的手語；不過，他有動作運用障礙，所以只能比出幾個笨拙的手語。無論如何，當我們知道彼得的聽力沒有問題時，實無法接受周遭的聲音對他而言只是毫無意義的雜音。到底有沒有什麼方法能夠幫助他理解聲音的輸入呢？

這讓我回想起自己學習中文的經驗。我的父母總是無法理解，他們在家裡明明說中文，為何我還是沒辦法學會中文，而我的姊姊們都學得比我還好。對我而言，中文的聲音和語調在初學的時候很難分辨。我覺得我可以理解彼得的心情，在他聽來，語言或許就像靜電噪音或是一般噪音一樣毫無意義。不過，大學時代修習的中文課幫助我找到了學習中文的魔法金鑰，這把魔法金鑰就是把中文字轉換成英文字母的「拼音」。拼音幫我破解了中文密碼，有了拼音，我幾乎可以發出所有的中文字。說中文時，我只要在腦中把中文字轉換成拼音，就能「讀」出中文了。此外，我也終於聽得懂中文了——我會把聽到的聲音轉換成拼音，再依據拼音重組文字。經過一段時間的練習，我已經可以在不轉換成拼音的情況下理解並說出中文了。不過，每次我想學習新單字時，還是得在腦中拼出新單字的拼音才行。

或許彼得也可以把英文字母當作他的魔法密碼。他的教學團隊運用的策略是：先讓他了解視覺符號（文字）代表的物件，然後再連結聲音與文字。我們開始在他的 DTT 課程要求他配對文字與物件時，發現他確實有能力理解文字符號代表的實體物件（我們給他看「球」或「杯子」的文字時，他可以把正確的物品遞給我們），這個結果令我們十分欣慰。

之後，我們開始使出渾身解數教他發音。我們做了「母音圓圈」練習，在紙張中間寫下子音，子音四周寫下母音，然後請彼得一一唸出每組子音和母音的發音。我們做了南茜・考夫曼（Nancy Kaufman, 2006a, 2006b）的「語言練習」（Speech Praxis Workout），這個練習針對兒童語言運用障礙提供了在家學習的課程。彼得雖然進展緩慢，不過也慢慢學會透過自然發音法讀出單字了，他也是透過這種方式學會說話的。

彼得目前還是十分仰賴文字提示，除非是他經常要求的食物和活動，否則如果沒有寫好的選單供他參考，他可能會想不起來他想要說的單字。如果用說的方式讓他挑選東西，他往往只會重複最後聽到的單字（仿說），而且對彼得而言，就連學會仿說也是很大的進步，因為仿說展現了良好的口說模仿能力，不僅需要聽覺處理能力（能夠聽出聲音的意義），也需要語言運用能力（能夠運用臉部、舌頭、聲帶的肌肉說出句子）。

不過，最令我欣慰的是，透過發音破解字母的密碼似乎幫助彼得聽出了口說語言的意義，讓彼得在口說語言的理解方面有了較快的進展。有一度，彼得雖然明白他所聽到的話，但他還是喜歡把生字寫下來並唸出來的學習方式。好像他的腦部用的是一個繞道的路線（讀方面），要給新的生字編碼後才能聽進去再存入記憶，然而這樣聽與理解的連結的速度，看起來至少是快了許多。目前彼得已經進入正常的感受性語言——事實上，他對所聽到的訊息了解與使用新學的詞彙的程度常使我們驚訝。

腦部形成連結與儲存記憶的方式有時候是出人意外的。我和彼得喜歡一起觀賞精彩的柯曼（Rachel Coleman）「手語時間」錄影帶（www.signingtime.com）。手語時間以音樂搭配視覺表演，手勢與口語（有些用說的，有些用唱的）清楚搭配，具有豐富的娛樂效果。很有趣的是，這些搭配在沒有正式教導的情況下，自然的進入了彼得的腦海，而且彼得不只接收，還會表達。每當彼得想要跟我說什麼卻又想不起想說的單字時，我就會比出我認為他想說的那個單字，他看到手勢之後，就可以說出這個單字了。換言之，即使沒有發音符號，彼得仍然可以在手語的輔助下，想起並說出單字。這是不是因為腦部的視覺符號與聽覺記憶之間的迴路，或是某種音樂記憶區域有助於回想單字呢？事實上我們無法預期腦部需要運用哪些區域存取語言，也無法預期腦部會形成什麼迂迴的路徑，繞過發育不良的語言區域。

同樣我們也不能假設嚴重受損的腦部區域永遠無法改善。彼得的聽覺處理與聽覺記憶已經出現了大幅的進步，現在偶爾甚至還會利用口語輔助書寫。例如，他拼單字的時候，必須慢慢說出大部分的單字，透過發音的輔助寫下每個字母；如果拿出一張畫著貓咪的圖片讓他拼出「cat」（貓）這個單字，他會喃喃自語的發出每個字母的音，再把對應的字母寫下來；他利用**輔助性科技**（assistive technology, AT）設備搜尋單字時，有時也會喃喃自語的說出需要瀏覽的類別與次類別，幫助他搜尋想要搜尋的單字。彼得的神經處理出現了大幅的進步，現在有時候也能利用聽覺與口說輔助視覺與書寫了。

人的腦部某個區域顯然能夠支援其他區域，甚至協助其他區域的發展。不同腦部區域的功能加強之後，原先用以繞過較弱區域的迴路就會被較直接的路徑取代。你的孩子剛開始可能需要運用折衷的方法進行溝通。某個腦部區域的進步可能會進一步引導其他區域的發展，孩子獲得新的立足點之後，就能夠攀上發展的階梯，開啟更多的可能性。慢慢的你會發現，剛開始覺得有用的視覺與聽覺輔助，在往後有可能會隨著時間的進展而產生變化，我們只能透過嘗試與測試，才能知道哪些方法對孩子管用。

我們在不同的時間運用了手語、歌謠、圖卡交換、口語、文字、AT 裝置幫助彼得學習溝通：一開始只使用口語溝通，沒什麼效果，後來則以口語搭配文字，並教導他自然發音，彼得終於了解口說語言；口語搭配手語的方式幫助彼得藉由手語的提示回想起表達性的話語；圖卡交換幫助彼得在沒有任何提示的情況下自己說出了第一個要求。圖卡交換幫助彼得習慣閱讀圖像，DTT 的配對練習則幫助彼得習慣閱讀文字，而這些訓練最後都有助於 AT 裝置的使用（只要按下 AT 裝置的按鈕，顯示對應的文字＋／－圖像後，裝置就能幫孩子說出該文字）。[1] 彼得使用的 AT 裝置（Vantage，是 Prentke-Romich 出品）有文法和部分語句的功能，對於彼得在理解有組織架構的語言上很有幫助，為他學習打字（也是他目前的溝通方式）鋪路。[2]

直到目前為止，我們發現在不同的情況都有合適的工具可使用：口語溝通是最便捷的方式，但是彼得只能夠透過聽力記住較短的指令和較短的片語。現在彼得已經用打字的方式溝通，但如果他不開心或者想要用簡單的方式或是有緊急要求時，還是會要使用 AT 裝置的。想不起單字時，也會使用裝置搜尋單字；如果忘記帶 AT 裝置，或者裝置沒電，我們則會改以紙筆列出單字選單，幫助彼得回想單字。我們發現紙筆也是不錯的輔助工具，我們可以利用紙筆列出單字選單，也可以利用紙筆透過分段接力的方式，把較長的訊息或步驟較多的指令傳達給彼得；運用手勢則可以讓我在

1 ＋／－代表有（加）或無（減）。AT 裝置通常會有文字按鍵與圖片按鍵（代表該文字的小圖示）。不過，有些文字，像是「a」或「the」，最好只用文字呈現。如果你的目的是要訓練孩子看懂文字，也可以慢慢移除圖示按鍵。

2 另外一個幫助彼得學打字的重要要素（除了祈禱之外！）是他的前臂。輔助溝通（facilitated communication, FC）可以改變有運用障礙患者的生活，但是也有其他爭議性的看法。因為有案例顯示是輔助員在引導學生的手打字而不是學生自己打出他們想打的字。好的輔助員提供適當的節奏引導與協助學生前臂與鍵盤的角度。他們會嘗試逐漸減少協助支撐學生的前臂，只扶著手肘，或是扶著肩膀。許多使用 FC 學習的人現在都可以獨立打字（Rubin, 2013）。有嚴重惰性及緊張症的人可能一直都需要某種程度的身體接觸的協助；彼得打字時除了一些他非常熟悉的字外，都需要一些身體接觸，但是程度輕微到有時只需要用兩隻手指放在他的肩上就可以了。

不需要提高音量的情況下強調我想說的話，而且也比紙筆方便。

說了這麼多，我想傳達的重點是：不要害怕尋找和運用不同的方法。每個孩子的情況都不一樣，不同的孩子用不同的溝通方式。許多孩子的腦部在多處與溝通相關的區域出現了缺陷，我們可能需要運用折衷的方式，透過多種方法協助孩子發展這些受損的區域。每種溝通工具都有較適合使用的情況，手邊的工具愈多，就愈能夠在不同的情況下，以更有彈性的方式協助孩子溝通。

你心裡或許會想：「這套方法對你的孩子管用，但對我的孩子呢？該從哪裡著手才好？」如果你一直在嘗試稍早提到的簡單遊戲迴路與互動，其實就已經開始在教導孩子如何溝通了。說穿了，溝通不就是兩個人在交換回應，需要彼此的協調，並根據對方的反應給予回應嗎？

以動作為基礎，透過手勢溝通

你可以考慮設計遊戲迴路。觀察孩子的興趣，將孩子的興趣融入遊戲的互動，並和孩子輪流進行迴路活動。輪到孩子的時候，藉由提示幫助孩子完成任務，之後每次重複練習時，則有系統的慢慢減弱提示，訓練孩子自己完成任務。遊戲迴路的目的是為了讓孩子發現自己喜歡互動，想要快一點輪到他，最後，他就會修正互動的「錯誤」，主動提出自己的想法，而你要將他的想法融入活動迴路。因為你願意配合孩子，選擇一個融入他的興趣的活動，所以他會很喜歡這個活動，也願意試著配合你。每個人的行動取決於對方的行動，以這種方式使互動的欲望構成了溝通的基本動機，亦即語言治療師所謂的「溝通意圖」。這種遊戲迴路其實是引導孩子參與對話的第一步。

第一步：找出趣味元素

我必須再三強調：溝通的基礎在於互動。想要幫助學步時期的孩子做好溝通準備，最好的方式就是盡量在遊戲、外出，以及每日例行的穿衣、洗澡、用餐、就寢時尋找互動的機會，而製造互動機會的關鍵則是要想出可以用作獎勵的東西，把孩子感興趣的東西當作吸引他的「圈套」。遊戲會是很好的互動方式，你可以設計自己的活動迴路，將孩子喜歡的感覺回饋融入其中。你也可以在外出時，指著新奇的景象、聲音、質地、氣味與滋味，吸引孩子前去探索與體驗。此外，你可以把回饋融入日常作息中，例如，用餐時準備孩子喜歡吃的食物，洗澡時準備溫水、泡泡與玩具，就寢前給孩子溫暖的擁抱，跟孩子一起閱讀色彩豐富的圖畫書。就連平淡無奇的如廁與穿衣時間，也可以透過歌曲（「我們這樣做……」）與模仿遊戲（和孩子一起刷牙時，可以試著玩「停止／開始」遊戲）發現其中的趣味元素。

找出孩子感興趣的事物之後，就利用這些事物讓孩子對你產生興趣。找出趣味元素，並運用趣味元素抓住孩子的注意力。先讓孩子「免費體驗」這些回饋，再要求孩子付出多一點的努力，投入你們之間的溝通與互動，以贏得這些回饋。

下一步：以動作與手勢創造對話

傑出的漢娜課程創辦人蘇斯曼（Sussman, 1999, pp. 92-110）提出四個引導孩子與你溝通的基本步驟，她把這四個步驟稱為「四 I」。蘇斯曼將「四 I」原則運用在口語對話，不過這些原則其實也適用於最早期以動作為基礎的手勢溝通，以及各種型態的日常互動，包括遊戲、外出與日常作息。以遊戲的情境為例。第一步是**融入**（include）孩子的興趣。假設你的孩子正在院子裡漫無目的地到處奔跑，他當下的興趣就是四處奔跑。第二步是**詮釋**（interpret）孩子的行為。如同蘇斯曼所說的：「要模擬孩子可能會說的話，然後幫他把話說出來。」你可能會說（或加上比手勢）：「跑步！彼得喜歡跑步！」

第三步是**模仿**（imitate）孩子的動作或是**介紹**（introduce）新的動作。你可能會模仿他的動作，跟在他後面奔跑，過了一會兒，他可能會察覺到你正在模仿他的一舉一動，於是嘗試做新的動作（譬如換個方向奔跑），看看你會不會繼續跟隨他。如果他轉過頭來看你，就表示你已經成功轉移他的注意力，把他從漫無目的地奔跑帶入互動遊戲了。你甚至可以吸引他跟隨你奔跑，或者在孩子奔跑的時候抓住孩子，然後說：「抓到了！」如果孩子很喜歡這樣玩，就試著把他抱起來旋轉，旋轉完後再把他放下來繼續奔跑。

蘇斯曼的最後一個「I」是**堅持**（insist）或**介入**（intrude）。剛開始抓住孩子的時候，即使孩子使勁掙脫，你還是要有耐心的堅持下去，繼續以好玩的方式融入他的活動。如果你已經嘗試把他抱起來旋轉過好幾次，他還是不喜歡旋轉的感覺，就試不同的動作，譬如把他的頭向後放低、把他拋向空中，或者只是微笑並輕輕擁抱他，再把他放下來，看看孩子比較喜歡哪個動作。過了一會兒，如果運氣好的話，他就會被你提供的回饋經驗吸引住，這時候，你就可以對孩子做出溝通的要求了，例如，教他舉起手臂，等他舉起手臂之後再把他抱起來，給予他想要的回饋體驗。運用提示順序：剛開始把孩子抱起來旋轉之前，可以先幫他把手臂舉起來，之後則改以手勢與親自示範的方式給予提示，接著或許就可以改用口語提示的方式提醒孩子把手舉起來。

 學習用話語溝通

我們再舉一個以食物當作回饋的例子。譬如你的孩子想要吃餅乾，於是他就抓著你的手，試著把你的手放在裝餅乾的罐子上。你解讀了孩子的行為，然後幫他說出他想說的話：「我想吃餅乾」，或者只是簡單的說：「餅乾」。從罐子裡取出一片餅乾，然後蹲下來，與孩子面對面，拿起餅乾對著孩子說：「餅乾」，然後給他一小片。他一定會再跟你要，他已經被餅乾吸引住了。現在輪到你要求孩子了。再次把餅乾拿起來，然後說：「餅乾」，看看孩子會不會跟著說。如果他說了「餅乾」，或是做了任何符合你所定的標準的溝通，就給他一小片餅乾。孩子吃餅乾的時候，你就陪在孩子身旁點頭微笑，表示你對他的讚美，或者，你甚至可以用溫和的語調再說一次「餅乾」，一方面展現你對孩子的肯定，另方面再幫他複習一次「餅乾」怎麼說。

讓「對話」持續下去。輪到孩子的時候，孩子必須再做一次溝通的嘗試，即使只是一邊發出「ㄅ」的音，一邊指著貼在餅乾架下面的餅乾圖

片，或是在你的協助下做出餅乾的手勢都沒關係。輪到你的時候，你的任務則是要肯定孩子的努力，讓他知道你了解他的意思；你再說一次「餅乾」，為孩子詮釋他想表達的意思，然後給他一小片餅乾。你正在教導孩子「保管者與要求者」的遊戲，並為孩子建構一個作為「對話」架構的反覆模式（迴路）。先不給孩子餅乾，就是在堅持原則，以便吸引孩子參與對話，持續努力嘗試溝通。

由動作到手勢、由手勢到話語的溝通

你在溝通互動時輸入的內容取決於孩子的認知程度。一開始的交流模式就是遊戲迴路的活動。如果你的孩子不願意做出任何溝通的努力，你的第一個目標或許就是要吸引孩子投入互動。以第一個例子為例，如果孩子喜歡被旋轉或被拋起來的感覺，你就可以設定目標，等他注視你的眼睛時，再把他抱起來旋轉或拋向空中。把孩子抱起來的時候，你或許可以說：「啊哈！我看見你在看我了！這就表示你想要旋轉了，對吧？」

如果他又開始只想奔跑不想做其他事情，你就可以協助他如何表達抗議：如果他奮力想要掙脫你，你就可以教他搖頭表示「不要」，或者最好提示他比出「放下」的手勢，然後在他做出足以辨識的手勢之後把他放下來。幫助還不會說話的孩子培養手勢表達的能力，是個值得努力的目標。自閉症的孩子需透過仔細的教導來幫助他們了解手勢的意思，因為他們沒辦法自然培養手勢的溝通能力。如果手勢對孩子而言還是太困難，則可以用手臂當作柵欄圍住孩子，讓他把你的手推開，或者拉起你的手低頭開溜。如欲了解更多「人的遊戲」，可以參考蘇斯曼（Sussman, 1999, pp. 139-188）的《話語之外》（*More Than Words*）；如果想要了解更多遊戲迴路，則可參考葛斯丁（Gutstein, 2002a）的《兒童人際發展活動手冊》（*Relationship Development Intervention with Young Children*）。

我在此要強調一個重點：你必須在孩子仍需透過動作與手勢理解溝通的階段，持續將動作與手勢融入互動與溝通，而不是一直以超出孩子認知能力的方式與孩子溝通。這樣就好像你在訓練一個嬰兒使用剪刀或說出字母，不僅毫無意義、浪費時間，還有可能打擊你和孩子的信心。如果你和孩子互動時，孩子通常能夠完成任務，而且迫不及待的想要參與互動，這就表示你的溝通方式符合他目前的認知程度。

不過，你偶爾也需要提高要求的標準，譬如，對於還不會說話的孩子，可以等他比出「放下」的手勢，再把他放下來，或者是等孩子把你的手臂推開並注視你的眼睛時，再放開孩子。如果孩子雖然能達到較高的要求，但卻因為付出太多努力而感到挫折，就再回到較低標準的要求，多練習幾次之後，再重新嘗試新的要求。根據孩子的反應調整互動的內容，孩子就能以自己的步調持續進步。

透過交換物件進行溝通

你會隨著孩子認知能力的成長，為他設定不同的溝通目標。認知發展的進步一般是由具體的東西進入圖像，而後再進入符號（Siegel, 2003）。假設你的孩子吃完了餅乾盒裡的最後一片餅乾之後還想再吃，他可能會把空盒遞給你，告訴你他還想要餅乾。你接過空盒，從新打開的餅乾盒中拿出一片餅乾遞給他，然後把空的餅乾盒留在他旁邊，下次想吃餅乾時，讓他再把空的餅乾盒遞給你。如果你一次只給一小片，就能製造許多以餅乾盒交換餅乾的互動機會。讓孩子拿餅乾盒交換餅乾，其實就是在教導孩子最具體的溝通方式：交換物件。同樣的，如果孩子有一個專用的杯子，你也可以把這個杯子當成「要求喝東西」的杯子，每次孩子想喝東西時，就讓他把這個杯子遞給你，用杯子交換飲料；如果孩子有一支專用的湯匙，也可以讓他在想吃東西時，把這支湯匙遞給你，用湯匙交換食物（Sussman, 1999）。

具象溝通：運用圖卡進行溝通

以圖卡交換想要的東西，是**圖卡交換溝通系統**（picture exchange communication system, PECS）背後的概念。剛開始的時候，圖卡的圖像可能會是具體的東西，之後則漸漸改以象徵的圖案取代具體的東西，例如，一開始可能會把真的餅乾貼在圖卡上，等孩子熟悉使用這種圖卡之後，就改以餅乾包裝上的餅乾圖片代替真的餅乾，接著則是用餅乾的照片、有著色的餅乾圖片、只有線條沒有著色的餅乾圖片或圖示代表餅乾。圖像愈不具體、愈不特定，就愈容易歸納。

PECS 的關鍵是要讓孩子把他想要的食物、玩具、活動、地點或人物的圖卡遞給你，達成溝通的目的。你可以把 PECS 圖卡放在方便的地方，以便孩子取用：在冰箱與食物櫃門上貼魔鬼氈，把孩子最喜愛的食物選項黏在上面，讓孩子可以輕鬆把他想要的選項撕下來並遞給你。孩子如果可以就近取得圖卡，不需要特地找出 PECS 圖卡本，就比較可能運用 PECS，尤其是一開始的時候。把他最喜歡的玩具選項 PECS 圖卡黏在玩具櫃上，書本選項 PECS 圖卡黏在書櫃上，錄影帶選項 PECS 圖卡黏在影帶櫥櫃上，歌曲光碟選項 PECS 圖卡黏在 MP3 或 CD 播放器上，並把地點選項 PECS 圖卡黏在前門上或是串在鑰匙圈上。

孩子了解圖卡交換過程並習慣閱讀圖示之後，很多家庭會改用 AT 裝置，或是可以在例如 iPad、iPod 或 iPhone 等智慧型手機或平板電腦使用的**溝通應用程式**（communication applications, apps），這些可攜式 AT 輔助工具可以儲存並組織數以千計的圖示，省去尋找 PECS 圖卡的麻煩。不過，和 PECS 一樣，裡面的圖示一般都是依據類別加以組織與存取，所以一定要和孩子練習如何分類。

以尋找「餅乾」這個單字為例，一開始螢幕上的畫面會顯示不同類別的圖示，如果孩子按下「食物」的按鍵或是點選「食物」的圖示，就會跳出零食、水果、早餐食物、午餐食物、晚餐食物等等，選擇「零食」或「點心」之後，就會出現餅乾以及一系列的其他選項。有些 AT 裝置還提供語音輸出功能，可以說出孩子選擇的圖示單字。以餐廳點餐為例，當服務生詢問孩子想要點什麼餐點時，孩子可以按下「薯條」的按鍵，裝置就會替孩子說出「薯條」了。

符號溝通：運用文字進行溝通

當然，最不麻煩、最快速且最有效率的溝通方式還是符號。口語、文字與手語都是符號溝通的形式。

 以手語作為溝通橋梁與視覺輔助工具

手語常是相當實用的溝通橋梁，因為手語方便，無需另做準備，而且很多手語都相當具象：餅乾的手語看起來有點像是用餅乾壓模壓印餅乾的動作；比香蕉的手語時，會把一隻手的食指豎起來，另一隻手則假裝在剝皮；「來」和「去」的手語則是模仿自然的手勢。如果你的目的是讓孩子參與「對話」，則手語會是很實用的提示，就算手語提示無效，你還是可以回歸到身體提示。不過，使用手語的問題在於很多人不熟悉手語，無法理解手語，而且許多有**泛自閉症障礙**（autism spectrum disorder, ASD）的孩子多少有運用障礙，常常只能比出幾個含糊的手勢；儘管如此，手語還是可以作為其他符號溝通的實用輔助工具。

 口語與文字溝通的機會教育

口語與文字顯然是最方便取得且最廣為人知的符號溝通形式。有些孩子可能只需透過圖片配合口語或是圖片配合文字的日常隨機教導，就能跳級到符號溝通的階段。假設你的孩子已經能夠熟練的運用 PECS，孩子把 PECS 圖卡遞給你，請你給他「餅乾」的時候，就可以說：「噢，餅乾！你想要一塊（暫停）。」讓他填空，等他發出接近「餅乾」的發音，再給他餅乾，最後，他或許就會略過拿 PECS 圖卡的步驟，直接跟你說要「ㄅㄧˇ ㄍㄢ」了，這時，就可以好好鼓勵他，並把餅乾拿給他。經過多次的反覆練習之後，他跟你要餅乾時，可能會很自然的發出很接近的發音，這時，你或許就可以把餅乾的 PECS 圖卡收起來了。你可以像這樣，透過一次教導一個單字的方式，慢慢幫助孩子從 PECS 階段邁向口語階段。

同樣的，如果你持續以圖片配合文字的方式教導孩子「餅乾」這個單

字，你的孩子最後就會進步到看文字說單字的階段。試著把字卡上的文字漸漸放大，圖示漸漸縮小，將來有一天，孩子也許就可以拿著只印著「餅乾」這個單字而沒有圖畫的字卡跟你要餅乾了。

運用分段嘗試幫助孩子做好準備

不過，許多孩子除了隨機教導之外，還需要更多的練習才行，你或許得運用分段嘗試（DTT）的方式，提供這些孩子足夠的練習，才能幫助他們連結「餅乾」的口語、文字與實物。典型的密集練習方法是先要求孩子能夠將「餅乾」以及幾個其他項目的文字與實物配對，接著則是練習文字或口語的接收性理解，這時，你或許可以做「給我______」的密集練習，以口說的方式或是出示字卡的方式，要求孩子把正確的物件拿給你，最後才進入表達性語言的階段，這時，你可以問孩子：「這是什麼？」讓他說出正確的物件名稱，或是拿給你正確的文字圖卡。

這些密集練習對於發展文字與實物的初步神經連結可能很重要，不過，你還是必須持續利用隨機教導的機會。幫助孩子牢記所學到的東西的關鍵，就是在日常生活中幫助孩子歸納這些學過的東西。和孩子的老師保持密切聯繫，好好把握每個可以有意義的運用新單字的機會。一旦孩子發現到，他只要發出接近「餅乾」的發音，或是拿出「餅乾」的字卡跟你要餅乾，就能馬上獲得餅乾，他就較有可能記住這兩者之間的關聯。簡言之，想讓孩子記住學習的內容，就要試著把學習的內容變得有意義。

協助孩子回想單字

即使你已盡你所能的在日常生活中尋找練習的機會，讓單字變得實用且有意義，你的孩子可能還是有困難回想單字。當你說到或是當他閱讀到某個單字時，他或許記得這個單字的意思，但當他想要表達的時候，卻有可能沒辦法想起這個單字。換言之，如果沒有持續給予協助，孩子可能沒辦法回想起透過配對以及藉著有意義的使用而學到的事物之間的關聯，因此，孩子可能永遠都需要某些參考工具來協助他回想所欲表達的單字，例如單字庫、PECS 圖卡本，或是依照類別組織單字的 AT 裝置。

不過，最好且最有效率的參考來源當然還是你，因為你很了解孩子，通常猜得出他想要什麼，或是對什麼感興趣。你可以把單字／圖卡的選項領域縮減到孩子可以掌握的範圍。與其在單字庫、PECS 圖卡本或是 AT 裝置瀏覽冗長的單字列表或圖示選項，不如讓孩子從幾個單字／圖片選項挑出他要的單字。你可以一邊把標示著「書本」、「電視」與「戶外」的三張字卡或圖卡拿給孩子，一邊問孩子：「你接下來想做什麼？」可以考慮以選項板展示貼了魔鬼氈的卡片選項，這樣孩子就可以撕下並遞給你他想要的卡片選項，清楚表達他的想法。如果你的孩子進展到文字階段而不需要圖片，則可使用空白的薄板卡片與白板筆隨時隨地自製單字選單。等孩子能夠做出明確清楚的選擇之後，就可以省略撕魔鬼氈再把卡片遞給你的過程，直接要他從文字清單中指出或圈出他的選擇。

外出時我總會記得攜帶書寫工具，以便即時提供彼得可以圈選或用手指出的單字選項。如果我和彼得來到了公園，我可能會問他：「你想要先玩什麼？」然後給他一列單子來選，例如：鞦韆、沙坑與滑梯。（如果孩子不識字，目前市面上也提供一些可以透過智慧型手機或平板電腦存取的圖示介面應用程式。）如果沒有視覺的輔助，則直接提供口語的選擇：「要盪鞦韆還是要溜滑梯？」。如果孩子有仿說的習慣，傾向複述最後聽到的單字，則可以先說他可能會選擇的選項，再說干擾的選項，訓練他仔細聆聽，先思考再回答，而不是無意識的回答。如果他喜歡盪鞦韆，很怕溜滑梯，但卻回答：「溜滑梯」，因為這是他最後聽到的單字，就帶他去溜滑梯，這樣可以製造機會讓他做出另一次溝通的嘗試：「不要！」等孩子做出溝通的嘗試之後，就再一次以溫和的語氣重複剛才的問題：「要盪鞦韆還是要溜滑梯？」可以利用聲調突顯正確的選項（鞦韆），提示孩子做出正確的選擇。用這樣有耐心的堅持，幫助訓練孩子注意聽你說的話。

如何教導孩子組合單字（造句）？

你的孩子如果能夠使用數十個單字，不論有沒有輔助，這都表示他可能已經準備好學習造句了。

依照詞性做字彙分類

你可以依照單字的詞性把單字區分成不同的組別，然後依據組別教導單字，如此有助於學習片語與句子的結構。例如，可以把孩子會的字彙分成主詞（人、動物）、受詞（日常生活中必要或偏好的功能性項目）、動詞或「動作字彙」、地點的字彙（例如：裡面、外面、下面、前面與後面）與描述字彙（顏色、數目，以及大小、上下、冷熱等反義詞）。AT 裝置通常以不同顏色區分語句的各部分，你也可用同樣的原則設計字卡，譬如把不同的詞類寫在不同顏色的卡上。

機會教育工具：增加一個單字、使用引導片語、運用音樂

日常生活的教學可以從蘇斯曼（Sussman, 1999）的「**複述並增加**單字」原則著手。如果孩子的腳趾踢到東西，在那裡喊著：「好痛！」時，你可以試著說：「好痛，腳趾好痛。」如果他坐在鞦韆上，在那裡喊著「媽媽」，要你幫他推鞦韆時，可以回應：「媽媽，媽媽推。」如果他聽到消防警笛的聲音，在那裡嘀咕「太吵了」時，可以附和他說：「太吵了，消防車太吵了。」

可以教孩子一些**引導片語**（carrier phrases），例如：我要、我看到、我去，這些片語相當實用，很多地方都用得到，而且在孩子的腦部視為一個單位（Sussman, 1999, p. 100）。如果你的孩子跟你要「果汁」，就回應：「果汁，我要果汁。」然後拿著裝果汁的瓶子在旁邊等待孩子，等孩子說出「我要果汁」時，再倒一些果汁給他。[3]

音樂是可以用來教導語言概念與溝通技巧的另一項工具。「巧妙運用音樂」是蘇斯曼著作（Sussman, 1999, pp. 297-332）中很精彩的一個章節。有些經典兒歌已把語言概念的教學融入歌曲當中，例如，「頭兒肩膀膝腳趾」教導身體部位的名稱，「王老先生有塊地」教導動物名稱與動物叫

3 考夫曼（Kaufman, 2006a）針對運用障礙設計了密集的練習活動，其中包括引導片語的運用練習。

聲。有些經典歌曲可以輕鬆改編成任何你想教導的語言概念，例如，我用「繞著桑樹叢轉圈圈」（Here we go round the mulberry bush）教導彼得如何洗澡，我在蓮蓬頭外一邊示範一邊唱著：「我們這麼洗（手臂、腿、肚子、背等）」時，他就跟著我做動作，此外，我也用這首歌教他穿衣服、梳頭與刷牙的技巧。「你很高興你就……」是一首教導情緒的完美兒歌，可以一邊照鏡子一邊唱：「你很高興你就笑一笑」或者改成「你很傷心你就哭一下」。你也可以用「生日快樂歌」[4] 教孩子一些社交用語，例如：「你今天好嗎？」音樂是吸引孩子參與互動、模仿動作與練習語言的完美工具，當你只唱前面幾個字，要求孩子接著唱下去時，你的孩子一定會情不自禁的想要幫你「填空」。

如何運用結構式教學造句？

✦ 選擇值得描述的事物

再強調一次，要好好把握每次隨機教導的機會；不過，有些孩子一開始需要更密集的練習，才能學會造句。建議各位可以在造句教學時，教孩子練習描述移動的火車、水中的游魚、正在吃東西的嬰兒等簡單的動作圖片（圖片從書本、雜誌、Google 圖像或是教具目錄中即可取得）。最好能和孩子一起翻看家族照片、孩子喜歡的書籍或彩色雜誌，和孩子一起挑選圖片，這樣孩子對於描述圖片的練習可能會比較感興趣。另外，也可以利用孩子最喜歡的公仔或玩具創造靜物 3D 情境，或是拍攝公仔或玩具的照片創造情境，然後讓孩子描述這些情境，或是利用智慧型手機或其他手持式攝影機拍攝孩子感興趣的東西或是有意義的事件。選擇或拍攝相片時，盡量保持相片的清晰與簡單，背景不要有太多的干擾圖像。[5]

---

4 蘇斯曼（Sussman, 1999, p. 326）。你也可以用這首「生日快樂歌」教孩子「你幾歲……我＿＿＿歲，謝謝你。」

5 在教導孩子語言時，想要掌握什麼是與孩子興趣有關的教材，最好是自己製作。但是如果使用 iPhone、iPad 或 iPod touch 等這類電子裝置運用坊間有關語言教學的程式可以讓孩子做更多不同的練習。這些程式包括介係詞、造句、問句造句、故事創作和對話等的教學（目前的價錢都低於 10 美元）。費用較高的則有 TouchChat HD-AAC 或

✦ 製作每種詞性的單字選單

假設你的孩子很喜歡湯瑪士小火車影帶封面上一個正在移動的火車圖片，或者是《國家地理雜誌》裡一張水中游魚的彩色照片，也可能對一張弟弟小時候吃東西吃得到處都是的舊照片表示有興趣。如果已經會認字，你就可以製作不同詞性的單字選單，例如，製作「火車」、「魚」、「嬰兒」的主詞字卡，用魔鬼氈把這些字卡黏在主詞選單上，然後把「正在前進」、「正在游泳」與「正在吃」等動詞字卡黏在動詞選單上。如果你的孩子還不會認字，則可以用 PECS 圖卡取代字卡。

✦「主詞＋動詞」造句

教孩子從單字選單中挑出正確的選項，然後把這些選項貼在對應動作圖片下方的魔鬼氈造句條上，練習簡單的**主詞＋動詞**造句。把標示「主詞」的標籤放在造句條的第一個空格下方，標示「動詞」的標籤貼在造句條的第二個空格下方，單字選單的標題同樣也標示「主詞」與「動詞」，與造句條的標籤相互搭配。讓孩子挑出描述圖片的正確字卡，並把字卡貼到造句區。假設你給的是嬰兒吃東西的照片，照片下方是已經標好「主詞」與「動詞」標籤的造句條。接著遞給他一個主詞選單、一個動詞選單，提示孩子（記得依照提示順序給予孩子所需的最少提示）從主詞選單中挑出「嬰兒」字卡，並放到造句條的主詞空格，再從動詞選單中挑出「正在吃」字卡，並放到造句條的動詞空格。之後就慢慢減弱字卡選單標題與造句條下方的主詞、動詞標籤提示，看看孩子能否在沒有這些標籤的提示下造出「主詞＋動詞」的句子（例如：「嬰兒」＋「正在吃」）。

如果想要選擇較高科技的工具，則可考慮 Laureate 或其他公司推出的語言應用程式與電腦遊戲，這些語言應用程式與電腦遊戲也可以用來做類似的練習。AT 裝置的單字選單通常已經依照類別與詞性組織好了，所以一

是 Prologuo2Go，這兩種程式擁有全套的語言教學系列。家長們常常找不出時間搜尋哪一種程式最適合你的孩子，你可以請教孩子的 SLP 或 AT 專家。你也可以在下列的網站找到所有給自閉症患者使用的運用程式一覽表：http://appsineducation.blogspot.com/2011/12/monster-list-of-apps-for-people-with.html。

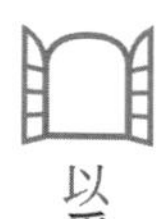

般都有助於片語與句子的構組。AT 裝置的其中一個好處是可以幫助孩子學習如何在腦中按照詞性組織單字（因為孩子就是透過詞性搜尋單字），並藉由排列詞類的方式學習構組句子。

✦ 運用多重屬性

接著或許可以試著用類似的程序教導「描述字彙＋名詞」的單字搭配，讓孩子先用一個描述字彙搭配不同的圖片，接著則是用兩個描述字彙搭配不同的圖片，寫下諸如「大的黃色正方形」、「小的黃色正方形」、「大的紅色正方形」、「兩個小正方形」、「一個大正方形」等的描述字彙，訓練他**注意多重線索**並學習運用各種不同的描述字彙。可以嘗試玩**屬性遊戲**（attribute games），讓孩子根據你提供的描述，從幾個選項中挑選一個吸引他的東西，或者反過來要他描述他想要玩的東西。例如，給他一個藍色的車子、一個藍色的火車、一個紅色的車子、一個紅色的火車，然後說：「我要一個藍色的火車」，讓他把藍色的火車放到你的手上，之後則交換角色，拿走所有的車子，改由他描述他想要的車子，請你拿給他，如果他全部都要，那你就有機會教他連接詞與數目怎麼使用了，例如，可以教他怎麼說「我要紅色火車**和**藍色火車」、「我要**兩個**車子和**兩個**火車」。

✦ 以三個詞類造句

孩子熟悉如何以兩個詞類組成片語之後，就進一步教他如何以三個詞類造句。可以嘗試造出**主詞＋動詞＋受詞**的句子，例如：「男孩正在吃冰淇淋」。手寫的自製字彙標籤的好處是可以更有彈性的組織這些標籤，教導孩子如何構組更複雜的句子。如果孩子可以很輕鬆的構組「主詞＋動詞＋受詞」的句子，就可以教他如何加入描述字彙。用男孩正在吃冰淇淋的圖片，教孩子描述男孩（提供描述字彙選單，例如：大、小、快樂、傷心），或許孩子會說「小男孩」，然後要他描述冰淇淋（提供描述字彙選單，例如：粉紅色、黃色、綠色、好吃的、難吃的），或許孩子會說「粉紅色的冰淇淋」。然後根據孩子的選擇製作一個「小男孩」的主詞字卡、一個「粉紅色冰淇淋」的受詞字卡，請孩子把三個添加了描述字彙的詞類貼在他的「主詞＋動詞＋受詞」造句條，他就可以順利造出「小男孩正在吃粉紅色的冰淇淋」這麼長的句子了。

♥ 回答「什麼」開頭的問句

我通常會捨棄傳統的詞類標籤，盡量少用術語。建議各位可以用「誰」代替「主詞」，以「正在做」代替動詞，以「什麼」代替受詞。在單字選單標題與造句條空格的下方標示這些單字，可以幫助孩子順利進入下一階段的語言發展——回答**「什麼」開頭的**問句。

假設你選了一張「男孩正在吃冰淇淋」的圖片，圖片下方是空白的答案區。可以提供孩子一個標示著「誰」（什麼人）的主詞選單，選單的內容則包括：男孩、女孩、嬰兒等單字；另外提供給孩子一個標示著「正在做」的動詞選單，選單的內容則包括：正在吃、正在走路、正在游泳；最後則提供給他一個標示著「什麼」的受詞選單，選單的內容包括：冰淇淋、爆米花、蘋果。如果孩子大部分的時間都是使用 PECS 圖卡或是 AT 裝置，則可在文字標籤旁邊加入「誰」、「正在做」、「什麼」的圖示[6]，如果你的孩子已經能夠認字，仍然可以利用圖示幫助他。

可以同時用視覺及口語的方式呈現每個**「什麼」**問句。視覺方面，可以把問題用手寫下、用 AT 裝置呈現出來，或是以圖像（PECS）呈現出來。你可以把問句中的**「什麼」**單字寫大一點或是以粗體寫下，並以重音說出這個單字。當你問「誰」時（例如：「**誰**在吃冰淇淋？」），孩子可以直接到「誰」（主詞）的選單挑選答案；當你問「他／她／牠**正在做**什麼？」時（例如：「男孩正在做什麼？」），他只要看著「正在做」的標籤就知道要從「正在做」（動詞）的選單挑選答案；當你問「什麼」時（例如：「男孩正在吃**什麼**？」），他就可以參考「什麼」

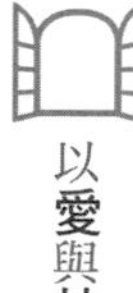

6 這些圖示可以在 Johnson-Mayer 的網站以及蘇斯曼的《話語之外》（Sussman, 1999, p. 251）取得。

（受詞）的選單。經過多次重複的練習，你就可以慢慢減弱單字選單中的「誰」、「正在做」、「什麼」標籤提示，讓他在沒有標籤提示的情況下回答**「什麼」**問句了。

✦ 方位用語[7]教學

語言教學中最具挑戰性但又饒富趣味的部分就是方位用語的使用。在教導方位用語時，可以利用這些用語下達方位指令，讓孩子依據指令爬到滑梯上方或是走到滑梯下方；也可以把洋芋片藏在盒子裡、桌子下、電腦後，和孩子玩尋寶遊戲。（你也可以告訴孩子寶藏藏在屋裡的哪個房間，透過尋寶遊戲幫助孩子學習屋內各個房間的名稱。）

對於程度更進階的孩子，則可使用公仔或玩偶編個捉迷藏的小故事。可以拿出一片金魚餅乾、一個鯊魚玩偶以及一個盒子，然後問孩子：「小金魚應該藏在哪裡？」請他從方位用語選單中挑選金魚的藏身地點（選單的內容或許可以包括：盒子下面、盒子後面以及盒子上面），然後提示孩子把金魚放在正確的地點。金魚藏好之後，就讓邪惡的大鯊魚游過來尋找小金魚，故意讓大鯊魚游到幾個錯誤的地點，使牠找不到小金魚，然後請孩子用這類用語造句，把金魚的藏身地點告訴鯊魚。如果孩子無法回想起他要的單字，則可讓他參考方位用語選單（希望孩子不要不願意告訴鯊魚金魚躲在哪裡才好）。如果孩子沒有主動造句，就可以教大鯊魚問孩子：「小金魚在哪裡？」然後提示他做出正確的回答，必要時可以使用選單輔助孩子。等鯊魚找到金魚時，就讓鯊魚和孩子一起分享小金魚。

也可以和孩子交換角色，由他來扮演大鯊魚，你來藏金魚餅乾。藏金魚的時候，請孩子摀住眼睛，藏好之後，請孩子詢問金魚的藏身地點。你也可以把金魚餅乾換成小熊軟糖、動物餅乾等任何食物角色。如果你的孩子很快就進入狀況，則可以改玩追逐遊戲（「金魚接下來應該要游到哪裡？」）。當然，如果孩子喜歡玩捉迷藏，而你也能找到另一個人一起玩

---

7 譯註：原文為「前置詞」或「介系詞」（preposition），中文無同等詞類。作者同意以「方位用語」代之。

時，就可以問孩子你們兩個應該躲到哪裡，或是你們兩個應該去哪裡找他，讓孩子練習使用方位用語。

在此我必須澄清一點：你可以運用單一方法或是結合各種方法幫助孩子練習造句，無論是要孩子從字卡選單、PECS 圖卡選單，或是 AT 裝置螢幕上（印有文字標籤）的圖示選單中挑選單字，只要是最適合孩子的方法都可以；不過，我想要特別建議各位，一定要鼓勵孩子盡力說出自己造的句子。口語練習相當實用，可以幫助孩子牢記所學，經由不斷的練習，孩子的句構能力就會有所提升。

如何以有條理的方式教導口語溝通？

有語言運用障礙的孩子在口語發音方面遭遇許多困難，包括動作計畫的困難（在協調嘴脣與舌頭肌肉方面以及吐氣發音方面遭遇困難）、記憶與回想單字的問題、單字排序與文法的問題。治療方式包括稍早討論過的各種調適方法，例如：運用 PECS、手語、AT 裝置，以及大量的發音與造句練習。你可以幫助孩子熟悉這些工具與練習，此外，最重要的是要提供溫暖與支持的環境，鼓勵孩子努力練習，展現無比的耐心與毅力，幫助孩子自我表達。[8]

考夫曼（Kaufman, 2006a, pp. 120-121）提出一個稱為「指令功能語言」（scripting functional language）的**語言提示順序**（order of speech prompts），以循序漸進的方式訓練有語言運用障礙的孩子說出單字、片語與句子。這套訓練的想法也和之前討論的原則一樣：只給予恰好足夠的與必要的提示，並隨著孩子的進步慢慢減弱提示。譬如你的孩子抬頭看著裝餅乾的罐子，然後遞給你標示著「餅乾」的圖片或字卡。如果你的孩子這時才在學習圖卡／字卡交換，你可以馬上拿出餅乾獎勵他；但如果你的孩子已經熟悉卡片交換的概念，就表示他已經準備好學習新概念了。若你接著想要教

8 有些有語言運用障礙的孩子如果感受到壓力就會結巴。先不給孩子他想要的東西對某些孩子來說可能太嚴苛了。可以請教孩子的語言治療師，選擇最好的教學方式教導孩子。

他口語溝通，就可依照以下的提示順序，以有條理的方式挑戰孩子。

提示與塑造話語

最不具有攪擾性的提示就是等待。假設你的孩子拿出 PECS 圖卡或字卡跟你交換餅乾，你可以一邊舉起他剛剛遞給你的餅乾卡片，一邊指著卡片說：「我知道你想要（暫停）。」然後注視著他，看看他會不會說出他要的東西。如果他沒反應，就給予手勢提示，比出「餅乾」的手勢。如果他還是沒反應，就說：「餅乾」，等孩子試著模仿你時，再把餅乾遞給他。考夫曼強調，父母必須強化孩子最好的發音表現，就算最棒的發音還是差強人意也沒關係。例如，剛開始的時候，只要孩子發出「ㄅ ㄍ」的音，父母就很高興的拿出一塊（或一小片）餅乾獎勵他，等孩子經由練習慢慢進步後，就要等孩子發出更好的發音，再給他獎勵，例如，先是「ㄅㄧ ㄍㄢ」，再來是「ㄅㄧˇ ㄍㄢ」，最後則是「ㄅㄧㄥˇ ㄍㄢ」（Kaufman, 2006a）。考夫曼（Kaufman, 2006b）的「語言治療例題」（Speech Praxis Treatment Kit）收錄了「塑造卡片」，從發音最簡單的「貝殼」（Shells）開始，列出每個單字的近似發音順序。教導並獎勵孩子發出簡化的近似發音，可以讓孩子在塑造過程的每個階段都有滿滿的成就感。[9]

增添引導片語

如果要教孩子造一個完整的句子，可以試著把標示著「我要」的 PECS 圖卡及／或字卡放到你的選擇板上，並運用口語指令、手勢提示或身體提示（給予最不具攪擾性的必要提示），讓孩子把卡片放到他的造句條，然後要他把「餅乾」卡片放在「我要」卡片後面，一樣也是給予最不具攪擾性的必要提示。試著以考夫曼的語言提示順序，幫助孩子說出他的造句。問他一個要／不要問句，把他回答時需要用到的單字都包含在問句中，例

9　考夫曼（Kaufman, 2006a）還提供母音和子音的手勢提示技巧，探討了其他各種提示方法，例如：以某個單字的嘴形給予提示（口說位置提示）、文字提示（使用自然發音）、反向連鎖提示（以「cookie」為例，一開始先教導孩子發出「ee」的音，等孩子發出「ee」的音就給予獎勵，之後則依序教導與獎勵孩子發出 kee→ookee→cookie 的音）。

如：「你要餅乾嗎？」幫助孩子發出最棒的「要」的音，或是以點頭的方式表示，然後下達一個口說指令，把他回答時需要用到的單字都包含在指令中，例如：「跟我說，『我要餅乾。』」

剛開始的時候，你或許可以接受孩子把「我要」說成「ㄨㄛ ㄠ」，之後則要等到孩子發出更棒的發音（例如：「ㄨㄛ ㄧㄠ」或「我 ㄧㄠ」）再給孩子餅乾。你不需要等到孩子發出完美的「餅乾」，再來要求孩子說出一整個句子。例如，你說：「我要」，他說：「ㄨㄛ ㄠ」，你說：「餅乾」，他說：「ㄅㄧ ㄍ」，你就可以說：「我要餅乾。」如果你的孩子可以馬上發出「ㄨㄛ ㄠ ㄅㄧ ㄍ」，就給他一大塊餅乾好好獎勵他。等到孩子想要吃餅乾就能馬上發出相同程度的發音時，即可開始進入「塑造」的階段。如果你的孩子了解自然發音，則可以指著造句條的單字，以視覺提示的方式幫助他發出正確的發音。

構組與拆解

「構組」與「拆解」（Sussman, 1999, p. 208）是教導孩子組織句子時相當實用的概念。前一段提到的例子就是一個構組的例子。你說：「我要」，孩子跟著說：「我要」；你說：「餅乾」，孩子跟著說：「餅乾」；你說：「我要餅乾」，孩子跟著說：「我要餅乾」。構組的相反就是拆解。你對孩子說「我要餅乾」而孩子沒反應時，就可以把句子拆開，先說：「我要」，孩子跟著說：「我要」，再說：「餅乾」，孩子跟著說：「餅乾」，接著再嘗試構組句子：「我要餅乾。」（希望孩子可以跟著說：「我要餅乾。」）構組與拆解的概念可以合併運用。如果你的孩子摔跤傷到膝蓋，他可能會很焦急的跑來告訴你，這時，你或許就可以先一邊指著他的膝蓋，一邊說：「傷到膝蓋」，接著一邊以雙手比出「摔跤」的手勢，一邊說：「彼得摔跤。」最後則說：「彼得摔跤了，傷到膝蓋。」

運用提示順序引導孩子說出句子

如果句子無論構組起來或拆解開來都還是太長，就可以嘗試運用考夫曼（Kaufman, 2006a, p. 121）的「指令功能語言」提示順序，教孩子跟著你一次一個字的說出整個句子，等孩子能夠輕鬆完成這項任務之後，再逐步減弱提示，只說：「我要（暫停）。」或是：「彼得摔跤，傷到（暫停）。」最後一個單字不要說。等孩子能夠輕鬆完成這項任務之後，再進一步減少提示，只說出第一個單字以及第二個單字的第一個發音，例如：「我 ㄧ……」（如果孩子無法在沒有第一個發音提示的情況下說出句子裡最後一個單字，你可以提示：「我要……ㄅ……ㄍ……」）、「彼得，ㄕ……ㄉ……（暫停）。」等他能夠輕鬆完成這項任務之後，就改以嘴形發出每個單字的第一個發音給予提示。接著則改以嘴形發出句子第一個單字的第一個發音給予提示。最後，你或許就只需要等他說出完整的句子，或者對他說：「告訴我你想要什麼」，或是在他把造句卡片拿給你時告訴他：「用說的」，並在他說句子的時候，幫忙指著相對應的文字或圖片，或是給予必要的手勢提示。

一點一滴的累積，幫助孩子牢記：常使用的請求用語、回答是／否、社交話語

透過口說練習一點一滴的累積，可幫助孩子牢記所學。試著運用口語提示順序，教導孩子以口說的方式提出重要請求，例如：喝水、尿尿（或是其他上廁所的用語）、痛、吃、幫忙，並運用「我要」這個引導片語。

教孩子說「好」、「不好」或以點頭搖頭表示喜歡或不喜歡時，可以提供孩子想要及不想要的幾樣東西讓孩子選擇。例如，可以把紅蘿蔔放到他的盤子裡，跟他一起坐下來，一邊吃著你的爆米花，一邊問他：「點心吃紅蘿蔔好不好？」等孩子伸手去拿你的爆米花時，就再問一次剛剛的問題，並提示他以口說或搖頭的方式表達「不好」。接著再拿爆米花問他：「要不要吃爆米花？」提示他說「好」或點頭，然後給他爆米花。[10]

---

10 孩子可能需要一段時間才能學會有意義的運用「要與不要」。就算孩子知道自己想要什麼、不要什麼，但由於腦部控制話語的部分背叛了他，使他產生「言語錯亂」（paraphasic errors），導致他可能在不由自主的情況下說出違背心意的話。你可以利用 PECS 幫助孩子做出符合心意的選擇，然後帶著孩子做「要與不要」的練習。

幫助孩子學習「請」、「謝謝」、「歡迎」、「不客氣」、「對不起」、「哈囉」、「再見」等幾種社交話語對孩子也很有幫助。孩子雖然也可以利用 PECS 圖卡或是 AT 裝置學習這些話語，不過，由於這些話語經常用到，而且運用的機會來得快，去得也快，他可能沒辦法即時出示正確的卡片或是 AT 裝置，因此同時學習如何說出這些話語或做出這些話語的手勢是很有用的。持續訓練孩子，使他養成習慣，他就可以自然而然或是在極少提示的情況下，說出或者同時比出這些社交話語了。我常常會請別人先不給彼得他要的東西，等他說了「請」或「謝謝」之後再給他。這種暫停往往是彼得唯一需要的提示。教會孩子這些簡單的社交禮儀之後，別人對於孩子的觀感往往就會有很大程度的提升。

♥ 以電話練習社交話語的遊戲

這是我自創的遊戲，目的是為了教導彼得如何使用電話，然而，遊戲過程中也出現許多練習社交話語的機會。我們在遊戲開始與結束時都會唱「海灣求生」（Down by the bay），所以就把這個遊戲命名為「海灣求生」。遊戲時，彼得和弟弟會坐在起居室的沙發上，假裝沙發是「海灣」裡的一個島嶼，我則坐在位於「岸邊」的店內。我的商店離他們的島嶼有點遠，不過還在他們的視線範圍以內。我用的是家裡的電話，孩子們用的是我的手機。兩個孩子輪流打電話給我。彼得能背出完整的電話號碼。（我們一開始時先替他撥電話，留最後一個號碼讓他自己撥，接著是留最後兩個號碼，再來則是留最後三個號碼，透過這種方式慢慢訓練他。）我把店裡的小點心展示在托盤上（你也可以提供菜單供孩子點餐），讓孩子打電話告訴我他們想要點的東西，點完餐後，我就會把他們點的點心放到「船」（一個綁著繩子的洗衣籃）上，讓他們把「船」拉過去（繩子的另一邊在孩子那邊）享用點心。他們講電話時，要學習記住哈囉（喂）、再見、請、謝謝等電話禮儀。

學習以打字的方式溝通

不知多少次，我曾把打字鍵盤放在彼得的面前，試圖教他用打字的方法告訴我他想要吃的食物，例如果凍、義大利麵等。如果我重複替他拼出這些字的字母，他可能會稍感興趣，最後自己把這些字打出來，但是常常都是錯誤百出。雖然如此，我還是每次都把鍵盤拿出來，而每次都像是從頭開始。那時我以為他的視覺記憶以及拼字的能力是受損的。

所以當彼得在些許身體的協助或是觸摸的情形下，第一次試圖以打字的方式溝通時，我大吃一驚。引導人員似乎只是扶起他的前臂，彼得就開始打出相當複雜的字句。我問彼得他對他所用的 AT 裝置有什麼想法的時候，他用打字告訴我「螢幕上的圖標沒有用」，我驚呆了，而我先生則真的是從椅子上跌下來。從那一刻起，我和彼得走上了發現之旅，彼得展現了優異的文學與抽象思考的能力。

「輔助溝通」（facilitated communication, FC）這種溝通方式有相當的爭議，反對的人認為引導的人員如果對孩子不了解，不論他們是冒牌專業的還是好意的，孩子在他們的引導下打出來的可能不是孩子自己的想法而是引導人員的想法。所以如果你要用這種方法，必須由你親自做孩子的引導，或是當孩子學習時你必須在場。你能夠感覺到是你的孩子在主導，他所表達的會令你驚訝。首先，使用分離式的鍵盤比較理想，因為你可以安排適當的角度配合孩子的運用障礙。開始的時候扶著孩子的手腕，讓他用一隻手指來打。每打一下就把他的手腕扶起，試著有節奏的扶起和放下。一開始時，用只需要以單字回答的問題，等孩子逐漸對鍵盤熟悉後再進入詞句。提出的問題要配合孩子的興趣，啟發他想要和你溝通的動機。逐漸減少你提供的協助，從扶手腕改成扶前臂，到上臂，然後到肩膀。有一天你會驚訝的發現，你只要把鍵盤拿出來，孩子就自動的用打字的方式告訴你他想要吃什麼。

FC 溝通方式對於無法用口語溝通或是口語溝通能力較弱的孩子可能是一個好的方式。後者常常使用「自動語言」，意思是說重複述說他們所知道的但是對當時的情境毫無意義的詞句。彼得第一次參加團體露營活動的營火晚會時，他坐在那裡重複的說：「爸爸，坐車兜風，家，床。」於是有一位義工問他是否要回家。雖然彼得口裡繼續說著同樣的字，但是他打出了「只是開玩笑啦！我很喜歡這裡。」我想彼得不是真的要捉弄人，但是他的下腦在掌控他。常常我們對於自己到底是焦慮或興奮也是分不清楚的。在焦慮和恐懼的時候，是我們的下腦當家。在這裡當彼得開始用 FC 溝通的時候他的上腦說話了，表達他對露營感到很興奮。

一開始孩子可能需要你的指導，你也會擔心是你在替他打字。你可以打一些你們一起經歷的事情，例如：「我們一起去叔叔家玩好開心……，記得他的名字嗎？」「我最喜歡坐雲霄飛車，還有旋轉木馬。你最喜歡的是什麼？」「路加看起來很想吃冰淇淋，你要不要？讓我想想你最愛的口味是什麼來著？」也可以用學校的學科做題目。和孩子一起閱讀有關牧場裡飼養的動物，然後問孩子：「什麼動物生產牛乳？」必要時可以把動物的名稱寫在提示卡，讓孩子選擇正確的卡片，然後參考卡片打出正確的字。如果他需要更多的協助，就在卡片加上動物的圖片。另外一種方式是把寫在卡片上的字母鏤空，讓孩子玩拼圖遊戲，把正確的字母放進鏤空的位置，再讓他打出或者說出字母的名稱，並指出鍵盤上字母所在的位置（Mukhopadhyay, 2013）。

打字練習開始時我會先幫忙。等彼得自己把手腕或前臂放好後我們就開始。我會在他不注意的時候減低協助，只是把手放在旁邊做出準備的動作，但是只要彼得開始流利的打字時就鬆手。如果看到他似乎是分神或是忘記寫到哪裡，我就會幫忙他退回一兩行，重讀一遍他前面寫過的，然後把他的手腕扶起幫助他「完成他的思路」。如果他在回答閱讀理解問題時離題，例如「故事裡的英雄在和恐龍戰鬥之後做了什麼？」我會引導他重複問題中相關的字眼，例如「與恐龍戰鬥之後，英雄就……」然後讓彼得自己繼續。你需要同時注意鍵盤和螢幕，掌握孩子按錯鍵的問題，圈出他要打的字。很多時候看起來文理不通的字句其實不完全是胡扯，而是因為按錯鍵，你這時就可以幫助他整理頭緒，詢問孩子：「你的意思是不是……？」讓他在你的協助之下打出正確的字。

學習使用 FC 猶如跳舞。不要急著把你的舞伴推開。學習這個溝通的

方式對孩子有多方位的幫助。當你拿起孩子的手，把它們放在正確的位置，輕輕的搖一搖時，你在提醒他要注意。扶起手腕，在必要時甚至可以引導他的手，協助他開始打出句子，這樣做能夠訓練繞過腦部基底神經的錯誤連結。由於你在旁提供流暢的節奏，使孩子的練習能夠持續進行。當孩子開始打出一些毫無意義的東西時，及時制止並指正是幫助他培養監控和克制的能力。提醒孩子什麼時候需要用不同的字眼，可以幫助他增強預期事情的能力。暫停並問他打的字是否正確，在教導他學習改正錯誤。運用 FC 溝通，能夠調和神經系統運用障礙方面執行功能的缺陷。

FC 溝通方式最重要的好處在於人際關係的建立；孩子會有一個關切而且配合他的人在旁以打字的方式和他溝通，協助他啟動中斷的起始訊號，鼓勵他把想說的話語打出來。在學校裡，彼得的輔導老師有時將協助減低到只把手放在他的肩膀上。如果她把手拿開，他就會停止打字。曾經有人問過彼得他對使用 FC 的建議，他說，「打字的時候最好跟你喜歡的人在一起，那是很重要的。」神經發育正常的孩子在他們熟識的人面前常常比較勇敢，比較外向，溝通得比較順暢。我想我們自閉症的孩子所面對的障礙更嚴重，所以更需要在那些對他們有信心，並且知道要如何幫助他們的人面前，才能激發他們努力進行溝通的動機。

如果你的孩子在學習 FC 溝通方式時有抗拒的情形，不要覺得你失敗了。不是所有的孩子都像彼得的情形，包括那些和父母關係很好的孩子在內。也許你的孩子需要做更多語言的練習。各位可以從本章前面所敘述的內容看到，在彼得使用 FC 之前，我們花了十四年的時間打下語言的基礎。所以彼得已經熟習象徵性語言的用法、拼音系統，以及如何造句。其他許多成功使用 FC 的家庭，一開始的時候是用 Soma Mukhopadhyay 的快速提示方法，以字母板學習。

開始學習 FC 時，最好找一位有經驗的協調人員教導你的孩子，同時也指導你。這就像學跳舞，一開始如果有一個會跳舞的舞伴，你的學習經驗會較順利、較愉快。有時孩子抗拒是因為你們之間溝通的常態有所改變。有一個青少年與她的輔導老師用打字溝通得很流利，但是拒絕用同樣的方法和她的父親溝通，她說因為和父親的關係已經很好了。而她的母親則花了一年多的時間，天天練習，才做到用打字和孩子溝通。

所以各位家長，如果你的孩子有運用障礙，無法以語言溝通，或是雖然可以口說但是不流利，我極力推薦各位至少要試一試 FC 溝通方式。你可以用任何形式的鍵盤，或者用紙板做的鍵盤也可以。只要你抬起孩子的手腕，試一試。就算你不確定打出來的字是出自你或是孩子，只要孩子開開心心的，表示有興趣，就繼續下去。我們的孩子不懂得要忍耐配合。但是最低限度，你可以和孩子一起享受這個互動的練習。如果能夠成功，你就給了孩子一個表達的工具，開啟他內心世界的那扇門。

結論：現在你知道原則了

各位現在已經了解幫助孩子建立基本溝通系統的必要原則了。人的腦部是一個很神奇的器官，我們無法預測腦部在繞過受損的語言區域會運用哪些區域，而這些受損的區域之後又會發展出哪些新的迴路去支援其他區域的發展。但是我們已經知道腦部的區域會相互支援，某個區域的發展可能會進一步引導其他區域的發展，因此，在運用教學方法時必須保留彈性、採取折衷的策略。手語、歌曲、PECS、口語、文字、AT 裝置等不同的溝通形式，在不同的場合與不同的腦部發展階段會產生不同的效果。

溝通的基礎是互動，增進孩子對互動的欲望就能激發他溝通的意圖，因此，你的遊戲迴路就是引導孩子參與對話的第一步，這些對話內容會隨著孩子的認知發展慢慢增加。孩子的認知發展由具體進展到圖像，再由圖像進展到符號，孩子的溝通模式則由動作進展到手勢，再由手勢進展到話語。

以下這些對話原則適用於每個發展階段：首先要融入孩子的興趣，找到吸引孩子的「圈套」或「回饋」，以便讓孩子願意付出努力，嘗試溝通；同時詮釋孩子的想法，「幫他說出他想要說的話」，展現你對他的配合，當孩子知道你在聆聽他的想法、了解他的想法時，就會更願意配合你；另外，與孩子對話時，可以提供孩子喜歡的活動、食物、玩具、獎品等實質的獎勵，或是新奇的事物（動物園裡的動物或是遊行隊伍裡的花車）；還有在遊戲迴路、保管者／接收者的互動對話架構中要求孩子做出溝通的嘗試——可以是動作、手勢或是話語形式的溝通，可以運用任何孩子熟悉的溝通模式（例如：手勢、PECS、AT 裝置、文字、口語或是融合多種溝通模式）；堅持孩子一定要做出溝通的嘗試，並依據孩子付出的努力程度給予相當的回饋。

你可以在孩子練習溝通的過程中，運用下列方法協助孩子：在給予機會教育之前，先以分段嘗試法訓練孩子（透過密集練習的方式教導單字，訓練孩子將這些單字運用於日常對話中）；運用結構式教學協助孩子學習句構（把單字依據詞類分類，然後依據詞性教導單字；使用引導片語並運用「主詞＋動詞」、「主詞＋動詞＋受詞」的模式教導孩子；教導孩子如何運用修飾語和方位用語）；利用單字庫、PECS 圖卡或 AT 裝置幫助孩子回想單字；運用「塑造」原則，以循序漸進的方式引導孩子發出正確的音，並運用考夫曼的語言提示順序幫助孩子說出完整的句子。

不過，這些方法再怎麼重要，也比不上你溫暖的鼓勵與耐心的支持。此外，趣味也是不可或缺的要素。找出趣味元素，把互動建立在趣味的基礎上，才能讓對話持續下去。

♥ 水果攤

彼得的地板時間專家帶來了一個新遊戲，遊戲的名稱是「水果攤」。這是一個硬紙板做成的直立水果攤，上面擺放著各種彩色塑膠玩具水果，每個人輪流旋轉轉盤，看看轉盤的指針指向哪種顏色與數目，然後用鑷子挑選指示數目與顏色的水果。挑選水果時，不能讓其他水果掉下來，最後看誰夾到最多水果，誰就贏了。哇！我數算了各種可能性：彼得可以大聲數數字、做算術練習、說出不同的顏色與水果的名稱，把轉盤與鑷子交給對方以及評論對方的表現時，還可以練習社交用語，這個遊戲實在太棒了！

只可惜，彼得一點興趣也沒有，他只想躺在沙發上緊抱坐墊。對了！獎勵！「來吧，彼得！我們來比賽！要是我贏了，我就要坐到你身上！」一說完，我就拿起我的鑷子，依照轉盤的指示（轉盤落在紅色的指示上）挑了一顆草莓，彼得發現了我的企圖，於是也拿起他的鑷子參與遊戲，最後我以些微的差距獲勝了。「哈！我贏了！」我一邊歡呼，一邊誇張的坐到彼得身上，把枕頭都給撞飛了。彼得開始咯咯笑。「來吧，彼得，別再浪費時間了！」說完，我就像是扣安全帶一樣，把他的手環繞在我的腰間，開始「騎著機車」到處奔馳，最後和彼得一起跌坐在沙發上。「好了，接下來該換誰了？」沒等我說完，彼得就迫不及待的跑去轉轉盤了。

最後，我假裝不知道該拿什麼水果以及該拿幾個，必須由彼得告訴我，藉此製造機會引導他說出水果與顏色的名稱、練習算算術。不過，活動的高潮與趣味其實是彼得想要「騎著機車」到處奔馳、壓扁媽媽或被媽媽壓扁的欲望。

所以說，要找到趣味的元素，把溝通與互動建立在趣味的基礎上，情緒與親子關係往往是驅動學習與溝通的原動力。

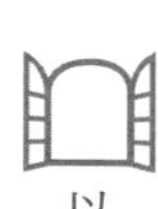

Chapter 10 教導非口語溝通

我之前參加過挪威心理學家席薇珍博士（Bodil Sivertsen）發表的一場精彩演說，這場演說至今仍令我印象深刻。她邀請一位自願上台的觀眾坐在她對面，他們兩人之間隔著一張桌子，桌上放了一些文具。這位觀眾坐定之後，她就開始拿起桌上的物件，面帶微笑的一邊說挪威語一邊生動的比畫著。這位自願觀眾不曉得她在說什麼，台下的觀眾也聽得一頭霧水。

接著，席薇珍博士重新來過。她把桌上的物件整齊的排成一排，然後拿起其中一個物件，注視著這位自願者，以挪威語說出這個物件的名稱，並示意自願者跟著唸。她把每樣物件都拿起來，重複剛剛的程序，面帶微笑的鼓勵這位自願者跟著唸。這位自願者完全了解她在說什麼，因為她會一邊展示物件，一邊說出這個東西的名稱，學生說對了，她會面帶微笑的點頭鼓勵，學生說錯了，她則會一邊搖頭一邊糾正發音。這位自願者學到許多挪威語單字，而且也很享受這堂課。

運用四 S 原則

蘇斯曼（Sussman, 1999, p. 194）在《話語之外》論述了非口語溝通的重要性。她教孩子說話時，會把握**「四 S」原則**（Four S's）：少說（say less）、強調（stress）、放慢速度（go slow）與展示（show）。席薇珍博士在課堂上運用的正是這四項原則：她以親切中帶著威嚴的肢體語言樹立了老師的權威；她把幾樣東西整齊的排列在桌上，然後拿起來逐一講解；她運用手勢示意自願者坐在桌子旁邊及注視桌上的物件；她以手勢傳達所有的指令，一次拿起一個物件，並以手勢示意學生跟著唸；她的點頭微笑與和藹的語調提供了增強作用，產生一定程度的情感交流，為現場帶來了歡笑與趣味；她會用眼神指東西、示意學生何時輪到他唸單字，並以微笑表露情緒；她會一一唸出物件的名稱，並在想要特別吸引學生注意、糾正發音以及鼓勵學生時加強語氣與音調。

口說語言在有聽覺處理障礙的孩子聽來，就像我們這些說英語的人聽到挪威語一樣，有聽沒有懂，因此，我們與孩子溝通時，必須像席薇珍博士與那位自願者的溝通一樣，運用各種非口語提示。我們的孩子雖然沒辦法像神經發育正常的孩子一樣，立即接收到非口語提示，不過，他們確實有接收與回應這些非口語提示的潛能。

身為父母與老師的我們，必須盡可能的清楚表達甚至誇大非口語提示，並透過持續的練習，幫助孩子慢慢了解這些非口語提示。與孩子溝通時，如果能持續運用手勢、話語以及符合情境的高昂情緒，孩子對此關鍵領域的理解就會有所進步，簡言之，就是要把握四 S 原則。運用手勢、音調以及環境中的視覺提示強調想要呈現的內容，對於學語前的孩子尤其重要。

非口語溝通的重要性

就算孩子已經學會運用一些話語，我們仍然必須持續加強孩子的非口語溝通，畢竟情緒溝通的絕大部分用到的是非口語提示。事實上，只有 7%

的情緒是透過話語表達，有超過 50% 的情緒表達是透過肢體語言傳達，剩餘的 30%-40% 則是透過語氣、音調、音量等「附屬語言」表達（Shapiro, 2003, p. 237）。很可惜的是，自閉症患者一般很難解讀他人的肢體語言，而且無法自然發展出手勢溝通的能力。缺乏眼神接觸、不會用手指東西是自閉症最早期的兩個徵兆。

非口語溝通非常重要，但是我們的孩子無法自然的理解非口語溝通，因此我們必須特別花心思，幫助孩子熟悉非口語溝通的能力。非口語溝通技巧包括：跟隨他人的眼神；透過自然的眼神接觸、參考不同的臉部表情以了解回應與訊息；理解及運用手勢（例如：用手指東西、揮手）；調整身體位置以顯示專注；透過臉部表情與身體姿勢解讀他人的情緒。很可惜的是，學會口語溝通後，有些孩子就會完全略過這些重要技能的學習。

在日常生活情境透過詳盡的訓練教導非口語溝通技能

我們必須好好把握孩子的學語前階段，幫助孩子培養表達與接收非口語訊息的能力，而且就算孩子已經發展出話語能力（口語、文字或圖像），我們仍然必須持續運用實例，詳盡的教導孩子非口語溝通技能。除了示範如何比手勢、指東西、轉換語調之外，如果還有多餘的時間，則可以更仔細的訓練孩子。譬如當他發表完意見，終於抬頭看著你，等待你的回應時，你或許可以這麼說：「噢，原來你在跟**我**講話啊！」孩子跟你提出要求時，可以先停頓片刻，直到他注視你的時候，再回應他的要求：「噢，原來你要**我**去拿啊，好的。」然後把他要的東西拿給他。孩子站在爸爸旁邊等著問他問題時，可以提示孩子拍拍爸爸的肩膀，好讓爸爸注意到他。你從眼角餘光發現孩子正在等你拿什麼給他時，不要直接問：「你要什麼？」可以試著拍拍自己的肩膀，提示他模仿你的動作，教他如何以非口語溝通吸引你的注意。

最重要的是要在孩子做出正面的嘗試之後，鼓勵他再接再厲。例如，看見他從學校操場的對面跟你和一位朋友揮手，就熱情的跟他揮揮手，之後再用話語肯定他的表現：「我剛剛看見你在跟我和嘉比揮手，這樣很友善、很棒喔！」他幫你開門時，可以先謝謝他，之後再肯定他的表現：「我很喜歡你替我開門，這是很紳士的表現喔！」

製造更多教導非口語溝通的機會

將非口語溝通目標納入孩子的個別化教育計畫

機會教育通常是教導非口語溝通最有意義的方式，不過，機會往往可遇不可求。為了讓孩子獲得更多的練習機會，可以在孩子的個別化教育計畫（IEP）寫下幾個非口語溝通目標，請大家幫忙找機會，讓孩子在家裡與學校都能練習手勢、眼神接觸等非口語溝通。例如，老師可以要求孩子，早上進到教室時都要跟她和一位同學打招呼，打招呼時至少要短暫注視對方並跟對方揮手。此外，老師也可以每天要求孩子幫忙傳達訊息給一位助教或其他大人，讓孩子有機會輕拍對方的肩膀，等待對方注意自己；不過，這些練習都沒有透過遊戲反覆練習來得有效。

著重於非口語溝通的遊戲

葛斯丁（Gutstein, 2002a）的《兒童人際發展活動手冊》收錄許多有關非口語溝通的活動與遊戲，有助於訓練跟隨眼神、解讀他人的臉部表情與肢體語言、運用眼神指東西並示意別人注意、協調動作等能力。每項活動都著重於單一技巧的培養，把日常溝通複雜的非口語訊息拆解成易於學習的步驟。在一開始的練習活動，葛斯丁甚至要求大家不准講話，以便孩子把所有的精神與注意力集中在非口語溝通。薇娜博士（Winner, 2005, 2007）也提出許多很棒的想法，幫助高功能自閉症與亞斯伯格症患者訓練這方面的能力。

「眼睛」會說話！

以下介紹幾個我最喜歡的實用遊戲與想法，其中有許多是改編自葛斯丁（Gutstein, 2002a, 2002b）書中所提到的遊戲，有助於訓練眼神接觸。

彼得六歲時，我們帶他去探望高齡八十四歲極度重聽的外公。在此之前，我一直很努力訓練彼得，希望能夠提升他的眼神接觸能力。我們玩過許多次「停止／出發」遊戲，遊戲規則是：彼得說「出發」的時候要注視我的眼睛，否則我就待在原地不動。我很沒耐心，總是會直接把臉貼過去，好讓彼得可以更輕鬆快速的注視我的眼神。

快要離開時，我提醒彼得記得跟爺爺（彼得稱呼外公為「爺爺」）說再見。我萬萬沒想到，彼得竟然會把我拿來訓練他的那一套原封不動的搬過來用。只見他直接把臉貼過去（外公那時坐在椅子上），瞪大雙眼直視外公說：「拜，爺爺。」害我忍不住大笑——我只能說，彼得學得實在太像了。這讓我想起一句諺語：「老師們要注意，你怎麼教，學生們就怎麼學。」

這句諺語用在教導眼神接觸再適合不過了。早期教導自閉症孩子眼神接觸時，老師會要求孩子注視他幾秒鐘，然後在孩子完成任務時給予獎勵；不過，經過不斷的重複再重複，有時候可能會導致孩子的注視變得既不自然又無意義，而且這種方式訓練出來的注視，有時反而會產生極不討喜的反效果。我的錯誤示範也使彼得有樣學樣，以極其怪異的方式注視外公，雖然結果還滿甜蜜的，而且也達到了溝通的目的。但是有了那次的經驗之後，我現在都會把腰彎到彼得能夠平視我的高度，等彼得自己來注視我，而彼得再也沒有出現臉貼臉的注視舉動了。眼神接觸目前對彼得而言仍然有點吃力，而且有時還是必須依賴提示，不過，他已經能夠以較自然且有意義的方式注視別人的眼睛了。

眼神可以溝通的東西太多了。在我們的文化，眼神接觸意味關懷與注意，缺乏眼神接觸會令人覺得冷漠與生疏。我們以眼神接觸表示尊重，以眼睛、眉毛、額頭傳達快樂、傷心、憤怒、害怕、驚訝等情緒。我們也利用眼神接觸吸引別人的注意，利用眼神來顯示我們正在注意誰、與誰交談，也利用眼神來「指」東西。

✦ 以「雷射眼」的遊戲訓練眼神注視

教導眼神接觸最好的方法，就是透過遊戲與日常互動，讓孩子了解眼神接觸的實用性。剛開始的時候，或許可以玩一些誇大眼神接觸效果的遊戲。彼得還小的時候，我常常帶他去游泳池，每當他在階梯上自顧自地安靜玩耍時，我就會假扮成海怪，一邊大聲潑水一邊警告他：「我快要抓到你囉！」如果他轉過頭來注視我，我就會以誇大的動作潛回水裡，然後說：「啊，我被你的雷射眼電到了！」如果他沒有轉過頭來注視我，我就會過去呵他癢或是抓住他的腰，讓他在水中旋轉。等彼得暖好身、比較進入狀況之後，我才會漸漸改用比較安靜的方法與他互動。除了這個遊戲之外，也可參考葛斯丁（Gutstein, 2002a）提出的類似的遊戲：慢慢靠近孩子，如果孩子不注視你，就過去呵孩子癢，或是做一些調皮的舉動。

✦ 「我看不見你的話！」

接著可以考慮教導孩子利用眼神接觸吸引他人的注意，向他人示意改變或展開新的行動。做此項訓練時，先讓孩子投入趣味遊戲迴路，等孩子注視你的眼睛之後，再給孩子他想要的回饋。假設你和另一半正在跟孩子玩豆袋椅遊戲，你們把豆袋椅堆高，並讓孩子坐在頂端的一個豆袋椅上，然後在數到三時，讓孩子像滑雪橇一樣滑下去。孩子熟悉這個迴路遊戲並開始期盼滑下去的感覺時，就要求孩子在數到三的時候注視你們，等孩子注視你們的時候，就對孩子點頭微笑，讓孩子像滑雪橇一樣滑下去；如果數到三並停頓下來，孩子還是沒有反應，你們或許就可以利用口說提示提醒孩子：「我看不見你的話！」（Gutstein, 2002a）。[1]

你也可以利用做家事或做其他例行事務的機會訓練眼神接觸。假設你

1 葛斯丁建議，可以利用這句話提示孩子說話時要與你眼神接觸。

和另一半正忙著把買回來的東西從車上拿下來，你們其中一個人站在前門，另一個站在車子的後車廂旁。你們可以要求孩子來回穿梭，幫忙把較輕的東西從後車廂遞到前門，並且在孩子抵達時給予他想要的回饋，例如，把孩子抱起來盪鞦韆或是和孩子擊掌。然後當他下一趟回來期待好玩的回饋動作時，要等他用眼神注視你們之後，再開心的給予獎勵。

✦ 利用眼神接觸交流情感

這個訓練的關鍵在於善加利用眼神接觸的那一刻。如果孩子的眼神接觸獲得了感覺經驗的回饋、溫暖的語調與微笑，孩子就會比較願意注視你，藉此換得你的關愛與溫暖。因此，當你要求孩子跟別人打招呼、說再見、謝謝、對不起時要注視對方的眼睛，不需要堅持孩子對每個人都這麼做，剛開始的時候，只需要對他關心的人以及會給予溫暖回饋的人這麼做即可。以下是一個美好的打招呼實例：

一年級的老師派特森太太幾年前曾經教過彼得。有一次，她看到彼得慢吞吞的從走廊走過來，於是就跟他打招呼：「嗨，彼得！」彼得繼續低頭走著。派特森太太在彼得面前蹲了下來，好讓彼得能夠平視她，然後溫柔的把手伸出來：「哈囉，彼得，你好嗎？」彼得試探性的伸出手來，老師於是以溫暖的手緊握著彼得。彼得害羞的看了派特森太太一眼，仍舊低著頭，臉上露出微笑小聲的說：「哈囉。」「很高興看到你，彼得。」派特森太太親切的說。她再次緊握彼得的手，然後站到一旁。彼得繼續往前走，依然低著頭，不過臉上露出了微笑。

✦ 用眼神指東西

教導孩子練習與人目光接觸，透過眼神傳達訊息是很實用的。讓他學習如何運用眼神指著想要的東西，以及如何跟隨別人的眼神，看看別人正在用眼神指著什麼。教導此技能時，不妨參考葛斯丁（Gutstein, 2002a, p.

86）提出的教學方法。「安靜搭塔」（Non-verbal towers）是一個很棒的積木遊戲，由家長和孩子輪流扮演建築師與建築工人的角色，大家都不准說話，建築師只能用眼睛指示建築工人接下來需要使用的積木塊，不能用手指出來；建築工人則必須注視建築師，依據建築師的眼神指示，尋找接下來要使用的積木塊。「跟著眼神找獎品」（2002a, p. 88）則是一個尋寶遊戲，由父母以眼神告訴孩子獎品的位置，孩子必須跟隨他們的眼神尋找獎品。

✦ 利用眼神接觸吸引對方的注意

教導孩子利用眼神吸引別人的注意也相當重要。教導這項技能時，可以利用玩具車等有零件的玩具、可以組裝的動物，或者是樂高積木與拼圖。假設你的孩子想要組裝一部有六個零件的小車子。你可以把一半的零件擺放在自己面前，一半的零件則交給另一半，由他擺放到孩子面前，然後要求孩子跟你與另一半要求他想要的零件。等孩子掌握了遊戲的節奏之後，必須等到他以眼神接觸的方式要求你遞零件給他，再把他要的零件遞給他。這是練習眼神接觸最佳的遊戲，孩子在遊戲時不准講話，也不准用手指零件，只能透過眼神接觸表達他的要求。

✦ 透過「服務生與沉默的顧客」遊戲練習三點凝視

孩子熟悉以上這些遊戲之後，就試著教導孩子「三點凝視」（參見第六章）。三點凝視就是先注視某個人，引起這個人的注意，再把眼神轉移到你感興趣的東西，然後再回頭注視這個人，看看他的反應，確定他是否了解你的想法。我自創了一個練習這個技巧的遊戲，叫做「服務生與沉默的顧客」。遊戲時準備四至五個碗，在每個碗裡放置不同的點心，例如：切好的水果、小餅乾、堅果或穀片。先由孩子當服務生，把你的碗和一支湯匙拿給他，跟他說：「我餓了，服務生，你可以幫幫我嗎？」然後把雙手放在背後，開始做三點凝視：先看看孩子，再看看你要的食物，然後再看著孩子。必要時可以請其他人提示孩子，請他舀一匙你要的食物到你的碗裡。選了幾樣食物之後，就向服務生道謝，並交換角色。

現在輪到你當服務生，孩子當沉默的顧客了，顧客必須把手放在背後，以眼神指出他要的食物。孩子注視他要的食物時，可以替他說：「噢，你要______。」當他抬頭看著你時，就替他說：「噢，你要**我**去幫你拿！」如果他需要你提示他做選擇，就提醒他：「我看不出來你要什麼。」如果不管用，則可以說：「用眼睛指出來！」如果他忘記再次抬頭注視你，可以說：「我知道你要______，但不知道**誰**該去幫你拿。」這樣就能清楚教導孩子如何用眼睛指東西，以及如何引起你的注意了。

如果配偶可以充當服務生，就把材料分成兩份，這樣孩子／顧客可以學習分配注意力給兩個對象。必要時運用等待的練習或是提示順序（參見第六章），讓孩子看著他想要的材料（這個時候你可以說，「噢，你是要______。」），然後看著另外一個在服務的人（這個服務生可以回答說，「你要我拿這樣給你！」）。如果孩子目光看著媽媽，但接著選擇／看著爸爸那裡的材料，然後又看著你，這時你可以說，「噢，你是要**我**拿給你，不是爸爸！」（請上網參閱我所寫的相關文章 “A Bit of Heaven in a Birthday Party”，網址為 www.joyceshow.wordpress.com，你可以在生日派對時用到這個遊戲。）

✦ 利用尋寶遊戲教導孩子參照臉部表情

參照臉部表情是值得教導的技巧。學步時期的孩子會很自然的運用這項技能，也就是他們會回頭注視父母，確定父母是否准許他們做接下來要做的事情。尋寶遊戲是運用此技能最好的活動：讓孩子挑選一個玩具或點心當作寶藏，然後把寶藏藏起來。你只能告訴孩子寶藏藏在哪個房間，其他的訊息必須從你的表情判斷；可以請其他人提示孩子從你的臉部表情判斷他正在接近或是遠離寶藏。剛開始可以用手指示方向，或是運用其他手勢提醒孩子，等孩子掌握到訣竅之後，就只以點頭或搖頭的方式給予提示，之後則只給表情提示，請孩子從你的臉部表情判斷你表示的是贊成或是不贊成。

幫助孩子建立一套手勢語言

仔細教導孩子一些常用的手勢也是值得努力的目標。可以把幾項手勢技能納入年度個別化教育計畫，讓教學團隊一起在學校與居家尋找機會，和孩子一起運用這些手勢。此外，也可以透過遊戲的方式練習手勢技能。

常用的手勢

薛卜若（Shapiro, 2003, pp. 261-262, 296-298）在《孩子的秘密語言》（*The Secret Language of Children*）一書中列出一些值得教導的常用手勢：單手與雙手擊掌、豎起大拇指、OK 手勢、拍手、揮動高舉過頭並握緊拳頭的雙手（例如在球賽時）都是表示贊同與讚美時會運用的手勢；大拇指朝下表示不贊同；搖頭與點頭是很基本的示意動作，但對許多自閉症的孩子卻很困難（可以嘗試玩這個遊戲：家人圍坐成一圈玩傳球遊戲，必須注視著對方並點頭示意，才能從對方手中接過球）；比「大功告成」的手勢時，要伸出雙手，掌心朝下，往外旋轉手腕，同時把伸展開來的手指向外擺動；比「停止」的手勢時，手臂要向外伸展，手心朝外，手指往上；比求救手勢時，要把手舉起來或是揮動雙手；要向對方表示善意時，可以透過點頭微笑或是輕拍對方的背的方式；想要請別人安靜時，可以把豎起的食指放在嘴唇上；想要請對方再等一分鐘時，可以豎起你的食指；可以用手指著手腕，示意對方該離開了；可以把手指著遠離自己的方向，或是做出「趕走」的動作，示意對方「離開」；做「過來」的手勢時，可以把食指朝著自己的方向彎曲並指著自己，或是把手臂朝著自己的方向跟對方揮手；比「跟我來」的手勢時，整隻手臂呈弓形移動，並指著你要前往的方向；想要請某人注視某個東西，或是請某人在某個位置坐下時，可以用手指著這個東西或位置，並睜大眼睛注視對方。

手勢遊戲

教導這些手勢的秘訣就是要記得在合適的情境運用這些手勢，花點時間親自示範，並要孩子跟著一起做。玩「紅綠燈」[2]（一二三木頭人）時，可以用手勢代替話語，練習「出發」與「停止」的手勢。「送貨車問路」也是一個需要運用許多手勢的遊戲：顧客打電話到店家（房間的另一端），請店家幫忙外送點心，但是送貨司機不清楚方向，所以請顧客指示方向，於是顧客以比手勢的方式仔細告知，等送貨司機抵達時，顧客就可以吃點心了。顧客與司機的角色可以互換。

你也可以用枕頭與家具設計障礙通道，使送貨車必須九彎十八拐（前進兩呎，然後右轉兩呎，然後左轉兩呎等），才能抵達目的地。假設你的孩子是顧客，你是司機，請另一個人負責指導孩子怎麼指示方向，孩子必須以手勢指示你前進、停止、右轉、停止、左轉、停止、左轉、停止等等。如果你因為來不及停止而撞到枕頭，他必須先比出拇指向下的手勢，接著再以手勢示意你後退。當你抵達時，他必須先比出「停止」的手勢，然後豎起大拇指或是做出 OK 的手勢。送貨司機可以發揮創意搞笑，為遊戲增添變化，例如，撞到家具時，可以假裝貨車拋錨，然後拚命比出求救的手勢；你也可以假裝昏昏欲睡，比出「大功告成」的手勢，然後把貨車停在路邊，假裝睡著。如果孩子試著叫醒你，你可以豎起食指，做出「再等一分鐘」的手勢。

練習基本的肢體語言

時尚的心理雜誌常會教人們如何以儀態表現自信、友善或專注，我們的孩子或許不太能夠理解這些細微的差異，不過，我們仍然得在肢體語言方面下工夫，培養孩子對於他人的知覺能力，訓練孩子控制自己的身體姿勢，教導孩子解讀自己與他人的感受，以幫助孩子奠定肢體語言的基礎。

2 這是一個經典的遊戲，遊戲時，當鬼的人與幾位跑者相隔一段距離並背對跑者，當他說「綠燈」時，跑者開始跑向他，當他說「紅燈」時，跑者必須在原地靜止不動，如果他說完「紅燈」並轉頭之後，看見有人在動，這個人就必須退回原點，看誰先抓到鬼，誰就贏得比賽，並獲得下次當鬼的機會。

培養孩子意識到他人的能力

訓練孩子專注並配合他人的肢體語言時，可以從意識他人的空間位置並進行調適著手。可以和家人一起玩簡單的「坐下」遊戲，譬如大風吹，或是和孩子賽跑到不同定點並坐下，這些定點可以是某些你們必須擠在一起或是孩子必須坐在你腿上的狹小空間（Sussman, 1999, p. 187）。

也可參考葛斯丁（Gutstein, 2002a）所提出的一些遊戲：父母與孩子在房間奔跑跳躍，或是一起跌坐在豆袋椅堆，或是玩「齊步走」遊戲（孩子必須跟隨父母的步伐，父母停止他就停止，父母前進他就前進，父母改變走路的速度他也要跟著改變速度）。可以在停車處與目的地之間練習「齊步走」遊戲，如果孩子走得太快或是嚴重落後，就回到原點重新來過，只要堅持遊戲的規則，抵達目的地就會變成完成遊戲的內在動機。我在教彼得玩這個遊戲時，一開始會和他手挽著手，接著變成手拉著手，接著則是在改變動作之前先以口述的方式提醒他，再來則是在突然停頓或突然加速之前給他一個調皮的笑臉或是與他交換目光。

學習調整身體姿勢，做好學習準備

孩子上第一堂肢體語言控制課時，先教導孩子如何透過身體姿勢表現自己已做好學習準備。彼得有明顯的感覺統合問題，喜歡尋求自我刺激。拍打東西、尖叫與扭動身體使他嚴重分心，無法學習。基於實用的考量，第一堂課必須先教他如何調整身體姿勢，專心學習，於是，我們教他做「三、二、一倒數活動」（參見第八章）。剛開始我們會示範動作並抓著彼得做動作，後來則慢慢減弱提示，只示範動作，由彼得自己做動作，再後來就只幫忙倒數。現在，我們只要說：「學習準備開始」，彼得就會自己倒數，在心裡默唸步驟（自我對話）並獨立執行所有的步驟。

透過非口語溝通辨識與表達情緒

辨識自己的情緒

教導孩子如何確切辨識自己的情緒，並透過別人的肢體語言解讀別人的情緒，也是相當重要的學習。無法解讀情緒是自閉症的一個主要缺陷。當你的孩子怒不可抑時，可以跟孩子解釋，他之所以雙手握拳，覺得胸口好像快要爆裂，是因為「憤怒」的關係。當他大笑與微笑時，可以告訴他，他看起來相當「快樂」。你甚至可以在他展現出快樂、憤怒或傷心的情緒時，在卡片上畫出快樂、憤怒或傷心的臉，並寫下這些臉代表的情緒詞句，強調他當下顯現的臉部表情。「哇，彼得，你的臉現在看起來就像這樣（以簡單的線條畫出興奮的表情）。這就表示有什麼事情令你覺得興奮是嗎？」

辨識他人的情緒

看書、看錄影帶或是在現實生活中觀察別人的強烈情緒時，必須把握機會，告訴孩子這些人的感受。湯瑪士小火車影片會是很好的教材，因為火車的臉部表情相當豐富，而且很容易辨識；讓影片暫停，告訴孩子高登為什麼看起來這麼憤怒，培西為什麼看起來這麼開心。也可以翻閱雜誌，尋找人物的各種表情，並把這些人物剪下來，製作「快樂」、「傷心」或「憤怒」的情緒剪貼簿。

透過「情緒猜猜樂」教導孩子辨識與表達情緒

可以和孩子站在鏡子面前玩「情緒猜猜樂」：輪流在卡片上畫出快樂、傷心、憤怒或害怕的表情，然後做這些表情讓對方猜（「肩膀下垂，嘴角和眼角也下垂——看來你很傷心。」）。除了猜表情之外，我們也常以歌曲突顯情緒（Sussman, 1999, p. 312），例如，「如果你很傷心你就盡情哭」。這個遊戲可以讓孩子練習如何解讀並確切感受別人的肢體語言。除了猜測表情之外，也要讓孩子練習表達情緒，這樣孩子才能認識別人如何解讀他的身體姿勢與臉部表情。

指出不恰當的肢體語言，教導孩子如何表現才恰當

我們的孩子有時候會在無意間傳達出不恰當的非口語訊息，這時，我們必須及時指出不恰當的地方，仔細教導孩子怎麼表現才恰當。例如，如果你的孩子正在很靠近別人正前方的地方興奮的跳來跳去，侵犯到別人的空間，你就必須及時介入處理，跟孩子解釋這樣的行為為何不恰當，並教他如何表現恰當的非口語語言：「噢，彼得，我看得出來你看到欣蒂小姐很興奮，不過別忘了保持『安全距離』喔。還記得什麼是『安全距離』嗎？我們必須和別人保持一個手臂以上的間距，給別人足夠的空間。我們改以擊掌的方式來表現你的友善，不要再跳來跳去了好不好？」

利用戲劇教導非口語溝通

我們很幸運，住家附近有幾所專為特殊需求孩子提供戲劇體驗課程的機構。不過，戲劇不只是用來教導能力較高的自閉症兒童時才用得到。透過跟孩子一起玩木偶、娃娃或玩偶的過程，一樣可以提供孩子嘗試表達不同情緒的機會。譬如在扮演《三隻熊》的故事時，表演生氣的熊爸爸抬頭挺胸，以嚴肅低沉的聲音吼著：「是誰睡在我床上！」被驚醒的金髮女孩睜開眼睛，赫然發現有三隻熊站在她面前，嚇得全身顫抖，從床上跳起來的樣子。或是《三隻小豬》的故事裡，野心勃勃的大野狼向前一步，傾斜身體，用力吸氣並吹氣，想要把房子吹倒，第三隻小豬發現大野狼被他愚弄了，開心的手舞足蹈的時候。當單獨使用玩具無法做出對應的臉部表情時，你可以趁著和孩子練習台詞，同時練習怎麼做出故事人物的表情。

我們在家有時候會自編自演，由彼得的兄弟演出簡單的戲劇，演完之後，要彼得猜測他們詮釋的是什麼情緒。例如，弟弟正在「開心」的玩一個很酷的玩具，「壞」哥哥走過來，搶走了玩具，弟弟很「生氣」，要求哥哥把玩具還給他。「他在詮釋什麼情緒？」我們會問彼得。下一齣戲可能是描述某個人踢到腳趾，「痛」得哇哇叫；或是手上的冰淇淋（塑膠玩具）掉了，所以很「傷心」；或是贏得了比賽，所以很「開心」。如果能夠寫下劇情，重複練習，孩子熟悉了這些簡單的情節後，或許就可以請一個人站在一旁示範與提示，換孩子來當演員了。孩子演出時，可以請其他人猜測他所詮釋的情緒，然後給予熱烈的掌聲，鼓勵他再接再厲。

不容易，但絕對值得

我必須承認，我們雖然花了不少精神與時間指導彼得，但彼得在表達肢體語言方面的進步卻相當有限：別人跟彼得打招呼時，他還是會不回應就直接走過去；我們必須停頓下來，提示彼得揮手或點頭，彼得才能勉強做出生硬的動作。彼得常需要花一些時間處理肢體語言訊息，我生氣時，他可能還是會繼續微笑，大概要過一分鐘，他才能感受到我的情緒，然後收起笑臉。

儘管如此，我還是很樂意花時間訓練彼得的非口語溝通能力。訓練的過程或許需要多一點的等待，也需要付出更多的努力，不過至少能讓彼得意識到另一種語言的存在，知道他必須注意這種溝通方式。一家九口一起行動時，我很高興彼得知道在餐廳包廂用餐時要坐過去一點，坐車時要坐到後面，挪出位置給其他家人。他說「借過」時令他的老師深深著迷（即便她必須故意且重複擋住他的去路，訓練他這麼說）；他替我開門時亦令我深深著迷（即便我必須在他忘了幫我開門而直接把門關上時大聲抗議）。彼得看到特別喜歡的人時，只敢匆匆瞥過對方的眼睛，他的靦腆害羞擄獲了不少人的心。

因此，就算進步緩慢也不要放棄！堅持不懈的努力下去，讓孩子意識到非口語訊息的輸入，並訓練他傳達適切的訊息，這些努力會對孩子的社交帶來重大的改變，而且效果更甚於社交話語的訓練。

Chapter 11 社交與情緒發展的基礎階段

外子進德剛下班，回到家後癱坐在我們對面的沙發上，他一邊比手勢一邊說：「過來跟我坐，彼得。」彼得不但沒有坐過去，反而轉身面向我背對著爸爸，然後把頭埋入沙發。我說：「噢，彼得，你看爸爸好可憐！你覺得他現在感覺如何？」彼得轉過去看爸爸，然後說：「很傷心。」我說：「我覺得你說的沒錯。他看起來好傷心、好孤單啊。」於是，彼得站起來，坐到爸爸身旁，把他的頭靠在爸爸的腿上。爸爸給他一個大大的擁抱與由衷的感謝。

究竟是什麼讓生命變得有意義？心理學大師弗洛依德從人類精神層面的需求簡單回答了這個問題：「愛與工作是人性的基石。」我們可以利用應用行為分析（ABA）來教導孩子任務導向的技能，但是，我們應該怎麼教導孩子如何愛人呢？一個人無論對工作再怎麼滿意，如果失去了最愛的人、失去了建立摯愛關係的希望，很少人會想要繼續活下去，而泛自閉症患者對於愛與友情的渴望程度並不少於一般人。

葛斯丁（Gutstein, 2000）在《解開人際關係之謎》（*Autism Aspergers: Solving the Relationship Puzzle*）一書中描述了他所輔導的一位年輕男子；這名男子有泛自閉症障礙但是很聰明。為了不被人嘲笑，他努力熟悉心智理論（了解他人與自己的思考與感覺不同）與角色取替。他雖然有足夠的社交技巧，知道怎麼讓別人對自己留下好印象，但卻陷入絕望的深淵，想要結束自己的生命。因為他還沒學會如何做自己，也不曉得怎麼建立真誠的友誼。生命中缺乏了摯愛關係，所有的成就都變得毫無意義，他不明白學習這麼多社交技巧意義何在。

你的目標是什麼？大部分的父母被問到這個問題時，都會回答希望自己的孩子可以獲得真正的快樂。如果你也這麼認為，請記住這一句話：**摯愛關係是孩子學習與快樂的關鍵。**

彼得的弟弟就讀一年級時，遇到了全校最嚴格的老師，她對學生的要求嚴格，然而同時也會給予學生關愛與溫暖，所以學生都想要努力達到老師的要求。我們可以說：「朱碧老師用愛塑造她的學生。」彼得的 ABA 輔導老師貝琳達也很關愛學生，所以彼得很樂意完成她交辦的任務。剛開始的時候，彼得會為了獲得老師由衷的讚美與溫暖的擁抱，以及分段嘗試之間的趣味呵癢遊戲而努力完成任務。因為老師對他的表現相當引以為傲，所以他也對自己的表現感到自豪。現在，他已經不需要那麼多呵癢的獎勵了（不過他還是獲得許多呵癢的獎勵），因為他引以為傲的學習成果已足以滿足他。由此可知，關愛可以激發孩子努力學習。

關愛除了有助於學習之外，還能帶給我們幸福。身為父母的我們一定希望自己的孩子能夠獲得真正的友誼，體驗友情帶來的快樂。如果我們的孩子知道如何靠自己建立真正的友誼，他們長大之後，會獲得更多的快樂。如果說交朋友與擁有摯愛關係是我們為孩子設定的最終社交目標，那麼我們該如何幫助孩子達成此目標呢？

同理心是建立摯愛關係的關鍵，培養同理心需要許多步驟。首先，你必須把注意力放在對方身上，配合對方，了解對方傳達的訊息，辨識對方想要與需要什麼，而且也要有想要滿足這些需求的想法，然後設法滿足對方的需求。決定是否回應以及如何回應的先決條件，是擁有一套內心思考的組織原則並且了解自己的價值觀與興趣，同時要能表達或做出回應。

我們的孩子必須克服重重的困難，才能學習同理心。他們有感覺方面的干擾，也有注意力缺陷，因此很難配合他人。他們可能也有鏡像神經元

的缺陷，沒辦法像一般人一樣自然進行角色取替，而是得特別努力才能完成此任務。他們不像一般神經發育正常的孩子，天生就有理解口語與非口語語言的天賦。有些孩子還處於認知發展的早期階段，對於別人的想法或是自己的欲望還沒有足夠的理解能力，因而無法做出有意義的回應；有些孩子即使想要做出有意義的回應，卻受限於嚴重的動作與語言運用障礙而難以做出回應。

因此，對於孩子不要有不切實際的期望。雖然孩子的感覺問題與運用障礙會隨著治療而有某種程度的改善，但你可能必須持續支持配合他的進度調適，幫助孩子一起面對這些挑戰。你必須正視孩子的腦部生理缺陷。角色取替與溝通技巧是可以透過教育大幅改善，不過，你可能需要更多的時間與耐心來調適孩子的處理速度。舉一個例子來解釋，我們的孩子是龜兔賽跑裡的烏龜，想讓牠跑快一點時，你或許可以戳牠捅牠，但是過不了多久，烏龜就會筋疲力竭，放棄嘗試，退縮不前。你不能強迫烏龜，只能鼓勵牠從自己的殼中出來。

問題是，即使我們竭盡所能的協助孩子對抗所有的挑戰，也配合他們的進度調整我們的期望，孩子和我們之間的互動已有所改變，我們的孩子就有可能學會如何愛其他的人與表達他們的愛嗎？

與自閉重症的孩子相處了十六年，我可以用過來人的經驗很篤定的告訴各位，這些孩子確實有希望學會愛人與表達自己的愛，他們雖然受困於錯誤的神經連結，不過還是擁有一般人的感受。當然現在的彼得常常會用電腦打一些美好的話語給我，實在是給我最大的鼓勵，但是早在他學會能用語言與人溝通之前，我就深信彼得不只與一般人擁有相同的感覺、想法、邏輯與意圖，更擁有一個美麗的心靈。他會很努力的做他認為對的事情。我們希望他努力做什麼的時候，即使他不知道為什麼要這麼做，還是會努力嘗試。以下讓我和各位分享一個故事。

彼得六歲時，有一天我和他的輔導老師貝琳達帶他去看牙醫。為了幫助彼得做好心理準備，我事先讀了一些關於看牙醫的書給他聽，還讓他假扮牙醫，拿著口腔鏡、金屬鉗與電動旋轉牙刷為他的恐龍檢查牙齒。他很平靜的走進診所並坐在看診的椅子上，不過，當牙醫開始檢查時，他的眼神就開始顯露慌張了。他突然坐了起來，指著診所的門，示意他想離開。情緒使他失去了理智。

我請牙醫給我十分鐘。彼得跑開了。我蹲下來告訴彼得，我看得出來他很害怕。彼得注視著我，緊繃的情緒稍微放鬆。我接著解釋，看牙醫雖然辛苦，但對他的牙齒很有幫助，看完牙齒之後，他就可以像他的恐龍一樣吃東西與嚼東西了，說完，我就從皮包裡拿出一隻恐龍——我那天早上出門時，順手把一隻恐龍放入皮包裡，以免出現突發狀況。恐龍詢問彼得醫生可不可以幫幫牠，說完就跳上了看診椅。彼得很盡責的清洗著恐龍的牙齒，只要恐龍害怕的坐了起來，他就會輕輕的把恐龍推回去。接著，我和彼得就輪流假扮醫生與病人，露出調皮的微笑把對方擠下去，玩得不亦樂乎，直到牙醫回來為止。

牙醫問彼得是否準備好了，彼得還是很恐懼，不過卻很安分的坐在椅子上。他終於決定乖乖待在椅子上了。他握著我們的手，不過我們沒有壓制他。過了一會兒，彼得以為已經好了，於是就跳起來，轉身朝診所大門走去。我站了起來，像是柱子一樣擋在他和門之間，然後告訴他還得塗氟化物，不過我會陪著他，說完就讓他轉過身，給他一個大大的擁抱。牙醫接著就以飛快的速度完成塗抹任務，讓彼得恢復自由。看診結束之後，我告訴彼得他很勇敢，真令我引以為傲。

「遊戲治療」無疑轉換了彼得的情緒，也使他更了解為什麼必須乖乖配合；不過，究竟最終驅使彼得克服恐懼乖乖配合的動機是什麼呢？我們的孩子或許沒想到要摘花給我們，或是跑過來給我們一個大大的擁抱，不過，**我們仍然可以從他們的行為明顯感受到他們對我們的愛，而且是非常深刻的愛**。他們是以間接的方式表達自己的愛，你只要用心觀察就能體會。我告訴彼得他很勇敢，真令我引以為傲；不過我打從心裡知道，是他對我們的愛與信任使他變得勇敢，一想到此，我就覺得相當感恩。

除了用心觀察之外，有時還得反應夠快才感受得到。記得很多年前有一次，我一邊在廚房煮東西一邊在跟別人講話，講到一半時，我試著攪拌

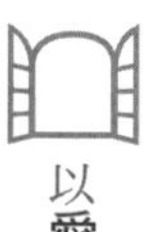

東西，彼得這時很快的跑了過來，拉起我的手，把頭靠在我的肩膀上。當時的我忙得不可開交，差點錯過了這一刻，直到他注視著我，對我微笑，然後快速跑走時，我才會意過來。彼得使我體會到敏銳觀察的必要性——孩子展現主動性的珍貴時刻稍縱即逝，你一定要有敏銳的觀察力才感受得到。主動投入人際互動的時間點難以掌握，而且包含許多步驟。孩子試著配合你而主動投入互動時，你必須更努力配合孩子，才能捕捉到孩子初步形成的溝通意圖。

主啊，我要能看見。（路加福音 18: 41）

♥ 掌握機會教育的時機

教導社交技巧的理想時機，是孩子需要運用社交技巧以獲得他想要的東西時。彼得拉著我的手的那一刻，就是他想要尋求情感慰藉的時刻，如果當時有其他人在場是最理想的狀況。假設外子進德當時也在廚房內，他就可以在彼得快速跑走時抓住彼得，然後對彼得說：「噢，彼得，我覺得媽媽很喜歡你這麼做。你看，媽媽已經完成攪拌並放下湯匙了，她已經展開雙手，我想她正在注視著你，趕快把握機會！」進德可以讓彼得轉過身，指著我的肢體語言給他機會教育，然後輕輕推他一下，請他再試一次。等我以滿足的擁抱與親吻以及摯愛的眼神獎勵彼得的嘗試之後，我可以再讓彼得轉身面對父親，給他再一次的練習機會：「噢，彼得，看看爸爸，他正在注視我們，似乎也想要來個擁抱，你覺得呢？」

除了用心觀察之外，我還想給各位另一個建議：不要太快認定你對孩子了解的程度。有一天，彼得的教室換了，他不斷告訴輔導老師他想回家，他一邊小聲說著「車子」，一邊溫和的指著停車場，幾經努力，但是老師並未意識到他焦慮的程度。彼得一直很努力的配合老師，直到老師去熱他的午餐，他知道老師不會很快帶他回家，於是就情緒崩潰了。

彼得回家之後，我體會到他需要學習如何表達感覺的迫切性，於是就畫了一個情緒溫度計（如下所示，參見 Cardon, 2004）。

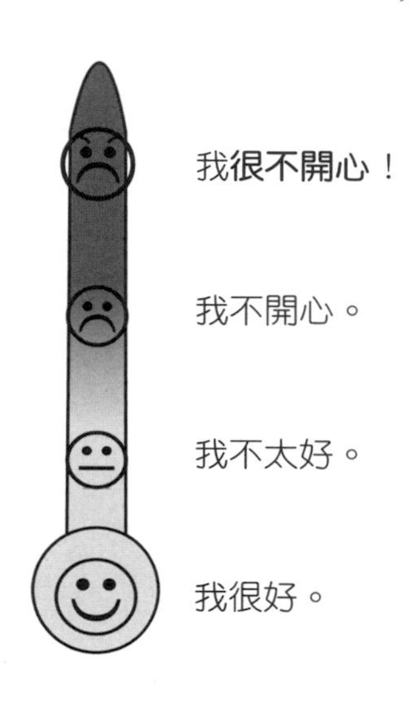

同時我編了一個故事：有許多動物玩偶來拜訪小豬與小熊維尼，第一個來串門子的是獅子玩偶，小豬看見獅子之後微微發抖，用手指著「不太好」，告訴小熊維尼牠變得有些焦慮，於是小熊維尼就請獅子離開；接著登門拜訪的是舉止粗魯的大野狼，小豬頭搖得更厲害了，指著「不開心」，告訴小熊維尼牠的焦慮程度逐漸升高，於是小熊維尼匆匆送走了大野狼；最後，兇猛的巨龍突然出現，想要尋覓獵物，小豬發了瘋似的猛力搖頭，對著小熊維尼指著「很不開心」，於是小熊維尼就把這隻壞蛋趕走了；之後，小熊維尼給了小豬一個大大的擁抱，小豬才恢復了平靜，用手指著「很好」。

我重複說了幾次這個故事，並在提到情緒的時候，抓著彼得的手指著溫度計上的情緒，當時彼得幾乎沒反應，臉上也沒什麼表情；不過，隔天早上，貝琳達老師讓彼得待在原本習慣的教室裡，並拿出情緒溫度計問彼得當下的感覺時，彼得清楚的指著「很好」，她接著問彼得前一天下午待在新教室的感覺如何，**彼得則用力指著「很不開心」**。

這個故事證實了葛林斯潘的理論：**情緒會驅使學習**。情緒與正在教導

的內容具有高度相關時，孩子的學習會更加快速。在這樣的情況下，彼得很快就學會如何使用情緒溫度計了。當天下午發生的事使彼得清楚了解情緒溫度計的實用性。

這個故事的第二個重點是不要認定你知道孩子的感受。我們的孩子常常不會清楚表達自己的想法與感覺。在學習情緒溫度計時彼得看起來不感興趣並不表示他真的不感興趣，他顯然有在專心聆聽，所以了解、處理並學會了情緒溫度計的使用方法。我們的孩子不會以我們習慣的訊號清楚告訴我們他們當時的感受。不要因為錯誤的解讀讓你覺得心情沮喪。只以自己的想法去詮釋孩子的想法與意圖，可能會產生錯誤的結論。以開放的心胸去了解孩子，長久下來，孩子從你身上獲得的學習成果，可能會帶給你無限的驚喜。

所以千萬不要放棄。生活中遭遇的挑戰其實都是教育孩子的好機會。一想到此，我相信大家都會認同，陪伴這些孩子的生活充滿了許多學習與進步的機會。只要不斷嘗試，持續教育孩子，你一定也可以發現孩子內在的那個美麗心靈。

不過，各位一定要記住：我們的孩子並沒有與生俱來的人際互動欲望。因此，如果想要培養孩子的同理心，就必須給他一個充分的理由。他必須透過學習，培養與你互動的欲望。你可以用溫馨的愛讓孩子感受到努力學習互動是值得的，藉此幫他培養「情感滿足」與「社交互動」之間的關鍵連結。如同葛林斯潘與薇德（Greenspan and Wieder, 2006, p. 60）提到的：「努力抓住孩子眼神中的亮光。」你應該把營造這個情感連結視為根本的教學目標。因此，你在互動中給予的愛與溫暖正是必須融入教學的最重要元素。

在按著步驟教導孩子之前，必須先了解這些步驟，並了解人際互動與情緒發展沒有捷徑。長期以來，許多家長常會用孩子在語言與認知方面的強項，而跳過情感連結與手勢溝通的培養；然而，學會了一套社交腳本並不足以應付日常互動的變化，即使孩子學會了每個情境應有的社交技巧——就像我在前面提到的那個年輕人，但若感受不到情感連結的根本樂趣，就沒有動力運用這些社交技巧。因此，最好一開始就培養建立「樂趣」與「人際互動」的神經連結，並在每個階段強化與鞏固此連結。你應該將此連結視為培養社交技巧的基石，其所扮演的角色就像愛在我們生命中各個階段帶來的意義一樣。

因此，我們要從社交與情感發展的初始階段——嬰兒時期，開始探討。我將於以下的小節簡短介紹每個社交發展階段，以及適用於各個階段的一般教學原則。本章會概要的介紹社交與情感發展的最基礎階段，從開始注意別人到進入假想遊戲的世界；第十三章則會介紹較高層級的社交與情感發展，孩子在此階段學習檢視內心的想法與感受，並開始注意別人的想法與感受。

這些發展的概要都是集結並簡化自下列著作提出的概念與發展系統，包括：葛林斯潘與薇德（Greenspan and Wieder, 1998, 2006）、葛斯丁（Gutstein, 2002a, 2002b）與蘇斯曼（Sussman, 1999, 2006）等人的著作。本書中發展階段的分段不全然與上述作者的分段相符，不過大致與葛林斯潘與薇德的「發展里程碑」（Greenspan and Wieder, 1998 pp. 91-97）相符。我強力建議各位直接閱讀與參考這些作者的著作，因為這些著作都是不可多得的好資源，其中收錄了許多實用的想法，各位可以從中挑選幾個想法並運用在孩子身上。以下幾個小節提到的彼得最愛的遊戲，有許多都是取自或改編自這些著作。

本章會把重點放在情緒調整與社交互動這兩個自閉症的核心缺陷，不過，身為父母的我們一定得肩負更繁複的任務，除了人際互動與情緒方面的關照之外，可能必須同時支援孩子其他方面的需求——各位必須擬好感覺統合策略，調適孩子的運動性失用障礙，並訓練孩子的溝通技能。

第一階段：我能安靜與專注嗎？

第一階段首先要培養的是孩子的安靜與專注能力。孩子擁有平靜與專注的能力，才能接收環境（包括你）的景象、聲音、氣味、滋味與感覺。這種安撫自我情緒的能力稱為**情緒自我調整**。孩子擁有自我調整的能力，才能透過感官接收環境的訊息，並專注學習這些訊息。父母在此階段會教導孩子感受你的情緒（我們稱之為**情感調諧**）——你會溫柔的搖晃、輕拍、按摩、擁抱孩子，唱歌給孩子聽，藉此安撫孩子的情緒。你對寶寶微笑，跟寶寶說話，就是在教導他**分享式注意力**。你直覺的根據寶寶的反應調整給予寶寶的刺激時，就是在鼓勵他注意你，從你身上接收新奇與安撫的訊息。

我們的孩子有許多都有處理感覺資訊的障礙，因此，可能在孩子的一生中都需要我們持續給予他們這種基礎階段的支持。一個人在深受感覺轟炸所苦時，是不可能心平氣和的學習或互動的。首先要仔細觀察孩子，了解孩子的感覺差異，並針對孩子的感覺差異調整環境。在此階段，我們需要調控環境，提供必要的調適，幫助孩子統合感覺。如欲了解更多此階段的相關細節，可重新閱讀第四章介入治療的相關探討。自閉症的孩子有嚴重的感覺問題，幫助他們處理感覺問題相當關鍵。聘請經驗豐富的職能治療師提供協助與指引，可能有助於大幅改善孩子的狀況。如何有效調諧孩子是一項困難的工作：被動的孩子需要透過高昂情緒使他動起來，不過，如果他對聲音過度敏感，你以誇張的手勢與臉部表情表達高昂情緒時，必須放低音量，或者也可以為他準備消音耳機；如果孩子過動且容易分心，遊戲課程一開始時，可能需要安排許多愉快的跳躍與粗大動作的活動，之後則改在整齊不凌亂的環境進行溫馨平靜的互動，幫助孩子集中注意力。愈快解決孩子的感覺問題，孩子就能愈快接收外部的訊息，對於孩子的發展就愈有幫助。

一開始的時候，所有的環境調整工作都必須由你來執行，包括如何安撫小寶寶，使他進入**調整好情緒的**平靜與專注**狀態**（emotionally regulated state），使他能夠接受並處理外來的訊息；不過，你的目標當然是訓練孩子意識到並調適自己的感覺，等孩子長大之後，就換他來執行調適的工作。你可以自己做榜樣，一邊調適，一邊詳細說出你的思考程序，訓練孩子學習調適。

如果孩子在進入吵雜的學校餐廳時裹足不前，用手摀住耳朵，你就可以一邊跟孩子說：「太吵了，快把耳機拿出來」，一邊幫他戴上消音耳機，並教導他如何預期感覺調適的需求。下次進入餐廳之前，先停下來問孩子：「裡面應該會很吵對不對？我們應該怎麼做？」你可以利用倒序連鎖法（參見第七章）教導孩子調適時應該做什麼動作。下一次再前往餐廳，問完「裡面應該會很吵對不對？我們應該怎麼做？」之後，就把耳機遞給孩子，讓他自己戴上。之後再遇到相同的情況，則幫他打開背包，要他拿出耳機並戴上。最後則只指著他的背包提醒他。等他學會所有的步驟之後，問完「裡面應該會很吵對不對？我們應該怎麼做？」之後，就輕鬆的聳聳肩看著孩子，等他自己做動作。等到孩子養成進入餐廳之前戴耳機的習慣之後，就可以逐漸減弱口語提示。幫孩子把此方法歸納到其他的吵雜環境，最後，你的孩子或許就可以學會預期何時該使用耳機，並獨自完成調適的任務了。

第二階段：我能參與並回應父母的誘導與提議嗎？

第二階段是情感投入的發展階段，亦即有意識的專注並回應他人。以大家熟悉的躲貓貓遊戲為例。你從毯子後面探出頭來，可能會逗得寶寶開懷大笑，開心踢腳；如果出現得太突兀，寶寶則可能會移開目光，不開心的扁嘴想哭，但若馬上輕柔的安撫他，他可能會破涕為笑，睜大雙眼注視你，傳達想要再玩一次的回應。這時，你就可以再試一次，放緩速度並溫柔的探出頭來。此階段是情感連結的階段，由父母主動引導活動（例如從毯子後面探出頭來），寶寶做回應（快樂的踢腳或沮喪的轉移目光）。

父母在寶寶的早期溝通階段，必須扮演詮釋溝通的角色：寶寶的微笑與注視透露他想要進入新的溝通循環，所以父母就再次從毯子後面探出頭來；看見寶寶轉頭，父母就會停下步調，改以較緩慢且溫柔的方式探出頭來。父母會仔細觀察寶寶的反應，並根據寶寶的反應調整刺激的程度。父母密切配合寶寶的需求，鼓勵寶寶持續進行互動。父母每一次精準詮釋寶寶的細微訊號（例如：快樂的踢腳或是轉移目光）並根據訊號調整行動，就是在獎勵寶寶發出訊號，寶寶獲得鼓勵之後，則會發出更強的訊號；寶寶就是這樣展開非口語溝通的學習。

與此同時，寶寶也展開了其他的關鍵學習。經過許多的情感交流並累積了對父母的情感記憶之後，寶寶知道父母的愛與溫暖是可以預期的，他預期父母的出現可以帶來歡樂與慰藉。寶寶的投入有助於培養信任與摯愛關係。

至於自閉症的孩子，我們不能理所當然的認定他們能夠自然做到第一階段的任務，因此，我們必須不時回到這個關鍵階段——培養親密的情感一直是首要的目標，因為親密的情感連結是引導孩子進步的先決條件。你希望你的孩子對你的溫情與關愛產生依賴性，一旦孩子把你與「安撫」、「樂趣」連結在一起，你就可以引導他認識這個世界，協助他培養調整情緒的能力，你們的關係愈深刻，他就愈能接收你的情緒反應，進而調整自己的情緒。因為他與你產生了情感的連結，所以每當他感受到強烈的情緒時，他就會看看你，依據你的反應學習處理情緒，久而久之，他就會對你產生信任感，讓你的情緒引導他的情緒了。

因此，孩子快樂的時候，要和孩子一起快樂。只要孩子維持快樂的情緒，就要和他一起維持快樂的情緒，不需要躁進。同樣的，如果他生氣、難過或焦躁，你的安撫與接納可以讓孩子了解，出現強烈的負面情緒是沒關係的，他一定可以克服負面情緒。因此，不需要急著「修正情緒」，而是得快速移除或緩和環境的刺激，因為孩子對於這些刺激的感受就好比你對疼痛的感受一樣；不過，如果孩子的沮喪是因為得不到他想要的東西（而不是他需要的東西），就要堅持原則，藉由這個機會讓他學習忍耐，並以同理心幫助他度過情緒的低潮。你可以利用這些機會培養他忍受挫折的程度（亦即「耐心」），培養不屈不撓的毅力，並強化心理學家所謂的「情緒忍受力」（亦即孩子忍受強烈情緒的能力）。

假設你的孩子還不會說話，他因為你不讓他在晚餐前吃餅乾而坐在地板上大發脾氣，這時，你可以平靜的對他說：「哇，你情緒失控了喔。我看得出來你很想吃餅乾，我猜你很餓了，所以餅乾看起來才會這麼可口。當你好想吃餅乾時聽到『不行』一定很難受。」像這樣展現你的同理心，不過還是要堅守原則。「嘿，寶貝兒，在地板上坐這麼久應該膩了吧，如果準備好了，就過來坐在媽媽旁邊，嚐嚐美味的雞肉，等你吃完雞肉，媽媽一定會讓你吃餅乾。」他或許無法理解你說的話，但卻可以感受到平靜友善的語調與肢體語言。如果你堅持原則，他最後一定可以了解你說的「不行」真的是不行。此外，讓他在情緒失控時感受到你的平靜也很重要，久而久之，他或許就能學會調整情緒，之後再遇到相同的情況時，或許就不會大發脾氣，而會試著運用「自我對話」平復自己的情緒。

如果你的孩子處於發展後期階段，較有能力構思想法，且具有一定程度的語言理解能力，你或許可以跟孩子說：「彼得，我看得出來你很不開心，媽媽不讓你折樹技，使你情緒失控了。得不到想要的東西想必會令你心情沮喪。」以同理心感受孩子的情緒，讓孩子知道你了解他的感受，你可以接受他的不開心，不會因此而否定他。不過，你必須在孩子的情緒與行為之間製造空間，告訴他情緒雖然是他內心的感受，但他可以選擇不被情緒駕馭。

下一步則要教他如何透過另外的方式處理自己的情緒。「彼得，我們開車去兜風如何？順便播放你最喜歡的音樂？還記得早上在車上播放的那張 CD 嗎？歌曲的旋律是怎麼哼的？啦啦啦……」孩子可能會繼續鬧脾氣。這時就要展現你的平靜與理解，不過還是要堅持立場。「我看得出來你很想要那根樹枝，你很渴望得到它。問題是你其實不需要它的，彼得。那是鄰居家的東西，不是我們的，不要再去想了，我會幫助你忘掉它的。你會沒事的，彼得。過一會兒你就會發現，沒有那根樹枝其實也無所謂的。」

說出孩子的情緒，透過行為與語調展現你的理解與接納，並教他如何透過自我對話安撫情緒，抽離引發情緒的刺激，藉由音樂、散步、兜風或是其他活動忘掉不愉快。這些都是調整情緒經常經歷的步驟，可以幫助孩子了解如何處理強烈的情緒，從你身上學習調整情緒的方法。情緒與行為是可以分開的，而你們正在以建設性的方式共同處理孩子的情緒。當孩子發現你可以接納他的負面情緒，並不會因此而少愛他一點，他就會開始效法你，經過反覆的練習，他就可以學會接納自己、愛自己，並將「情緒調整」的過程內化成習慣了。

第三階段：我能以有意義的行動回應嗎？雙向溝通與互動循環

什麼是互動循環？

此階段的目標是培養有目的的互動循環（參見第六章）。想想第二階段的那個寶寶，他已經熟悉投入互動與溫馨交流的技巧，能夠對父母的主動提議做出健全的回應。不過，他才剛開始學習如何做出主動的回應，父母才是那個觀察寶寶的反應，並根據他的反應判斷如何與何時再從毯子探出頭的人。父母透過正確的回應教導寶寶如何發出「更多刺激」與「更少刺激」的訊號。他對父母發出特定訊號時（開心的踢腳或沮喪的轉移目光），父母就會以調整行動與刺激的方式獎勵他。

這麼做的目的是為了讓寶寶學習如何放大訊號，以便更有效率的獲得他想要的回應。透過反覆的練習，寶寶就可以學會用愈來愈明顯的提示去主動參與互動了：不想要太多刺激時，他除了會轉移目光之外，可能還會推人或是把臉遮起來；想要獲得更多趣味時，他除了會睜大眼睛注視父母之外，可能還會伸手去抓毯子。如果寶寶能夠抓住並拉開毯子，甚至試著把毯子放在自己頭上，就表示他已進入第三階段的健全雙向溝通了。此時，寶寶開始擔起了更多的互動任務，會主動做出明確的回應，讓互動持續下去。

第六章詳細探討過第二階段與第三階段的教學：在第二階段設計趣味活動迴路，引導孩子投入迴路活動；在第三階段運用遊戲迴路的架構，引導孩子做出有目的的回應。依照提示順序逐漸減弱提示與指導的強度，就是在讓孩子自己承擔愈來愈多的互動任務。以興奮的神情注視孩子並暫停，就是在鼓勵孩子主動做出回應，引導他登上發展的階梯。

如何鼓勵互動循環？

遊戲迴路包含豐富的親子互動。我們再回到躲貓貓的例子。首先，寶寶很享受活動進入高潮的時刻（你從毯子後面探出頭來對著寶寶微笑，或是呵他癢），從中體驗到親子互動的趣味，並學會如何預期活動的高潮（他發現你會重複說三次「我來了」，每說一次就會提高音量或音高）。一開始可以透過身體提示的方式幫他拉走毯子，接著則用手指著毯子的一角提示他，接著改用耳語小聲下指令：「你現在可以拉走毯子了！」最後則只是站在一旁等待孩子做出回應。輪到孩子進行互動任務時，你會慢慢拆除鷹架，削弱提示，促使孩子做出更健全的互動。

寶寶能夠在不給提示的情況下自己拉走毯子時，就可以開始增添互動的變化了：可以運用一些策略，鼓勵孩子主動做出回應。例如，故意把毯子弄到地上，看看他會不會把毯子撿起來（修復互動）；把毯子改放在孩子頭上，為活動增添一些驚喜，看看孩子會不會主動拉走毯子；改用大到可以把臉蓋住的軟帽；輪流把毯子放在自己頭上與孩子頭上，現場如果有其他人，也可以把毯子放在這個人的頭上，換他與孩子互動；輪流使用毯子或軟帽。在孩子已理解的架構下增添遊戲變化，不僅能讓孩子繼續期待遊戲的高潮，激勵孩子持續進行互動，也可以讓孩子知道如何及時做出主動的回應。精準掌握互動節奏之後，甚至可以嘗試改變動作：拿出另一頂滑稽的帽子，和孩子一人一頂，然後倒數計時，數到零的時候交換帽子。以歡快的笑聲和擊掌的方式持續活動的高潮。

不妨思考一下你們可以在互動遊戲中達成的目標：你透過遊戲教導孩子如何回應與提出想法，創造多重互動循環，讓孩子體認到動作是連續的，學會預期接下來會發生的事情；孩子學會參照你的臉部表情（因為你從毯子下探出頭來並顯露溫暖興奮的表情，樣子看起來很有趣；你會用眼神快速掃視毯子或帽子，透露有用的訊息給孩子，孩子可以從中得知你的下一步）；孩子學會根據你先前的動作調整自己的動作，以維持活動的協調；如果孩子可以忍受變化與修復互動，他就是在學習如何修正自己的動作以持續配合你；他在轉換成交換帽子的活動之後繼續享受遊戲，就是在體驗與你共創新遊戲的樂趣，他可以從中體驗到保持彈性與嘗試新事物的樂趣。最重要的是，他學會了共同參與活動以及與你相處的樂趣。

大量的練習累積經驗，學以致用

遊戲非常重要。先在心中擬好發展策略，就可以有目的地進行遊戲。不過，就算在早期階段停滯了好一段時間，也不需要沮喪，因為你正在為孩子建立許多重要的基礎人際互動的腦部迴路，促使他練習一般人自然而然就能學會的基礎社交技能，例如，解讀他人的臉部表情、預期對方的行動、主動提出自己的看法、配合與修復互動。為了鞏固彼得初期階段的能力，我和他這十年來一直持續不斷的練習著。就算你的孩子已經出現較進階的能力，還是要不斷回到此階段，持續穩固孩子的基礎能力，畢竟我們的目標不只是希望孩子能夠在有協助的情況下偶爾展現各個階段的能力，也希望孩子能夠熟悉且能繼續獨立展現這些能力，就算在有壓力的情況下也不例外。

在工作與遊戲中練習互動技巧

這些技巧不僅要在遊戲中練習，也要在工作中練習，做家事與執行每天的例行任務時，可以讓孩子一起參與。電影《歡樂滿人間》（*Mary Poppins'*）裡的這段歌詞是相當實用而必須牢記的箴言：「每個必須執行的工作，每件該做的事，都有好玩的地方，只要找到其中的樂趣，工作就會變成遊戲。」[1]

與孩子一起擺設餐具時，可以站在孩子旁邊，由你負責擺放餐巾，孩子負責擺放叉子，運用生產線的模式完成任務；可以融入劇情，為工作增添趣味（例如：迅速跑到下一個位置，突然停下來並優雅的擺設餐巾）；做其他家事時（例如：把餐具放入洗碗機、從洗碗機拿出餐具）也可以運用生產線的模式；收拾玩具與書本時全家出動，以大隊接力的方式，加上有變化的動作，例如用手高舉過肩、把手擺得低低的、從背後、從兩腿下方等方式，把玩具或書本遞給下一個人。

協助孩子整理床鋪時，讓他拉著毯子的右邊，你拉著毯子的左邊，然後注視對方，點頭確定對方拉好之後，再一起把毯子拉起來。一起收拾玩

---

1 歌詞原文：“In every job that must be done, there is an element of fun. You find the fun, and the snap！ the job’s a game.”

偶時，一個人負責把玩偶丟給對方，另一個人負責把接到的玩偶放到床上，試過幾次之後再交換任務；可以改變丟玩偶的方式（往上、往下、快速、丟到孩子右邊、丟到孩子左邊等等），訓練孩子跟著你的動作調整自己的動作。一起摺衣服時，一個人負責把衣服放平，一個人負責摺衣服，一個人負責把每個家人的衣服擺放成堆，然後由你來扮演領航員與調度員的角色，孩子則扮演送貨員，把每堆摺好的衣服送到主人的衣櫃。強調動作的協調、夥伴的配合，以及完成任務的歡樂，如此一來，孩子就可以記得圓滿完成任務的滿足感。

♥ 摺襪子比賽

此遊戲改編自米勒（Miller, 2007）發明的一個遊戲，目的在於教導孩子競賽的概念。遊戲時與孩子面對面坐在桌子對側，在桌子中央放置一個塑膠杯，並把孩子喜歡的東西（例如：洋芋片或玩具）放在倒扣的塑膠杯底下，每位競賽者都必須把手放在桌緣的後方，然後在數到三的時候，看誰先抓住杯子，就可以贏得洋芋片或玩具。經過幾次的嘗試之後，可以改變贏得洋芋片的方式：桌子中間改放兩雙襪子，把洋芋片放在桌面靠邊的位置，數到三時，看哪個孩子先拿到並摺好一雙襪子，就可以贏得洋芋片。

等孩子熟練摺一雙襪子之後，就把競賽規則改成摺兩雙襪子，接著則是摺三雙襪子，看誰先完成任務，誰就贏得比賽。也可以透過這個方法教孩子摺襯衫與毛巾，並把競賽規則改成摺一堆衣服。你負責扮演裁判的角色，如果發現孩子摺得亂七八糟，就丟回去讓孩子重摺。你也可以用代幣取代洋芋片，孩子收集了一定數量的代幣之後，就可以兌換外出遊玩或玩電腦遊戲等的獎勵。

孩子到了第三階段會有哪些進展？

到了第三階段後期，孩子會知道如何在沒有提示的情況下，自動模仿遊戲夥伴，根據父母先前的動作調整自己的動作。他也學會在沒有特定規則與角色的情況下協調動作，即使在快速的變化下也能持續互動，並配合對方的動作快速修復互動。

有一天，彼得放學回家時肚子餓，要我拿洋芋片給他吃。於是我提議我們一起玩洋芋片尋寶遊戲。我藏洋芋片的時候，讓他用手遮住眼睛，然後數到三，等彼得數到三時，我哼唱著：「我知道你的洋芋片藏在哪裡！」彼得問：「哪裡？」我告訴他洋芋片藏在他的房間裡。等他走到房間時，他必須跟隨我的眼神與手勢，不時把目光轉回我身上，根據我的提示尋找獎品。玩過幾輪的遊戲之後，我們交換角色，改由他來藏洋芋片，並以手勢提示我洋芋片藏在哪裡。輪到我藏洋芋片時，我有時會製造解決問題的機會，例如，把洋芋片藏在櫃子高處（附近放著腳踏凳），或是放在伸手無法拿到的床底下（附近放著耙子）。有時候，他問我藏在哪裡時，我不會直接告訴他，而是會請他問哥哥或弟弟（他有五個兄弟）。他必須走到哥哥或弟弟旁邊，引起他的注意，然後問他：「（我的洋芋片）在哪裡？」

最後，我進一步改變了遊戲內容，不再給予手勢提示，而是給他一張簡單的房間地圖。我在地圖上繪製了幾件主要的家具，並在放洋芋片的地方打一個大叉。剛開始時，我會把洋芋片藏在主沙發的其中一個大墊子下面，等他掌握地圖尋寶的訣竅之後，則改藏在比較不明顯的地方。彼得處理地圖上的空間訊息時，會停頓很長的時間。有時候，其他家人會過來幫忙，給彼得多一點的提示。這個遊戲與其他遊戲的重點是：彼得熱情的投入其中，可以很流暢的從一個遊戲轉換至下一個遊戲，而且可以快速且快樂的適應新的遊戲規則。

不虛此行的旅程

能夠引導孩子邁入第三階段，就表示你已經克服了重重挑戰。孩子進入第三階段之後，不會再像以前一樣，只沉浸於自我世界，不理會他人且不肯合作。他很容易就可以投入互動，從你身上尋求領導與趣味，揣摩你的動作與臉部表情，嘗試了解你的意圖，甚至會很喜歡變化（參見 Gutstein, 2002b）。此階段的孩子能夠遵循指令、容忍改變，你可以帶他外出，與他一起探索世界。你可以且應該訓練他幫忙做家事，學校與居家的良好表現可以讓他感受到成就感與自豪。

相較於第三階段的神經發育正常的孩子，你可能會發現你的孩子進步的速度緩慢許多，你可能需要給予更多的調適，減少干擾物，提供視覺輔助與 AT 裝置協助孩子理解互動；不過，當你學會如何調適，並根據孩子的需求調整環境之後，你就可以享受豐富溫馨的親子互動，孩子則可享受充滿關愛的生活，接受學校與居家的挑戰並從中獲得滿足感了。

請記住這一點：障礙是環境與能力無法配合所導致的結果。我們這些神經發育正常的城市佬如果哪一天來到荒野，或是語言文化迥異的國家，也會感到無用、徬徨無助。我們都需要調適、工具與協助才能生存與成長。如果可以提供孩子這些調適、支援與指示，使孩子達到能力所及的最佳狀態，你就可以享受到為人父母最大的滿足感，那就是孩子的快樂。

第四階段：概念化與角色取替的形成

理論

進入第四階段之後，腦部在許多方面出現了令人振奮的進展：感知與反應之間出現空間，這個空間就是所謂的**概念化**（ideation；參見本書後面的術語彙編）。第四階段的孩子可以把感知與直接的反應分隔開來，看到塑膠餅乾時，不會再直接塞進嘴巴；看到玩具火車時，不再只會旋轉火車的輪子。塑膠餅乾與玩具火車變成了孩子腦中可以掌握的概念。他可以根據過去的經驗與當下的示範，將腦中的概念加以發揮，創造各種不同的可能性，然後把這些可能性應用在遊戲中：他可能會把餅乾放在盤子上端出來；與其旋轉火車的輪子，他現在會把火車推給另一個人，或是把火車放在木頭軌道上行駛。此階段的遊戲大多簡單且具體，孩子會根據現實生活中他所看到的物件使用方式來使用物件，這就是所謂的「功能遊戲」。舉例來說，孩子可能會從咖啡桌拿起一支手機，把手機放在耳朵旁邊開始假裝講電話。表徵遊戲則是會使用代表真實物件且與真實物件相似的物件，例如，孩子可能會拿塑膠玩具食物假裝切食物、端出食物，然後假裝把食物吃掉。

✦ 主動提出想法與解決問題

第四階段的孩子會有自己的想法，並把想法帶到你與他的互動中。以先前提到的躲貓貓遊戲為例，想像一下第四階段的幼兒會怎麼玩這個遊戲：他不會死守之前的遊戲規則，除了等你從毯子後方探出頭來以外，他還會把你頭上的毯子拉下來，把毯子放在自己頭上，之後或許還會爬下自己的椅子，躲在你的椅子後面，然後交替的從椅子的兩側探出頭注視著你。換言之，孩子不只會有目的地**回應**你的主動提議，也會根據自己的想法**主動展開**不同的互動。

此階段的孩子可以依據想法構思行動，並將行動串連在一起，以解決重要的問題。想像一個處於第四階段的幼兒拉著你走到了放腳踏凳的地方，他可能會先看看你，看看腳踏凳，看看流理台上的餅乾罐，然後再回頭注視你，看看你有沒有接收到他的訊息。你把腳踏凳推去流理台的時候，他可能會拉著腳踏凳的另一邊。等腳踏凳推到流理台時，他可能會揣摩你臉上的表情，等到你允許時，他才會爬上去拿餅乾。

這個學步時期的幼兒展現了令人振奮的腦部發展：他可以**有邏輯的排列動作順序，以解決問題**；他可以想像與記住此項計畫，並依循計畫前去找你幫忙。他的頭腦能夠**以有邏輯的方式構思動作順序**，在腦中形成動作計畫，並記住此項計畫。這種認知能力就是所謂的**執行功能**（executive function）。

✦ 心智理論、角色取替與共同注意力

不過，最令人振奮的發展，是孩子懂得找人幫忙他解決問題了。孩子知道他有他的想法，所以知道你也有你的想法，你的心智與他的心智不同，這種理解能力就是所謂的**心智理論**。神經發育正常的孩子似乎可以自然發展出心智理論，自閉症的孩子則需要特別給予指導才能培養出心智理論。因為處於第四階段的一般孩子知道你的心智與他不同，你不知道他現在正在想什麼（**心智理論**的結果），所以會揣摩你的臉部表情，確認你是否了解他想要的東西。他知道如何配合你的動作，跟你一起把腳踏凳拉到流理台。他會參照你的臉部表情，藉此確認你的反應（**社會參照**）並獲得你的允許，因為他知道你對於他接下來要做的動作可能會有不同的安全考量，可見孩子已發展出**角色取替**（perspective taking）的能力，而且也記得自己之前做過哪些危險的事。他會依據你發出的訊號調整最後的動作（爬上去或不爬上去），可見他已發展出**解讀臉部表情**的能力。他不僅了解你的肢體語言，而且也懂得運用**非口語溝通技巧**（透過手勢與眼神溝通，或是用手指著某個東西）。他會先注視你，等你注意到他之後，再看看他感興趣的東西（譬如餅乾罐），然後再回頭注視你，確認你是否了解他的意思。三點凝視的運用顯示孩子已進入角色取替與**共同注意力**（能夠吸引他人的注意力，引導他人注意你感興趣的事物，且能專心觀察他人的反應）的發展階段。

當孩子了解到不同的人想要的東西不同，對於事物會有不同的感知與反應，就表示孩子已經發展出角色取替的能力。就像孩子知道你可能不希望他爬上腳踏凳，所以在爬上去之前先參照你的臉部表情，可見他已發展出角色取替的能力。此外，當他主動吸引你的注意力，並把你的注意力引導至他感興趣的物品（餅乾罐）時，也展現了此項能力。剛開始的時候，你的孩子可能會利用他的共同注意力技能幫助他獲得他想要的東西，就像上述的例子。葛斯丁（Gutstein, 2000）稱之為**工具性互動**（instrumental interaction），因為孩子把互動當作達成目標（獲得餅乾）的工具。

✦ 經驗分享

神經發育正常的孩子從父母的回應中體驗到分享的樂趣之後，不僅會運用共同注意力獲得想要的東西，而且還會運用此技能來分享情感，因此，他們在人行道看到新奇的事物，就會開心的指給父母看。這個階段的孩子會常常說：「媽媽，妳看！」因為他很期待看到媽媽的反應，希望與媽媽分享有趣的事物。他們也會把自己的作品拿出來與父母分享，很享受父母以他為榮的快樂。葛斯丁（Gutstein, 2000）將這種互動稱作**經驗分享互動**（experience sharing interactions）。

神經發育正常孩子的腦部，與生俱來有經驗分享的能力，因此，他們看到你臉上的情緒，就可以深切體會你的感覺，你露出高興驕傲的微笑時，他們可以感受且享受相同的感覺；然而，神經元受損的孩子沒辦法自然感受到這種強烈的感覺，因此，我們與他們分享感覺時，必須運用高昂情緒，把感覺放大，亦即我們不只得做出較生動的表情，也要讓表情維持久一點（參見第三章）。我們必須透過無數次的經驗分享，運用高昂情緒提升孩子的快樂或安撫他的痛苦或恐懼，我們的孩子才能培養出經驗分享的能力。因此，對於自閉症的孩子而言，將共同注意力運用在經驗分享是一項重大的進展，這項進展可能很久之後才會出現，如果有出現的話。他們無法自然培養出經驗分享的能力，必須透過學習才能理解每個人都擁有獨特而值得分享的內心世界。

✦ 了解不同的觀點

對我們的孩子而言，角色取替還有一個重要的層面是相當具有挑戰性的。不同的心智不只會有不同的喜好與反應，也會有不同的感受，換言之，我看到某樣東西並不代表你也看到了。自閉症的孩子往往需要仔細的教導，才能了解「必須看到才會知道」的道理——如果他看到某個東西，而你沒看到，你必須請他提供額外的口述或視覺資訊。因此，如果你們正在一起閱讀某本書，他卻拿起書本轉身背對你，你就一定得誇張的抗議：「我看不到圖片！」讓他了解必須把書拿過來給你看；反之，你可以偶爾用身體擋住他的視線，讓他看不到書並教他主動請你把書拿過來給他看。

✦ 第四階段的理論：摘要

概念的形成攸關人際互動發展的認知能力。此階段的孩子能夠在腦中形成、記住與操控想法，進而運用此能力將多個解決問題所需的互動循環串連起來。形成概念的能力剛開始是展現在修復遊戲迴路的互動方面（譬如，在接球遊戲中，懂得把丟偏的球撿回來再把球丟回去），之後是展現在融入變化方面（譬如，把踢球活動改為丟球活動），最後則是展現在共創新遊戲方面（例如，帶球跑並回頭看著你，吸引你跑去追他）。他能夠回想過去的經驗，根據過去的經驗構思想法，進而運用此能力投入功能遊戲與表徵遊戲。

這時期的孩子有了自己的想法，所以開始能夠理解你也擁有自己的想法，你們的想法不一樣，你看待事情與思考的方式與他不同。孩子開始能夠理解，你和他對於相同的事實可能會有不同的感受與反應。培養孩子的這項能力有助於孩子邁向角色取替與共同注意力的發展。

練習

你的孩子已經開始發展了主動性、解決問題、共同注意力、角色取替、功能遊戲與表徵遊戲；然而，你要怎麼幫助孩子妥善運用這些新認知能力呢？為人父母的各位該如何協助孩子將這些認知潛能轉換成社交與情緒發展呢？

✦ 在例行作息、遊戲、運動、音樂與視覺藝術中鼓勵孩子主動參與及解決問題

缺乏主動性是自閉症最令人洩氣的問題，而我們的孩子之所以缺乏主動性，是因為他們在概念的創造與應用方面遭遇了阻礙（參見第七章及第十五章），而這兩者都是構成主動性的要件。現在，我們先來探討他們在概念化的過程中面臨的困難。我們該如何幫助孩子脫離漫無目的的自我刺激，引導他們形成想法呢？

一開始可以嘗試將指令拆解成幾個步驟，讓孩子遵循這幾個步驟執行模仿任務。這聽起來或許有些矛盾，不過，之所以要求孩子遵循指令進行

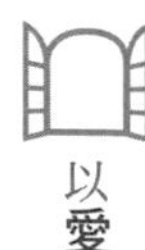

模仿，是為了使孩子習慣配合你，從中學習日常任務與遊戲迴路，而這些日常任務與遊戲迴路都可以為他接下來的主動行動提供概念。因此，孩子剛開始展現的主動性或許是主動做出某個熟悉的日常任務、連續活動或遊戲模式的下一個步驟，而孩子的第一個原創概念可能是從他已熟悉的例行任務或遊戲和序列活動中變化與延伸出來的。

因此，第一步是要陪孩子練習例行任務、遊戲迴路與其他序列活動，等孩子熟悉例行任務與遊戲模式之後，就可以在做到某個步驟時停頓下來，讓孩子在沒有提示的情況下主動做出下一個步驟。有時你可以故意犯錯，讓孩子主動修正或修復互動。透過輪流、停頓的方式鼓勵孩子提出不同的想法，並在孩子提出新想法的時候（即便是在不經意的情況下提出）讚美孩子，並把孩子的想法納入活動。

另一個引發主動性的方法是提供選擇，由孩子決定先玩哪個遊戲或玩具；如果孩子沒有做出明確的選擇，則可以在房間佈置不同的玩具站，看看孩子先被哪個玩具站吸引。利用玩具站建構遊戲迴路，提供不同的玩具、食物或服裝等讓他選擇，包括一個他最喜歡的選項，以及一個他不喜歡的選項。以下將分別以日常作息、遊戲迴路、運動、音樂與視覺藝術為例，介紹此程序在不同情境的應用情形。

日常作息情境

與孩子一起做家事或一起出遊的時間相當寶貴，不容輕忽。在每日的例行任務中融入熱情，並在做到某個步驟時停頓下來，看看孩子會不會主動進行下一個步驟。例如，穿衣時間到了，你可以依照穿著順序幫孩子把衣服排成一排。必要時可以幫忙他做前幾個動作，然後停頓下來，看看他會不會主動拿起下一件衣服。記得運用提示順序，只提供恰好足夠的提示。如果孩子主動做了某個動作並成功完成了，就花點時間與精神以和藹開心的語調稱讚孩子。一開始的時候，你可能甚至連孩子拿起下一件衣服，都必須給予溫暖的讚美，之後則逐漸提高標準，等孩子付出更多的努力再讚美孩子。

如果孩子不在乎是否完成穿衣任務，讚美對他也起不了作用，你還是可以透過提供選擇的方式，鼓勵孩子主動完成任務。例如，你知道孩子不喜歡穿刺癢的毛衣，就可以幫他穿上毛衣，讓他有機會反抗並扔開毛衣，然後主動穿上柔軟的襯衫。打包要帶去公園野餐的食物時，可以在流理台上擺放幾樣他最喜歡的食物、幾樣他最討厭的食物，然後問孩子：「我們接下來要打包哪一樣？」如果他看到你伸手去拿他最討厭的食物，他就比較可能主動做選擇，把他最喜歡的食物遞給你。

如果想要孩子主動做出某項例行任務的下一個步驟，運用較方便取得的視覺排列方式，可以大幅提升孩子主動參與的動機。例如，早上幫他拿出需要穿著的衣服時，可以只先拿出幾件，依照穿著順序排列好，讓他自己依序穿著，然後你再幫他穿剩下的衣服；一起打包野餐的食物時，可以把他最喜歡的食物擺放在較靠近流理台前緣而較易取得的位置。1966 年於美國北卡羅萊納州發展出來的 TEACCH（Treatment and Education of Autistic and related Communication-handicapped Children，**自閉症及溝通障礙兒童之治療及教育**）方法，正是運用視覺排列的方法提示下一個步驟，以此建構孩子的動機。我極力推崇蕭普勒等人（Schopler et al., 1983）提出的所有想法，他們也是利用視覺排序的方式，鼓勵孩子獨立完成工作與遊戲活動的任務。

♥ 運用 TEACCH 與地板時間組裝手電筒

準備一個容易拆開的手電筒，鬆開底部的蓋子，拿出兩顆電池，然後製作一個由左至右隔成四格的盒子，把手電筒的主體放在最左邊的小格，在中間兩小格各放入一顆電池，把蓋子放入最右邊的小格，然後把盒子放在孩子面前。由左至右依序拿起小格裡面的零件，教孩子如何組裝手電筒，組裝完成後，就開啟手電筒的開關，和孩子一起玩手電筒遊戲（例如，開關手電筒，或是拿手電筒去照不同的東西）。

孩子愛上手電筒遊戲之後，就趕快把手電筒拆開，放回有小格的盒子，依循提示順序（逐漸增加提示強度）協助孩子重組手電筒，組好之後，就讓孩子稍微玩一下手電筒；之後再以好玩的方式拿回手電筒，把手電筒拆開，然後再把盒子拿到孩子面前。重複剛剛的程序，引導孩子主動組裝手電筒。如果要增添遊戲的趣味，可以拿起另一支手電筒和孩子一起玩遊戲，孩子照到哪裡，你就跟著照到哪裡。可以把兩支手電筒拆開，與孩子進行手電筒組裝比賽，看誰先組裝好，誰就可以先拿手電筒去照輸的人（如果你輸了，你可以誇張的倒下並大叫：「啊！被你逮到了！」）。

孩子對日常例行工作較上手之後，你就可以故意裝糊塗、犯錯，或是做出笨拙或預料之外的行為，[2] 鼓勵孩子主動做動作。假設你們正在擺設餐具，你擺好餐巾之後，孩子接著擺放湯匙。你可以「故意」讓餐巾掉落，然後停頓下來，臉上維持驚訝的表情，並以期待的眼神注視孩子。如果停頓了好一會兒，孩子還是沒有反應，就慢慢增加提示的強度（眼神凝視、手勢、口說，而後身體提示），協助孩子撿起餐巾，並把餐巾拿給你，或是放在下一個位置。然後繼續這個例行任務，由你來擺放餐巾，孩子接著擺放湯匙，然後再試著讓餐巾掉落。

你也可以故意犯一些笨拙的錯誤，譬如，原本湯匙旁邊應該擺放餐刀，卻改放香蕉，原本應該把餐巾放在餐桌上，卻改放到孩子頭上；孩子穿衣服的時候，可以在孩子還沒穿內衣時，就把長褲遞給孩子，或是調皮的把他的襪子穿到他手上；孩子想要加熱食物時，故意把他的盤子放進洗碗機而非微波爐，然後轉身以困惑的神情注視他，聳肩攤手，做出「現在該怎麼辦」的手勢。

故意裝糊塗或裝無助也是引導主動性的好辦法。假設孩子打開門後就逕自走進去，忘了幫你頂住門，這時就不要自己開門，可以試著發出悲慘的喊叫：「救命啊！我被卡住了！」等孩子轉身解救你時，再好好感謝他。彼得想要從廚房拿東西吃時，我會假扮成「機器人媽咪」，必須請他以指令一步一步指示我，我才會走到食物櫃，打開櫃子的門，拿出他要的

2 如欲了解更多具體的想法，可參考葛林斯潘與薇德（Greenspan and Wieder, 1998, 2006）、蘇斯曼（Sussman, 1999）與葛斯丁（Gutstein, 2002a, 2002b）等人的著作。

東西，然後把東西遞給他。如果彼得沒有給予明確的手勢指示，愚笨的機器人媽咪可能就會打開微波爐（而不是食物櫃），拿出平淡無味的穀片（而不是洋芋片），或是把洋芋片遞給彼得的弟弟（而不是彼得）。

只要孩子清楚表達想要某樣東西，就可以透過裝糊塗的方式，鼓勵孩子解決問題（例如，打包午餐、拿取櫃子上的玩具）。如果孩子想要乘車兜風，你可以假裝找不到鑰匙，或者需要孩子幫你穿外套，或是假裝找不到皮包，鼓勵孩子主動幫忙。也可以用好玩的方式製造小小的阻礙，例如，告訴孩子玩偶把鑰匙藏起來了，引導孩子主動搜尋屋內各處，找出調皮的玩偶（與鑰匙）。

遊戲情境

在遊戲或遊戲迴路的情境，也可以製造許多引導主動性的機會。無論是遊戲、遊戲迴路或是例行任務，都有既定的模式與規則，等孩子記住其中的模式與規則之後，就可以故意犯錯、忘記接下來要做什麼，或是做出笨拙或預期之外的行為，打破既定的規則或模式，引導孩子主動修正互動。孩子剛開始展現的主動性多半是修復互動或維持互動的協調。因此，與孩子玩滾球遊戲時，可以故意把球滾偏，讓孩子有機會主動跑去撿球，然後把球滾回去；與孩子玩棋盤遊戲時，可以故意讓棋子向後移動，引導孩子主動把你的棋子移回原位。

遊戲還有一個額外的好處：當你故意變化遊戲的模式時，孩子為了配合你，也必須嘗試改變模式或是跟著犯錯，你可以把這種不經意的錯誤視為有意增添的變化，並將變化融入新遊戲中，以獎勵孩子的「主動提議」。舉例來說，假設你和孩子各拿著一顆球，聽到口令（例如：「各就各位，預備，滾！」）之後，就把球滾給對方。如果孩子的球不小心撞到你的球，你就可以開心的喊著：「碰！」然後改變遊戲規則，滾球之前先問孩子：「要不要碰球？」並根據孩子的指示讓球碰撞在一起，或是不讓球碰撞在一起。把孩子不經意犯下的錯誤視為主動提議，並根據此錯誤改變彼此的動作，可以鼓勵孩子主動提出變化的玩法。

再舉一個例子。假設你和孩子兩個人正在進行滾動火車的趣味互動遊

戲，孩子不經意的站起來時，火車剛好滾進孩子的兩腿之間，你可以將之視為孩子的主動提議，並對孩子說：「哇，彼得，你的想法好棒喔！」然後把火車從你的兩腿之間滾回去。如果孩子接著刻意把腿張開，好讓火車滾進去，就表示他已在你的鼓勵之下提出了新的遊戲想法，這時你又加上一句：「嘿，彼得，你看，我是隧道！」這就表示你也把假想的元素帶入了遊戲。孩子提出互動模式的變化時，要好好把握機會，把孩子的新想法融入遊戲迴路中，藉此鼓勵孩子發揮創意。

運動情境

運動顯然是鼓勵孩子展現主動性的合適情境。有些自閉兒喜歡粗大動作的活動，有些則可能想要嘗試不同的運動。孩子學會遊戲規則之後，就可以在每次輪到他的時候展現主動性，例如，決定跑去撿球、把球丟給誰，或是跑去哪裡。調適型運動將傳統運動的趣味元素融入其中，並採用部分規則，用以界定運動的架構與模式，引導孩子下一步該怎麼做，不過要簡化遊戲並放慢遊戲的速度。例如，玩排球或網球時，可能會以氣球取代原本的球；玩棒球時，可能會使用球座或放慢投球的速度；玩踢球運動時，可能會進行讓步賽，請另一個人以慢速移動或向後跑動的方式進行比賽；玩投籃練習時，允許孩子在每個位置嘗試投三至四次（而非一至兩次），並用粉筆標示出各個角度的投籃位置，讓孩子知道自己應該站在哪裡；玩四人傳球（four square）時，如果孩子沒接到球，不要判孩子出局，只要轉換傳球的位置就好。把遊戲變簡單一點，讓孩子更容易了解、獲得更多成功的體驗，有助於鼓勵孩子展現主動性。

有些孩子不喜歡調適型運動，不過還是可以利用移動式遊戲為孩子提供展現主動性的機會。你可以和孩子輪流提出不同的丟球方式，例如，丟低手球或高手球、讓球彈一下或彈兩下、背後丟球或胯下丟球。可以在彈簧墊上跟著對方彈跳，或是嘗試以手拉手的方式一起彈跳。

音樂情境

音樂也是促使孩子展現主動性的絕佳情境。可以唱一首孩子最喜歡的歌，先要孩子唱出最後一個單字，接著唱出最後一個片語，而後唱出最後一行歌詞。可以用搞笑的歌詞取代原本的歌詞，並以明顯的停頓及調皮的表情強調錯誤的歌詞，讓孩子糾正你的錯誤，或是和你一起哈哈大笑。例如，唱完「他在田裡養小牛啊，伊呀伊呀喲」之後，接著故意唱錯「這裡哼，那裡哼……」，然後停頓下來，一臉錯愕的注視孩子，並把手放在嘴巴上發出驚訝的感嘆。

為孩子提供選擇的機會，鼓勵孩子展現主動性。和孩子一起聆聽錄製的音樂，唱歌給孩子聽，或是和孩子一起唱歌，將孩子最喜歡的歌曲製作成圖示／文字標籤，然後把標籤放在板子上，請孩子選擇你們接下來要聽哪首歌。接著可以做較進階的活動（較適合第五階段的孩子），這個活動也為喜愛音樂的孩子提供了選擇的機會。

♥ 透過音樂進行情緒教學

一起聆聽錄製的音樂或是一起哼唱自創的歌曲時，可以依據情緒標籤將歌曲分成「快樂歌」，例如：《如果開心》、《當我們同在一起》；「愛睡歌」，例如：《搖啊搖》、《寶寶快快睡》；或是「進行曲」，例如：《恐龍來了》（Here come the dinosaurs）、《螞蟻進行曲》（The ants come marching in），然後輪流說出希望對方選擇的歌曲類別。

你們可以透過繪製面具或紙袋玩偶的方式，進一步強化歌曲傳達的情緒。讓孩子幫你在面具或紙袋上繪製符合歌曲情緒的臉部表情，然後戴上面具（如果孩子看了會怕，則可以用手拿著），以跳舞或表演的方式詮釋音樂的情緒，或是將符合歌曲情緒的紙袋玩偶套在手上，讓玩偶們演出音樂傳達的內容。

葛斯丁（Gutstein, 2002b）收錄了一些音樂遊戲，你和孩子可以運用這些遊戲：一起依循不同模式打鼓，或是在電子琴上彈奏音樂，然後透過開始與結束或是忽快忽慢的節奏改變原本的模式。一開始可以運用口述指令

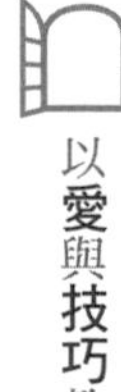

提示孩子改變節奏、停止演奏或開始演奏，之後則試著減弱口述提示，引導孩子專注於你的演奏，並跟隨你變換演奏的模式。這個遊戲提供了鼓勵展現主動性的自然情境。你們可以輪流跟彼此的主導用鼓打擊簡單的節奏，或是在電子琴上彈奏簡短的音符。你的孩子一定會很享受自創演奏的樂趣。這個遊戲的魔力來自輪到孩子主導時，這樣你和孩子就共同創作了全新對位旋律的樂曲。

視覺藝術情境

視覺藝術也是能夠加以運用的情境。準備不同形狀與顏色的串珠或通心粉，讓孩子模仿你用串珠做項鍊，和他同步完成一模一樣的項鍊。剛開始時可以說出動作的變化，接著則省略口語提示，訓練孩子跟隨你的領導，之後則改成輪流領導的模式，鼓勵孩子展現主動性。最後則嘗試和孩子一起串同一條長項鍊，一人串一邊，輪流模仿對方的串珠圖案，和孩子共同創造對稱而又獨特的作品。

相同的程序也可以運用在繪畫方面：先是一人一張畫紙，模仿對方畫畫，之後則在同一張畫紙上畫畫，一人一邊，從紙張的邊緣畫到紙張的中間；可以把你們的作品掛在牆上，或是拿來當包裝紙或書的封面。你可以根據孩子的繪畫技巧（你也可以運用 ABA 風格[3] 培養孩子的繪畫技巧）調整繪畫內容，先從彩色的圓點或線條著手，之後則進入有形狀的圖案或簡單的圖示。一樣可以玩「跟著我做」的遊戲，輪流模仿對方畫畫。彼得很喜歡撕紙，所以我們會運用撕成碎片的勞作紙創作不同的圖案。

---

3 如欲了解繪畫的結構式教學想法，可參考蕭普勒等人（Schopler et al., 1983, pp. 118, 126-128）的著作。

♥ ABA 繪畫風格技巧教學

安柏利（Emberley, 1970, 1972, 2002）出版了一系列的繪畫教學叢書，就算是再沒有天分的孩子，也可學會以簡單的線條畫出日常生活中常見的可愛圖形。可以請孩子選擇想畫的圖案，然後由你來每次畫兩個圓點，讓他來把圓點連接起來。像是變魔術一般，把孩子想要的圖案「變」出來。

某個圖案畫過許多次之後，你可以嘗試省略最後兩個圓點，看看孩子會不會主動完成圖形，接著則是省略最後四個圓點，依循此模式引導孩子自己畫出完整的圖案。安柏利的圖形都是以基本的圓形、矩形與三角形構成，相當適合運用於此模式的教學。

如果你的孩子很喜歡畫畫，就可以教他畫一些日常生活中的重要物件。舉例來說，彼得喜歡乘車兜風、吃披薩、去山上滑雪。如果他學會畫滑雪板與滑雪杖、汽車與披薩，他就可以藉由畫畫回憶當天的快樂時光，或是藉由圖畫表達他的需求了。培養繪畫技巧為孩子在主動性與溝通方面開啟了新的可能性。

孩子對繪畫技巧較為熟練之後，可以和孩子練習趣味的共同創作活動：一開始先在畫紙上畫出一個簡單的形狀，然後和孩子輪流添加圖案。你可以讓孩子選擇畫畫的參考圖案，譬如，從書本或雜誌中選擇一張他喜歡的圖片，或是從相簿中挑選一張有意義的照片或是全家合照，然後以接力的方式和孩子一起完成圖畫。經過不斷的練習之後，有一天你們或許就可以不需要參考圖片，直接根據想像畫出圖形了。你可以在手邊準備一本容易上手的常見圖案繪畫手冊作為繪圖的參考，譬如安柏利（Emberley, 1972）的《畫出全世界》（*Make a World*）。

如果孩子不希望你幫忙畫，就讓他自己畫，這是很棒的主動嘗試！不過，你仍得在他需要幫忙的時候提供協助。假如你的目標是和孩子共同創作，你或許可以讓他負責中間的圖形，這樣他或許就會願意讓你畫邊緣的部分了；如果你的孩子需要更多的協助，你或許可以先畫一部分的圖，並讓他挑選想要塗的顏色，或是讓他選擇他接下來想要畫的部分，並運用連接圓點的方式協助他畫出圖形。讓他挑選想要和你一起畫的參考圖片，或是從安柏利的繪本挑選接下來要畫的圖案，然後問他想要請你把圖畫在畫紙的哪個位置。

如果是畫畫技巧更進階的孩子，不需要參考圖片也能畫出他要的圖案，就可以建議他畫生活中或故事中最喜歡的情境。有些孩子喜歡自製特定主題的「繪本」，譬如海洋動物、神奇寶貝（Pokemon®）等等。具有抽象思考能力的孩子或許喜歡畫抽象的主題，例如：幫忙、分享、令人憤怒或高興的事物等等。如果孩子很有畫畫天分，則可以由你先畫出某個形狀、直線或曲線，讓孩子根據這些圖形畫出一幅圖畫；你或許可以透過這個遊戲去了解孩子心裡的想法。

✦ 如何教導角色取替？

這是一個令人興奮的階段，孩子在此階段發現到，他可以形成自己的想法，並依據自己的想法展開行動，這時是教導角色取替的好時機。告訴孩子別人也有自己的想法，別人的想法與他的不同，而且不同的人會有不同的**偏好**、**感受**與**反應**，別人獲得想要的東西也會快樂，得不到想要的東西也會不開心。

✦ 在日常生活練習角色取替

和家人外出用餐時，可以透過遊戲，指出每個人點的餐點有何異同。把家人之間的差異放大，告訴孩子，爸爸喜歡在漢堡裡加酸黃瓜，但是媽媽「不喜歡」；請爸爸開玩笑的拿一些酸黃瓜給媽媽，媽媽皺了皺眉頭並鄭重其事的告訴爸爸，或許他喜歡酸黃瓜，但她並不喜歡，她不想要酸黃瓜。如果路加和彼得想要看不同的錄影帶，而彼得先做了選擇，使得路加不開心時，我就會告訴彼得：「路加想要看不同的錄影帶，所以很傷心。」

你可以運用日常生活中各樣的機會，幫助孩子培養心智理論，亦即了解他人對於相同的事物可能會有不同的感受與反應。自閉症的孩子需要詳盡的教導，才能意識到這一點，他們需要練習發展角色取替。

想要抓住機會指出感受的差異，就必須先克制自己，不要自動幫孩子做調適。如果彼得不小心撞到我或是踩到我的腳趾，我就會以誇張的口氣跟他說：「哎喲！好痛喔！」讓他意識到自己的行為。唸故事給孩子聽的時候，可以故意轉過去，讓孩子看不見書本裡面的圖畫，其他家人這時可以教孩子請你轉過來，好讓他也看得見圖畫。反之，孩子背對你大聲唸圖畫書時，你可以用誇張的語氣抱怨你看不到圖片，等孩子把書拿過來與你分享時，再透過讚美給予增強：「我現在能看到了，真高興你把書拿過來了！」這麼做不僅可以鼓勵孩子展現主動性，也可以強化他對心智理論的了解。

就算你很了解孩子在想什麼，可以正確猜出孩子的所有需求，你還是可以假裝不知道或故意猜錯，引導孩子多付出一點努力溝通，說出自己的想法與需求。每次彼得試著從老師身邊擠過去時，她都會故意擋住他，等他拍拍她的肩膀，跟她說：「借過」，她才會讓開。如果孩子把你的手放在他的手臂上抓癢，你可以故意問他：「你是不是要我幫你呵癢啊？……噢，可能不是這樣……或者你想要我捏你或是跟你握手？」故意一直猜錯，最後再用提問的方式提示孩子：「要呵癢嗎？」等他澄清錯誤，說出「請幫我呵癢」之後，再幫他呵癢。

經驗分享的樂趣很多是來自對於相同經驗的不同反應，這種角色取替自然而然成為家人之間最熱衷的話題。因此，結束遊樂園之旅後，可以請每個人發表自己的看法，說說自己最喜歡的遊樂設施。也可以分享上次全家度假時，你們最喜歡、覺得最有趣或是最糟糕的回憶。可以談談彼此對日常生活中以及故事書中，某些事件或人物的感受與看法。或者分享你們上次去動物園、博物館，甚至是去住家附近散步時注意到的有趣事物。可以讓孩子出門時攜帶繪圖板、日記本或相機（看看孩子覺得哪一種比較有趣），比賽看誰發現最美麗、最奇特或最有趣的展覽，進一步強化角色取替，或者純粹在結束行程後，分享彼此的發現。

最後必須提醒各位一點：希望孩子努力練習角色取替，就要讓孩子覺得角色取替是值得努力的任務，因此，一定要突顯努力之後可以獲得的回饋。和孩子一起看電視時，如果孩子擋住你的視線，一定要誇張的抱怨；孩子開了門就自顧自的走進去，沒替你把門打開時，一定要表達你的抗議；孩子沒把白板上的東西給你看就打算擦掉時，一定要阻止他。反之，如果孩子依照你的吩咐把身體移開，不再擋住你的視線，你就可以親切的拍拍他，然後跟他說：「謝謝你移開身體，媽媽現在可以跟你一起看電視了！」當他發現你還沒進門而幫你把門打開時，就以溫暖的眼神注視他，並以溫柔的語氣跟他說謝謝；你讓他把 ABC 練習拿給你看，他遵照吩咐拿給你看時，你可以誇大反應，跟孩子擊掌歡呼，給他一個溫暖的微笑並好好讚美他：「寫得好棒喔！這些字母好漂亮喔！」

日常生活中有意義的情境是教導角色取替的最佳時刻；不過，如果想讓孩子深刻體驗角色取替的重要性，則必須運用「角色取替」遊戲進行反覆的練習。以下介紹幾個我最喜歡的角色取替遊戲。

✦ 教導角色取替的遊戲

「親眼看到才會知道」、「不同的人有不同的觀點」，體會這些道理對許多自閉兒來說是相當艱鉅的挑戰。就算你的孩子已經可以體會經驗分享的樂趣，但他如果沒有意識到你沒看見他看見的東西、你和他的看法不同，他不可能會指出自己看到的東西或是說出自己的看法。以下是幾個可以幫助孩子熟悉這些道理的遊戲。

「瞎子吹牛」（Blind man’s bluff）是歷史悠久的經典遊戲，遊戲時，一個人被蒙住眼睛，其他人躲在房間各處，當「瞎子」說：「瞎子」時，其他人必須喊：「吹牛」，瞎子根據聲音判斷位置並抓人。這個遊戲本身就很有趣，而且強調感官的運用；不過，你可以進一步改編這個遊戲，更明確點出「親眼看到才會知道」以及「不同的人有不同的觀點」的道理。

在改編的遊戲中，一個人被蒙住眼睛或自己蒙住眼睛，另一個人告訴「瞎子」如何找出與抓到其他人。「前進三步，左轉並走一步，就可以伸手抓到路加了！」抓到人之後，可以進行呵癢或擊掌等趣味互動。如果人數不夠，則可使用玩偶或孩子最喜歡的玩具，請「瞎子」把玩偶與玩具找出來，找到之後，就讓玩偶與「瞎子」互動（必要的話，甚至可以讓玩偶給孩子一小塊食物當作獎勵），或是讓孩子稍微玩一下玩具。一定要給孩子發號施令的機會。就算他不會說話，還是可以運用手勢或圖片下達指令，然後讓其他人「讀」出他的指令，把他的指令轉換成口語（如果你玩此遊戲的目的是訓練手勢溝通，而不是角色取替，也可以不蒙住眼睛，直接以手勢發號施令）。

葛斯丁（Gutstein, 2000, p. 138）也改編了這個遊戲。在改編的遊戲中，一個人被蒙住眼睛，另一個人告訴他如何穿越障礙通道；另一個遊戲是兩個人站在障礙物的對側（設置障礙物的目的是為了不讓拿球的人看到對面的籃子），站在籃子這一側的人必須指示拿球的人如何把球投入籃子。你也可以用硬幣代替球，用金屬筒取代籃子，如此一來，孩子就可以立刻從硬幣與金屬筒撞擊的聲音，判斷硬幣是否投進筒裡，如果孩子投進去了，就可以贏得硬幣。我也會用這個遊戲讓彼得練習硬幣識別與數錢：我會提供貼上價格標籤的小獎品，彼得可以用贏得的硬幣購買這些獎品。

米勒（Miller, 2007）設計了一個既出色又簡單的角色取替初階教學方法。遊戲時拿出一張卡片，在卡片的兩面貼上不同的照片，把每一面的照片分別展示給孩子看，確定孩子能夠說出每張照片的內容。然後坐到孩子對面，把卡片舉高，一面對著你，一面對著孩子，讓孩子說出他所看到的內容。孩子說出照片的內容後，再問他你所看到的內容；如果孩子說不出來，就讓孩子走到你身邊，讓他從你的角度觀看照片。可以重複練習此遊戲：把卡片舉起來，一人看一邊，然後問孩子每個人看到的內容。

玩此類型的遊戲還可以練習許多其他的技巧。蘇斯曼（Sussman, 1999）介紹了一個「障礙遊戲」，遊戲時，兩個人站在障礙物的不同側，並輪流猜測對方看到的東西。進行此遊戲時，我會在遊戲中添加假想的內容，例如把彼得喜愛的玩偶擺放在他的床上。有時候，我會假扮綁架玩偶的怪獸，把一兩個玩偶藏在被子裡，彼得必須確認我偷了什麼玩偶，並把玩偶找回來。我會說出這個玩偶的特色讓彼得猜，例如：「我偷了一隻有黑色條紋的橘色動物，這個動物的第一個字是老。」如果彼得說：「老虎」，老虎就會跳出來擁抱彼得，快樂的與彼得重逢。為了給他練習搜尋資訊的機會，有時候我不會自動告訴他被偷的動物有哪些特色，而是會請彼得的哥哥提示彼得提出「什麼」的問句，例如：「牠是什麼顏色？」「牠吃什麼？」「牠住在什麼地方？」等等，然後交換角色。這個遊戲除了可以點出「他沒看到你看到的東西」這個重點之外，也提供了練習聽音拼字、描述語、「什麼」問句問答的機會。

✦ 運用文學與藝術教導角色取替

兒童文學有許多探討角色取替的趣味故事，艾德・楊（Young, 1992）的經典著作《七隻瞎老鼠》（*Seven Blind Mice*）就是其中一例：有一天，池塘邊來了一隻巨型怪物，於是七隻瞎老鼠聚在一起猜測這是什麼怪物，每隻老鼠都只觸摸到這隻怪物的一小部分，並根據自己的感覺來猜測。原來這隻怪物是大象，但是，觸摸大象尾巴的那隻老鼠猜的是蛇，觸摸象腿的那隻老鼠猜的是樹。可以把這個故事轉換成探索遊戲，遊戲時，把照片中某隻動物的其他部分遮住，只露出一部分的身體，然後和孩子輪流猜測照片裡是什麼動物。

視覺藝術很適合練習角色取替。孩子學會從不同的位置描繪景物時，就表示他學會從不同的視角觀察景物了。你和孩子可以對坐在模型的不同側描繪模型，並在圖畫完成之後比較兩件畫作的差異。如果孩子比較不擅於畫畫，則可以從旁協助孩子，或是以照相的方式取代畫畫。

上述介紹的繪畫活動是要教導孩子從不同的位置描繪景物，接下來的繪畫活動則是要教導孩子，不同的人從相同的起點可以看出不同的可能性。一開始先用粗線條或清楚的顏色畫出一個幾何圖形、直線、曲線、圓點或結合這些元素的簡單圖形，把圖形的複本拿給所有參與者，請參與者根據這個起始圖形作畫，等大家都完成圖畫之後，再比較每張圖畫的差異。孩子可以從此活動學習到，不同的人從相同的起點可以看出不同的可能性，進而創作出不同的圖像。如果孩子比較不擅長畫畫，則可參考安柏利（Emberley, 1970, 1972）的繪本，一開始先畫出一個簡單的圓形、矩形或三角形，然後從安柏利的繪本中找出幾個運用此圖形的圖畫（或者自己畫），請孩子從中挑選他要的圖形，然後協助孩子畫出他選擇的圖形。如果你們和其他參與者挑選了不同的圖形，就可以在畫畫結束之後比較所有人的圖畫，告訴孩子不同的人會有不同的想像，所以會根據各自的想像畫出不同的圖畫。

有一天，彼得、我和我們的朋友香岱兒在練習上一段提到的繪畫活動。我拿出安柏利（Emberley, 1970）的動物繪本，畫了一個半圓形，然後請每個人根據這個半圓形，從繪本中挑選一個想畫的圖形。彼得選了一隻鳥，我選了一隻豪豬，香岱兒則選了一隻烏龜。畫完之後，我們把作品一一拿起來展示，確定大家都有看到。我以粉紅色標示出原始形狀的輪廓，所以彼得可以清楚看出我們根據相同的形狀創作了不同的圖畫。然後，我們討論了彼此覺得最棒的作品。我讓彼得把作品一一拿起來展示給我看，然後把票投給彼得的鳥；香岱兒也讓彼得把作品一一拿起來展示給她看，然後也把票投給彼得的鳥。之後，我們教導彼得如何要求我們把作品一一拿起來展示給他看，他看了之後，指著我畫的豪豬說：「我要投給媽媽的豪豬！」我笑著說：「彼得現在終於知道媽媽為什麼這麼愛你了吧！」然後給他一個大大的擁抱。

✦ 教導孩子關心他人的需求

目前為止我們所介紹的遊戲，重心都是放在角色取替方面，亦即不同的人對於事物會有不同的感受。我最後要介紹的這個遊戲是改編自米勒（Miller, 2007, pp. 149-151）的一個類似的遊戲，遊戲目的是為了教導孩子考慮別人想要以及需要的東西，孩子不僅可以注意到夥伴想要的東西與自己的不同，也可以學習如何透過行動來配合夥伴。我把遊戲命名為「注意別人的需要」。一開始是一個簡單的交換遊戲：挑選兩組不同的拼圖，一組留在你這邊，一組交給孩子，從你的拼圖取出十小片並交給孩子，再從孩子的拼圖取出十小片並幫孩子保管好，然後喊：「各就各位，預備……交換！」一聽到「交換」，你和孩子就要交換一片拼圖，並把換得的小片拼圖拼入自己的拼圖。一隻手拿著孩子需要的拼圖，另一隻手則掌心朝上，提醒孩子把你要的拼圖放在你的掌心。必須等到孩子拿出拼圖跟你交換時，再把他需要的拼圖拿給他。

等孩子掌握了交換拼圖的概念之後，就可以增加遊戲的挑戰。把你的那一組拼圖挪到一邊，拿出一個全然不同的拼圖或組裝玩具，譬如得寶（Duplo）幼兒積木組成的火車，取出其中的幾片拼圖或幾個零件並放在孩子旁邊，以口語提示孩子：「我不想拼拼圖了，我想要組裝得寶積木火車。」然後喊：「各就各位，預備……交換！」等孩子把得寶積木（而不是拼圖）拿給你時，再把孩子需要的拼圖遞給他。繼續在積木火車與拼圖之間做轉換，訓練孩子持續關注你的需求，以交換他需要的拼圖。孩子掌握遊戲的概念之後，就可以減弱口語提示，最後則可以在多種不同的組裝玩具之間轉換。經過重複的練習，你就會驚喜的發現，孩子可以持續關注遊戲夥伴不斷轉換的需求。

在此我要再次強調「歸納」的必要性：孩子學會在遊戲中注意並配合他人的需求之後，就必須要求他將相同的角色取替技能運用於日常生活中。因此，孩子在廚房幫忙時，與其直接請他拿攪拌匙給你，不如停頓一會兒，然後說：「嗯……我想我應該拿個什麼來攪拌。」和孩子一起選購弟弟的生日禮物時，可以一手拿著酷炫的玩具，一手拿著洗碗精問孩子：「唔……不曉得你弟弟會喜歡哪一個。」

一般而言，以陳述式語言代替命令式語言，可以鼓勵孩子獨立思考，包括角色取替。因此，一開始可以考慮以評論的方式引導孩子：「我想我應該拿個什麼來攪拌。」如果孩子沒反應，則可改用直接的問句問孩子，例如：「我應該拿什麼來攪拌呢？」提問時，可以同時以下列方式提示孩子：先看看湯匙，然後再回頭看看孩子；提供他幾個選擇；或是把湯匙移到他面前。不過，如果趕時間，還是可以回到使用最直接的語言提示，下達指令：「請給我湯匙。」

鼓勵性的遊戲

✦ 感覺動作的早期探索

一般而言，孩子的遊戲方式會隨著孩子的成長而日益複雜：一開始是簡單的感覺與動作探索，包括觸摸與感受不同的東西與質地，用嘴巴嚐東西，以及享受攀爬、盪鞦韆、跳躍的樂趣。在此階段，我們的孩子大多會出現重複性的動作，他們會把空閒的時間花在「自我刺激」（stimming），亦即他們發現了自己喜愛的感覺或動作經驗（例如：旋轉、拍打、晃動手臂或搖晃身體）而長時間不斷重複這些行為。這種沉溺式的「遊戲」是無益處的。孩子會陷入感覺尋求的循環，從而排除感覺尋求以外的活動，斷絕自己與環境的連結以及自己與他人的互動。

✦ 將感覺動作刺激轉換為互動遊戲

各位可以運用以下這些策略，打斷這種重複行為的循環：以好玩的方式介入孩子的活動，或是創造一個包含相似感受的新活動。舉例來說，如果你的孩子沉溺於跳躍的動作，你就可以站在孩子旁邊與孩子一起跳躍，接著則試著和孩子手牽手跳躍，再接著則拉孩子一把，幫助他跳得更高；如果你的孩子沉溺於用棒子敲打東西的動作，你就可以收集幾枝長而細的東西（譬如：鍋鏟或鼓棒），並提供不同的東西給孩子敲打，之後再慢慢進入交換物件的節奏遊戲。如果最後一次交換之後，你和孩子都拿到了鼓棒，就可以將交換遊戲轉換成敲打遊戲，和孩子一起用鼓棒有節奏的敲打東西，最後或許就可以進入打鼓的活動。

打斷重複行為的循環，關鍵是要讓孩子腦部的額葉運作起來。彼得常常沉溺於撕紙片的動作，有一天，當他又開始撕紙時，我把他撕好的紙片收集起來，並用這些紙片做成拼貼圖畫。我會依據自己正在拼貼的東西（例如：樹枝或花瓣），要彼得拿給我大長方形紙片、小三角形紙片、長而細的紙片、大一點的紙片或小一點的紙片，於是彼得在不知不覺中練習了接收性語言，以及撕紙片的精細動作技巧。我把彼得沉溺於撕紙片的無意義動作轉換成一個朋友的生日卡片。當天晚上，彼得就很驕傲的把卡片

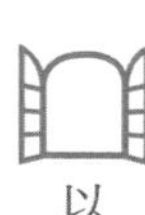

拿出來展示了。你可以像上述的例子一樣，假裝孩子的自我刺激或專注力的不斷轉移是有目的的行為，並把這些行為轉換成有意義的互動活動。

✦ 因果遊戲

進入下一個發展階段的孩子，在遊戲技巧方面又更進步了，他們發現自己可以採取應對環境的行動，因而對此類型的遊戲產生了興趣：他們會敲打鍋子和盆子、滾球、丟東西並觀察東西掉落，享受玩因果玩具的樂趣（一開始玩的是簡單的兒童手搖鈴，之後則是玩壓了就會發出聲音的玩具、按下按鈕就會彈出玩具的玩具盒、發條玩具或是有拉繩的玩具）。隨著精細動作技巧的進步，他們發現自己可以堆疊積木、轉動玩具火車或玩具汽車、用蠟筆畫出周遭的事物。各位不妨為孩子提供各種不同的體驗，教導孩子透過感官探索物件。可以把擠壓後會發出聲音的熊抱起來，告訴孩子玩具熊不只可以發出聲音，抱起來與撫摸起來也很舒服柔軟。最好可以假扮成孩子的因果玩具，孩子摸你的鼻子、拉你的耳朵或輕輕拉你的頭髮時，發出各種可笑的聲音，或做出各種可笑的臉部表情。

♥ 感官探索遊戲

這個遊戲是為了教導孩子以感官探索事物、進行標籤與理解因果的練習。遊戲時，先把孩子最喜歡的幾個因果玩具擺放在床上（例如：手電筒、有拉繩的玩偶、發條玩具），然後把這些玩具放入枕頭套。放玩具時，要孩子閉上眼睛。放好玩具之後，讓孩子摸摸這些玩具，並說出玩具的名稱；或者把他最喜歡的幾個玩具放入枕頭套，看看他能否拿出你說的玩具，之後則互換角色。孩子說出或拿出正確的玩具時，別忘了陪孩子玩玩具，好好獎勵孩子。如果孩子還不會說話，則可以用圖片、照片或字卡進行此遊戲。

✦ 輪流進行的棋盤遊戲

第四階段的孩子多半會對輪流進行的棋盤遊戲產生興趣，可以讓孩子嘗試「糖果樂園」（Candyland）、「紙牌記憶遊戲」（Concentration）、「滑坡與梯子遊戲」（Chutes and ladders）、「冰上冒險」（Don't break the ice）等經典遊戲，這些都是相當適合在不想外出的週日下午進行的遊戲，很容易就可以引導孩子專注投入互動。如果彼得堅持要看已經看了無數次的電影，我就會跟他交換條件，如果他一邊看電影一邊玩我挑選的棋盤遊戲，我就讓他看他挑選的電影。

✦ 表徵遊戲

孩子一開始的遊戲構想，通常是模仿日常生活中的實際體驗，這種遊戲稱為「表徵遊戲」。我的外孫學步時期很喜歡學我講電話，有時看到我在講電話，他也會拿著玩具話筒或是真的無線話筒走向我，把話筒靠在耳朵旁邊，微笑的發出咿咿呀呀的聲音。有一天，我發現他拿著刷子在沖刷我浴室的馬桶，因為當天早上他看到他媽媽在清洗浴室。我們的孩子不一定會自動模仿我們，如果想要鼓勵他在表徵遊戲中模仿你，可以試試在現實情境中提供合適的物件。例如，做飯的時候，可以把一些玩具或是用不到的鍋子、碗、湯匙等擺放在廚房的小桌子上（或許也可以提供烹飪的「食材」，例如：培樂多黏土、豆子或水），方便孩子取用；打掃的時候，可以給孩子一支小掃把，請他跟在你身邊「幫忙」。

如果孩子不感興趣，也不需要洩氣或驚訝。玩假裝烘焙遊戲時，可以提供彩色培樂多黏土或是其他具有吸引力的材料；假裝洗碗時，可以提供濕軟的泡泡；運用高昂情緒與協調動作，引導孩子學你用桿麵棍壓扁培樂多黏土做成的餅乾，或是幫孩子把塑膠盤遞過去刷洗。不過，自閉症的孩子天生就缺乏模仿欲與模仿傾向，因此，不要因為孩子不感興趣就覺得一定是自己用錯方法或是挑錯材料了。

就算孩子對你提供的活動或玩具興趣缺缺，也不需要擔心。直接教導孩子怎麼使用桿麵棍或如何洗碗。也可以轉換成 ABA 模式，甚至提供有形的獎勵（例如食物），鼓勵孩子成功完成這些動作。等孩子學會這些任務

的動作順序之後，他就可以在想要執行這些動作的時候，自動做出這些動作了。

♥ 什麼是自動性動作？

自動性動作（automaticity）指的是不需要刻意思考每個步驟，就能完成連續的動作。培養出自動性動作的能力之後，就能節省許多精力。還記得你上第一堂駕駛課時筋疲力竭的感覺嗎？因為你知道一旦出錯，車子就有可能被撞壞，所以你必須特別努力，保持高度的警覺。如果必須一直保持相同程度的努力太辛苦了，大部分的人都會找出省力的捷徑，因此，自動性動作便自動成為一項重要的目標了。

相較於神經發育正常的孩子，許多自閉兒需要付出更多的努力才能學會新的動作順序，他們需要更多頻繁反覆的練習，才能培養出自動性動作的能力。彼得刷牙的次數已不下千次，但他現在還是必須跟我一起數數，才能確定每邊刷得夠久，而且也需要我從旁督促，才能確定每邊都有刷到（但他學習較具內在回饋性的例行工作時，速度明顯快得多）。說了這麼多，我想表達的重點是：我們必須幫助孩子培養遊戲活動的動作順序（例如：組裝樂高積木或玩具鐵軌）、「扮家家酒」的動作順序（例如：用桿麵棍桿培樂多黏土或洗滌碗盤）的自動性動作能力，孩子才會有多餘的心力創造遊戲想法。

一個人的心力有限。假設每個人都有相當一塊錢的心力可以烤蛋糕，一般人可能得花二十分錢準備食材，二十五分錢測量食材的用量，五分錢攪拌食材，五分錢準備平底鍋，二十分錢擠糖霜，最後還剩二十五分錢可以裝飾蛋糕；然而，我們的孩子光是準備食材，可能就得花費五十分錢，光是記住如何放入與攪拌食材，可能就會花掉剩餘的五十分錢。透過持續的練習，訓練孩子熟悉烤蛋糕的動作順序（例如：從冰箱拿出食材或是攪拌食材），孩子就不用花費這麼多心力在這些動作上，進而培養出自動性動作的能力。把原本花費在放入與攪拌食材的五十分錢減少為十分錢，或許就可以更輕鬆的將遊戲融入這些活動了。玩遊戲會消耗精力，因此給予的獎勵必須大於消耗的精力，孩子才能體會遊戲的樂趣。

學鋼琴必須先練習音階指法，訓練手指對於連續動作的熟練度，熟悉指法之後，才會有多餘的心力將情感與意義融入樂曲。遊戲迴路、遊戲、ABA 的遊戲順序猶如音階，提供了集中反覆練習特定技巧的機會，包括動作順序、模仿、眼神接觸、手勢溝通、協調的動作與預期等技巧。孩子熟悉這些技巧之後，就能將技巧融入地板時間的遊戲旋律——孩子的想法與感受好比音樂，而我們期望我們的孩子在實驗過各種變化、主題、節奏與情緒之後，能夠譜出更美妙的生命交響曲。

✦ 將自由自在的精神融入遊戲

遊戲的目的是什麼？是為了讓孩子在安全的場合探索物件、動作與想法。遊戲可以重複練習，而且容許犯錯。遊戲提供了各種類型的機會讓孩子探索合作、輪流、競爭等不同的人際互動。最重要的是，遊戲可以訓練孩子主動提出與執行自己的想法。運用 ABA 模式與玩具教材教導烘焙、洗滌等包含連續動作的任務時，其實也完成了物件使用、動作順序以及「烘焙」、「洗滌」等概念所含意義的教學。換言之，你可以同時完成許多的教學。等孩子學會這些連續動作之後，你就可以把這些具有吸引力的材料放在桌子上，而你可能會發現，你的孩子終於想要依循自己的方式與節奏主動使用這些材料了。

發現孩子以這種方式展現主動性時，一定要好好把握機會，跟隨他的領導，並運用高昂情緒鼓勵他執行自己的想法。卡薩里博士的研究團隊（Kasari, Freeman, and Paparella, 2006）在加州大學洛杉磯分校設計了一個研究計畫，治療師在每一堂課的第一階段，運用 ABA 模式教導孩子如何使用玩具，然後再運用地板時間模式，在玩具室提供相同的玩具，給予孩子玩玩具的「自由時間」。這項探討共同注意力的研究顯示，地板時間模式提供的這類型遊戲具有相當的重要性：除了每週三十小時、持續五至六週

的 ABA 課程之外，再接受每週五次、每次三十分鐘、持續十二個月的此類型遊戲（共同注意力與象徵遊戲）的孩子，平均獲得了十五個月的語言進展；至於只接受 ABA 課程的孩子，則只獲得了七個月的進展。

持續尋找與創造這些訓練發展的機會似乎不太容易，不過，只要持續一段時間，就可以養成習慣。地板時間會在不知不覺中融入你與孩子的生活，而構思訓練專注與引導互動的創意想法將會為生活帶來樂趣（當然還有挑戰！）。花些時間投入情感的連結（抓住眼睛的閃光或交換溫暖的微笑）會讓生命更加美好，而進一步將這些方法運用於所有人際關係的發展，則能進一步豐富生命的色彩。

有一件關鍵的事是我們家長必須學習的，就是調整自己對於孩子的期望。你必須盡你所能的為孩子提供具有吸引力的教材，教導孩子遊戲的動作，之後，則只要讓孩子能夠在需要協助的時候獲得協助，在想要玩玩具的時候取得玩具就足夠了。孩子能夠投入表徵遊戲當然很好，如果無法投入也沒關係，孩子或許會將你教過的連續動作運用在實際生活中，解決現實生活中的實際問題與需求，這也是一種主動性的展現，而無論是哪一種展現方式，都是好的。你跟孩子在一起活動的時間愈多，帶孩子去愈多的地方，就能讓孩子累積愈多的生活體驗，就愈能夠豐富孩子的記憶庫。總有一天，等孩子準備好了，他就會運用記憶庫裡的記憶重新構思想法，並將想法展現出來。

 幫孩子找玩伴？

在此階段，孩子應該會很適應跟隨你的帶領、學習新的遊戲模式與遊戲內容，能夠容忍變化，而且熟悉輪流、合作與協調的互動。他可能已經做好與其他孩子遊戲的準備了。

本書討論的遊戲都可以和其他孩子一起進行。我常常拉彼得的兄弟與姊姊當彼得的玩伴，我則扮演彼得的影子。有時或許需要其他的大人在場指導彼得的玩伴（取決於玩伴的性情），提醒他等久一點，給彼得多一點處理與回應的時間，不要太快提出太多變化。如果玩的是彼得已經熟悉並且能把互動建立在遊戲架構的遊戲，通常能夠獲得最好的效果。

如果邀請另一位自閉兒來和孩子玩遊戲，現場一定要有足夠的協助才行，兩個孩子都需要有一個影子。你必須事先了解另一個孩子的興趣與感覺問題，並予以調適。兩個孩子的發展程度必須相符，個性必須彼此相容。最好能夠與另一位家長彼此配合，事先做好準備：找出孩子們喜歡的點心、遊戲、書籍與電影，然後先在家和彼此的孩子練習相同的遊戲，讓他們熟悉這些遊戲；陪孩子練習打招呼、致謝、道別等社交話語；也可以準備視覺化課表，以便讓孩子預期接下來的活動內容。

合理的遊戲聚會大約持續半小時，以開門打招呼揭開序幕。一開始可以考慮以捉迷藏、尋寶遊戲的改編版本（參見第十二章）等具有互動結構的遊戲展開聚會。「海灣求生」（參見第九章）與「注意別人的需要」（參見本章）都需要投入許多的互動，可以考慮納入聚會的遊戲行程。此外，你也可以根據這個玩伴的興趣，從本書或葛斯丁（Gutstein, 2002a, 2002b）、蘇斯曼（Sussman, 1999, 2006）或米勒（Miller, 2007）等人的著作挑選遊戲。如果這個玩伴喜歡藝術或音樂，可以考慮本章稍早提到的幾個遊戲，讓孩子們模仿對方畫某個圖案。也可以運用幾何積木、組裝玩具（樂高積木、組件可以透過磁鐵吸在一起或是可以扣合在一起的動物與車輛等）、林肯創意積木（Lincoln Logs，網址：www.knex.com）等玩具設計互動遊戲，由孩子輪流扮演零件管理人與零件組裝人的角色。

你也可以運用相同的合作模式，安排孩子一起製作點心（一個孩子扮演廚師的角色，另一個孩子負責將你遞給他的東西拿給廚師），爆米花或綜合點心都是不錯的選擇。完成之後，就放入一個大碗，讓孩子一起享用。最後可以請孩子一起閱讀彼此都喜歡的書籍、欣賞玩伴帶來的影片，或是到戶外自由活動。結束聚會時，要求孩子練習說再見、謝謝，並給對方家長一個大大的擁抱，為聚會畫下完美的句點。

第五階段：符號思考與假想遊戲

第四階段的孩子可以在腦中創造並記住想法，然後運用這些想法解決實際的問題，完成具體的目標。例如，他會把腳踏凳拿出來，然後爬上腳踏凳，拿餅乾罐裡的餅乾；他會打開幾個抽屜或玩具櫃，找出他最喜歡的玩具。這時期的孩子開始了解，不同的人會有不同的想法。他應該已經具備幾種手勢溝通技能，或許也擁有模仿、合作、競爭、輪流、交換、給予、接受等協調動作的技能。此外，他應該很容易就能投入互動，且能完成多個互動循環。

語言與遊戲發展：由具體進入圖像而後進入符號

第五階段最明顯的進步是符號思考的發展，而符號運用最明顯的例子則是話語的運用，訓練溝通的教學絕大部分都是在教導符號的運用。剛開始問孩子想不想吃乳酪餅乾時，可以一邊問問題，一邊把真的餅乾拿起來；之後可以一邊問問題，一邊拿起餅乾的照片；再之後則是用線條構成的圖案（圖示）代替餅乾的照片；最後則純粹使用文字或口說的方式詢問孩子。依循此方法進行教學，就可以讓孩子從具體思考進入圖像思考，再由圖像思考進入抽象或符號思考。

同樣的，創意遊戲一開始使用的也是真實物件。我和彼得玩電話點餐遊戲時，一開始會使用真的電話，接著會改用玩具電話（表徵遊戲），最後則會改以香蕉或手來假裝電話。當你拿出一盒樂高積木，將積木組成飛機，並讓飛機飛起來時，你就是在教導孩子如何從具體進入圖像（表徵）階段。因此，和孩子一起組裝玩具時，無論你們組裝的是零件可以扣合在一起的動物玩具、可以透過磁鐵吸附在一起的玩具車，或是林肯創意積木，一定要在遊戲中把這些組裝玩具當成真實物件來玩，如此一來，孩子就可以了解這個玩具的功能與趣味，練習由具體進入符號（象徵）了。

符號思考在情緒調整方面扮演的重要角色

教導孩子運用符號的其中一個重要原因是：他需要透過話語表達感

覺。等孩子學會「餅乾」代表的是他吃的那個美味的黃色方形物體，「車子」代表的是可以帶他前往各處的運輸工具，他就可以學習「生氣」指的是胸口快要爆裂開來的強烈感覺，「愛」代表的是獲得擁抱時溫暖幸福且親密的感覺。學習辨識與標示感覺與情緒相當重要，因為表達情緒是調整情緒的重要工具，而且光是標示情緒就能立即在「產生情緒」與「表現情緒」之間創造空間。當我很生氣的時候，如果我可以說出自己的情緒，情緒就會頓時與我隔離，形成所謂「生氣」的概念，這是因為腦部負責思維的新皮質正在與負責情緒的邊緣系統交戰。新皮質可以帶來不同於憤怒經驗的記憶連結，呈現其他的因應方式，而產生連結的第一步就是發覺「我很生氣」。

彼得的教學團隊一開始是運用 ABA 教導他標示情緒。我們教他把標示著「快樂」、「傷心」、「憤怒」與「害怕」的字卡與展現對應情緒的人物照片相互配對，完成字卡與照片的配對之後，我們會做出每種情緒的表情，然後讓彼得標示我們的表情。此外，彼得也會練習標示圖畫書與影帶裡角色的情緒。看湯瑪士小火車的影帶時，我們會按下暫停鍵，要彼得標示火車臉部清楚表達的情緒。

不過，這種教學方法只是準備工作，最好的教學時機還是孩子在現實生活中展現出最符合情境的感覺，以及動機最強烈的時候。各位必須特別留意這些自然展現的教學時機。還記得有一年元旦，我坐在帕薩迪納的人行道等待玫瑰遊行花車。彼得露出燦爛的微笑，一邊注視著我，一邊揮動他的雙手。我說：「彼得，我看得出來你很興奮，我也好興奮喔！」可惜當時沒有隨身攜帶彼得的小白板。那時會是教導「興奮」這個文字與口語的最佳時機。

在情緒最強烈的時候標示情緒，不僅能夠強化情緒標籤的學習，還具有神奇的療效。彼得從牙醫診所的診療椅上跳起來時，神情相當驚慌；當我告訴他：「彼得，我知道你很害怕」時，他的恐慌情緒明顯緩和了。當彼得的弟弟拿走最後一片餅乾時，只見彼得雙手握拳，一副打算修理路加的樣子，我於是抓住彼得的手，制止他揮拳，並替他把心裡的話說出來：「不行，路加！那是我的！」我接著說：「彼得，弟弟的行為讓你感到憤怒，對不對？」以同理心緩和彼得的情緒。等彼得的情緒緩和之後，就可以開始和弟弟商量如何分享最後一片餅乾了。

練習透過假想遊戲調整情緒

現實生活中出現強烈情緒的時刻最能產生強大的學習效果，不過，這些情境往往可遇不可求。因此，我們可以退而求其次，以隨時都能進行的象徵性假想遊戲練習情緒的辨識與處理。在假想遊戲中，你可以使用洋娃娃、動物玩偶或木偶創造任何可以喚起特定情緒的人物、角色或情境。我和彼得玩假想遊戲時，會讓巨龍玩偶、短吻鱷枕頭與野狼木偶扮演壞蛋的角色，維尼小熊則扮演彼得、牙醫或老師的角色。

使用表徵玩具當然很好，但是有時沒辦法找到恰好符合需求的玩具；玩象徵遊戲則可利用手邊的任何材料製作需要的道具：撐開的小雨傘可以當作帳篷、小積木可以當作椅子、大一點的書架可以當作桌子、藍色圍巾可以當作湖泊。如果沒有立體道具，我們有時會自己畫下並剪下所需的道具。你可以讓孩子嘗試任何角色，譬如清洗恐龍牙齒的牙醫，或是指揮玩具車的交通警察。你可以運用遊戲嘗試不同的問題解決方案，也可以讓某個角色變得「有點害怕」、「很害怕」或「非常害怕」，以此教導情緒的強烈程度。

我之前從不奢望彼得能夠在我的協助之下了解或享受假想的象徵遊戲。彼得喜歡食物，於是我嘗試慢慢從包含真的食物的遊戲（例如：彼得扮演點餐的顧客，我扮演外賣餐點的商店老闆；或是玩餐廳點餐遊戲，由動物玩偶扮演顧客的角色）進入象徵遊戲。不過彼得對於象徵遊戲只展現出短暫的興趣，似乎只是為了迎合我。

最後，吸引彼得進入假想遊戲的世界而且真正投入其中的關鍵，是各種不同的情緒。我發現當天如果有什麼與情緒高度相關的事情發生在彼得身上，重新上演這個事件或是創造一個融合類似情緒主題的戲劇，可以很快吸引彼得的注意力。只要重演導致彼得開心或不開心的劇情，彼得就可以很快投入其中。例如，彼得很喜歡滑雪，結束滑雪行程的隔天早上，我把枕頭堆在他的床邊，當作滑雪坡道，彼得會很開心的讓他的玩偶動物從坡道上滑下去，並讓鯨寶寶跟隨鯨媽媽一路彎曲滑行，而我們前一天在彼得的滑雪課練習的正是這項技巧。

我們發現，將彼得喜愛的電影與書籍的元素與情緒主題融入假想遊戲，也可以吸引彼得。舉例來說，某天下午，我們在圖書館讀了一本關於企鵝的圖畫書，隔天，彼得就愛上畫企鵝了。我們把他畫的小企鵝剪下來，讓小企鵝說話，然後重新演出彼得自創的故事：企鵝媽媽（一個動物玩偶）產下一顆塑膠的復活節彩蛋，並把彩蛋放在牠腳邊，彩蛋後來孵化了，小企鵝冒出頭來，坐在牠的腳上。彼得很喜歡讓企鵝寶寶依偎在企鵝媽媽懷中。

你的假想戲劇可以混合不同來源的背景、故事元素與角色，不一定要完全符合真實生活的情境。彼得很喜歡無聲卡通《雪人》中的舒適雪景，也很喜歡《三隻小豬》的故事。所以有一天，當他躺在地板上不願意移動時，我們就把一條厚重的毯子蓋在他身上，並杜撰了一個故事：彼得為了躲避寒冷的暴風雪而窩在舒適的洞穴裡，他的動物玩偶一個接著一個前來拜訪，牠們一邊敲洞穴的門一邊喊著：「小彼得，小彼得，快讓我進去！」彼得很享受這個假想劇，他會打開門偷看牠們，然後放某些動物進去，並擁抱牠們，至於其他的動物，他則會開心的把牠們丟出門外。

由第四階段進入第五階段

有些家長在這個時候可能會懷疑自己的孩子還未發展出足夠的認知能力，因而無法理解象徵遊戲，或是創造、操控與展現遊戲的想法。不要因此而覺得沮喪。每個孩子都會依循自己的步調發展。陪孩子玩他喜歡的感覺遊戲，例如：躲貓貓、呵癢、拍手。在孩子熟悉的例行工作中製造實際的問題，讓他想辦法解決。例如，可以問他：「你的襪子在哪裡？」並到所有可能的地點尋找襪子，或者在打包午餐或游泳裝備時問他：「我們應該帶些什麼？」可以在活動中增添幽默，使活動變得更有趣，例如，可以把襪子放在爸爸的耳朵上。每次付出努力，引導孩子投入趣味互動，為孩子製造解決問題的機會，就是在練習與強化情緒與認知發展的基礎，為未來的成長奠定根基。

葛林斯潘與薇德（Greenspan and Wieder, 1998, pp. 441-442）提出了許多建議，教導家長如何逐步引導象徵（符號）思考，**賦予真實物體符號意義**。例如，把豆袋椅堆成「山」，並從「山上」爬下來；把公園裡的輪胎鞦韆當成火箭太空船，並在倒數計時後發射升空；把浴缸變成玩具魚悠游的海洋；將藍色的毯子鋪在床上，把床變成游泳池。

葛林斯潘也建議**為真實的問題提供象徵的解決方案**。彼得躺在沙發上時，我們會把厚重的毯子蓋在他身上，假裝他是洞穴裡的熊；他想要乘車兜風時，我會拿玩具鑰匙給他；他口渴時，我會從水瓶把假想的果汁倒入假想的杯子。

扮演雙重角色。假設你和孩子在演戲，孩子想不出該如何回應某個動作，這時，你就可以跳脫原本的角色，以自然的耳語小聲提供建議與選擇，提示孩子他的角色可以怎麼反應；也可以請其他家人協助他，例如，在關於小豬與巨龍的戲劇中，可以請其他人詢問扮演小豬的彼得：「彼得，小豬該開門嗎？或者應該說：『不要！走開！』呢？」

尋找孩子在戲劇中展現的情緒主題。如果孩子一直拿恐龍碰撞桌子，你可以提出你的猜測：「哇！那隻恐龍力氣好大喔！牠應該可以摧毀這棟建築（把一個鞋盒立起來）吧？」侵略行為／力量、生氣、控制、害怕、焦慮、教養與依賴、好奇心、開心／興奮都是兒童戲劇中常見的情緒主題（Greenspan and Wieder, 1998, pp. 206-208）。就算你的孩子還沒有能力創造假想的動作與情節，他或許仍然能夠理解與享受你根據這些情緒主題創造出來的假想劇。

試著揣摩孩子目前的心情，挑選一個與其心情相符的情緒主題。拿著玩具恐龍敲打東西的孩子可能會對藉著情節演出「侵略行為」的假想劇有興趣；躲在被窩裡的孩子可能是因為覺得很疲累，他或許會喜歡躲避暴風雪而窩在舒適洞穴的假想戲劇，這時可以請他最喜歡的動物玩偶一一來訪，小聲敲門，好讓他可以享受擁抱或安撫它們的樂趣。好好把握你對孩子的了解，如果當天發生了特別好或特別糟的事情，使孩子產生了強烈的情緒反應，就可以依此杜撰類似的戲劇，或是創造圍繞相同情緒主題的戲劇。

在這裡我想特別強調，要多多製造孩子與外界接觸的機會。無論是前往社區的圖書館、郵局、公園、雜貨店，或是去動物園、海邊、遊樂園旅行，一路上經歷的所有大小人際互動，都是孩子可以運用的潛在戲劇題材。與孩子一起演戲時，可以慢慢、偶爾引進新想法，孩子回應你提出的新想法時，就是在分享你的想法，就算孩子的回應不合邏輯，還是可以假裝它是有意圖的，並為它創造意義。例如，假設小熊維尼很冷，試著鑽進溫暖的洞穴（彼得的被窩），如果彼得把小熊維尼扔出去，小熊維尼或許就可以大聲抗議：「嘿！你把我丟回寒冷的雪地了！我會想辦法從其他地方鑽進去！」就在小熊維尼不斷鑽回被窩，又不斷被扔出去的過程，彼得早已開懷大笑，專注投入於把小熊維尼扔出去的戲劇了——即便他最初的意圖可能是「我想睡覺，快走開！」把孩子的動作視為有意圖的回應，並根據此動作建立趣味互動，就是在鼓勵孩子在下一次做出有意圖的回應。當你們以有意義的方式回應彼此的動作，你們就是在共同分享與創造假想戲劇。

面對現實：孩子的進展需要時間

各位不要覺得有壓力。我之前曾把假想遊戲視為我的孩子一定得達到的目標，如果達不到，就表示我們用錯方法了。各位必須自我提醒：你**不能**為孩子腦部神經突觸的成長負責；你能夠做的只是提供機會。諺語說：你能把馬兒拉到水邊，卻不能強迫牠喝水。你頂多只能花許多時間陪伴孩子，享受他能力所及的成果。如果知道下一個最接近的發展步驟，就慢慢引進新的元素。最重要的是要依據他的興趣，引導他學習新的元素。你或許沒辦法強迫馬兒喝水，不過你可以讓牠覺得口渴。

以下提供我與彼得（十一歲時）進行的典型遊戲供各位參考。你們將會發現，我們花了整整一個小時在進行第三、四階段的暖身，之後才短暫進入第五階段的象徵遊戲。

在遊戲之前，我通常會準備幾樣不同的教材，例如畫圖的紙和美勞材料、音樂遊戲或是棋盤遊戲。通常彼得都不喜歡，總是直接走去廚房找點心吃。雖然嚴格的說，地板時間以及 RDI 這類有條理的遊戲教學方法不建議用外在獎勵，但是我不是純粹主義者。食物是我的孩子少數有興趣的事物之一，所以我設計的遊戲常常是與食物有關。而這是我使他「渴望」互動的方法。

那天天氣很好，彼得的地板時間治療師唐娜剛好來陪彼得玩遊戲，於是我拿著彼得挑選的爆米花對他說：「我們到外面玩遊戲。」並說明了遊戲規則：「我們來玩『跟著唐娜做』的遊戲，當我示意你『來』的時候，你可以來我這邊拿一些爆米花，不過你必須跟隨唐娜的步伐，如果超前或落後，就必須回到原點重新來過。」我跑到前方五十呎處等待他們，彼得注視我的時候，我就會比出「來」的手勢。唐娜以趣味的方式變換步伐，一下子大步緩慢前進，一下子小步快速前進，一下子又突然停下來。他們成功抵達我站的位置時，我們就一起享用爆米花，稍微慶祝一下。接著我又跑到前方五十呎處等待他們，展開新一輪的遊戲。彼得很喜歡這個遊戲，一邊模仿唐娜，一邊露出開心的笑容。

二十分鐘之後，我想彼得應該會想要到處看看，我覺得最好順便做一些語言練習，並訓練他學習搜尋資訊。因為我還有一些爆米花，所以我們就開始進行「說名稱遊戲」：我站在各種有趣的景物前面（譬如開花的樹木、飛翔的鳥兒、正在打籃球的弟弟），或是指著這些景物，他如果可以說出、描述或評論我們正在注視的景象，就可以獲得一顆爆米花；他如果想不出要說什麼，我就會提醒他：「你可以問唐娜。」說完，他就會轉過去問她：「這是什麼？」並仔細聆聽她的回答，以便複述答案然後跟我要爆米花。我們快速的轉換景象，並在彼得回答之後立即給予獎勵，讓他保持輕鬆愉快的心情。這個遊戲提供許多提問「這是什麼？」的機會，而且也可以讓彼得練習在兩個玩伴之間轉移注意力。

所有的爆米花都吃完之後，天氣也開始變冷了，所以我們就回到屋內。路加也想要和我們一起玩遊戲，而我們正準備做「緩和」活動，於是我們就坐在廚房的飯桌旁邊，拿出繪畫用具。當天正好是我的生日，於是我就提議畫生日蛋糕。路加可以自己專心畫畫，至於彼得，我則請他一筆一筆跟著我畫，鼓勵他自己挑選每根蠟燭與每個裝飾品的顏色。大家都畫完之後，我們把三張圖畫擺在一起，然後唱：「祝媽媽生日快樂」，並讓彼得做填空練習。唱完生日快樂歌後，我數到三，我們就假裝吹蠟燭，彼得笑得好開心。接著，我謝謝他們為我舉辦這個可愛的生日派對，並請彼得幫我一起依循生產線的模式，把所有的蛋糕一一掛好。大家都很享受這段美好的時光。

我們在這堂遊戲課運用折衷的方式練習了許多社交技巧：「跟著唐娜做」是改編自葛斯丁（Gutstein, 2002b, p. 91）的 RDI 遊戲，遊戲的目的是為了訓練孩子同步跟隨成人玩伴的動作；「說名稱遊戲」是以 ABA 模式進行；我們在生日派對融入了假想遊戲的內容（吹熄假想的蠟燭），並以地板時間模式進行此活動。我一開始運用了有形的增強物，跟隨彼得的興趣；等他進入狀況，開始感受互動的趣味後，就完全捨棄有形的增強。我們一開始進行的是簡單的粗大動作模仿活動，最後則融入了第五階段的象徵思考元素。此外，我們還練習了說出名稱、搜尋資訊、手勢語言，所有的活動都融合了趣味互動。

如果一開始就進行圍繞生日派對主題的假想遊戲，彼得應該不會感興趣——他其實只想要吃點心。我們從第一階段（食物）一步一步邁向第五階段（吹蠟燭），藉由遊戲的結構引發互動，並透過互動凝聚團隊的向心力。彼得已累積足夠的生日派對記憶，可以理解吹蠟燭的假想遊戲。活動的趣味與意義在於共同參與的感覺。情感的連結是驅使認知發展的原動力。

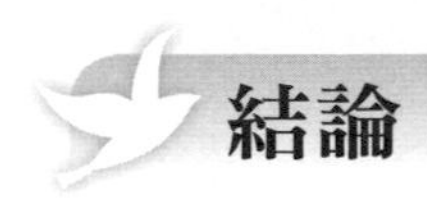

結論

孩子發展出自己構築想法的能力之後，就可以進一步發展出假想遊戲的能力，由具象思考進入符號思考。語言不僅可以溝通，也可以幫助腦部分隔感受與行動。孩子學會標識某個人物、地點、物件或感受之後，就可以把具象的事物轉換成腦中的概念，並與腦中的其他想法連結，透過假想遊戲展現這些想法。孩子這時學會運用木偶、動物玩偶、玩具車等有形的象徵物件操控想法。遇到引發情緒的情境時，他可以透過戲劇重現這些情緒，嘗試不同的情緒與情緒程度，找尋不同的因應對策，而這些都有助於強化他的記憶。假想遊戲是幫助孩子發展內心想法與情緒最好的工具，而且隨時都可進行，所以不要害怕嘗試假想遊戲。

語言與動作的運用障礙常會不必要的延緩孩子的發展速度。我們的孩子在說話或做連續動作方面遭遇了阻礙，所以我們會以為假想遊戲超乎他們的能力範圍；然而，如果你已透過訓練幫助孩子邁向投入互動、多重溝通循環與問題解決的階段，而孩子也展現了理解與意圖，他就有能力進一步邁向想法的階段。協助孩子克服每項挑戰，排除發展過程中遭遇的重重阻礙。調適感覺的差異與動作的挑戰。透過圖片、手勢溝通與 AT 裝置彌補語言運用障礙。運用視覺提示彌補有限的運作記憶。利用提示順序教導新事物，並隨著孩子的進步慢慢拆除鷹架。

如果孩子腦部的許多區域都出現挑戰，就必須採取折衷的教學方法：運用 ABA 給予明確的指導與密集的訓練，在進行活動之前，先為孩子的腦部做好回想及練習單字、動作排序的準備；ABA 的有形增強物有助於提升孩子的動機，讓孩子更願意付出學習的努力，等他體驗到與你玩遊戲的趣味與溫馨之後，互動本身就變成了孩子投入互動的內在動機了。RDI 提供了反覆且可預期的遊戲架構，讓孩子得以預期接下來要進行的活動，等他暖好身，開始進入狀況後，你就可以尋找機會，鼓勵他展現主動性，融入他主動提出的想法與變化，鼓勵角色取替，並引入象徵（符號）思考的元素。我們的孩子在進行假想遊戲時，或許不如一般孩子來得流暢，不過，只要一步一步給予所需的支援，你就可以引導他進入假想與想像的世界。

Chapter 12

高階的認知發展：
進入抽象思考階段

彼得與貝琳達在學校上課。彼得吃午餐時不想喝水，只想吃洋芋片。貝琳達倒了一杯水，然後說：「你必須先喝一些水，才能吃洋芋片。」她在一張紙上寫下「如果______，就______」，把這杯水放在「如果」後面的空格，一片大洋芋片放在「就」後面的空格。

彼得跟貝琳達要一片洋芋片，但她說：「先喝水才能吃洋芋片。」於是彼得想了一個辦法。他把水拿到外面，澆到草皮上，回到自己的座位，將水杯放在桌上，然後說：「請給我洋芋片。」

貝琳達說：「很棒的嘗試，彼得，但這不是我要的。你必須先喝水才能吃洋芋片。」說完就倒了更多的水到水杯裡。彼得喝了很小一口，就伸手要洋芋片，貝琳達說：「喝小口的水只能吃小片的洋芋片。」她放了一片很小的洋芋片到彼得手中。彼得吃了洋芋片，但是有點不開心。「大片一點。」他說。

貝琳達說：「喝小口的水只能吃小片的洋芋片，喝大口的水才能吃大片的洋芋片。」然後在水杯旁邊放了一片大洋芋片。「我們來寫作業。你如果想要大片的洋芋片，就要喝大口的水。」彼得一開始有點生氣，他不想喝水，不過他一邊寫作業，一邊看著那片美味的大洋芋片，二十分鐘之後，彼得停止寫作業，他喝了一大口水，足足有半杯之多，然後伸出手說：「請給我大片的洋芋片。」貝琳達於是把洋芋片拿給彼得。洋芋片嚐起來很美味！彼得笑了，貝琳達也是。他們兩個都很開心。

彼得和貝琳達想要的不同：貝琳達想要彼得喝水，而彼得不想喝水，只想吃大片的洋芋片。彼得很自豪，因為他使用話語告訴貝琳達，他要的是大片而不是小片的洋芋片。他表示他不想要喝全部的水，不過還是喝掉了一半，所以貝琳達給了彼得大片的洋芋片。如果兩個人想要的不同，他們可以告訴對方他們想要什麼，彼此稍微讓步，以獲得彼此想要的結果，這就是所謂的「妥協」或「商量」。如果兩個人想要的不同，就可以透過協商，獲得彼此都滿意的結果。

彼得有一陣子拒絕按時喝水，不過他很喜歡吃洋芋片，於是他的輔導老師就利用這個機會教他「如果……，就……」的句型。那天稍晚，我寫了一個叫做「我會協商」的故事，幫他複習這個學習情境。以上是我為彼得寫下的其中一個故事，寫故事的目的是為了記錄難忘的生活體驗，並在故事裡強調道德或人際互動的寓意。我在此提出這則故事，是為了向各位解釋下一階段認知發展的目標：教導孩子如何提出要求以及和他人協商，以滿足自己的需求與欲望。

要求與商量：象徵思考與邏輯思考的第一步

想想你的孩子來到此階段時已經獲得了哪些進展：在經過無數次的正向親子互動，他在你們共同參與的遊戲／工作模式與溝通交流中，已能馬上投入互動、立即模仿你，也知道什麼時候輪到他參與互動。他已由具體的溝通進入圖像的溝通，而且有可能進入符號的溝通模式。他可能已經擁有幾百個字彙的實力，可能是透過口說、文字、PECS 圖卡或 AT 裝置的螢幕按鍵表達。他也可以把單字組織成句子，可以主動做出溝通的嘗試，或是要求他想要的活動、食物或人。請各位牢記這句話：情感（情緒）可以激發動機，而動機正是激發學習的原動力。孩子對於喜愛的食物、玩具、感覺活動的渴望，可以驅使他學習符號的溝通，以有邏輯的方式說出他想要的東西。

總之，你必須觀察孩子的欲望與興趣，教他如何清楚的指出自己的選擇，無論是遞圖卡給你、以口語的方式提出請求、以填空或圈選的方式選出他要的文字選項，或是透過按 AT 選項按鍵的方式表達他的選擇。一旦孩子學了新的詞彙，就利用機會讓他使用這些新的詞彙選擇他想要的東西。譬如，你的孩子已經知道「球」和「泡泡」，你在教導他新的詞彙「蠟筆」時，可以讓他從有魔鬼氈的三種標籤當中取出他喜歡的一樣交給你。

教導孩子使用視覺化課表（參見第八章）的邏輯，意思是說他可以在課表上把已經做過的活動或項目刪除，或是把有魔鬼氈的標籤撕下（這種標籤可以是圖片、相片或是寫好的字）放進標著「完成」的信封袋內。教孩子一些基本的順序詞彙與句型，例如「如果……，就……」、「首先／接下來／最後」等都是很實用的用語。不會用語言表達的孩子可以透過把魔鬼氈的標籤貼在視覺化課表的方式學習事物的順序。

接著就將視覺化課表帶入活動，並養成運用視覺化課表的習慣。當你必須為孩子的活動變更做準備，或是告訴孩子行程或例行工作的改變時，你就會發現運用視覺化課表的好處了。舉例來說，如果孩子最喜歡的游泳活動取消了，你就可以把這個活動選項從孩子的視覺化課表刪除，出示幾個選項（例如：去公園、去看外婆、吃冰淇淋）讓孩子選擇，並將他選擇的選項放到課表上。

教導孩子「普雷馬克原則」（老祖母原則）：「如果做這個，就可以獲得那個。」舉例來說，可以把「如果______，就______」這個句型貼在他面前，晚餐的時候造句：「如果吃義大利麵，就可以吃冰淇淋。」外出的時候寫下：「如果穿上鞋子，就可以出去。」經常運用這個句型，孩子就能了解「如果……，就……」這個實用談判句型的意義了。

上述這三項工具，一是語言系統（圖片或文字），另外是視覺化課表，還有「如果______，就______」句型，都是孩子在協商時可以運用的工具。他可以選擇自己想要的工具，以及什麼時候使用該工具。限制選項範圍，運用「如果……，就……」的句型，孩子就能確切了解你所提供的選項了。

下一步：透過結構式教學、遊戲的練習與日常生活的應用培養抽象思考

認知發展接下來的步驟，是進入抽象思考的領域。你的孩子現在已經有形成概念的能力了。抽象思考是形成與操控概念的過程。葛林斯潘與薇德在其經典著作《特殊兒教養寶典》（Greenspan and Wieder, 1998, p. 245）中，針對不同類型的抽象思考做了一個很棒的分析，分析的項目包括：問答「什麼」問句的能力；分類、比較與對比想法的能力；了解因果的能力；針對廣泛主題與細節思考的能力；操控與運用數量、時間、空間、層次（比較級、最高級、某個程度）等概念的能力；以及談論情緒與感覺的能力。

若能記住這些抽象思考的種類，就不怕沒有教材可以教導孩子或是和孩子討論了。

首先要教孩子如何回答「什麼」的問句，然後教他如何提出「什麼」的問句。基本的「什麼」、「誰」問句通常最容易回答，因為答案通常涉及有形的物件與人物；訓練「哪裡」與「什麼時候」問句的問答，就是在訓練空間與時間等重要概念；「為什麼」問句涉及因果關係的理解，常常是在談論感覺的情境中進行這類問句的教學；「如何」問句的教學情境可能是在將任務拆解成不同的步驟時，也可能是介紹如何根據整體的圖像與細節組織思想時；「多少」問句有助於數量與比較思考的發展；較進階的「什麼」問句包括：「什麼種類」（可以引導分類）以及「發生什麼事」（需要主題式的完整圖像思考）等開放式問句。

好好把握機會教育，只要發現情緒相關的情境，就可以提出「什麼」問句。例如，點心時間時，你可以右手拿著一顆柳橙，左手拿著一盒餅乾（或者這些點心的圖案），然後問孩子：「你想要吃**什麼**點心？」如果孩子選擇餅乾，就問他：「**多少**片？」把餅乾放到他手上時，可以讓他一一

數出來。早上叫醒孩子時，如果他用被子蓋住頭，則可以問他：「你想要再睡一會兒嗎？**什麼時候**再來叫你？再一分鐘還是再五分鐘？」

神經發育正常的孩子可以透過機會教育自然學會「什麼」問句的意義，至於我們的孩子，有許多則需要額外給予詳盡的指導與密集的訓練。桌上活動與遊戲可以提供孩子需要的反覆練習，有效學習新的概念。等他熟悉這些活動與遊戲之後，他就可以在較少提示的情況下回答你提出的問句，而且也更能享受這些活動與遊戲了。進行這些活動與遊戲時，可以依循第六章討論過的提示順序。[1] 以下提到的遊戲與活動都可以透過口語、文字、PECS 圖卡及／或 AT 裝置（包括手機與平板電腦的溝通應用程式）進行。

腦力激盪：如何教導「什麼」？

✦ 結構化教學

教導「什麼」的意思時，最基礎的教學是透過標籤練習來執行。典型的 DTT 課程會要求孩子回答「這是什麼」、「他／她在做什麼」，透過無數次的標籤訓練，引導孩子說出物件（名稱）與動作（動詞）的名稱，幫助孩子熟悉「什麼」的意思。

✦ 遊戲

你可以透過以下介紹的遊戲，問孩子「這是什麼」與「他／她在做什麼」，穩固孩子對於這些概念的理解能力。當我看到我的孩子在食物櫃裡尋找食物或沉迷於某個玩具，但是我不想讓他吃太多或不想讓他過於沉迷時，我就會運用前兩個遊戲。如果孩子想要吃點心，就讓他說出他要的點

1 提示的順序是指當你要孩子回答問題或聽從指令時，要提供給他多少程度的提示。一般的原則是在每次練習後循序並刻意逐漸減少提示，用最少的提示讓孩子達成任務。這種漸減的提示包括身體的（碰觸孩子）、動作示範、手勢、口語、聲調、距離遠近和先前所學到的回應方式。例如，你可以問另外一個孩子同樣的問題，在他拿對了答案卡並交給你時，你可以立刻將這張卡交給你的孩子給他回答正確答案的機會。

心（例如：餅乾），等他說出來之後，再放一些他要的點心到他的碗裡。如果他想要玩某個玩具，就告訴他，他必須和你一起玩這個遊戲，才能玩這個玩具（以計時器設定三十秒）。這兩個遊戲都需要你、孩子和另一個人（我稱他為「字典先生」）共同參與。我通常會抓剛好在附近的家人一起參與。如果你在家裡一邊走動，一邊進行遊戲，也可以不斷更換「字典先生」的人選。

第一個遊戲「這是什麼？」[2]：讓孩子跟著你在家裡到處走動，然後指著不同的東西讓孩子說出東西的名稱。假設你指的是椅子，問孩子：「這是什麼？」而他正確說出「椅子」時，就給他一點餅乾（或是他挑選的點心，或是玩他喜歡的玩具三十秒）當作獎勵，然後再指著其他東西繼續問。一開始先讓他標示熟悉物品的名稱，讓他體驗成功的樂趣，以成就感來吸引他的參與，之後再找一個他不熟悉的東西問他。指著花瓶（新單字）問他：「這是什麼？」如果孩子沒反應，就建議他：「可以問字典先生『這是什麼？』」（如果孩子會認字，就把問句寫在卡片上，要他唸出來；你也可以提醒他，可以使用 PECS 圖卡、AT 裝置與溝通應用程式問問題。）字典先生告訴他「這是花瓶」時，就請孩子告訴你「花瓶」或是「這是花瓶」，並立刻拿獎品獎勵他。持續進行遊戲。問問題的時候，必須提出許多孩子已熟悉的物件，只需穿插幾個不熟悉的物件，以免孩子受挫。這個遊戲除了有助於維持已學過的單字的記憶之外，還能教導孩子如何搜尋資訊（他必須練習「這是什麼？」的問與答）。

第二個遊戲「他／她在做什麼？」與第一個遊戲很類似，只是把指東西改成指著正在做不同事情的家人。在不同的家人面前停下來，然後問孩子：「他／她在做什麼？」例如，指著正在看電視的弟弟問孩子：「他在做什麼？」如果孩子說出正確答案：「看電視。」就好好獎勵他；如果孩子沒回應，就讓他去請教也在看電視的爸爸：「你可以問爸爸。」要他問爸爸：「（弟弟）在做什麼？」爸爸回答「看電視」之後，再讓孩子轉向

2 這個遊戲是我從挪威傑出心理學家暨顧問波蒂兒．席薇珍博士（Bodil Sivertsen, PhD）那裡學得的。

你，說出「看電視」的答案，等孩子說出正確答案之後，就好好獎勵他。這個遊戲可以讓孩子練習搜尋資訊，以及「他在做什麼？」的問與答。

第三個遊戲適合在從事全家喜愛的活動時進行。我們會在健行或散步的時候進行此遊戲，我把遊戲命名為「與五官相關的『什麼』問答」。這個遊戲除了可以學習「什麼」的意思之外，也能在停下腳步接收環境的訊息與拍照時，練習以所有的感官感受環境。「嘿，彼得，看看這個！你看見了什麼？」在走到樹蔭下聽見鳥叫聲時，可以停下腳步，把手靠在耳邊仔細聆聽。「我聽見一種聲音，你聽見了嗎？不曉得是什麼的聲音。」當你們停下來聞玫瑰花香時，可以玩這個遊戲：摀住孩子的眼睛，讓他觸摸柔軟的玫瑰花瓣，靠近玫瑰花深吸一口氣，然後問他這些問題：「你可以猜出你摸的是什麼嗎？」「花瓣很____（柔軟），但不要觸碰這些刺！它們很____（尖銳）。」「你聞聞哪一朵最香？這一朵還是那一朵？」拍下倒掛在樹枝上撿松果的松鼠，然後問孩子：「牠在做什麼？」傍晚的時候，可以檢視當天拍攝的照片，回憶當天的記憶，當爸爸問起當天散步的情況時，也可以把照片拿給他看。除了照片以外，也可以透過畫圖的方式留下視覺紀錄。可以用線形畫（stick picture）的方式畫出孩子的樣子，畫幾個從他的眼睛、耳朵、鼻子、雙手延伸的箭號，指出他對於看見、聽見、聞到與摸到什麼所做的回答；如果你們曾停下來吃冰淇淋，也可以註明他嚐到了什麼。

最後一個遊戲較為進階且全面，是「小眼偵探」（I spy with my little eye.）的改編版。遊戲時，把幾樣孩子最喜歡的玩具、玩偶或小點心放在桌子上，然後說：「我用我的小眼睛發現了你喜歡的某樣東西，你猜對了，就能得到這個東西。」提示孩子問你：「它是什麼？」然後告訴他這個東西的所屬類別：「它是一種（食物、玩偶、車輛等等）。」如果孩子猜不出來，就提示他再問你幾個問題，譬如：「它是什麼顏色？」「它多大？」「它會做什麼？」「它吃什麼？」等等，直到他猜對為止。孩子猜對了，就讓他吃或玩（以計時器計時）他猜對的那個東西。之後則交換角色，讓孩子練習說出物件所屬的類別，並回答你提出的屬性問題。必要時，可以請其他家人從旁給予必要的提示。這個遊戲可以讓孩子練習東西的類別與屬性，以及「什麼」問句的問答。

✦ 生活中的體驗

詢問「種類」的相關問題可以訓練孩子思考事物的所屬類別。到動物園時，可以問孩子：「你想要先看什麼動物？農場動物或是野生動物？」購物時，可以指著購物清單上的香蕉問孩子：「我們應該去哪一區買這個？烘焙食品區、肉食區或是蔬果區？」如果能夠把握機會，提出「種類」相關的問題，就能訓練孩子依照類別組織想法了。

 腦力激盪：如何教導「誰」？

✦ 結構化教學

「誰」是另一個必須教導的簡單概念。典型的 DTT 課程會以展示圖片的方式問孩子：「這位是誰？」透過密集的訓練，教他說出「媽媽」、「爸爸」等生活中的重要人物。學齡前的團圓圈時間常常透過活動與歌曲，教導孩子如何運用「誰」這個單字，例如，課程通常會以「今天誰來了？」（Who is here today？）這首歌作為開場白，或是會進行「誰拿到球」的遊戲。

✦ 機會教育

生活中存在無數個運用「誰」這個單字的自然機會。有人來敲門時，可以要孩子透過窺視孔或窗戶察看，然後問孩子：「誰來了？」有人來跟孩子打招呼時，可以用耳語小聲的告訴孩子：「彼得，你看，有人來跟你打招呼了。他是誰啊？」讓他有機會回想這個人的名字；或是直接跟孩子說這個人的名字，並讓他回應對方。此外，也可以提示孩子使用 AT 裝置。使用 AT 裝置來回答「誰」的相關問題相當容易，孩子只需按下姓名標籤或人物圖示的按鍵，螢幕上就會出現許多人的名字了。

✦ 透過改編的尋寶遊戲以及傳遞訊息教導「誰」的概念

這個遊戲是尋寶遊戲的改編版，孩子在遊戲中可以藉由提出「誰」的相關問題搜尋資訊。遊戲時，將寶藏藏在屋內其他家人或朋友的口袋裡，請他們繼續做自己的事，這樣孩子就可以順便練習如何吸引他們的注意力了。孩子完成倒數之後，就告訴他：「我知道你的獎品藏在**誰**那裡！」跟之前一樣，以最少的必要提示提醒孩子問你：「在誰那裡？」除了說出這個人的名字之外，也可以出示他的照片及／或名字的寫法，讓孩子去找這個人（如有必要再給予提示）。提示孩子要在這個人的身邊停頓下來，並在必要時輕拍這個人的肩膀，以便吸引他的注意。幫孩子說出「請給我獎品」。孩子拿到獎品時，一定要要求他跟對方說「謝謝」。孩子完成任務拿到獎品之後，就以擊掌歡呼的方式獎勵他。

這個遊戲可以輕鬆轉換成傳遞訊息的教學。傳達訊息是既實際又實用的技能。遊戲開始時，把要給孩子的小獎品放在其他人的口袋裡，然後告訴孩子：「我知道**誰**會給你獎品！」提示他問你：「是誰？」告訴孩子這個人的名字，同時遞給他一張小紙條，紙條上寫著：「告訴他『晚餐煮好了』。」（或許還可以在上方清楚寫下這個人的名字，給予額外的視覺提示。）讓孩子幫忙傳達訊息。等孩子吸引了這個人的注意之後，他必須說出或唸出字條上的字；如果他只說：「請給我獎品」，則請這個人回應說：「我看到你手上有一張便條紙，那是給我的嗎？」然後提示孩子把字條上的訊息唸出來。孩子唸出來後，就請這個人謝謝孩子，並把獎品拿給孩子。此遊戲的目的是要訓練孩子熟悉此任務，等孩子能夠輕鬆自動的完成任務之後，就可以逐漸移除獎勵了。

✦ 運用視覺化課表教導「誰」的概念

你可以參考以下的範例，嘗試製作視覺化課表，然後運用視覺化課表預告當天的行程，順便與孩子一起練習「誰」的概念。

什麼時候？	誰？
早上 （在這裡放一個太陽升起的圖示）	溫蒂老師 （在這裡放一張老師的照片）
	貝琳達老師 （在這裡放一張輔導老師的照片）
下午 （在這裡放一個中午太陽的圖示）	嘉比老師 （在這裡放一張游泳老師的照片）
傍晚 （在這裡放一個月亮在天空的圖示）	查里 （在這裡放一張保母的照片）

列出孩子當天將會看到的重要人物，不過不要每一個都列出來，否則會有太多資訊需要處理。你和孩子預習與複習當天的時程時，你們將會有許多機會練習「誰」與「什麼時候」的概念。

腦力激盪：如何教導「哪裡」？

✦ 結構化教學

典型的 DTT 課程通常會在教導介系詞時[3]，帶入「哪裡」的概念。指導老師會把某個東西（譬如小熊）放在盒子的裡面、後面、旁邊、上面或下面，然後問孩子：「熊在哪裡？」提示孩子說出正確的介系詞（位置）片語。另一個典型的結構化教學活動是先把娃娃屋放在桌子上，然後一邊遞床、沙發、冰箱等不同的家具給孩子，一邊問他：「這個要放在哪裡？」

✦ 尋寶遊戲

光是想到「尋寶遊戲」，就會覺得在家透過遊戲教導「哪裡」的概念是相當容易且有趣的一件事。尋寶遊戲最簡易的版本是衍生自介系詞的教學方法：遊戲時，拿出一個盒子，並將獎品藏在盒子的裡面、下面或後面，藏獎品時，請孩子遮住眼睛並數到十。提示孩子問你：「獎品在哪裡？」然後回答：「盒子下面／裡面／後面。」只給孩子一次機會，如果

3 譯註：作者在這裡所指的英語介系詞，是敘述位置的用語。

他沒有找到獎品，就重新教導他搞混的介系詞，然後重新來過。等孩子熟悉之後，就交換角色。他必須說出正確的介系詞，才能獲得獎品。

孩子熟悉此模式之後，就更換藏東西的地點。可以把東西藏在椅子下面、盒子後面或是櫃子上面。如果孩子處於語言發展的基礎階段，則可以用細繩綁住寶藏，並將繩子的另一端交給孩子，讓孩子跟隨繩子來到沙發、鋼琴、電腦或是其他你想要他學習的物件旁邊。可以在這些物件上面放置文字標籤，並在遊戲開始時提供對應的字卡。

孩子熟悉此模式之後，就把獎品藏在更遠的地方（或許可以藏在不同的房間），然後告訴孩子：「你的獎品藏在（客廳／廚房／臥室）。」一開始或許可以用綁繩子的方式，引導孩子來到正確的房間（可以考慮在房門上標示「臥室」、「廚房」、「浴室」等標誌），之後則拿掉繩子，讓孩子找到正確的房間之後，仍然必須在房間內各處尋找，才能找到獎品。

接下來可以進一步提升遊戲的難度，真的把獎品「藏」起來，而不是放在房內明顯的地方，如此一來，孩子走入正確的房間之後，就有另一次機會可以問你：「獎品在哪裡？」而你也可以用正確的敘述告訴孩子獎品更確切的位置。舉例來說，假設你把寶藏放在塑膠的復活節彩蛋裡，並把彩蛋放在他臥室的枕頭底下。藏彩蛋的時候，讓孩子數到十，孩子數完之後，要求孩子問你（運用最少量的必要提示）：「獎品在哪裡？」然後回答：「獎品在你的臥房裡。」當他來到了自己的臥房，四處看了一下，還是找不到彩蛋時，就停頓下來，等他問你：「獎品在哪裡？」這時再回答：「獎品在你的枕頭底下。」

如果你有另一個年紀更小的孩子想要參與遊戲，則可協助孩子變換角色。讓他為另一個孩子藏好寶藏，然後透過回答問題的過程，練習說出正確的房間名稱與運用介系詞。

這個遊戲可以衍生出無數個變化。可以製造問題讓孩子解決，例如，把獎品放在可以明顯看見但不易取得的地點，並將梯子或耙子放在附近，孩子必須運用梯子或耙子才能取得東西。可以改成用地點的屬性告訴孩子獎品藏在哪個房間或物件裡面，例如：「你晚上睡覺的地方」或「放微波爐與冰箱的房間」。除了藏獎品以外，還可以藏其他人，這樣就可以把尋寶遊戲轉換成經典的躲貓貓遊戲了。

西格爾（Siegel, 2003）提出一個強化語言與思考邏輯的遊戲，遊戲時，把孩子挑選的獎品藏在「藏寶盒」裡，然後在房間各處放置幾個文字線索。每個線索都會指出下一個線索的位置，最後的線索則會指出藏寶藏的地點。讓孩子由二十開始倒數，倒數完後，就要他問你：「寶藏在哪裡？」然後回答：「第一個線索在廚房的烤箱裡。」烤箱裡的線索寫著：「下一個線索在你臥室的綠色枕頭下面。」枕頭下的線索則寫著：「你的獎品在有鋼琴的房間裡的桌子下方。」此遊戲透過語言，將一個想法連結至下一個想法，可以訓練孩子同時注意到不同屬性事物的能力。

玩這些藏寶遊戲時，不一定要選食物當寶藏，也可以把孩子最喜歡的玩具連同計時沙漏放入鞋盒，讓孩子知道他可以玩這個玩具多久。你也可以把一分鐘的計時沙漏放入「藏寶盒」，讓孩子收集沙漏，並以收集到的沙漏兌換玩玩具的時間。除了收集沙漏之外，也可以請孩子收集代幣、一分錢硬幣或是寫著獎品內容的字條，以此兌換有形的獎品，或是從事某項活動的時間。

✦ 在日常生活中練習遠與近的位置概念

「哪裡」其實是包含了所有空間的廣泛概念，因此，回答「哪裡」的相關問題（譬如：「書在哪裡？」）時，答案可以是「在桌上」、「在你的房間裡」、「在學校」、「在洛杉磯」、「在美國」。教導位置的概念時，可以從最立即且具體的概念化活動著手，譬如透過尋寶遊戲尋找「臥室桌上」的獎品。接著則可藉由談論當日行程以及規劃未來活動的方式，教導「學校」、「動物園」等更遙遠的地點，譬如問孩子：「你今天早上去了哪裡？」「我們今天下午有空，你想要去哪裡？」提出這些問題時，可以透過選擇板為孩子提供文字與圖畫（從手冊、照片、圖畫、圖表上剪下來的圖畫）兼具的視覺化選擇，也可以讓孩子使用 AT 裝置／溝通應用程式或 PECS 書籍搜尋答案——這些工具是依據地點的種類組織文字（屋內的房間：廚房、浴室等；建築物：圖書館、商店等；地點：動物園、公園等），猶如視覺化的圖書館。

✦ 方位

「哪裡」也包含了方位的概念。玩尋寶遊戲時，可以在透露線索時使用描述距離的字彙，例如，可以提示孩子：「你愈來愈接近了！」「你很接近了！」「你跑太遠了！」然後可以和孩子交換角色，改由孩子來藏寶藏，並請另一個人提示他說：「愈來愈接近了」或「跑太遠了」，或是透過舉字卡的方式給予提示。

你可以運用以下的方式教導孩子「右邊」、「左邊」、「直走」、「後退」的概念：透過「哈奇波奇」（Hokey, Pokey）學習「右手放進去」與「左腳移出來」；你當玩具卡車司機，請孩子當警察，然後與孩子一起站在房間的一側，要他「指揮交通」，指示你在家具之間左轉與右轉，走到房間另一側的某個標的位置；開車時，可以偶爾讓孩子擔任五分鐘的導航員，指示你前往他指示的方向。

♥ 教導如何使用地圖

剛開始進行地圖教學時，可以在孩子面前的桌子上放置三個杯子，並將獎品放在其中一個杯子底下，然後給孩子一張「地圖」——在一個矩形（桌子）上面畫出三個圓圈（杯子），並以打叉的方式標示獎品的位置——讓孩子看地圖找獎品。之後可以把杯子放在愈來愈遠的地方，運用地圖指示孩子前往房間各處的家具尋找獎品。如果有其他人可以從旁協助，則和孩子輪流藏獎品與尋找獎品。輪到孩子藏獎品時，另一個人可以提示孩子如何在地圖上確切的標示出獎品的位置。

慢慢把杯子移到屋內的各個房間，最後可以將後院與前院也納入地圖的範圍。杯子一開始很實用，因為孩子可以從杯子看得出來，地圖上的圖案標示的是哪個相對應的家具；不過，等孩子熟悉之後，就可以拿掉杯子，只以「打叉」的方式在地圖上標示獎品的位置即可。之後則可以製作一份社區地圖，和孩子一邊散步，一邊在地圖上標示出相對應的位置。

接下來，可以開始拿動物園或遊樂園的地圖做練習。讓孩子在地圖上圈出他想要看的動物或想要乘坐的設施，然後跟隨地圖的指示前往他想去的地方。你們一起乘車旅行時，可以繪製簡單的地圖，標示你們已經行駛的路程，然後告訴孩子：「你看，我們已經行駛了一半的距離。」「從地圖可以看出，我們只要再行駛一段距離就可以抵達了！」也可以運用這項孩子新學會的技能處理情緒相關的問題。例如，在遊樂園時，可以說：「彼得接著想坐摩天輪，路加想坐碰碰車，該怎麼辦呢？不妨來查地圖，看看哪項設施比較近吧！」

 腦力激盪：如何教導「什麼時候」？

「什麼時候」則是包含了所有時間的廣泛概念。教學時，也是從最直接且具體的部分著手，之後則慢慢延伸出去。

✦ 教導時間程序時，先教孩子如何示意活動的結束

你可以在孩子年紀還小的時候，就透過日常活動與互動展開邏輯程序的教學。葛林斯潘與薇德（Greenspan and Wieder, 1998）建議，一旦與孩子展開趣味互動，就要盡量持續進行，直到孩子結束互動為止。我原本以為這個建議只是要鼓勵父母盡量與孩子互動，不過現在我發現了這個原則的另一種解讀方式：由孩子來結束活動，讓他有機會學習如何示意活動的結束。當孩子已經進行了足夠的互動而嘗試結束互動時，就可以把握機會教他說「全部完成」或是比出「大功告成」的手勢，而不是以突然跑走的方式結束互動。

✦ 標示活動的開始與結束

時間的概念始自於對事件程序的了解。讓孩子知道所有的活動、工作、例行作息與故事都有開始、過程與結束。即使你不確定他對於你說的話了解多少，你仍然可以在平常運用時序單字的情境下教導使用這些字，譬如運用開場白（「從前……」「準備好了嗎？好玩的……要開始囉！」

「就寢時間到了，該準備……」）示意活動的開始；故事結束時，則可以說「結束」。

孩子長大之後，就必須要求他主動以合宜的方式示意動作的轉變。不要任由他漫無目的地從一個活動轉移至另一個活動，一定要要求他示意活動的結束：「等等，彼得！不要不說一聲就溜走了。你都完成了嗎？如果完成了，要說『我做完了』。」如果孩子做了不合邏輯的事，不要只是搖頭苦笑；要把孩子的問題點出來：「嘿，我們不是在玩球嗎？球玩完了嗎？你怎麼跑去盪鞦韆了呢？我們再試一次。」就算是簡短的社交互動也有開始與結束，不要任由孩子在別人跟他講話講到一半時突然走開；要教他如何透過眼神接觸與揮手，或是透過簡短的話語（譬如：「該走了，拜拜！」）結束互動。

✦ 掌握此時此地教導時間字彙

教導時間字彙可以從實用的「如果……，就……」或「先……，再……」句型著手，譬如：「先吃三明治，再吃餅乾。」孩子了解兩個動作的序列之後，就可以準備學習較長的序列了。工作與日常作息時，可以問孩子：「首先要做什麼？」「第二個步驟是什麼？」「接下來要做什麼？」「最後要做什麼？」這是教導時間序列的合適情境。可以把洗手的步驟拍下來，讓孩子把照片依序排列好，一一貼在浴室的鏡子上，作為視覺化的提示。耐心的等待孩子展現主動性；如果等待了足夠的時間，孩子仍未展現主動性，再提示他：「接下來該做什麼？」任務結束時，透過擊掌歡呼的方式（「我們完成了！」）為任務畫下句點。

等孩子了解了簡單序列的時序之後，就可以進一步教導此刻以外的時序。拍下早晨作息的照片，並將「穿衣服」、「吃早餐」、「刷牙」、「穿鞋子」等步驟以標籤標示好，讓孩子把這些作息依序貼在牆上或視覺化課表上，提醒他應該做哪些事情。

以下提供簡單的上學前晨間活動視覺化課表供各位參考：

什麼時候？	我正在做什麼？
首先	穿衣服
接著／然後	吃早餐
接著／然後	刷牙
最後	穿鞋子

孩子完成活動之後，就讓他把活動刪掉。我有時會把活動寫在小卡片上，並在卡片背面貼上魔鬼氈，孩子完成活動之後，就讓他把卡片從板子上撕下來，並將撕下來的卡片放入視覺化課表底部的「完成」信封袋。如此一來，視覺化課表也可以用作選擇板：彼得可以選擇活動的順序，或是挑選想要從事的活動並將相對應的卡片貼到板子上。以下我想與各位分享一個故事，這個故事說明了孩子可以運用視覺化課表作為談判的工具。

彼得在學校已經上了一整個上午的課，他開始變得有些焦躁，於是他的輔導老師貝琳達快速製作了一個視覺化課表。彼得桌子旁邊的牆面掛著一塊板子，板子上有五列四欄的透明塑膠卡匣。她趕緊把卡片寫好，放入卡匣，讓彼得知道接下來的行程。

接著	休息		
接著	上課		
接著	坐車兜風		
接著	午餐	在學校	
最後	回家		

她認為如果彼得知道再過一會兒就可以休息與坐車兜風，他應該可以再上二十分鐘的課。彼得確實平靜下來了。貝琳達說：「休息時間到！」並把一些感覺玩具交給彼得之後，就離開了教室。一分鐘後，她回到教室，發現彼得更改了課表的行程。

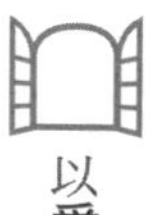

接著	休息		
接著	上課		
接著			
接著			
最後	坐車兜風	回家	午餐

「在學校」的卡片已被他放入課表下方的「完成」信封袋。貝琳達大笑，彼得也露出了微笑。他開心的完成了後續二十分鐘的課程，完成課程之後，就拿起飯盒，坐車回家了。

✦ 教導時鐘時間

孩子對於眼前的任務與工作培養出時序概念之後，就可以進一步教導時鐘時間的概念。學校的課表原本就是依據時鐘的時間安排的，因此，或許可以把視覺化課表上的「首先」、「接著」、「最後」改成時鐘時間。以彼得的課表為例，時鐘時間的課表如下所示：

什麼時候？	我正在做什麼？
早上　8：00	圍圓圈時間
早上　9：00	上課
早上 10：00	休息
早上 10：30	圖書館
早上 11：00	上課
中午 12：00	午餐

每經過一節課，輔導老師就會指著時鐘上的時間，讓他對照課表上的時間，並唸出下一個活動的名稱。每結束一節課，孩子就把該節課的活動刪除，或是撕下視覺化課表上的活動標籤並放入「完成」信封袋內。

這樣孩子不僅能夠了解這個實用的概念，他展現的學習能力與學習成果甚至會令你感到驚喜。以彼得為例，時鐘時間的概念在某一天的體操課就派上用場了。

彼得很喜歡適應性體操，總是很期待隔週一次的適應性體操課。有一次，我太早離開上一個行程，提早二十五分鐘抵達體操教室。進了教室卻看不到老師，令彼得困惑不已。體操教室裡異常安靜。他不斷揮動雙手與尖叫，開始顯露焦慮的情緒。

「彼得，你看見時鐘嗎？」我一邊說一邊指著牆上的大圓時鐘。「你看，體操課三點半開始，現在才三點零五分。」我以手指畫出分針必須再走的距離，「距離課程開始還有二十五分鐘。我們還有時間去加油，咱們走吧。」彼得終於開心的露出了微笑，我頓時鬆了一口氣，彼得似乎也鬆了一口氣。他馬上跟我走去停車的地方。我們去加油站加油，然後趕在課程開始之前回到了體操教室。彼得似乎完全了解我們在做什麼，而且開心的調整好情緒了。

✦ 教導早上、中午與晚上

孩子熟習這種具體與立即的時間概念之後，就可以進一步教導早上、下午與晚上這些稍微抽象的時間概念。一般而言，新概念的教學最好是建立在先前已學到的概念上，因此，時鐘時間在此概念的教學或許可以派上用場。此外，最好能夠搭配太陽與月亮的圖畫或圖示，並在早上、下午、晚上走到戶外指著天空的太陽或月亮，透過有形的物件輔助教學。

教導這些概念時，可以嘗試將之融入孩子的視覺化課表。把原本的視覺化課表加以延伸，在中間的欄位標示早上七點至晚上九點，並依照時序區分為早上、下午、晚上三個階段。在左上方的「早上」標籤附加太陽升起的圖示；中間的「下午」標籤附加中午太陽的圖示；底部的「晚上」標籤附加月亮的圖示。將最上方的兩個時段塗成黃色，最底部的時段塗成藍色，進一步區分白天與晚上的差異。在右邊欄位寫下當日時間的主要活動。

當日時間	時鐘時間	我正在做什麼？
早上（附加太陽升起的圖示）	早上　7：00	起床準備上學。早餐
	早上　8：00	開始上課
	早上　9：00	
	早上 10：00	
	早上 11：00	
下午（附加中午太陽的圖示）	中午 12：00	午餐時間
	下午　1：00	
	下午　2：00	
	下午　3：00	放學回家
	下午　4：00	活動
	下午　5：00	
晚上（附加月亮在天空的圖示）	晚上　6：00	晚餐時間
	晚上　7：00	
	晚上　8：00	準備睡覺
	晚上　9：00	就寢時間

展開每個活動時，都讓孩子看看這個視覺化課表，指出時鐘時間與當日時間，並看看窗外的天空。孩子完成活動後，讓孩子刪除該活動，並指著下一個活動問孩子：「幾點進行（活動）？」提示他回答：「（當日時間）（時鐘時間）。」例如，游泳或體操活動之後，可以問孩子：「幾點吃晚餐？」然後指著視覺化課表，讓他唸出來：「晚上六點。」

孩子學會運用視覺化課表告訴你某項活動什麼時候展開時，就可以進一步將當天發生的趣事與趣味活動填入課表，如此一來，到了就寢時間，孩子就可以和你談論當天發生的這一兩件事了。可以嘗試問孩子：「今天早上做了什麼？」或是「告訴我下午發生了什麼事。」提示孩子參考視覺化課表，回想當天發生的事情。最後，你或許也可以利用視覺化課表規劃與討論未來的計畫。

✦ 行事曆教學

規劃未來的計畫時，可以嘗試教導抽象的行事曆概念。從幼稚園開始，孩子可能早已習慣老師每天把標誌從行事曆的某一個格子移動到另一個格子。你可以在每天就寢時，讓孩子劃掉行事曆上當天的方格，並在早上起床時，指著當天的方格，告訴孩子當天是幾月幾日星期幾，進一步強化行事曆的概念。不過，行事曆的教學原則也跟之前一樣，最好是要讓行事曆變得真實且相關，讓孩子有機會體驗時間的消逝。如果孩子很期待未來某個特殊事件，譬如：迪士尼樂園之旅，就可以把米老鼠的彩色貼紙或剪貼圖片貼在行事曆當天的方格上。每天結束時，讓他在行事曆上劃掉當天的方格，讓他看到日子一天一天接近；也可以用倒數的方式提醒他：「還有三天就要去迪士尼樂園了！」「還有兩天就要出發了！」「嘿，知道我們明天要去哪裡嗎？」「萬歲！我們今天要去迪士尼樂園了！」

相同的教學模式也可以運用在其他重要的日子，譬如他的生日或耶誕節。你可以購買現成的「降臨期月曆」（Advent calendars）[4]，以每天打開月曆上窗戶的方式倒數；也可以讓孩子在降臨節開始時，製作這個適合學齡前兒童製作的典型勞作：剪裁勞作紙，把剪裁下來的紙條製成紅綠相間的環圈，然後將環圈串在一起。請孩子每天結束時撕下一個環圈，撕下最後一個環圈就代表平安夜來臨了。撕下環圈時，可以順便和孩子談談耶誕的意義，或是談談你們的耶誕慶祝計畫，讓孩子期待節慶的到來。耶誕節過後，則可運用這個月曆重溫你們**昨天**或**上星期**的美好回憶。

✦ 星期幾的教學

如果是例行的日程，則可製作一個週日至週六的圖表，並將當日的主要活動照片貼在當日的方格內。譬如，假設週二有游泳課，你就可以在週二的方格貼上水上運動中心的照片。當你說：「早安，彼得！今天是星期二，我們今天下午要做什麼呢？」就是在教他預期未來的活動。此外，這

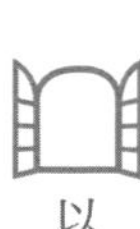

---

4 譯註：Advent 是基督教的降臨期，是聖誕節前包括四個星期日的期間。坊間可以買到為這個期間特製的月曆，許多基督教的家庭在這段期間按著月曆安排各樣的慶祝活動，迎接聖誕節的到來。

個行事曆也可以培養他對時間的感覺，他將會慢慢習慣本週二至下週二的等待期間，而且可以感覺得出一個星期是多長的時間。等孩子學會以活動區分星期幾時，你就可以開始用星期的時間概念跟他溝通了：「抱歉，彼得，我今天沒時間帶你過去，下星期二再帶你過去好嗎？」這時的他在聽到這句話時，已能感受自己必須等待多久了。

✦ 教導昨天、今天與明天的概念

孩子習慣將星期幾與當天例行的活動聯想在一起時，你就可以嘗試用以下這個活動教導「昨天」、「今天」與「明天」的概念。假設你的孩子星期一會去看職能治療師戴安小姐，星期二會去游泳，星期三會去健身中心。在第一張索引字卡寫下「戴安小姐」並附上戴安小姐的照片，在第二張索引字卡寫下「游泳」並附上與每週行事曆相同的圖片，在第三張索引字卡寫下「健身中心」並附上對應的圖片。另外拿出三張索引卡，分別寫下「昨天」、「今天」與「明天」，然後把所有的索引卡都放在桌上。假設今天是星期一。把附有圖片的索引字卡交給孩子，讓孩子將這些索引字卡與標示著「昨天」、「今天」與「明天」的索引字卡相互配對。孩子完成配對之後，就問孩子：「我們今天做了什麼？」「我們昨天做了什麼？」「我們明天要做什麼？」最後則將程序反轉，改問：「我們什麼時候去看戴安小姐？」「我們什麼時候去游泳」等等。

我是 iPhone 相機的忠實粉絲。各位也可以和我一樣，善用現代科技的優勢，拍下孩子當天遇到的有意義的事件與趣事，把照片列印出來，讓孩子把照片分成昨天發生的事與今天發生的事；如果你把明天計畫前往地點的導覽手冊或照片也放進去，孩子則可以把這些分到「明天發生的事」。

教導「昨天」、「今天」與「明天」的另一個方法，是將任務拆解成需要數天完成的計畫案。如此一來，你們就可以談論昨天做了什麼、今天要做什麼，以及明天必須完成什麼了。假設你們正在規劃週末的外出行程。你可以把你們的準備事項標記在行事曆上：第一天的準備事項或許是和孩子一起採購旅行必需品（記得把購物清單帶去，每選購一樣，就讓孩子刪除該項目），完成採購之後，你們就可以談論**明天**要打包的東西了；

第二天的準備事項或許是和孩子一起打包旅行用品（也可以藉此機會問孩子：「我們需要什麼？」並將打包好的東西從清單上刪除），請孩子幫你打包**昨天**買的東西。完成打包之後，就請孩子早點睡，為**明天**的旅行做準備；第三天早上叫醒孩子時，可以告訴孩子，**今天**是你們外出旅行的重要日子。孩子幫你拿出行李袋時，可以感謝他**昨天**幫你打包行李；上車之後，可以談談你們**今天**與**明天**打算要從事的趣味活動。

進行此教學不需要構思大規模的計畫；小規模的活動也能發揮不錯的效果。假設你的孩子想要吃果凍，你把準備事項標記在行事曆上：今天，去店裡買果凍粉；隔天，把果凍粉放入熱水攪拌，攪拌好待其冷卻之後放入冰箱；再過一天，就可以吃果凍了。同樣的，你也可以把種植植物的計畫分成：第一天買幼苗；第二天準備土壤；第三天種植植物。也可以把計畫拆成兩天：第一天談談你們今天與明天要做什麼；第二天談談昨天與今天做了什麼。把任務拆解成不同的步驟，孩子就能練習昨天、今天與明天的概念，同時學習執行計畫的技巧了。

✦ 了解歲月的消逝

將孩子生命中有意義的事件製作成相本或剪貼簿是很棒的想法。為孩子寫下這些事件的日誌筆記或社會性／個人故事，並將便箋、故事以及相關的紀念品與照片插入相本或剪貼簿。將日常行事曆也放進去，尤其是在記錄了特別有趣的事件時，一定要清楚標記年月日。幾年下來，你和孩子就可以盡情回味這些歡樂時光，同時學習季節與年份的意義。

腦力激盪：如何教導「為什麼」？

回答「為什麼」的相關問題可以幫助孩子了解因果關係。教學時常用的術語包括：「如果……，就……」、「如果……會發生什麼事」、「因為……，所以……」以及「**為什麼**」。這些都是可以清楚表達因果關係的提示。而你將會發現，日常生活中有許多可以加以運用的實例。

♥ 時態教學筆記[5]

神經發育正常的孩子可以自然而然透過上下文學會過去式、現在式與未來式。至於彼得，我們一開始是將「動作單字」（動詞）視為單一類別，並將「ing」視為附加符號或標記符號。教導過去式與未來式時，我們請他修改 ing 動詞前面的「to be」動詞，先以過去進行式與未來進行式取代傳統的過去式與未來式。我們買了一本時態教學圖片書（Harrison, 1994），這本書是以三張連續的照片呈現時態的教學。例如，第一張可能是糕點師傅站在蛋糕食材前面的照片，我們會一邊指著這張照片，一邊提示彼得說出：「她將要烤蛋糕。（She will be baking a cake.）」下一張是糕點師傅正在攪拌食材的照片，我們會引導彼得說出：「她正在烤蛋糕。（She is baking a cake.）」最後一張照片的她得意的站在裝飾精美的蛋糕前面，我們會引導彼得說出：「她剛剛烤好蛋糕。（She was baking a cake.）」南茜・考夫曼（Nancy Kaufman, 2006a, pp. 109-117）在她的運用障礙練習手冊提出了類似的方法，其中收錄不少實用的連續圖片。

我們在彼得開始使用 AT 裝置之後改變了這個教學策略。AT 裝置是以原型動詞的形式列出每個動詞，並在動詞旁邊顯示過去式動詞（鍵盤上以粗體標示「ed」），以及現在進行式動詞（鍵盤上以粗體標示「ing」），因此，我們將原本的過去進行式與未來進行式改為傳統的過去式（加「ed」）與未來式（will＋動詞）。或許他已經習慣根據過去式、現在式與未來式修改動詞的形式，因此很快就適應裝置的新規則了。此外，按下「ed」按鍵之後，裝置就會顯示該動詞的過去式，因此，彼得可以透過裝置學習規則與不規則的過去式動詞。我們透過話語示範符合 AT 裝置的時態規則，而他很自然就學會了。

5 譯註：中文的動詞（謂語）沒有時態的變化；如果是中英文雙語的家庭，作者在這裡提供的資料會很有幫助。

✦ 在日常生活中教導「為什麼」的概念

「你想要我用力推還是輕輕推？**如果**用力推，你就可以盪得比較高。」「小心，那個杯子很接近桌子邊緣。**如果**你移動手臂，**會發生什麼事**？」下雨時，先不要準備雨傘，和孩子一起走出去，然後說：「嘿，你看，現在正在下雨，**所以**我們應該攜帶什麼？」孩子衝進屋內拿傘時，你可以問他：「**為什麼**要拿傘？」

葛林斯潘（Greenspan and Wieder, 1998）指出，「為什麼」問句是最難回答的問句，因為這種問句最抽象。他建議，如果孩子不知道怎麼回答「為什麼」問句，可以試著把「為什麼」問句改成「什麼」問句。例如，如果孩子不知道怎麼回答「你**為什麼**要拿雨傘？」則可以改問：「你拿那支雨傘做**什麼**？」孩子回答之後，就接著說：「這說明了你**為什麼**要拿那支雨傘。」如此可以幫助孩子了解「為什麼」的意思。

✦ 運用自然現象教導「為什麼」的概念

教學原則和之前的一樣，都是要融入孩子的興趣。好些年前彼得愛上了微波爐，而他也喜歡玩冰塊和吃冰塊。因此，我運用了這些東西進行小小的實驗，教導彼得「為什麼」的概念。

吃早餐時，我遞給彼得一杯常溫溫度的水，並為自己倒了一杯熱水。彼得注視著我，然後說：「熱的。」我說：「沒錯，彼得，我的水是熱的。你想要熱水嗎？」彼得說：「是啊，熱的。」說完就離開座位，把杯子放進微波爐。我問他：「嘿，彼得，我看到你把杯子放進微波爐了，為什麼？」我在白板上寫下「因為」，並將板子拿起來。彼得唸出「因為」，我提示他說：「因為你想要熱水或冷水？」彼得說：「因為」，我接著提示：「你想要……」彼得接著說：「熱水」。於是我建議他：「加熱二十秒。」

十秒鐘之後，彼得拿出了杯子，我們用手握著杯子。我問：「為什麼變熱了，彼得？」然後拿起寫著「因為」的白板。彼得唸出「因

為」，我提示他：「它放在⋯⋯」彼得接著說：「微波爐！」我問：「你想要再熱一點嗎，彼得？」彼得說：「再熱一點！」說完就馬上把杯子放回微波爐，按下二十秒的按鈕。之後，他再次用手握著杯子。我問他：「變熱了嗎？」他說：「變熱了！」我問：「為什麼變熱了？」然後指著白板。彼得得意的說：「因為微波爐。」他把杯子放回微波爐，快樂的尖叫與揮動雙手，流露出喜悅的神情。他再次按下二十秒的按鈕。二十秒後，我拿出杯子並感受杯子的溫度，彼得也興奮的測試杯子的溫度。我說：「現在變得好⋯⋯」彼得興奮的說：「熱！」我問：「為什麼？」他說：「因為微波爐。」

我接著拿出一大碗冰塊，一邊遞冰塊給他，一邊問：「彼得，你覺得如果把冰塊放進杯子裡，會發生什麼事？」彼得把冰塊放進裝熱水的杯子裡。我們站在一旁觀察冰塊的變化。我問他：「冰塊為什麼變小了？」然後指著白板。彼得說：「因為」，然後停頓下來，開始回想單字。我一邊提示他：「是不是融化了？」一邊在白板的「因為」下方寫下「融化了」。彼得說：「融化了。」我問：「如果我們放入多一點的冰塊，會發生什麼事？」並將冰塊遞給他。彼得把冰塊放入裝著溫水的杯子。我再次問他：「冰塊為什麼變小了？」然後停頓下來。彼得沒有回應。於是我提示他：「因⋯⋯」。彼得說：「因為」，然後停頓下來，開始回想單字，我再次指著白板提示他，於是彼得說：「因為融化了！」

我再一次問他：「如果我們放入多一點的冰塊，會發生什麼事？」並將冰塊遞給他。彼得把冰塊放進去。冰塊慢慢融化了。我用手摸著杯子，彼得也用手測試杯子的溫度。我問：「變熱了還是變冷了？」彼得說：「變冷了。」我問：「為什麼？」彼得興奮的說：「因為⋯⋯冰塊！」我說：「沒錯。我們把冰塊放進杯子裡，所以水變冷了。」並和他擊掌歡呼。接著，我們就坐下來吃早餐。

✦ 運用兒童文學教導「為什麼」的概念

奧黛莉・伍德（Audrey Wood）所寫的《打瞌睡的房子》（*The Napping House*, 1984）相當適合練習「為什麼」的概念。故事一開始時，老奶奶躺在自己的床上睡著了，之後，孩子、小狗、小貓、老鼠一一爬進溫暖舒適的被窩，倒臥在彼此身上睡著了。後來，跳蚤咬了老鼠，老鼠醒了也驚動了貓，貓用利爪抓了小狗，小狗用力撞擊男孩，男孩撞到了奶奶，奶奶壓垮了床，之後，大家都到外面玩耍了。

某個週日早晨，彼得賴床不想起床，於是我就唸了這個故事給他聽。我靠在他身邊讀了前半段故事，然後一邊窩在溫暖的被窩，一邊請他說出每個角色的名稱。我問他：「男孩為什麼睡在老奶奶身上？」或者「小狗為什麼睡在男孩身上？」每次我都會提示彼得說出「因為很舒服」，並和彼得享受彼此依偎的舒適感。

進入故事下半段時，我一邊說故事，一邊做動作，我問彼得：「跳蚤對老鼠做了什麼？」並假裝我的手是跳蚤。「他咬⋯⋯」我提示他，「咬了他。」然後用手掐了他。「咬了他！」彼得笑著說。「小狗對男孩做了什麼？」我問。「他用力⋯⋯」我提示他，「用力撞他。」然後用枕頭撞他。「用力撞他。」彼得跟著說。「男孩對老奶奶做了什麼？」我問。「他撞⋯⋯」我提示他，「撞到了她。」然後用身體輕輕的撞了他一下。「撞到了她。」彼得開心的說。

接著，我們由後往前閱讀故事。我問：「老奶奶為什麼醒了？」然後說：「因為男孩撞⋯⋯」彼得接著說：「撞到了她。」我問：「男孩為什麼撞到了她？」並提示：「因⋯⋯」，彼得說：「因為」，我繼續提示：「因為小⋯⋯」彼得接著說：「因為小狗。」我提示：「用力撞他。因為小狗⋯⋯」彼得很快的說：「用力撞他！」我們一頁一頁閱讀。因為彼得已經從頭到尾運用「所以」閱讀了整個故事，所以現在只要稍微提示他，他就可以由後往前運用「因為」閱讀整個故事。運用提示可以省去重新閱讀的心力，也可以提升他的成就感。

假想遊戲是另一個可以吸引孩子且有助於邊做邊學的教學方法。我們一起讀完《打瞌睡的房子》之後，彼得還是不想起床。我心想：現在正是

進行假想遊戲的絕佳機會，於是就把他最喜歡的玩偶都拿過來，重新演出《打瞌睡的房子》的故事：睡眼惺忪的鯨魚、企鵝、小熊維尼一一爬進溫暖舒適的被窩，倒臥在彼此身上睡著了。「舒服的被窩，我來了！」每隻動物爬進被窩時都會這麼說。接著，一隻玩具臭蟲出現了，咬了小熊維尼一口。小熊維尼大叫一聲，跳了起來，跌坐在企鵝身上。「哎呦！小熊維尼為什麼跌坐在我身上？」企鵝大叫並問彼得。「因為臭蟲咬了他。」我提示彼得。接著，企鵝跳了起來，跌坐在鯨魚身上。鯨魚大叫一聲並問彼得：「彼得，企鵝為什麼跌坐在我身上？」我提示彼得：「因為小熊維尼坐在他身上。」鯨魚接著問：「你打算起床了嗎？」彼得躺在床上動也不動，鯨魚於是說：「一定是被窩太舒服了，所以我要再次鑽進被窩！」說完又跳回彼得身上了。我們把整個故事重演一次，直到所有的動物第二次倒臥在彼得身上時，彼得終於露出開心的微笑，準備起床了。

♥ 圖解組織的運用：以流程圖呈現因果關係

你可以透過視覺圖像呈現整個故事的因果關係。以下的流程圖就是我用來和彼得一起重述《打瞌睡的房子》後半段故事的輔助工具。而你也可以製作類似的流程圖，以流程圖呈現所有故事的因果關係。[6] 首先，我運用提示，讓彼得把故事從頭到尾複述一次。我們會特別強調某個事件如何引發下一個事件，並重複運用「所以」，透過密集的練習強化這個單字的意義。

跳蚤 → 老鼠 → 貓 → 狗 → 男孩 → 奶奶 → 床

我在每個箭號上方寫下「所以」，並將流程圖放在一張大索引卡上，每翻一頁故事，我就指著流程圖的下一個單字。例如，當我們看著跳蚤咬老鼠的圖片時，我就會指著「跳蚤」這個單字，引導彼得說出：

6 蘿拉・努墨歐夫（Laura Numeroff）與費莉西亞・龐德（Felicia Bond）的《如果你給老鼠吃餅乾》（*If You Give a Mouse a Cookie*; HarperCollins Publishers）也是可以重複探索因果關係的故事。

「跳蚤咬了老鼠。」接著，我會指著箭頭，而彼得就會說：「所以」，並翻到貓被驚醒的頁面。然後，我會指著「老鼠」這個單字，引導彼得說出：「老鼠驚動了貓。」我就是依循此模式，持續透過口說提示與指著索引卡的方式，引導彼得說出完整的故事。整個過程的重點在於學習「所以」這個單字在因果關係的使用方法與意義。

我們接著把整個程序反轉過來，一邊閱讀故事的後半段，一邊強調造成每個結果的原因。我們透過密集反覆的練習，加深彼得對於「為什麼」這個單字的理解，以及「因為」這個單字的用法。

所以　所以　所以　所以　所以　所以
→　→　→　→　→　→
跳蚤　老鼠　貓　狗　男孩　奶奶　床
←　←　←　←　←　←
因為　因為　因為　因為　因為　因為

我在每個箭號下方寫下「因為」，並用一張空白的索引卡遮住箭號上方的「所以」以及向右箭號。我們每翻一頁，我就由右至左，指著流程圖的下一個單字。我把書翻到老奶奶跌坐在床上並壓垮床的圖片，指著流程圖上的「床」這個單字，開始引導彼得說故事：「你看，彼得，床被壓垮了，床為什麼被壓垮了呢？」我指著箭頭，引導彼得說出：「因為」，然後一邊指著「奶奶」這個單字，一邊示意彼得說出完整的句子：「奶奶跌坐在床上。」我接著問：「奶奶為什麼跌坐在床上？」並指著箭頭，引導彼得說出：「因為」，然後把書翻到男孩撞到奶奶的圖片。我持續透過口語提示與用手指著索引卡的方式，引導彼得以反向順序重述故事。整個程序的重點在於學習「為什麼」與「因為」的使用方法與意義。以反向順序重述故事想要強調的重點是：「為什麼」是引導回想前因的提示單字，而「因為」則是放在原因之前的單字。

流程圖是**圖解組織**（graphic organizer）的一個例子。所謂「圖解組織」指的是包含可填空區域的單頁表格，目的是透過視覺化的方式組織相關資訊。圖解組織的種類包括：略圖、圖表、表格、維恩圖（文氏圖）、流程圖、概念圖、概念樹、因果圖等。這些圖解組織對於某些

孩子很有幫助，尤其是視覺思考型的孩子。各位不妨嘗試將各種不同的圖解組織運用於教學。就算孩子一開始無法理解某個圖解組織或是無法從中獲得幫助也沒關係，等孩子進入後期發展階段後，這個圖解組織或許就能發揮作用了。運用圖解組織的目的是要讓學習變得更簡單。（以 Google 搜尋「graphic organizer」即可找到 edHelper.com 等免費教育網站，你可以前往這些網站下載與複製圖解組織的範例。）

✦ 透過情感的表達教導「為什麼」的概念

教導「為什麼」的意思時，與情感最有關聯的教學情境就是和孩子談論他的感受。換言之，感受的表達不僅是我們必須努力達成的重要目標，也是教導「為什麼」概念的因果關係時，最有力的教學方法。「哇，你今天看起來好開心啊，是不是在學校遇到了什麼開心的事啊？」「你知道弟弟為什麼在哭嗎？是不是因為冰淇淋掉到地上了？」

薇娜（Winner, 2007, pp. 166-167, 171）創造了一個實用的工具，她將工具命名為**社交行為圖譜**（social behavior map, SBM）。SBM 是與社交行為及情緒相關的因果圖解組織，和流程圖非常相似，對於視覺思考型的孩子很有幫助。

我嘗試運用 SBM 處理彼得的撕紙衝動，規定彼得只能撕被我丟進廢紙簍的垃圾郵件；不過，他有時候還是會忘記我的規定，把其他的紙張也拿來撕，包括某些重要的文件。

以下這張圖表是我繪製的 SBM，這個 SBM 啟發了彼得想要改變這個行為。你不妨在孩子出現高度正面或負面行為時製作 SBM，並與孩子一起檢討。製作 SBM 時，先在各排畫出幾個向右的箭頭，並運用「如果……，就……」、「為什麼」與「因為」解釋圖表的意義。針對一再發生的行為製作 SBM，並將 SBM 貼在冰箱門上，如此一來，當孩子出現了另一個負面行為，使你的挫折感持續升高時，你就可以把它拿出來使用。SBM 可以幫助孩子了解你為什麼這麼憤怒，也能藉此平復你的情緒。

行為	→別人的感受如何	→你體驗到的結果	→你的感受如何
我撕了廢紙**簍裡面**的紙	→媽媽很開心☺	→媽媽微笑了	→我很開心☺
我撕了廢紙**簍外面**的紙	→媽媽很憤怒☹	→媽媽要我把撕毀的紙張黏好。如果我撕了三張紙，今晚就不能乘車兜風了	→我很難過☹

「媽媽覺得如何？」（指著圖表，引導他說出：「憤怒。」）「媽媽為什麼憤怒？」（引導他說出：「因為我撕了廢紙簍外面的紙。」）「你需要做什麼？」（提示他唸出：「媽媽要我把撕毀的紙張黏好。如果我撕了三張紙，今晚就不能乘車兜風了。」）「你的感受如何？」（必要時指著圖表，引導他說：「我很難過。」）SBM 幫助孩子了解自己的行為如何影響他人的感受，這些感受會使他體驗到某些結果，而這些結果又會影響他的感受。欄位之間的箭號運用視覺的方式突顯了因果關係。

感受的探討不僅止於因果關係。我們將在下一章的「社交與情緒發展」從較個人化的觀點研究此議題。

運用對話與故事練習「什麼」問句

✦ 針對孩子喜愛的東西提出「什麼」問句

我們會在彼得提出要求時讓他回答「什麼」問句。事實上，我們最初是從「午餐」（他喜歡的東西）這個要求切入「什麼」問句的練習。彼得請輔導老師拿「午餐」給他時，她會問他「為什麼」想吃午餐，並教他說：「因為我餓了。」之後，她設計了關於午餐的完整對話，先是問他：「什麼時候」想吃午餐，再問午餐想吃「什麼」，以及想在「什麼地方」吃午餐，讓他練習回答各種「什麼」問句。

✦ 看影片時按「暫停」，練習回答「什麼」問句

你也可以運用影片與書本的故事，教導孩子如何回答「什麼」問句。影片很適合用於描述動作與情緒，例如，看到湯瑪士小火車掉進溝渠時，

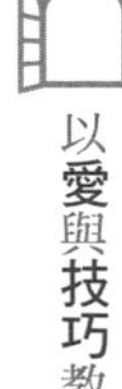

按下「暫停」鍵問孩子：「湯瑪士怎麼了？」（跌倒了）。「他感覺如何？」（傷心）。「湯瑪士為什麼傷心？」（疼痛、被卡住等等）。電影《玩具總動員》（*Toy Sotry*）系列的角色，臉部表情也相當清晰。看到胡迪遇見阿薛兇猛的牛頭梗阿德時，按下「暫停」鍵問孩子：「胡迪感覺如何？」（害怕）。「他為什麼害怕？」（狗的脾氣很暴躁、牙齒很大等等）。「胡迪在做什麼？」（跑走）。

如果回答「什麼」問句對孩子來說太困難，則可嘗試以填空或選擇的方式引導孩子回答問題。「湯瑪士跌⋯⋯」（倒了）。「胡迪很勇敢還是很害⋯⋯？」（做出害怕的表情）。「胡迪很害怕，因為狗有大⋯⋯」（露出你的牙齒）。如果孩子覺得選擇題太困難，則可試著提供好笑或離譜的選項（Greenspan and Wieder, 1998, p. 247）。「湯瑪士之所以傷心是因為他被卡住了還是因為想要上廁所？」一定要掌握問問題的頻率與難度，不要讓孩子太過挫折。

也可以加入假想的內容，把活動變有趣：假扮成影帶出租店的老闆，孩子必須給你十分錢才能租到接下來半小時的影片。他每答對一題（因為有提示才答對也沒關係），就給他一分錢。給孩子一個裝硬幣的大玻璃罐，讓孩子清楚看見目前收集了多少分錢。他每問一個問題，則可以給他兩分錢。

✦ 如何一邊閱讀一邊練習「什麼」問句？

圖畫故事書——尤其是適合學語前幼兒閱讀的圖畫故事書，例如：《小狗卡爾》系列（“Carl the Dog” series; Alexandra Day, 1991）、經典創作《好奇猴喬治》（*Curious George*; H. A. Rey）、《弗瑞德與泰德》（*Fred and Ted*; Peter Eastman, 2005, 2007）都是很棒的教材，因為你們可以依照你們的步調，想往前就往前，想後退就後退，盡情享受圖畫故事的視覺圖像，孩子花再多的時間處理訊息也無所謂。書本的好處在於你可以在孩子感興趣的頁面停留較久的時間，延續閱讀的樂趣，也可以和孩子輪流發表看法。

你發表的看法可以作為孩子發表看法時的提示，尤其當你不經意使用了孩子不久之後可能會用到卻有困難想起的單字時。假設你們正在閱讀《三隻熊》，第一頁提到，三隻熊決定去森林散步，等早餐冷了再回來吃。你唸了第一頁並發表了看法，假設你對孩子說：「你看，三隻熊要到**外面**去。**外面**就是牠們要去的**地方**。」然後翻頁繼續閱讀：金髮女孩敲了門，但是沒人回應，所以她就直接走進屋內。因為你剛剛發表看法時提到三隻熊要到外面去，所以輪到孩子發表看法時，你或許可以問他：「三隻熊去了**什麼地方**？」你剛剛已經說出孩子回答問題需要用到的單字，因此可以提升孩子答對的機率。

想要讓孩子有成就感，可以問一些他一定答得出來的簡單問題，譬如：「我看到紅色的花！你可以指出其他紅色的東西嗎？」或者「看看這些椅子！我們數數看一共有幾張。」你可以在這些簡單的問題中穿插幾個比較困難的「什麼」問句，譬如：「金髮女孩在做什麼？」或「那是誰的椅子？」如果你的孩子可以輕鬆回答這些問題，你或許會想要以更困難、更開放式的問題挑戰孩子，譬如：「你看見了什麼？」「發生了什麼事情？」或「快告訴我。」無論孩子的程度如何，最好可以拿出孩子的 PECS 書本或 AT 裝置，幫助他回想回答問題所需的單字；如果他會認字，你也可以在白板上寫下幾個單字選項，引導他說出答案；如果他太累了，沒辦法透過口語回答問題，則可讓他用手指出或用筆圈出正確答案。

✦ 分辨不同的「什麼」問句

針對某張圖片問問題

想要知道孩子能否分辨「誰」（說出某個人的名字）、「……正在做什麼」（答案通常與動作有關）、「哪裡」（答案通常是某個地點或介系詞片語）、「什麼時候」（說出時間字彙）的意思，可以針對同一張圖片提出幾個不同的「什麼」問句。許多孩子難以分辨不同「什麼」問句的概念，因為「什麼」問句的概念很抽象，而且「什麼」（wh）[7] 疑問詞不僅發

7 譯註：英文的五個常用的「什麼」疑問詞，都是以 wh 開頭：what、when、where、who 和 why。

音相似，看起來也差不多。如果孩子似懂非懂，該怎麼辦？

在單字選單的標題標示「什麼」疑問詞

你可以按照第九章的建議（亦可參見第十三章），在單字選單的標題標示與「什麼」問句相符的標籤，並附上圖示（不一定需要），如此一來，孩子回答「什麼」問句時，就可以直接在標題標示相同「什麼」疑問詞的單字選單挑選答案了。假設你們正在看「金髮女孩坐壞熊寶寶的小椅子」的圖片。在一個單字選單的標題寫下「誰」，並在該選單中列出「金髮女孩」、「熊爸爸」、「熊媽媽」與「熊寶寶」等選項。在另一個單字選單的標題寫下「正在做」，並在該選單中列出「吃東西」、「坐著」、「睡覺」等選項。同時在另一個選單的標題寫下「哪裡」，並列出「餐桌旁」、「椅子上」、「床上」等選項。然後問孩子：「那位是**誰**？」強調「誰」這個單字，然後寫下問句並在問句中突顯「誰」這個單字，提示孩子從相對應（標題是「誰」）的單字選單找尋答案，如此一來，他只需從「金髮女孩」、「熊爸爸」、「熊媽媽」與「熊寶寶」中挑選答案（金髮女孩）即可。重複這個程序，並將問句改成：「她在做什麼？」「她坐在哪裡？」

一開始針對圖畫書的某一頁提問時，可以提供孩子相對應的單字選單，引導孩子說出正確答案，等他能夠輕鬆以此方式回答問題之後，再給他多一點的選單。在「什麼」疑問詞旁邊畫下相對應的圖示（例如：在「誰」的旁邊畫一個笑臉，在「哪裡」的旁邊畫一個小房子）也很有幫助。如果你的孩子使用的是有圖示的 AT 裝置或溝通應用程式，則可使用與裝置相同的圖示（參見第十三章）。為不同的圖示塗上不同顏色，可以進一步引導孩子選出對應的單字選單。同時以口語及文字的形式（配合對應的圖示）表達問句，運用對應的視覺輔助幫助孩子連結問題與答案。等孩子能夠熟練的透過配對圖示與文字選單的方式找出答案時，就試著慢慢縮小與減弱圖示（例如：移除顏色），強調「什麼」疑問詞的配對，過了一段時間，你或許就可以完全移除圖示了。移除圖示之後，下一個目標則是慢慢減弱單字選單的「什麼」疑問詞標題。「什麼」疑問詞也移除之後，就表示你的孩子已經了解誰（什麼人）、什麼（事）、哪裡（什麼地方）、什麼時候以及為什麼的差異了！

運用「什麼」疑問詞表格

表格是另一種**圖解組織**，運用表格呈現「什麼」疑問詞也有助於辨識不同「什麼」疑問詞的差異。列出問題之後（「那位是誰？」「他／她在做什麼？」「他／她在哪裡？」），讓孩子回答問題，並將孩子的答案記錄下來。

你們正在欣賞的圖片	那位是誰？	他／她在做什麼？	他／她在哪裡？	為什麼？
金髮女孩正在吃粥	金髮女孩	吃	餐桌旁	因為她很餓
金髮女孩坐在椅子上	金髮女孩	坐	椅子上	因為她很累
金髮女孩躺在床上睡覺	金髮女孩	睡覺	床上	因為她很睏
熊爸爸注視金髮女孩	熊爸爸	注視金髮女孩	臥室內	因為他很驚訝

剛開始閱讀圖畫書時，每看一頁只需提出一兩個「什麼」問句，一開始的表格或許也只需要一兩欄即可。依據孩子的專注力與興趣衡量閱讀的頁數與作答的列數。不要一開始就問「為什麼」問句；等孩子答對「誰」或「什麼」問句之後再進入「為什麼」問句。一次鎖定一兩個「什麼」問句，等孩子熟悉之後，再慢慢增加欄數。不需要為了把每個欄位填滿而刻意問問題，只需要針對某一頁的特定內容問問題即可。

運用這種圖解組織的好處是可以幫助孩子了解，在回答「誰」問句時，答案一定是某一個人；回答「正在做」問句時，答案一定是某個動作；回答「哪裡」問句時，答案可以是某個介系詞片語（方位）或某個地點；回答「為什麼」問句時，多半會以「因為」開頭，之後則描述主詞的感受。想要幫助孩子牢記「什麼」疑問詞的概念，可以每一頁都提出同一欄的「什麼」問句（剛開始可以遮住其他欄位），然後再進入下一欄的「什麼」問句，以便讓孩子辨識不同「什麼」疑問詞的差異。

不過，最有趣的故事題材還是孩子的生活點滴。我們將在下一章探討

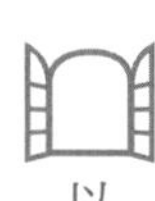

每日行事曆的記錄方式，並以行事曆的紀錄為基礎，進一步引導孩子完成日誌的記錄。

 根據孩子的需求，引導孩子提出「什麼」問句

遊戲可以提供更多練習單字與概念的機會，密集的訓練則有助於新概念的學習；不過，你不需要一直在腦中構想遊戲——歸納所學最好的方式就是自然的運用所學。只要記住蘇斯曼（Sussman, 1999, p. 97）的簡單原則：「幫孩子說出心中的話」，你就會發現，日常生活中存在許多可以引導孩子提出「什麼」問句的機會。

根據孩子的偏好、習慣、行為猜測孩子想知道什麼。假設你在煮飯時看見孩子跑進廚房，而距離點心時間已經過了很長的一段時間。當你看見他注視並聞著鍋子裡的食物時，可以嘗試問他：「想不想知道**晚餐吃什麼**啊？」然後停頓下來，引導他說出「什麼」問句。假設你在某個角落發現了他最喜歡的湯瑪士小火車，而且看見他正在尋找小火車，不要直接把小火車拿給他，可以問他：「你好像在找什麼重要的東西耶。想不想知道**湯瑪士小火車在哪裡**啊？我知道它在哪裡喔。」然後停頓下來等待。如果他沒說什麼，則可提示他：「你可以問我它在**哪裡**。」

 腦力激盪：教導「如何」？

✦ 機會教育

葛林斯潘與薇德（Greenspan and Wieder, 1998, p. 246）說：「孩子學習『如何……』往往是因為它們連結到孩子的日常經驗，例如，『我們如何抵達那裡？』『我們如何修理它？』『進行得如何？』『它如何使用？』」平常跟孩子解釋如何做某事時，只要記得一邊解釋一邊點出「如何」這個單字，你就會發現日常生活中存在許多機會教育的機會。

運用「我們繞著桑樹叢」（Here we go round the mulberry bush）的旋律教導早晨的例行工作時（「我們這樣刷牙／梳頭／洗臉／穿衣」），可以特別點出「如何」這個單字的用法。進行「任務分析」並將任務拆解成

數個步驟時，可以在一開始寫下並說出「如何」這個單字。示範如何用微波爐熱午餐或如何摺襯衫時，可以特別點出「如何」的概念，並把「如何」這個單字融入開場白，例如：「我來示範**如何**使用微波爐」或者「我來示範**如何**摺襯衫」。

此外，也別忘記為孩子製造提出「如何」問句的機會：他把沒電的玩具拿給你時，不要直接幫他修理，試著問他：「你知道**如何**才能讓玩具動起來嗎？不知道的話可以問我。」引導孩子說出：「如何才能讓玩具動起來？」或者只說：「如何？」然後告訴他：「玩具需要新電池。想不想知道**如何**更換電池啊？」提示他問你：「如何？」或「（我該）如何更換電池？」（可以只替孩子說出括號內的字，並引導他說出括號外的句子。）然後說：「好的，我來示範如何更換電池。」在這樣短暫的交流中，你已製造許多引導孩子聽到與說出「如何」的機會了。

前幾個小節提到，教導孩子「昨天」、「今天」與「明天」的概念時，可以將大小計畫案拆解成兩至三天的活動行程。你也可以把這個方法應用在「如何」這個概念的教學上：跟孩子宣布即將到來的週末遠足時，可以說：「咱們最好事先做好準備。我們該**如何**計畫呢？」然後和孩子一起坐下來標記行事曆。同樣的，當孩子跟你要果凍或想要做糖心餅乾時，也可以說：「好主意！我們該**如何**進行呢？先把必要步驟寫下來吧。」

✦ 遊戲

如果機會教育還不足以幫助孩子學會「如何」的概念，則可以透過更多的練習幫助孩子理解此概念。以下介紹幾個可以練習使用「如何」這個單字的遊戲。其中一個遊戲是改編自「指揮交通」（參見第 265 頁），我把這個簡單的遊戲命名為「我如何抵達那裡？」。遊戲時，你假扮成送貨司機，負責將玩具卡車上的點心運送到孩子手中。讓站在房間另一頭的孩子跟你點餐並告知送貨地址（如果想要同時練習電話禮儀與社交話語，不妨透過電話點餐），孩子說出地址之後，告訴孩子你不知道如何抵達那裡，讓他告訴你或指示你**如何**抵達那裡。之後，孩子就可以透過口語或非口語的方式（看看你想要訓練他哪方面的技能）指示方向——如果你站在

房間另一頭，就必須把孩子透過口語給予的左右方向指示顛倒過來；但若孩子已經做好角色取替的準備，這倒是練習角色取替的好機會。之後可以互換角色；或者請另一個孩子扮演顧客，你則扮演孩子的影子（教練）。這個遊戲不僅能夠練習許多語言與溝通技能，也能突顯此重點：回答「如何」問句就是要把某個過程或任務一步一步描述出來。

另一個教導「如何」的遊戲叫做「機器人媽咪」（參見第十一章）。我設計這個遊戲的初衷是為了鼓勵彼得主動提出請求，之後則把遊戲改編成教導「如何」的遊戲。在教導「如何」的遊戲版本中，孩子必須選擇一個包含幾個步驟的任務請機器人媽咪執行，機器人媽咪會說：「我是機器人媽咪，有何需求儘管吩咐。」或是「你想要什麼？」孩子提出要求之後，機器人媽咪則會問：「我該**如何**達成任務？」孩子接著必須運用手勢、話語或是其他溝通方式，引導她一步一步完成任務。

玩「機器人媽咪」時，可以提供幾個多步驟的任務選項供孩子選擇，例如給他一個做水果沙拉、花生醬三明治或果凍的食物選單，或是玩具組裝車選單。目前市面上提供一種包含好幾組車輛零件而能以不同方式組裝成不同車輛的組裝玩具，你可以提供組裝車輛的選單，把零件擺放在他面前，讓他從盒子上選出他想要的車輛圖片，然後問他如何組裝此車輛。他必須指示你拿起所需的零件，而且只有機器人媽咪可以碰觸與組裝零件；如果想以口說或手勢以外的方式進行此遊戲，這會是很適合教導孩子用眼神指東西的遊戲（參見第十章）。

✦ 以「如何」作為引導主題思考的概念

如果仔細思考一下，你會發現「如何」這個概念是邁向進階抽象思考的階梯。孩子學會在事情發生之前思考事情，練習執行計畫，學會在剛開始就擬定整體的目標或概念，然後將此目標或概念拆解成幾個步驟。自閉症患者有一個常見問題是見樹不見林，無法理解整個過程的「完整圖像」，而「機器人媽咪」等遊戲可以幫助孩子訓練這項重要的認知技能。這些遊戲先是讓孩子練習辨識完整圖像（目的、目標與要求），接著則是練習將任務拆解成幾個步驟。換言之，孩子可以從中學習辨別主題與細節。我們將在本章結尾探討更多訓練此關鍵思考技能的方法。

 腦力激盪：如何教導「多少」？

✦ 機會教育

「多少」是個涵蓋數量、測量與比較的廣泛概念。大部分的父母會在日常互動中自然帶入這些概念。「路加，你把大部分的薯條都拿走了，只留一**點點**給彼得，不行這樣，你要和彼得一起分享！」「哇，你長得好快喔！舊短褲都穿不下了，我們必須去買幾件**大一點**的短褲才行！」「你想要一**片**還是**兩片**餅乾？不行，不可以拿**五片**！這樣太**多**了！不可以吃太**多**，再過不久就要吃晚餐了。」一般而言，教導抽象概念最好的方法，是在與情緒相關且具有意義的情境下，從具體的例子著手（Greenspan and Wieder, 1998）。

不過，我們的孩子多半無法自然學會數量的概念，因此，透過更詳盡的指導有時或許有助於學習。等孩子學會有關的基本概念之後，再運用機會教育（譬如上述的例子）幫助孩子歸納所學。

✦ 結構化教學

所以說，數量概念的教學該從何處著手呢？彼得的 DTT 課程一開始是從大與小的教學著手。我們運用各種有趣的物件進行教學，譬如巨大與小巧的向日葵、大型與迷你的湯瑪士火車、巨大與小巧的鯨魚玩偶與企鵝玩偶、賀柏曼伸縮球（www.officeplayground.com/HobermanSphere），以及可以吹出不同大小的氣球。我們也嘗試給彼得大片與小片的牛肉乾、許多與一點點的爆米花。不過，令我們既驚訝又沮喪的是，就算是初期的數量理解，彼得都需要幾個月的密集訓練。

DTT 課程通常包含程序練習與序列練習。程序練習的其中一個例子是讓孩子根據重複出現的顏色圖案（例如：藍綠紅、藍綠紅、藍綠等等）串串珠，之後則會教導更複雜的程序模式，譬如穿衣服或洗手（打開水龍頭，把雙手弄濕，搓揉肥皂等）的步驟。相關的教學圖卡或其他教具，教具公司都有提供。

序列練習是根據大小、強度、年齡等特性排列順序，練習此概念的典型活動包括：將積木由矮至高依序排列（可以依序套疊的系列玩具相當適合應用於此活動）、將照片人物由年輕至年長依序排列（從相簿中找出孩子從嬰兒時期到現在的照片，或是爺爺從童年到年老的照片）、將一系列的藍色油漆樣本由淺藍至深藍依序排列。

✦ 以左腦輔助右腦的發展

我之前一直不確定彼得是否真的了解程序與序列的概念，或者只是記住東西的排列順序。他能夠將長得像細長蠟筆的一系列拼圖由矮至高依序放入拼圖架，但若移除拼圖架，讓他在沒有拼圖架的輔助下依序排列拼圖，他就排不出來了。我們嘗試教他從一數到十時，他很快就記住數字的順序，但當我要求他給我一個或兩個塑膠熊時，他卻常把兩個數字搞混。

彼得的腦部怎麼了？我們知道大部分的人是以左腦來處理語言訊息，除了處理語言訊息以外，左腦還負責數數與計算；不過，有腦部造影研究顯示，受試者在比較數字時，右腦（尤其是右下頂葉）出現了活化的現象。研究人員讓接受過胼胝體（corpus callosum）（連結左右半球的神經纖維束）切除手術的裂腦患者以右半球做算術，結果顯示，他們只能概算，無法精算，不過，他們可以察覺明顯的加總錯誤（譬如：4＋6＝23）。我們似乎可以由此推論，右半球負責概算，左半球負責精算，右半球似乎是腦部執行概算並擁有數量概念的區域（Blakemore and Frith, 2005）。

彼得能夠很快學會辨別數字與數數，可見他腦部的左半球運作得不錯；不過，他的右腦顯然缺乏數量概念。我們認為腦部功能較為完整的左半球或許可以幫助右半球，因此教他比一到五的手語；我們會一邊說出或寫出數字，一邊豎起對應數目的手指。等他熟悉之後，便開始運用小積木教他辨數。我們比出一或二的手語，並把小積木套在指尖上，然後讓彼得說出我們指尖上有一個或兩個小積木。等他熟悉之後，就不再給予手語提示，改將小積木放在桌子上，讓彼得告訴我們桌上有一個或兩個積木，或是將我們要求的積木數目遞給我們。彼得最後就是這樣學會辨數的。

數字如果大於五，手語就不管用了，因此我們改以「觸覺式數學」（touch math），就是用以特定方式排列在數字上的相同數目圓點代表相對應的數字教學。我們剛開始讓彼得給我們某個數目的東西時，他會把我們要的東西一一放在數字的圓點上；經過多次練習之後，他已經記住圓點的排列位置，所以我們就不需要再把圓點畫在數字上了。當我們讓他給我們五隻熊時，我們會把一個寫著數目字「五」的卡片放在桌子上，而他則會把五隻小熊放在圓點原本的位置。最後，我們把數字也移除了，當我們教他給我們五隻熊時，他會一邊數數一邊把小熊整齊的放在圓點原本的位置上，腦中似乎浮現一個放在桌上且上面畫了五個圓點的數目字「五」。

現在的彼得看到我把手伸進裝牛肉乾的袋子時，會主動提醒我拿「大塊」的給他；如果我給他的不夠大塊，他會馬上請我給他「大塊一點的」；如果他看到袋子裡有更大塊的，則會請我拿「最大塊的」給他。他數某個數量的東西時，不會再根據觸覺式數學的圓點排列位置放置東西，而是會隨興擺放。他能做加法和減法的應用題，顯示他能快速思考需要數學推理能力的問題。以下是實例。

老師問彼得：「瑪麗因為在暑假打工，賺錢比莎莉多。但是莎莉賺的錢又比露易絲多，可是莎莉賺的錢比素素少，那麼誰賺的錢比較多，是素素還是露易絲？」彼得回答：「素素。」老師又問：「你是怎麼知道的？」彼得說：「因為，比莎莉，比露易絲，瑪麗是最多。素素賺的可能比瑪麗多也可能比瑪麗少，但絕對比露易絲多。」

從這個例子我們可以看到，就算孩子在一開始學的時候很困難，他們還是可以熟習數量的推理。而我們其實是以左腦輔助右腦的方式，一步一步慢慢引導他，好不容易才使他真正了解數量的概念的。

✦ 教導測量的實用想法

米勒（Miller, 2007, pp. 247-249）提到一些運用身體感知與觸覺學習教導數量、測量與比較概念的活動。他讓幾個孩子把彈珠放入透明的瓶子，

有些裝了半分滿，有些只有一點點，有些則裝了很多。他讓大家判斷哪些瓶子的彈珠比較多，哪些瓶子的彈珠比較少，並想辦法將彈珠比較多的分到彈珠比較少的瓶子，使所有的瓶子都裝著差不多數量的彈珠。我曾把此想法應用在彼得身上，讓他在其他家人的透明塑膠杯注入不同高度的水，然後我們會以口說（配合文字）的方式告訴他太多了、太少了、多一點、少一點、剛剛好，要他試著平分每個杯子的水。彼得常常為家人倒水，練習半分滿、全滿、很多、一點點的測量概念，不過，他有時會不小心遺漏，所以會聽到空杯子的主人發出抗議。

米勒教導測量與比較時，讓幾個孩子背對黑板排成一列，用粉筆標示他們的高度，並和孩子討論誰比較高、誰比較矮。接著，他教孩子們動腦筋想想看，他們必須站在多少塊一吋厚的板子上，才能跟最高的孩子一樣高，藉此讓孩子了解自己比最高的孩子矮幾吋（幾塊厚板）。

我們全家都熱愛園藝，因此，我們會透過種植孤挺花與玉米的機會，教導彼得如何測量與比較長度。我們讓彼得閱讀種子包裝背面的說明，並用直尺幫忙測量植物的間距與種植的排距。我們每天都會用紙膠帶測量植物的高度，並將膠帶貼在一張圖表上，彼得可以從愈來愈長的膠帶察覺與測量植物的成長。你可以拿以紙膠帶記錄玉米高度的圖表，以及孩子在不同時間站在玉米旁邊拍的照片相互對照，引導孩子透過視覺的驗證觀察時間的推移。[8]

✦ 教導比較與程度的實用方法

葛斯丁（Gutstein, 2002a, 2002b）提出一些練習比較級概念的實用遊戲。他讓孩子練習以不同程度的力氣來回丟球、慢慢延伸距離並調整聲音的大小（用小聲的耳語與大叫）。此外，他們也練習評估快樂的程度，包括吃冰淇淋的快樂與度假的快樂。

8 米勒（Miller, 2007, pp. 249-251）也運用身體的感知訓練孩子對於時間的感受。他讓幾個孩子伸直手臂舉起一磅的重物，並比較彼此可以維持舉重的秒數。在教導孩子學習時間的推移時，他讓孩子執行某項任務，然後慢慢延長執行任務的分鐘數（孩子們必須自我監控，並在時間到時回報老師）。

你也可以和孩子練習類似的比較遊戲。把往返某地點的時刻轉變成走路遊戲，和孩子輪流當領導人，下達「慢慢走」、「快快走」、「再快一點」等指令。和孩子比賽看誰先跑到停車的地方，而孩子贏了的時候，可以用比較級的方式發表評論：「我很快，不過你更快！」他在房間對面試著跟你說話時，你可以假裝聽不清楚，並說：「請講大聲一點。你說什麼？再大聲一點。還是聽不見耶！請用最大聲的音量說！」

練習在愈來愈遠的距離丟接球，當你後退時，下達「再退一步」的指令；如果沒接到球，則下達「往前一步」的指令。葛斯丁（Gutstein, 2002b）建議讀者將連續十次都成功接到球的距離標示或測量出來，藉此監測經由練習而展現的進步成果。總而言之，就是要盡量尋找機會，向孩子示範如何監測與注意變化及進步，例如，在牆上的成長紀錄表標示孩子的身高、記錄孩子游泳或騎腳踏車的圈數，或是記錄閱讀書籍的難度，藉此引導他注意與監測自己的進步程度。以下的故事說明了學習程度變化的概念也可以是很有趣的，就算對於被動的學習者也不例外。

彼得把從雜誌上撕下來的五條長紙片黏在一起，拿著這疊紙片到處拍打東西。當下的他只想拍打東西，於是我坐到他旁邊的沙發上，開始學他拍打東西。我們慢慢將漫無目的的拍打動作轉變成拍打遊戲。遊戲時，我先以短暫的節奏（譬如，啪啪啪）拍打東西，並請他學我拍打，之後則換他挑選拍打的模式（譬如，從前面拍打、從後面拍打、用力拍打使整疊紙像繩球上的球一樣脫離支點）。接著，我們開始移動整隻手臂，把整疊紙片向右揮再向左揮，然後畫圓圈。彼得非常享受這個遊戲。

接著，我們以彩色頭巾取代紙片，模仿對方的動作模式。最後，我們則以一個科學實驗進行了「角度」的練習：我們首先實驗的是調整臉部的角度，把頭巾吹離臉部；接著，我們試著以轉頭的方式吹頭巾；後來，我們把頭巾摺疊起來，試試看摺疊起來或是把兩條疊在一起會不會比攤開來好吹；最後，我們進行了吹頭巾比賽，看誰吹得比較遠，並用彼得拍打東西的紙束標記距離。彼得以標籤標示了誰吹得最近，誰吹得最遠。

彼得在愈吹愈用力的過程中掌握了程度變化的概念，練習了比較級的使用，也學會了實驗。最棒的是，他把漫無目的的衝動行為轉變成具有目的的趣味遊戲了。

✦ 在現實生活中教導數量的概念

現實生活中存在許多數量、測量與程度變化的教學機會。孩子跟你要果汁時，就問孩子想要多少。一點點、半杯還是一整杯？如果他有五片餅乾，弟弟跟他要了一片，就讓他算算自己還有幾片，並教他寫下數學算式（5－1＝4）。如果弟弟也跟你要了一片，就再以數學算式點出弟弟現在擁有多少片餅乾（1＋1＝2）。購物的情境也存在許多教導數量的機會：「哎呀！我請路加挑五顆蘋果，他只放了三顆在袋子裡。還要再放幾顆呢，彼得？」「這顆西瓜太小了，你可以挑大一點的嗎？挑最大顆的如何？」「把最輕的袋子交給路加，我來拿最重的袋子。」

烹飪的情境提供了許多學習測量、數量與程序的機會，而且在學習結束之後，還可以順便拿食物獎勵孩子。蛋糕粉的包裝盒上會印出製作步驟的教學圖片，有助於訓練程序概念。「對不起」（Sorry）、「大富翁」、「形色棋」（Qwirkle）等棋盤遊戲提供了許多練習數學概念的機會。假設你和孩子正在玩形色棋，輪到你的時候，你把可以出的方塊棋子都出出去，並從袋子裡抽出同等數量的方塊棋子，把六個方塊棋子補滿。輪到他時，你可以問他：「你需要多少方塊棋子？」輪到你時，則可問他：「我可以拿一些方塊棋子嗎？」並等他問你：「多少個？」或者讓他數出你需要的方塊棋子數目。盡量找機會提出「多少」的問題，就能引導孩子透過實用且有意義的練習促進右腦的發展，培養數量與比較等抽象概念的思考。

「發生了什麼事？」以開放式問題引導孩子由樹見林

「嘿，今天好嗎？」「今天下午發生了什麼事？」「快告訴我。」回答這些問題時，就算是神經發育正常的孩子也常常以簡單的「還好」、「沒什麼」、「不知道」帶過，如果有回答的話。開放式的問題很難回答；回答時，必須在腦中回想許多事情，找出重點訊息，並以摘要的方式呈現訊息，過程中需要運用許多抽象思考能力，必須擁有由樹見林的能力，才能理解完整圖像，將細節統整成有主題的陳述。

學習抽象思考對我們的孩子相當困難，而且強迫不得。他們必須先擁有培養此能力的先決條件。開放式的問題對許多孩子而言，是最困難的問題類型，對我們的孩子當然也不例外。以下是一些應用在彼得身上效果還不錯的想法，各位不妨也實驗看看。

✦ 點出下一個活動的名稱或目的，藉此引導「完整圖像」思考

稍早在教導「如何」的小節提到，剛開始教導「完整圖像」思考時，可以先點出下一個活動的名稱或目的。例如，引導孩子進入浴室之前，先告訴他：「洗手時間到囉！」；或者先說：「咱們來穿衣服吧！」或「該準備上學囉！」再和他一步一步執行這些功能型任務。

可以用發表評論的方式（例如：「做得好棒！」）示意任務的結束，不過，有時不妨嘗試以重申主旨的方式指示任務的結束。你可以簡短的在評論他做得好時重申任務的名稱，例如：「洗手洗得好棒喔！」「衣服穿得好棒喔！」「上學的準備工作做得好棒喔！」你也可以跳脫這種制式的評論而改為：「手洗得好乾淨喔！」「都穿好了，看起來真棒！」「哇！你以破紀錄的速度把上學要用的東西統統準備好了！咱們出發吧！」

每次說出活動名稱，都能引導「完整圖像」的思考；每次根據某個目的將活動組織成不同的步驟，就是在示範如何根據主旨組織思考。「游泳時間到了，需要準備什麼呢？」「咱們去野餐吧，該打包什麼呢？」「該去採購了，咱們來擬清單吧。」

和孩子一起觀察蛋糕粉、種子與組裝玩具包裝上的圖片，指出包裝上的蛋糕、植物以及組裝好的玩具（完整圖像），然後說：「我們來做蛋糕

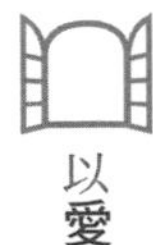

／組裝玩具／種植物！」接著則轉到包裝的另一面，依照包裝上的指示步驟完成任務。這些包裝都有助於以視覺化的方式呈現主題／細節、完整圖像／程序步驟的概念，建議各位善加利用。

✦ 運用視覺化的寫作範本訓練「完整圖像」思考

製作寫作範本是將「完整圖像」思考視覺化的另一個方式。孩子讀書或看影片時，試著根據書本或影片的主旨，幫忙孩子以摘要的方式寫下想法，讓孩子看見如何依據主旨與主題將細節加以分類。以下提供一個問題範本（引號內）以及答案範本（括號內）供各位參考。

「這本書在談論什麼？」

（這本書在談論海豚。）

「你從中學到了什麼？請舉三個例子。」

1.（牠們在海裡游泳。）

2.（牠們吃魚。）

3.（牠們跳得很高。）

「請說出你喜歡或覺得有趣的一件事，並說明原因。」

（我喜歡海豚，因為牠們游泳游得很快。）

範本的內容可以根據孩子的需求量身打造。

填空。

這本書在談論什麼？

這本書在談論______（海豚或獅子？）。

請說出三個關於海豚的事實。

1. 牠們在海裡______（游泳或走路？）。

2. 牠們______（吃或煮？）魚。

3. 牠們______（跳得或飛得？）很高。

你為什麼喜歡海豚？

我喜歡______（海豚或獅子？），因為牠們游泳游得很快。

不過，最有趣的故事還是孩子親身體驗的故事。我們將在下一章利用完整圖像思考範本，引導孩子記錄自己的故事。

✦ 透過寫日誌練習「完整圖像」與評估思考

現在，我想要大力推銷自製日誌書的好處。寫日誌的方式不拘，無論是手寫或以溝通應用程式（例如馬里蘭大學製作的 StoryKit）記錄均可。把外出的照片與紀念品拿出來，貼在標題為「公園之旅」、「跟媽媽購物去」或「全家出遊」的小書裡。將「完整圖像」的概念融入開場白與結語，譬如，開場白可以說：「這本書談的是我們的海灘之旅」，結語則可發表情緒相關的評價式敘述：「海灘真好玩！」

透過日誌記錄孩子的故事，是應用完整圖像思考最好的時機。透過開放式的問題（譬如：「旅行如何？」）引導孩子回想與重述故事，有助於培養孩子的對話能力。孩子在學習此技能的過程中，也培養了根據主旨與事實、主題與細節進行抽象思考的能力，而抽象思考正是組織與溝通想法的關鍵技巧。此外，孩子也可藉此培養內省能力以及對於經驗與事件的感受能力。

結論

我們已經探討了許多認知發展的相關技巧，引導孩子以有邏輯與有意義的方式連結想法，這些方法並不僅止於表達身體與感官的感知與欲望，也涉及了更抽象的思考方法。

認知發展的過程對於肩負指導重任的各位相當辛苦，對於孩子更是艱辛，因此，一定要好好調整步伐，認知發展是無法強迫的。你和孩子應該把大部分的精神與時間花在穩固他的現有能力。好好聆聽孩子的想法，他會告訴你如何調整前進的步伐。

記得彼得六年級時，有一天，我真的覺得自己一次給太多東西了。彼得放學後，我和他一起擬定製作糖心餅乾的三日計畫（這是彼得的想法），並在行事曆上標示每天計畫完成的步驟，我們寫著：第二天要揉麵

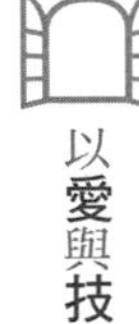

糰並放入冰箱，第三天要桿麵糰並將餅乾壓印出來。我們還做了 QQ 果凍，並在果凍粉溶解與冰塊融化時討論因果關係。之後，我們玩了餐廳點餐的遊戲，請哥哥和弟弟扮演客人，他們點了兩個綠色星形的 QQ 果凍、一大一小的紅色心形 QQ 果凍。彼得必須絞盡腦汁理解所有的概念並記住客人的要求，樣子看起來相當疲憊。

不過，彼得總是能帶給我無限的驚喜。我們之後開車去參加一個輕鬆有趣的社交聚會，但當彼得的治療師試著拉他去玩遊戲時，他卻動也不動，他用手指著我，嘴裡不停喊著「媽媽！」我於是挽著他的手，陪他走到了遊戲室，並跟他保證我會坐在門外幾分鐘，如果有需要可以叫我。接著，他把我拉了過去，整個人依偎在我懷裡並親吻了我，彷彿是在上戰場前先跟我道別似的。之後，他就下定決心似的走進了教室。

孩子就是這麼貼心。當你覺得你已把他逼到極限，而他再也不想跟你在一起時，仔細一瞧，才發現他仍然深愛著你。陪伴孩子探索抽象認知思考，並和孩子一起克服挑戰，好好享受孩子對你的愛。只要記得把握機會提出「什麼」與「如何」問句，就永遠有新的東西可以教導孩子，並和孩子一起學習與探討。

Chapter 13

進階的社交與情緒發展：探索內心世界

「好的，彼得，我們到了，該下車了。」我試著讓自己的聲音聽起來愉快有自信，不過我知道我們遇到麻煩了。我從後視鏡看到他蜷縮在自己的座位上。彼得的焦慮問題大約從十歲左右開始變得愈來愈明顯，要他下車愈來愈困難了，焦慮的狀況在前往吵鬧擁擠的公共場所時尤其明顯。我下車開了他的車門：「我們到囉，親愛的，一起進去採買吧！」彼得動也不動。「我看得出來你很害怕，彼得。別擔心，有媽媽在，我們一起進去吧，沒什麼好怕的。」彼得沒有回話，倒是蜷縮得更厲害了。「不如這樣吧，彼得，我們來練習走出車門。你看到附近的那棵樹嗎？只要摸到那棵樹，你就可以回到車子裡面了。」我一說完，彼得馬上解開安全帶，跑向那棵十呎外的樹，伸手摸了一下，然後飛快的衝回車內，重新繫上安全帶，給了我一個燦爛的微笑，接著就關上車門了。

回家的路上，我跟他聊起昨天一起去塔吉特百貨購物的情形。我提到他昨天如何鼓起勇氣走出了車門、買復活節糖果多麼有趣，以及後來買的熱奶油爆米花多麼美味。接著把話題帶到超市，我告訴他超市也有好吃的點心，甚至還有烤肉口味的洋芋片，並問他想不想轉回去買。

沒想到話才說完，我就聽見後座傳來了微弱的「好啊」，真令我驚訝。於是我們調回頭，把車停在超市的停車場。我剛關閉引擎，就聽到喀嚓的聲音，只見彼得果斷快速的解開了安全帶，跳出車外關上車門，以跑百米的速度迫不及待衝向了超市。他在自動門前躊躇了一會兒——負壓使門發出令人害怕的嘶嘶聲，不過最後還是鼓起勇氣走了進去。

之後，我請彼得幫我從架子上一一拿取要買的東西，完美平靜的完成了採購之旅。他很喜歡我為他買的那一小袋烤肉口味洋芋片，我一邊把裝洋芋片的袋子遞給他，一邊稱讚他：「彼得真勇敢！」彼得露出了得意燦爛的微笑，開心的接受我對他的讚美。

這就是我們的孩子進入第六階段之後的樣子。彼得展現出對於過往事件（前往百貨公司的美好經驗）與因果關係（「只要走進超市，就能獲得獎勵」）的理解，以及根據過往經驗決定未來行動的能力——即便必須付出代價（「我必須勇敢的通過自動門」）。當初應該任誰都沒想到彼得能夠擁有目前的成績吧？彼得有自閉症、強迫症、嚴重的語言運用障礙、聽覺處理障礙、對噪音過度敏感，而且還有焦慮以及視覺記憶、聽覺記憶、運作記憶、回想單字等方面的問題。

說了這麼多，主要是想要鼓勵各位。為人父母的我們看見了孩子面臨的所有挑戰；所有這些顯現於外的障礙或許會令人感到勢不可擋。然而，這些不過只是孩子的外在的問題，並不代表他的內心。只要耐心引導，幫助他學習各項技巧，給予他做選擇與因應周遭環境所需的支援，他就能發展出健全的心智與內心世界，而你也能進一步了解你的孩子。

跟著感覺走：探索第五階段的可能性

掌握孩子進步的情形是一件很重要的事情。孩子在第五階段發展出符號（象徵）思考的能力，運用此能力辨識各種感覺，並能應付與情緒相關的場景。此階段的孩子在你的協助之下，探索了各種不同的情緒。譬如，你會運用戲劇的方式，引導孩子感受劇中角色的情緒：「野狼先生來訪時，小豬的感覺是憤怒或者是害怕呢？」然後引導孩子構思各種因應情緒可能採取的行動：「如果小豬很害怕，牠應該大叫、躲起來或者是請小熊維尼幫忙呢？」他從中學到了某個角色的行為會影響其他角色的感受——小熊維尼可以用體貼的話語、手勢與語調安撫小豬；也可以大聲嚇唬野狼，把野狼趕出去。第五階段的孩子學會如何辨識自己與他人的情緒，也學會思考因應對策。孩子透過戲劇探索了不同的行動計畫，從中體驗到不同的行動會產生不同的結果，並開始以具有情緒意義的方式學習因果關係。

這種學習方式有著相當的重要性。許多自閉兒的情緒與動作之間只有微弱的連結，因而經常做出無意義的舉動，包括不停的轉移注意力、沉浸於自我刺激的行為、強迫症等等。如同葛林斯潘與薇德（Greenspan and Wieder, 1998, p. 116）提到的：

> 泛自閉症障礙……缺乏此核心能力，換言之，他們的意圖或情緒與不同的元件之間缺乏連結，最明顯的障礙展現在動作排序（動作計畫能力）、行為、話語與空間配置等能力。泛自閉症障礙展現的是意圖或情感與腦部心智的其他能力無法連結的極端例子。

孩子在第五階段的互動中，學會如何談論感受與情緒，也學會將感受與情緒連結在一起。他體認到自己可以掌控情緒，構思不同的行動方案，並以此改變結果：「我之所以在乎這隻野狼是因為牠令我感到害怕；如果我躲起來，我還是會感到害怕；如果我驅趕牠，牠就會逃走。」換言之，他學會根據自己的感受，以有意義與有目的的方式展現行動。每次在現實生活中或假想遊戲中判別情緒、思考不同的行動選項，並指出情緒的結果，就能進一步強化孩子在情緒與行動的關鍵連結，矯正孩子的這項核心缺陷。

因此，多花時間投入第五階段的互動相當重要。若將感覺統合、動作計畫、語言與動作運用能力（知道如何執行動作程序，譬如梳頭或打開罐子）。用管弦樂團的演奏作比喻，孩子的意圖或意志就是樂團的指揮，而情感則是他演奏的音樂，也就是孩子的情緒與感覺。情感為孩子界定了意義，進而驅使孩子做出選擇、展開行動：「我怕野狼，所以我要躲起來或是請媽媽把牠趕走。」

自閉兒必須經由許多練習，才能理解自己的情緒，然後採取行動。孩子經由練習，體認到自己的行為確實能夠改變互動的現況，而此認知可以進一步強化有意圖或有目的的行為。此外，過往的經驗與詳盡的指導也可以讓孩子體會到，自己的行為對他人的感覺可能造成影響，而別人對他的感覺與行為也會因此受到影響。這種具有邏輯的因果思考正是第六階段的特色。

奠定各個社交與情緒發展階段的認知基礎

葛林斯潘認為第六階段是具有情緒意義的邏輯思考階段。所有階段的人際互動與情緒發展都和該階段的認知能力有關：第三階段的互動循環取決於孩子回應父母主動提議的能力（亦即了解父母的主動提議，並透過動作計畫做出有意圖的回應）；第四階段的問題解決能力取決於記住想法與排序想法的能力；第五階段的假想遊戲則取決於符號（象徵）思考的能力。

除了地板時間與 RDI 之外，也可以利用 ABA、核心反應訓練、語言治療、職能治療、物理治療訓練孩子的認知與動作技巧。不同的方法適用於不同的技巧教學：職能治療與物理治療有助於提升孩子的動作計畫能力；ABA、核心反應訓練與語言治療適用於培養語言、文字與口說能力；地板時間與 RDI 融合了各種概念，運用孩子的感受、動作與認知能力，引導孩子以有情緒及有意義的方式進行人際互動；地板時間與 RDI 遊戲則是掌握孩子想要探索興趣與想法以及享受溫暖互動的動機，藉此促進孩子的認知發展，而我正是運用此方式，以小豬與小熊維尼的戲劇幫助彼得了解處理情緒的方式。

進入第六階段之後：進階的社交與情緒發展圖譜

孩子進入第六階段之後，你應該運用這些教學方法幫助他培養哪些認知能力呢？抽象思考對社交的實用性為何？抽象思考如何幫助孩子交朋友？「第六階段」之後的進展為何？

第六階段是發展邏輯思考與抽象思考的階段。我們在第十二章概略介紹了不同類型的抽象思考（Greenspan and Wieder, 1998, p. 245），這些認知技巧有助於建構孩子的內心世界（亦即孩子了解自我的「內在組織原則」），而培養這些認知技巧的目的是協助孩子了解自己的需求、興趣、喜好、能力與價值，以此進行互動並對環境產生影響（參見本章稍後的說明）。

孩子了解自己之後，下一步的目標是要讓他也了解他人。而了解他人的第一步，是了解他人擁有不同的心智、觀點與內心世界，接著則是要讓孩子體驗分享這些內心世界的實用性與樂趣。孩子透過對話中的觀點分享、達成共同目標與共同創作（譬如，藝術、運動或工作計畫的合作）的過程，學習情感交流。我將在本章稍後進一步探討如何利用這些機會進行情感交流。

情感交流的重要性值得再三強調。你必須讓孩子覺得與你互動是值得的——樂趣、愛與歡笑是生活的活力泉源，你必須想辦法讓孩子愛上它。因此，當孩子主動與你互動時，就算只是觀察你的反應，或是為了獲得訊息，都要以高昂情緒獎勵孩子，讓孩子獲得情感的滿足。互動與樂趣的連結更加穩固之後，就試著製造機會，幫助孩子培養他與別人的相互連結。請其他和孩子互動的大人與小朋友花些時間耐心等待，並運用高昂情緒鼓勵孩子參與互動。

孩子真正愛上互動之後，就會更有動力進一步學習互動技能。為了訓練孩子表達想法，即使知道他的想法，也可以假裝不知道，慢慢要求他付出更多溝通的努力。你必須讓他知道「看到才會知道」，別人不一定看得到他所看到的東西，他必須從他人的觀點了解他們並進行適當的調整，才能讓他們看見他看到的東西。開始仔細的教導社交技巧，譬如手語的運用與解讀、加入和退出團體與對話的方式。最重要的，他必須學會聆聽，以便以有意義與有趣的方式延續對話。

接著，孩子學習了內心世界與外部世界的差異，體會到內在的思想、感受與想法比外表重要。他們要學到了解人們的印象總是來自於本身的感受，而這些感受可能與現實相差甚遠（譬如，在「小紅帽」中，大野狼欺騙小紅帽的情節）。此時可以開始教導孩子關於別人怎麼看待他，以及如何以合宜的舉止替自己留下好印象，亦即引導孩子學習社交互動的原則，例如，如何塑造形象、「客套」的概念（刻意表現謙讓；參見 Winner, 2007），以及教導孩子如何藉由非口語提示（例如：社交情境、過往經驗、肢體語言）揣摩他人真正的心意。

除了現實生活之外，文學與電影也是練習揣摩他人內心感受與真實心意的重要教材。和孩子一起看書或欣賞電影時，可以問他：「你接下來會怎麼做？」「你認為這個角色接下來會怎麼做？」讓他有機會推理與判斷，練習以他人的觀點思考事情。此外，假想遊戲、話劇與戲劇都是有助於進一步揣摩他人觀點、分享他人內心世界、練習傳達社交訊息與塑造形象的教材。

孩子發現情感交流的喜悅之後，開始重視團體與朋友對自己的觀感，他會常常觀察團體成員與同儕，藉此了解自己的行動能否強化別人對他的接受度。他學會尋找真愛，並與重視他的內在且想要與他分享感受的人建立友誼。他學會真心關懷別人，以此贏得友誼。他學會如何將朋友的興趣、關心的事物、喜好、強項、弱點製作成記憶檔案，並將檔案儲存在頭腦的記憶庫。他了解到真心、關懷與寬容是維持友誼的必要條件。

建立友誼必須要有同理心，因此，孩子必須辨識與關心他人的情緒，並學習表達他的關心與理解；他必須學著猜想事情發生的原因，想辦法改變這些原因或是影響朋友的感受（增加朋友的快樂或減少朋友的悲傷），而其中涉及了許多的抽象思考。此外，隨著自我概念的發展，孩子的價值、優點與經驗逐漸豐富，可以分享的資源也慢慢增加。擁有更多的分享資源將會使孩子成為更棒的朋友。

讀到現在，你或許會因為看到孩子的潛力而覺得振奮，或許又會覺得這是一條遙遠漫長的旅程，兩種想法我都能體會。這對每個人而言都是一條遙遠漫長的旅程——而且是必須走一輩子的旅程。我不曉得我的孩子可以走到哪裡，不過這並非重點；更重要的是要找到正確的方向，然後朝此方向前進。旅途上的各個階段都有可能發展出某種程度的社交連結與情緒調整技能，只要孩子感受到別人對他的愛，他就能在每個階段感受快樂；然而，唯有了解下一階段的目標並引導孩子朝此目標邁進，才能進一步豐富孩子的情感與社交生活。

遊戲與活動的資源

擁有這張社交與情緒發展圖譜之後，該如何踏上發展的旅程呢？目前有許多提供實用想法的寶貴資源，可以引導你們踏上下一階段的旅程。

蘇斯曼的《話語之外》（Sussman, 1999）與《話語能力》（*Talkability*; Sussman, 2006）提供許多的想法，藉著遊戲、例行作息、音樂、書籍、玩具與玩伴，引導孩子踏上發展社交技巧與溝通的階梯。這兩本書的使用方式都相當簡單，所有的建議都是依照孩子的發展階段組織而成，各個階段的描述均簡單易懂，並以不同的頁面顏色加以區別。你可以翻到探討遊戲、音樂、書本或是其他教學方法的章節，找出孩子的發展階段對應的顏色頁面，然後一一嘗試所有的想法。

葛斯丁寫了幾本很棒的互動遊戲手冊，包括《兒童人際發展活動手冊》（Gutstein, 2002a）與《人際發展活動手冊》（Gutstein, 2002b），這些手冊從最基礎的專注投入、參照能力、協調與預期動作，到增添變化與即興創作，有系統的教導社交互動的各項必要技巧。他將社交發展分成五級共二十四個階段，孩子在各個層級與階段的遊戲進展取決於孩子個人的神經概況，亦即他在認知、語言與社交方面的強項與弱點。

彼得的 RDI 顧問告訴我，彼得是她教過的學生當中進展最緩慢的，雖然彼得現在的發展已經達到了這二十四個階段裡的多項目標，但是我們花了將近十年的時間才讓彼得邁入這二十四個階段的第六階段；不過，在每一個階段所學到的都在增進他對周圍世界的連結與了解，使他更有能力向前進步。而他的進步是那麼的真實與美好。各位可以依據孩子的程度從書中擷取想法，看看哪些想法能夠吸引他，並根據他的興趣與能力調整與改變這些想法。孩子熟悉了部分的基礎社交技巧（譬如：即時投入、參照臉部表情、分享情感）並將這些技巧運用於日常互動與活動之後，將可以為他的生活增添豐富的色彩。

薇娜博士為亞斯伯格症與較輕度自閉兒開設了一個社交課程，她的著作《思想解讀》（*Thinking About You, Thinking About Me*; Winner, 2007）、《社交思考——專為學齡兒童設計的社交思考課程》（*Think Social—A Social Thinking Curriculum for School-Age Students*; Winner, 2005）收錄許多很棒的遊戲和工具，有助於提升孩子對人際互動的理解。我曾從她的書中擷取幾個想法並加以改編，應用在彼得身上，譬如第十二章提到的社交行為圖譜（SBM），以及個人檔案圖表。[1]

讀到這裡，希望你已有一些概念，知道應該前往何處以及如何抵達。除了剛剛提到的資源之外，你也可以參考本書後面的參考文獻，從這些資源與書籍中獲得更多的想法。緊接著，我將帶領各位進入彼得和我之後即將進入的幾個階段，以實際的例子提供說明。

工具性互動與經驗分享

第十一章提到，引導孩子學習與運用符號思考和邏輯思考的第一步，是滿足孩子的基本需求；教導符號溝通系統、視覺化課表與邏輯談判，幫助孩子滿足自己的需求，則是避免受挫與崩潰的優先考量。

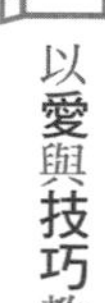

1 這個想法可以幫助孩子記住別人的興趣與特殊才能。在一張紙上畫出某個人的樣子，然後從他的手延伸出一條線，連結一個以手從事的活動清單，譬如：彈鋼琴、烹飪、修東西；從他的腳延伸出一條線，連結一個以腳從事的活動清單，譬如：踢足球、健行、騎腳踏車。你可以另外從他的頭延伸出一條線，連結一個與頭腦相關的清單，譬如：喜歡看電影與閱讀推理小說；從他的心延伸出一條線，連結一個與心相關的清單，譬如：愛我、愛她的弟弟與她的狗史巴特。

彼得喜歡在乘車兜風時指示方向。他有一條最喜歡的路，他經常指示我開往這條路。這條路在某一處分岔成左右兩邊，彼得喜歡向左走，因為左邊的岔路是一條很寬的迂迴道路，沿途可以欣賞鎮上的美麗景色；我則喜歡向右走，因為既省油又省時。我喜歡在車上聽音樂；彼得則喜歡安靜。開車時，我打開收音機，彼得立刻抗議：「關掉。」我抱怨：「但我喜歡音樂。你可以選路，所以我也可以選擇聽音樂。」彼得堅持：「不要聽音樂，關掉。」我把音樂關掉，然後說：「那就由我來選路。」從岔路開始行駛了幾個街區之後，我聽到後座傳來很小聲的聲音：「打開音樂。」「謝了，彼得！」我邊說邊打開收音機。彼得緊接著說：「左邊。」於是我駛入左邊的小徑。又過了幾秒鐘後，彼得說：「關掉。」「不要聽音樂嗎？」我再次確認。「不要聽音樂。」他很篤定的回答。於是我關掉音樂，駛入右邊的小徑，然後說：「那就換我選路囉。」我們現在在很接近岔路的位置。「打開！」彼得趕緊說。於是我打開收音機。「左轉！」他大喊。我駛入左邊的小徑並一路向前。回家的路上，我一直開著收音機，而彼得只是心滿意足的在後座舒服坐著，欣賞著沿途的風景，似乎已經不在意音樂的聲音了。這是一次成功的協商，而我們都很享受這趟兜風之旅。

這個對話是一個工具性互動的例子——每個對話夥伴輪流說話、聆聽並使聽跟說產生關聯的真實對話。此交流的重點是工具性的，目的是要滿足需求或希望。孩子在工具性互動或許可以展現最好的認知技巧，因為獲得想要的東西是很強烈的動機。

不過，我們希望孩子與我們產生**工具性**以外的互動，而不是只是為了跟我們要東西才跟我們溝通。葛斯丁將互動分為工具性與**經驗性**的互動，而我們希望孩子也與我們進行經驗性的互動，亦即純粹為了體驗互動的樂趣而進行的互動。我兩歲大的外孫和我去餐廳用餐時，常常趁我不注意的時候走到服務生旁邊或是走到隔壁桌對著其他人微笑，到處找人「聊天」；一起在人行道行走時，他會指著松鼠和小鳥並轉身注視我，確定我是否也注意到了。

葛林斯潘在《自閉兒教養寶典》（Greenspan and Wieder, 2006, p. 96）將互動與溝通視為傳達情感的訊號，一種透過交換手勢及／或話語拉近彼此距離的方式。如同葛林斯潘所言：

> ……溝通不再只是獲得餅乾或擁抱的途徑，孩子開始重視溝通是因為溝通本身可以帶來跟得到餅乾與擁抱一樣棒的感覺。想像自己來到了雞尾酒派對，你在派對上遇到一個很有同理心且能帶給你溫暖的夥伴，你說話的時候，他會微笑點頭，似乎很重視你所說的每一個字。他似乎很了解你，同意你的看法，更重要的是，他讓你感受到內心交流、歸屬感與受重視的感覺，這種感覺就跟四個月大的寶寶對媽媽微笑而媽媽也對他微笑是一樣的。

我們的孩子有可能與他人產生情感的初步連結嗎？他們可不可能純粹是為了想要跟我們在一起而跟我們在一起呢？經驗分享是純粹為了分享彼此內心的情感與想法而進行的互動，其本質是自發、動態、不可預期且具創意的；然而，想要維持這種互動的流暢性，每個人都必須能解讀對方的想法並根據對方的回應調整回應。孩子只能分享他所擁有的，因此，我們必須幫助孩子建立他的內心世界，讓他更了解自己的感覺，且擁有更多可以分享的想法與經驗。

我們也需要培養孩子想要了解他人的觀點、想法與感覺的欲望，使他對了解他人的內心世界與分享自己的內心世界產生興趣。我們的孩子必須經由學習才能獲得此項能力，因為情緒與互動、關係與情感滿足之間的神經連結難以改變，而且重度自閉症患者可能缺乏這些神經連結。這些連結雖然可以強化，但是必須透過許多有意圖的正向經驗分享才有可能辦到。

腦部受損的程度愈嚴重，就愈需要練習，而且很傷腦筋的是，症狀愈嚴重的孩子，認知能力的挑戰通常會愈嚴重，而且往往得面臨更艱鉅的動作、感覺與情緒挑戰，因此培養正向經驗分享的技能愈困難。

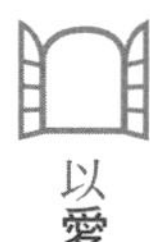

帶神經發育正常的孩子去社區公園、圖書館、商店、動物園與農夫市集，他們就會自動的產生記憶與想法，並將這些記憶與想法展現在之後的假想遊戲中。讀書給他們聽或播放錄影帶給他們看，他們也可以展現相同的主動性。為高功能自閉兒做同樣的事情，他們照樣可以培養興趣與產生自己的想法，使這些興趣與想法成為他們的動作資料庫或內容。好好運用這些內容，以有趣的方式融入孩子的動作，並將這些動作轉化為互動。如欲了解如何以有趣的方式融入孩子的動作，以及有技巧的拓展孩子的動作資料庫，可參考葛林斯潘與薇德在經典著作《特殊兒教養寶典》（Greenspan and Wieder, 1998）、《自閉兒教養寶典》（Greenspan and Wieder, 2006）所提出的方法。

不過，腦部受損範圍廣泛的重度自閉兒需要許多的幫助，才能學會如何形成自己的想法。他們的興趣可能會局限於純粹的感官行為，例如：食物、盪鞦韆或自我刺激，如果想要跟他們進行純感官以外的互動，就必須在認知與人際發展方面多下工夫。

因此，同時在認知、情緒與人際關係方面下工夫相當重要。你必須運用你所獲得的每項工具（不只要用 DIR 和 RDI，也要用 ABA、核心反應訓練、職能治療、物理治療），提升孩子的思考與因應環境的能力。

從書籍、影片與現實生活中找機會充實孩子的知識庫與生活體驗。帶他去看表演、聽音樂會，學習樂器、畫畫、勞作，和他一起探索藝術。陪他一起完成具有建設性的工作方案，譬如：烹飪、烘焙、園藝、堆積木。趁他還小、較具有可塑性的時候，讓他接觸各種活動，譬如：游泳、滑雪、騎腳踏車、體操、瑜珈、跳舞等。這些體驗與活動構成了認知與人際發展的訓練情境，也是孩子在發展認知能力與情緒意識時可能進一步培養出的興趣。

如果孩子的症狀較為嚴重，進展十分緩慢，也不要覺得沮喪，你必須試著打起精神，比其他父母付出更多的心力。發展功能性的溝通系統必須花上好幾年的時間，以彼得為例，目前彼得透過打字已經可以使用與年齡相符的語言表達。但是我們一共花了九年的時間，才幫助他發展出不到兩百個單字的口語字彙能力；他十三歲時測試的結果只有五歲的語言能力。

在那些他語言能力極度受限的期間，我們用電子裝置的組合作為他在不同的情況下運用的溝通方法（參見第九章）。彼得在十四歲學會打字以後，他的表現令人驚訝；他的表達能力優美而有見解，顯現出他是一個熱情、思想有深度而且有幽默感的少年。在那些靜默的年日裡，彼得默默把他所有的經歷、與他人之間的互動和所學的資訊都吸收了，並發展出他自己的個性、他的價值觀以及世界觀。所以你的孩子如果深受自閉症障礙的影響，只要你以愛與技巧教導孩子，就有可能幫助他建立內心世界，學會了解他人的觀點，以及享受經驗性的互動。

爸爸說：「坐車兜風時間到了！」彼得一聽馬上開心的去穿鞋子，跟著爸爸出門。突然他轉過身，回到家裡拉著我的手臂，「媽媽。」然後拉著我要我一起去。爸爸說：「不行，彼得，讓媽媽留在家裡，她有事情要做。我們去就好了。」彼得放開我的手臂，但是他沒有往門口去，轉身衝進臥室，很快又跑出來，手裡拿著我的皮包。「媽媽。」他說道，並把皮包交給我，眼裡閃著亮光。於是我把皮包甩到肩上和他一起走出門，母子二人手挽著手，心連著心。

建立內心世界

因此，我在父面前屈膝，……求他按著他豐盛的榮耀，藉著他的靈，叫你們心裡的力量剛強起來，使基督因你們的信，住在你們心裡，叫你們的愛心有根有基，……

（以弗所書 3:14, 16, 17）

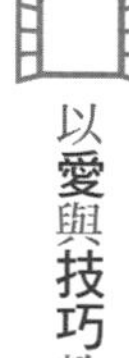

孩子想要培養真正的友誼與親密感，就必須學會分享自己的想法與感覺，而且也要關心他人的想法與感覺。他必須訴說與聆聽一種故事——這種故事並非外在的事實與事件，而是內心的感受。每個人都有內心故事，這個故事涉及了內心的想法與感受，他從這些想法與感受了解自己，定義自己的個性與人格。本節探討的是如何幫助孩子發展自我，亦即一種內在的組織原則、一種自我意識與自我認同、一個可以與他人分享的內心世界。下一節則將探討如何教他關心別人與別人的內心世界，以及配合他人。

構成內心世界的要素有哪些？是什麼使你成為了現在的你？幼兒一開始是根據自己的欲望、喜好與興趣區分他我。如果你仔細聆聽孩童之間的對話，你會聽到他們在談論自己最喜歡的玩具、電影、場所、活動與食物，此外，他們也會談論自己擅長什麼、有什麼才華與成就，之後，他們漸漸開始談論自己的體驗、感覺與生命中的重要人物。隨著經驗的累積，他們開始了解自己的強項、弱點、優點等等。他們乖乖聽話大人就會讚美他們，他們不乖大人則會指正他們，這些經驗幫助他們培養了道德感與價值觀。

你也可以用相同的方法建立自閉兒的自我意識與性格，只是過程比較緩慢，必須要更謹慎，而且需要更多的練習與更詳盡的指導。其中的關鍵是強化情緒、情感與其原因的連結，讓孩子知道自己喜歡什麼、擅長什麼，以及如何表現行為。和所有的孩子一樣，你可以塑造他的興趣、能力與價值觀，不過總體而言，發展內心世界的過程會是你們一起探索的旅程，而你的角色就是要鼓勵與教養孩子。

自我意識：我喜歡什麼？擅長什麼？

孩子吃了喜歡的食物而開始微笑與尖叫時，可以對他說：「你很喜歡這顆桃子對不對？嗯，桃子好美味喔！吃桃子也會令我開心！」在遊樂園體驗了好玩的遊樂設施之後，可以注視對方，延續開心的感覺：「哇！剛剛的設施好刺激喔！彼得也覺得很好玩對不對？」孩子如果還沉浸在開心的情緒，就繼續延續開心的情緒，不要急著進行下一個活動。好好把握機會，和孩子享受這個開心時刻，多和他聊一聊，和他一起回味快樂的經歷，說出每件看到、聽到、摸到的事物，幫助他辨識這個感覺以及感覺的成因，引導他產生關於桃子與遊樂設施的想法——這些想法可以成為之後的參考記憶。每個記憶都可幫助他進一步了解自己：「我喜歡快速的遊樂設施，也喜歡跟媽媽在一起。」他開始察覺自己的喜好、興趣、強項與能力。

情緒忍受力：學習辨認與耐受情緒

不要害怕面對與指出負面情緒。如果孩子打了弟弟，導致弟弟嚎啕大哭，就把弟弟的情緒點明出來：「你看，彼得，可憐的路加正在哭泣，他看起來好傷心喔，你覺得該怎麼做呢？」一面安撫弟弟，一面讓孩子體會你和弟弟有多傷心，這種不舒服的感覺可以驅使他學習與他人和好（「說：『我很抱歉，路加。』」）、修復情緒（「我們該怎麼做才能讓他開心一點？一起去拿冰塊和面紙給他如何？」）與彌補對方（「下次換路加玩好不好？」）。

反之，如果弟弟弄壞了他心愛的玩具，導致他開始哭泣時，不要急著修理或更換玩具；試著安撫他，要讓他有機會體驗難過的感覺，讓他知道他可以克服難過的情緒。一邊安慰他，一邊說出他的情緒，他將可從中學習心裡難過的概念與意義、如何辨識與標籤它，以及**如何**克服它。了解情緒的概念使他得以在情緒與行為之間營造空間，下次再感覺傷心時，他或許就可以想起此次的經驗，試著辨識傷心的感覺，也可以記得你當時如何安慰他，之後這種難過的感受會過去的。[2]

如果你已經花了些時間讓孩子與情緒「共處」，也和他討論過事情的原委，但他還是無法了解這些情緒時怎麼辦？這時你可以用閃示卡、書本或雜誌上的圖片，幫助孩子做標識情緒的練習，輪流做出表情並用對應的圖片來標明彼此表演的情緒。可以用歌唱來輔助，譬如唱出「你很高興你就笑一笑」、「你很難過就會哭一下」，也可以利用第十二章所探討的音樂遊戲。和孩子一起看探討情緒的故事書或錄影帶也是很好的方式，把他

2 這時要運用你的判斷力。如果孩子表現出來的負面情緒在此時是不合理的，是因為腦部的障礙所造成的強迫症或是焦慮症的緣故時，你可能需要確認他的感受，然後執行對應的處理方法（和孩子探討過的方法）、和他談談別的事幫助孩子轉移焦點，或進行其他的活動，而不是滯留在負面的情緒裡（參見第十五章）。

的經歷加進故事裡幫助他認識相關的情緒。你也可以自己寫討論情緒的短劇，請家人和朋友一起來表演，讓孩子猜猜看每個人所表演的情緒是什麼；更好的是讓他來表演給大家猜。假想劇是教導孩子標識與處理情緒最好的方法，在劇中孩子可以在表演角色的情感時自己也體會及認識到不同的情緒。卡頓（Cardon, 2004）所寫的《學習說出情緒與感受》（*Let's Talk Emotions*）就是一本探討教導孩子辨認情緒的好書。

焦慮症專家阿貝諾博士（Albano, 2013）博士提出了一系列有用的練習。她談到我們的孩子通常有身體意識的問題，使得他們有困難辨認不同的情緒在身體上所表現出來的徵兆。她的方法是建議讓孩子躺在一大張白紙上，把他的身體描畫下來。然後讓他自己標出身體的各個部位以及對應的症狀。例如，把「攥緊拳頭、胸口發緊、肚子咕嚕響、眉頭出汗」寫在身體對應的部位：手、胸、腹部和前額等。稍後如果你的孩子有焦慮的情形時，你可以用這種圖指出他身體的部位，比如心跳得很快，或是緊握拳頭等等，讓他認識到這些現象代表他惱火了。

一旦孩子學會辨認他的情緒，你就可以開始教導他情緒有級別的概念。用情緒溫度計來指出他生氣和壓力的程度（參見第十一章與第十五章），希望這樣能讓他學會在情緒溫度尚未升溫到爆發的時候就意識到自己的情緒，好讓他有時間和機會平靜下來。

健康的情緒調整方法：學習如何穩定情緒

在幫助孩子學會辨認情緒煩亂之後，下一步該做什麼？你如何使他平靜下來？阿貝諾（Albano, 2013）建議要有規律的做例行的練習，學習例如深呼吸和漸進肌肉鬆弛，使身體平靜下來，如此孩子熟悉之後就可以在情緒焦慮的時刻用到。一旦學會使身體平靜，孩子就比較能夠思考，與你互動連結，並且讓你幫助他表達與了解問題，從而探討如何解決問題。

♥ 如何教導深呼吸和漸進肌肉鬆弛

——改編自阿貝諾博士（Albano, 2013）

深呼吸（「氣球深呼吸」）

讓孩子平躺在地板上，肚子上放一個玩具。

讓孩子模仿你深深的吸一口氣，指給他看玩具會跟著肚子起伏。

從一慢慢數到三，鼓勵孩子大大的吸一口氣，讓肚子上的玩具往上升。

然後，倒數三下，讓孩子慢慢的把氣呼出來，同時看著玩具往下降。

重複進行五分鐘。

另外，可以不用玩具，讓孩子把手放在腹部。當他吸氣時讓他想像在給肚子裡的氣球充氣，讓他感覺手和手指的起伏，呼氣的時候就好像把氣球放氣。

有運用障礙的孩子可能需要多一些的幫助，把四隻或五隻手指豎起來，讓孩子想像它們是蠟燭，要他把蠟燭吹滅。一次彎下一隻手指，教導孩子延長呼氣的時間。孩子吸氣的時候，把手指盡量打開。你可以用這個方法告訴孩子他吸氣的時候正在把肋骨撐開，同時你也在準備蠟燭好讓他吹滅。

漸進肌肉鬆弛

讓孩子平躺，雙腿併攏，雙手靠腿，膝蓋不要彎起來。

做幾個平穩的呼吸。練習持續平穩的呼吸。

讓孩子從右腳開始，腳趾用力張開，腳底板向上翹，數到八，放鬆，讓身體的緊張從腳底釋放出去。

換左腳。

接下來練習繃緊和放鬆小腿的肌肉，接著做大腿的練習。（如果孩子不會做，可以讓他把膝蓋抬起來，以腳掌用力抵住你的手掌，數到十，然後把腿伸直平放在地板上。）

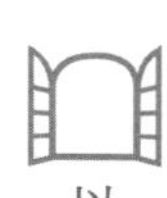

讓孩子練習繃緊和放鬆他身上所有主要的肌肉。收小腹，做深呼吸來舒張胸口，聳起／放下肩膀，做手臂肌肉伸縮的動作（彎手肘），緊握拳頭。（如果孩子不會做二頭肌的動作，讓他彎起手肘用力推你的手來讓肌肉繃緊。或是讓他做伏地挺身的姿勢，從一數到十。）

最後是眉毛，讓他盡量把眉頭抬高，做出很驚訝的樣子，然後放鬆，讓緊張從臉部出去。

在結束練習後，看看他是否感覺從頭到腳都放鬆。而這正是你希望他感受到的，也是最好的基線狀態，平靜而且規律。

這個練習啟動了副交感神經，使身體平靜，抵消交感神經系統的作用，也就是負責在情緒困擾時產生「逃跑或是戰鬥」的回應。如果你的孩子可以學會這個練習（或是其他使他平靜的方法），就試著把這些方法與情緒溫度計聯合使用。照著每個不同程度的情緒，套入一個對應處理情緒的方法。

我們一開始是用情緒溫度計教導彼得管理情緒，把「不太好」、「不開心」與「很不開心」對應至「有點大聲」、「很大聲」、「太大聲」，並在這些情緒層級旁邊以箭號指出因應策略：「有點大聲」就「摀住耳朵」；「很大聲」就「戴上耳機」；「太大聲」就說：「咱們離開！」和弟弟吵架的情緒溫度計則區分成：「有點生氣」→「說：『停止！』然後數到十。」；「生氣」→「說：『停止！』然後走開。」；「非常生氣」→「雙臂交叉在胸前，然後去找媽媽。」針對彼得對耀眼的光線敏感的問題，我設計了一套應對的情緒溫度計指標和因應策略：「有點亮」→「戴帽子」；「很亮」→「戴太陽鏡」；「非常亮」→「戴太陽鏡加上帽子」。

教導孩子如何自我監控，並且趁還沒有發展到不可收拾的地步時就意識到他的情緒。開始時要和孩子一起走過每個步驟，並要不時給予提示。「我看到路加現在很吵，你感覺如何？」問這個問題的時候一邊拿著情緒溫度計給他看。假設彼得指著第一級，是「有點生氣」。「我們去跟路加說：『路加，你看彼得現在的感覺。』彼得你說你的感覺如何？」「有點生氣」，彼得再說了一次。在他沒有伸手打人之前，趕快指出因應的方法：「你可以怎麼做，彼得？對了，深呼吸。好極了！然後你該怎麼辦？」提醒彼得可以對路加說「停止」或是「請安靜」。彼得說了：「安靜。」（接下來你就可以把路加請出去。）「你看，彼得，你用話語表達，現在安靜下來了，感覺好些了嗎？」[3]

情緒溫度計的功用僅止於此。它可以提升孩子的情緒意識，告訴他具體的因應步驟；不過，實際的經驗還是孩子最後學習處理情緒的唯一途徑。[4] 他藉由觀察、吸收、模仿與辨識你和他一起度過情緒風暴的方式，學習處理情緒。你可以點明他的感覺，將他的感覺貼上標籤，教他以話語與手勢表達感覺，而不是以破壞性的行動表達。「哇，我看得出來你真的很生氣，不只是有點生氣，而是非常非常超級生氣！」誠如甄尼斯諾頓（Janis-Norton, 2013）所說的**用傾聽的方式**聽孩子所表達的。告訴他你所聽到的與了解到的。蘇斯曼（Sussman, 2006）也提到，「讓他說出如果他得到准許的話，他會怎麼做」，用這個機會教導孩子就算是再強烈的負面情緒，也是可以用尊重的態度表達出來的。

給他一個可以出氣的拳擊袋或枕頭、帶他出去走走、教他如何數到十或深吸幾口氣，讓他學習以更恰當的方式發洩怒氣。「先別激動，抓著我的手，沒錯，就是這樣，現在用力推我的手，推，推，推，我們來做十次，跟著我一起數……」以平靜的語氣好好鼓勵他，引導他學習正向的自我對話。「好了，感覺好一點了嗎？還需要再推幾次嗎？要不要一起去外面透透氣呢？我看得出來你很想打路加，但你沒有動手，你處理得很棒。看吧，你辦得到的。你不需要打他。你或許會覺得憤怒，但你一定會沒事的。來吧，繼續走，你做得很棒。」**對孩子朝著正確的方向——平靜的處理與調節情緒——所走的每一小步都給予肯定的誇獎**，這就是甄尼斯諾頓（2013）所說的「描述性的稱讚」。

---

3 稍後在孩子平靜下來的時候，你可以用第十二章所提到的社交行為圖譜的圖表把這段互動的流程畫出來，例如：「路加吵鬧→彼得生氣→彼得用話語表達→路加安靜→彼得感覺 okay」。這樣突顯加上誇獎，能使得彼得處理情緒的能力加固。

4 此探討是假設孩子已經學過基本的情緒辨識與表達方法。相關的教學方法請見第十章。

調節情緒是沒有捷徑的，每一個步驟都必須要落實。首先要處理情緒，否則孩子會太惱火而無法清晰思考。按照神經生理學的說法，你要讓掌管情緒的右腦把強烈的情緒過濾之後，才能連結掌管理智的左腦（參見 Siegel and Bryson, 2012）。

教導孩子如何應付強烈情緒最有效的方法是了解與鼓勵。用傾聽來了解，並在孩子每朝正確的方向走一步時，就用肯定的方式來鼓勵。養成習慣切實做到以上兩點，你就為孩子營造一個彼此尊重、關愛的環境，讓他發展健康的調節情緒的能力。要養成傾聽和描述性稱讚的習慣需要花時間和精力，但這是一個值得的投資。

你以平靜接納的態度陪伴他度過情緒風暴時，他會從你的眼睛看見自己。他從中體會到：負面的情緒不是他的本質，只是他暫時產生的感覺。從多次的觀察經驗察覺你的反應之後，你的孩子可能就會學著接納與了解自己的感覺，不讓感覺駕馭他的行為了。[5]

教導品行、價值觀與美德

你可以用相同的方法教導孩子的品行、價值觀與美德。孩子主要的學習方式是從日常生活的各種情境吸收你的反應與回應，而這也是神經發育正常的孩子學習行為舉止的方式。假設你們剛剛在公園騎腳踏車，而你做了這個評論：「哇，彼得，我們今天騎了五哩耶！真不簡單！你也累了嗎？不過也很好玩對不對？我對自己的堅持感到驕傲，你也應該為自己的堅持感到驕傲。」這樣的評論可以教導孩子幾件事情：「我可能會同時覺得很累和很好玩。」「媽媽對我的堅持感到驕傲，努力的感覺真棒！」如此可以讓他體驗到堅持到底的收穫。

注意孩子的良好表現，並指出正面的實用結果。用描述性的稱讚，具體指出孩子的良好表現：「我看到你分一片餅乾給弟弟了，我很喜歡你分享東西的表現。」「我聽到你用話語溝通而沒有打人。你能克制自己很好。」「謝謝你幫我把買的菜拿進屋子裡。你真是個會幫忙他人的好孩

5 平靜的接納孩子的負面情緒，同時重新引導與糾正孩子的行為。參見第十五章與第十六章針對具有挑戰性的行為的探討。

子。」就算他把餅乾分給弟弟只是因為他不給的話弟弟會哭鬧，或者他只是剛好在你買菜回來的時候跑到車子旁邊而不是真的要幫忙，你還是可以給予正面的肯定，這樣孩子可以學到什麼是對的事。指出他行為的正面結果，「你和別人分享餅乾，你看現在他也跟你分享。」「你幫我搬東西真好，不然的話那些冰棒會化掉，你現在要不要一根？」當你表示你注意到孩子好的行為時，你就在教導他做讓你高興的事。

事後再用描述性的稱讚誇獎孩子，譬如讓孩子聽到你跟爸爸誇獎他和弟弟分享餅乾的良好表現。如果你習慣在陪伴孩子就寢時跟孩子說話，或是在就寢前禱告，可以試著提出孩子當天的良好表現，如此既可幫助孩子學習聆聽，也可讓孩子期待與你一起回想當天表現的特別時刻。

父母養成使用描述性稱讚的習慣，可以營造一個正面與關懷的家庭氛圍。描述性稱讚是贏得孩子跟你配合、激發動機與塑造正面態度與行為最有力的工具。除此之外還可以延伸運用。設想以下的情形：你要把一個很重的箱子搬到另外一個房間。這時你可和孩子訂一個行為合約，跟他說：「如果你幫我搬這個箱子，就可以賺到十分鐘的電腦時間。」或者是「如果你幫忙搬箱子，我就會提前完成工作，那我就會多點時間陪你玩。」

另外一種情形可能是這樣的：你一邊在那裡費盡了力氣搬箱子，一邊說：「這箱子真重！我一個人實在搬不動！」孩子在一旁聽到了，就抬頭看看。「也許有希望了！我想你注意到媽媽的困難了。我看到你站起身了，雖然你很想繼續玩你的玩具。我太高興了。快來救救媽媽！」等到你們把任務完成之後，你可以做個結論，「我就是需要一個強壯又好心的年輕人來解決問題。」

以上兩種方法都可以讓孩子幫你的忙。但是使用行為合約，動機是外在的，你是提議的人，基本上是你在告訴孩子他該做什麼。用描述性的稱讚，你是在他後面扶持，說出他自動朝對的方向行動所採取的每一個小步驟。這麼做，讓孩子將動機內在化進而學到自動自發。他願意幫你忙，因為幫忙是件有趣的事。這樣他學到幫忙本身就是回饋。同時加強他與你的連結，你們之間的關係是動機的源頭，這時會因為這樣的互動與滿足感再一次加強你們的親子關係。

當你用話語表示注意並確認孩子抬頭看你時，你在鼓勵他站起來。接著你肯定他犧牲玩遊戲的樂趣時，激發他幫忙搬箱子的動機。你對他每一個小步驟描述性的稱讚，都增強他去進行起初認為不可能做到的事情的動力。你稱他作強壯的年輕人時，就在建立他的自信和自我概念，幫助他將努力工作與助人的價值觀內在化。

所以要養成使用描述性稱讚的習慣。開始的時候你會需要與外在的獎勵配合使用，但是最後你會逐漸停止使用行為合約，你的孩子會建立內在的價值標準，你就不用費力的在前面拉，而是輕輕在他的後面推動。一旦孩子在沒有合約的情形下自動自發，你就可以完全放手，讓他自己掌舵。

最後一點，如果你的家庭有宗教信仰，你可以讓孩子參與禮拜的儀式，作為親子教育的一部分。你花在計畫、預備以及訓練他一起參與儀式的時間和精力是值得的。孩子在學習家庭的宗教信仰的同時，也清楚學到家庭成員共同的價值觀和行為標準。他不只從你、也從其他家庭成員（包括親戚）身上，學到信仰的熱忱與同樣的價值觀；同時也從他身邊的人身上體驗到，如何在生活中實踐這些價值觀。當你的孩子看到家人和親戚在一起祈禱、互相支持，他會明白這種從信仰所產生的良善與愛。這個信仰對他有了意義，有一天你不在他身邊的時候，那就是支持他的力量。

反省：促進內心成長的工具與值得一輩子實踐的習慣

這裡帶出了我的最後一個重點：反省是建構孩子內心世界的關鍵工具。在孩子表現出偏好、興趣、能力或價值的時候好好把握機會，想辦法點出這些偏好、興趣、能力或價值，並和他好好慶祝。我們的孩子多半都有記憶短暫的問題，不過只要孩子愈能反思與談論這些正面記憶，你就愈能幫他穩固這些記憶。因此，最好在一天結束時，透過你們的對話與回想，強調當天的正面記憶。養成每天反省的習慣，並將孩子的良好表現製作成附帶圖畫或照片的故事書，讓他之後回味起來可以引以為傲。

同樣的方法也可應用在負面記憶的反省。每次發生情緒相關事件時，都要把握機會立刻和孩子討論此事件，並在事後再次反省。重述所發生的事可以鞏固孩子成功解決問題的能力。如果他沒有成功處理問題，藉著回憶，你可以和孩子一起想出新的辦法，讓他至少在心裡有第二次的機會成功。不論在現實中是成功或失敗，要讓事件在孩子心目中所留下的最後印象是比較成功的結果。而這個比較成功的辦法在下一次遇到類似的情況時，就會立刻浮現出來。孩子往往可以從自己的錯誤中學習到最多的東西。

反省痛苦的經驗也是同樣重要，不止幫助孩子學功課，更可以藉此安慰他，讓他在你關愛與了解的過濾之下重新處理他痛苦的回憶。當你把這個記憶帶到他的意識中和他探討時，你可以幫助他連結理智的左腦和感情的右腦，跟他一起重新體驗與了解發生了什麼事，以及事情發生的原因。他會學到用因果的邏輯去處理情緒，增加解決問題的能力，找出更好的辦法，在將來處理問題的時候派上用場。這樣他存檔的記憶就是清晰的學習經驗，而不是情緒創傷（隱晦的記憶），這種情緒創傷可能會在以後發生類似情形時引發不合邏輯、不成比例的反應。[6]

所有在孩子日常生活中出現的問題，都是一個新的契機，可以激發動機增加他的認知能力。幫助孩子了解問題發生的原因可能不只一個，而且也可以有多重的解決辦法。譬如在學校裡同學不肯把 iPad 借給他用來玩遊戲，不要讓孩子覺得這是針對他個人：「她好壞，她討厭我。」你可以和孩子探討是否有其他可能的原因，譬如問他：「你自己是不是有時候也不想把 iPad 借給別人？」如果他一時想不出來，就讓他設想如果他在做功課的時候，有人要借用他的 iPad 時他的感受；或是他的 iPad 是全新的時候，他擔心別人借用會弄壞等等；用這樣的方式讓孩子設想那位同學的感受。

同樣的，不要讓孩子陷入小題大做的心態：「喔！她永遠不會讓我玩！我在學校裡永遠都不會有朋友了！」可以問他：「記不記得有一次，你也是開始的時候不願意分享，但是後來又願意了？」幫助他回想他之前在家讓弟弟用他的 iPad 做交換，多看了十分鐘電視；或者他的表弟很客氣

6 不過在反省非常負面的經歷時要很小心。西格爾（Siegel and Bryson, 2012）所提出的方法是讓智力發展較高的孩子自己決定要重述多少。讓他假想手上有個遙控器，他想說多少就說多少，如果有困難就快速通過。這樣謹慎的練習幾次，你可以鼓勵孩子說出更多他的記憶。

的表示對他的電子遊戲很有興趣，結果他就很樂意與他分享。將他成功解決問題的經驗記錄起來，這樣你們可以在需要時找出成功的例子做參考。

許多謬誤、不良的思維方式（例如：拒絕承認錯誤、歸咎他人、針對個人和小題大做），常是因為沒有發展較有效與具有適應性及多重因素的思維方式（adaptive multicausal thinking）而造成的。一些孩子個性上的缺點，其實是因為發展不健全，應付能力失調所造成的。所以不要讓你的孩子用謬誤的思維方式思考。在孩子平靜下來時，鼓勵他認真想想他的思維與實際情形的差異，幫助他想出有適應性、真實的想法來取代。不要因為看見孩子個性上的缺點就失望而放棄。提醒自己有時這些缺陷只是表示他們的發展需要更多的協助。當你幫助孩子加強運用理智和經驗解決情緒和人際關係的問題時，他就能自我調節情緒，增進社交能力，會交朋友了。

♥ 英雄和壞蛋：如何幫助孩子阻斷負面的思維與社交行為？

你的孩子常表現的負面社交行為有哪些？瑪德瑞格與薇娜（Madrigal and Winner, 2008）設計了一套很有創意的方法，給負面社交行為安上漫畫式的名字；例如剛性行為與被規矩束縛的思維方式叫做「石頭腦袋」，「太空侵略者」表示跟人的距離太近，用「食腦怪獸」描述容易分心，「身體強盜」指的是在團體活動或是與人對話的時候轉開身不理人，「單向人」是對別人的感受和想法不表興趣，「壞大姊」是說對別人表示敵意。他們所設計的「社交行為超級英雄」課程讓孩子扮演超級英雄，在負面的思維與行為發生的時候，專門對付這群「不可思議的壞蛋」。你的孩子這時就變成「超級彈性」社交與思維的大英雄，他們學會使用「超級彈性戰術」來打敗壞蛋，例如：注意到當某種方法不能解決問題的時候就試其他的方法來征服「石頭腦袋」，或是問自己「這麼做會不會讓我的朋友難過？」來打敗「壞大姊」。

這種方法也適用於糾正謬誤的思維模式。你可以想出一些不同的名字，例如：「找碴專家」指的是凡事歸咎別人，「心意猜測專家」代表沒有確實證據就假設自己知道別人在想什麼、他的感受與他那麼做的原因。「負面放大鏡」是說誇大事情的負面，貶抑正面的看法，還有「小題大做專家」說的是事情發生時立刻朝最壞的方面去想。讓孩子扮演偵探，要他找出不實際與負面的思維模式，然後以正面的方式取代。

彼得站在錄放影機的前面，瘋狂的將他最喜歡的「大力士」錄影帶不停的插進退出。我靜靜站在一旁看著。「彼得，我想這個辦法行不通。我們試試別的錄影帶，看看是錄影帶還是機器有問題。」我拿了另一個錄影帶，試著插入。彼得用一隻手抓住我的手腕，另一隻手擋著錄影機插入的入口，嘴裡很激動的說著：「不要，不要！」

「彼得，我們來做『停止』的練習。首先我們暫停現在的動作，稍等一下。深呼吸（他做到了 STOP[7] 練習的「T」步驟）。觀察自己一下。在我看來，孩子，你現在感覺很焦慮。你的心跳很快，你的手濕濕涼涼的。你知道是怎麼回事嗎？」

彼得回答：「強迫症。」

「或者跟強迫症有關。記得『石頭腦袋』嗎？就是腦子故障讓你覺得事情要照著同樣的僵化方式去做，就算不管用也一定要。我們要聽它的，還是反抗？」

彼得說：「不聽它的。」

「那好，我們來把『石頭腦袋』從你的下腦趕出去。讓上腦變成超級彈性，來告訴『石頭腦袋』說媽媽要你看另外一個錄影帶，我現在要把錄影帶插進去，看看是機器壞了還是『大力士』的問題。」

彼得做到了「P」步驟，他拿起錄影帶插入機器裡。結果銀幕還是一片空白。「好消息，彼得，『大力士』沒問題。你現在可以把它放進錄影機裡。」

7 譯註："STOP"是指：停止（stopping）進行強迫行為，深呼吸（taking a deep breath），體察（observing）自己的感受和想法是否合理，然後再從事（proceeding）思考過的與有意義的行動。

彼得把測試用的錄影帶退出機器，開始要把「大力士」錄影帶插入，但是他猶豫起來，不確定他是否願意做這麼多的改變。為了要他學習這個邏輯的程序，我就很快的替他把錄影帶放進機器裡。「大力士」出現在銀幕上。

「你看！現在機器開始放映了。」我舉起手跟他擊掌。「做得好，超級彈性打敗『石頭腦袋』！你停止繼續用不對的方法，又把不同的錄影帶放進機器裡，找到解決問題的辦法。謝謝超級彈性，我們現在可以一起觀賞『大力士』了。」

不同程度的反省

所以我們要撥出時間固定和孩子做反省的練習。如果你的家庭有宗教信仰，一起禱告的時間是為了美好的事感謝神，也為做錯的事求赦免。彼得有一本反省故事書，書中記錄了他遭遇過的有意義事件，包括好的與不好的事件。故事書分成兩個部分，標題分別為「萬歲！」與「哎喲！」以下是出自後者的一個故事。

7/5/10「**我把蛋糕修好了**」

媽媽、史提芬和我烤了一個蛋糕，蛋糕很漂亮，看起來很好吃，所以我挖了一口吃了起來。結果蛋糕被我弄得很難看，使得媽媽很生氣，不過我幫媽媽把蛋糕修好了：首先，我們把鮮奶油放到蛋糕上，接著，媽媽把我遞給她的草莓、藍莓和覆盆子放到蛋糕上。最後蛋糕又變漂亮了！媽媽和我也跟著快樂了起來。下次想吃蛋糕時，我會記得先問媽媽。

當時我和彼得是用對話聊天的方式做反省的練習。但是當彼得學會用打字溝通以後，我們的對話就自然而然的記錄下來成為一本日誌。以下是我們最近發生的一個負面事件的反省練習，是彼得的保母為他準備午餐的事件。

媽媽：今天你跟安妮是怎麼了？她說你倒檸檬汁的時候倒得太多，流得桌子和地板上都是。然後你又把整杯檸檬汁都倒掉，浪費了好多的檸檬汁。

彼得：我覺得沒辦法停止倒果汁的動作，因為我必須把瓶子倒空，不然就不 okay。

媽媽：安妮說你看起來很焦慮。我想你的感覺一定很糟。所以你當時的想法是要把瓶子倒空才會 okay。不過，彼得，我不知道你有沒有想一想。你有沒有從瓶子裡倒出一杯果汁，然後把剩下來的放回冰箱過？

彼得：有，很多次。

媽媽：那你是不是 okay 呢？

彼得：是的。

媽媽：那我就不知道你怎麼會有一定要倒空的想法。這個想法不合理，但是卻讓你感到焦慮，除非你聽它的。

彼得：是強迫症。

媽媽：你想什麼才是真實的？你真的需要每次都把瓶子倒空嗎？

彼得：我可以把剩下的果汁留在瓶子裡，也 okay。

媽媽：好極了，彼得你了解了嗎？你可以想明白強迫症的想法其實不是真實的。我們再往下想。就算你要把瓶子倒空，你有沒有什麼別的方法，不要把果汁倒在料理台上。

彼得：我可以用另外一個杯子。

媽媽：那你為什麼沒有呢？

彼得：我沒有想，因為我很焦慮。

媽媽：我在焦慮的時候，也沒辦法想清楚。下一次你焦慮的時候，知道該怎麼做嗎？

彼得：停，深呼吸，想一想。

媽媽：很合理的答案！深呼吸幾次真的可以使頭腦清醒，那你會怎麼想？

彼得：我不需要把瓶子倒空。

媽媽：很好。你想把這個放在心裡能夠使你停止倒水嗎？

彼得：不夠，我還可以找事情做，我可以用擠壓球，或是黏土或是走開。

媽媽：很好的想法。你還可以來找我。我們可以到花園去幹活兒、去散步，或者做數學題讓你把心思放在別的事情上，擾亂強迫症。你常常跟我說，打敗強迫症最好的辦法是……

彼得：拖延戰術。

媽媽：一直等它到像什麼一樣過去？

彼得：海浪。

媽媽：我還有一個問題。為什麼後來你把杯子裡的果汁倒進水槽裡？

彼得：我不是因為海苔的原因。

媽媽：所以安妮誤會你了。她以為你是因為她沒有多給你一份海苔所以生氣了。

彼得：媽媽，你想我是那種人嗎？

媽媽：是啊，那實在不像你做的事。我早該知道的，我等下就跟安妮說。

彼得：好的。

媽媽：那你為什麼去倒掉？你是不是因為安妮生氣了，你又不知道該怎麼辦，驚慌了。還是你的強迫症的倒東西怪獸叫你去把瓶子和杯子裡的果汁都倒掉。

彼得：是強迫症。

媽媽：那你現在對倒東西的強迫症有什麼想法？

彼得：它瘋狂又有害處。請給我白果汁[8]。

8 譯註：彼得稱檸檬汁為白果汁（white juice）。

媽媽：我同意你的說法，真是瘋狂又有害處。現在我們來告訴它，教它不可以指使你！那現在你又為什麼要白果汁？你是要喝還是要倒掉。

彼得：喝。

媽媽：那好。我去給你倒一杯來。然後我們可以做暴露及反應預防的練習。我暴露兩個誘因，這樣你可以給強迫症怪獸兩次打擊。你平常規定只要五個冰塊，這次我要放不同數目的冰塊，我要你整杯喝掉而不是倒掉。我們來做，讓強迫症看看誰才是老大？

彼得：好！開始吧！

這個例子說明在做反省練習的時候你可以使用的各種不同步驟。[9] 我們在練習的時候討論了發生的事情和原因，辨認並且表示同情他焦慮的情緒；也做了偵察的工作，根據他個人的經驗，找出他的想法與實際情況之間的差異。然後彼得自己形成了真實的想法（「我可以把剩下的果汁留在瓶子裡，也 okay。」），我也肯定了他的想法，並且以此代替謬誤的思維（「我必須把瓶子倒空，不然我就不 okay。」）。之後我們進行腦力激盪想出其他在將來遇到同樣情形時用來解決問題的辦法：要求擠壓球或是黏土，或是離開現場去找媽媽。我們也檢討了過去曾經管用的策略，就是找事情做好讓情緒的波動自然過去。我們也練習如何抗拒強迫症怪獸，彼得刻意用一杯果汁的誘因做暴露的練習，把果汁喝掉沒有倒進水槽裡，這樣在他的心目中對這個事件最後的記憶是成功的打敗了強迫症。事實上他也確實做到了。

對我而言，當彼得怪我聽信安妮的說法而把他的行為解釋成：因為沒有得到他最喜歡的點心海苔而懷恨在心的惡意行為時，我也得到意外的收穫。彼得提醒了我，我教導他從過去的經驗找答案，我自己也應該這麼做。

父母在指導孩子的時候有些要注意的重點。首先，同理心和肯定在反

9 基本上這些是與認知行為治療（參見 Albano, 2013）的步驟相同，我們做家長的應該要學會如何運用。

省與處理情緒時是很重要的，可以幫助你透澈的理解發生的事。第二點，事情發生後不要限制反省練習的次數。如果某個問題一直會重複出現，就重複對事件做反省練習，對預期可能發生的事件事先做準備。

孩子的問題行為可以從常常忘記早上要刷牙，到打弟弟，到倒掉東西的強迫症（彼得就有這種強迫行為，感覺被驅使一定要把整瓶的液體倒空）。由於你已經做了考慮周全的反省練習，在提醒孩子的時候就可以簡短有力。例如，每天早晨在開始例行任務之前，提醒他：「告訴我在廁所裡該做的三件事。」幫助他從「想清楚」練習，包括上廁所、洗手、刷牙。在孩子上車跟弟弟坐在一起時，提醒他：「在車子裡，小朋友的手要放在哪裡？」（確定他用自己的話回答你：「放在自己身上。」）如果碰到彼得倒東西的強迫症犯了，在給他果汁之前，我可能會問彼得：「誰在掌控，是彼得還是扁桃體？」

重點是這種「想清楚」（Janis-Norton, 2013）的提醒要簡短而頻繁，要用提問而不是指示的方式提醒孩子，讓他用自己的話語描述你期待他做的好行為（盡他所能、用他喜歡的溝通方式、給予他所需要的協助），這樣給他機會把他該做的事視覺化與內在化。「想清楚」的練習對於幫助孩子養成你所要求的好習慣與態度非常有效。

 如何進行初期的反省練習

你可能會問如果孩子才剛剛開始認識抽象的思維，應該如何做反省的練習。能做到嗎？甚至在最初期的發展階段，就算孩子的理解程度有限，我也建議要在每天結束的時候做一個小小的反省功課。在孩子學語前階段進行的反省練習，可能只是和他玩幾輪剛學會的互動遊戲，或是唱一首在哥哥學校的音樂會聽到並愛上的歌曲。等孩子發展出形成與記住想法的能力之後，就拿出當天的照片或紀念品，看看他是否感興趣。等孩子進入更進階的象徵遊戲階段時，則可利用玩偶、娃娃或木偶，以假想遊戲的方式演出孩子經歷過的有意義事件，或是呈現事件的情緒主題。

以下的例子是以假想的遊戲，只用有限的話語幫助孩子對他的適應不良行為做反省的練習，讓他了解那是問題行為。

彼得小的時候，會把廁所的衛生紙全部扯下來丟進垃圾桶裡，不管我們怎麼提醒他每次只需要用幾張就夠了。彼得有一隻玩具公仔叫「小火龍」，是卡通神奇寶貝裡的一個角色，在假想遊戲中我們常用它做為頑皮的角色。有一天早上我把一碗彼得最喜歡的早餐食物鳳梨和一堆塑膠玩具放在廁所的洗手台上。我讓小火龍瘋狂的把塑膠玩具丟進垃圾桶（桶是空的）。當我讓小火龍去抓彼得的鳳梨準備亂丟的時候，彼得睜大了眼睛，伸手搶救。「不可浪費！」我教彼得用嚴厲的聲音對小火龍說。結果小火龍停止了，還把那碗鳳梨交給彼得。稍後當彼得伸手去扯衛生紙的時候，我就喊著：「不可浪費！」並拿起彼得的鳳梨，假裝要把它倒進垃圾桶。「不可（停了一下）……浪費！」彼得也喊了，他學到了用哪個字來挽救他的鳳梨。那時彼得終於了解了為什麼浪費是一件不好的事，也學到他不可以扯衛生紙丟進垃圾桶。

進一步的反省

如果你的孩子已經開始學習抽象思考，則可參考以下提出的實用建議，以符號溝通（文字、話語、PECS 圖卡、AT 裝置）與寫日誌的方式進行回想。這些練習不僅有助於培養抽象思考，還有助於建立孩子的內心世界。彼得和我照著同樣的程序做了多年的反省練習，就像上述（p. 324-325）的第一個例子，那是我替彼得寫下來的社會性故事，第二個則是彼得在我的帶領之下自己寫的。

✦ 如何進行每天的回想練習

第一步：陪孩子一起回想

基本上，你可以運用說故事的方式，幫助孩子了解不同人物的內心世界，練習抽象思考（譬如：如何回答「什麼」問句，參見第十二章）以及依照時間程序組織想法，而和孩子一起回想他所遇過最有趣與最有意義的事情，這是很好的起始點。

在日常生活中，你可以透過對話的方式突顯一些孩子難忘的時刻，譬如，吃早餐的時候，可以對孩子說：「哇，早餐是你最喜歡的巧克力脆片鬆餅耶！」下午散步的時候，特別指出有趣的景象：「快看那邊！那些松鼠正在相互追逐，你看到了嗎？你覺得牠們是在玩耍嗎？」弟弟因為「滑坡與梯子」玩輸而生氣時，你或許可以對孩子說：「可憐的路加，他看起來好生氣喔，我猜他應該很想贏吧？你是不是也這麼認為呢？」用紙筆或日誌故事（StoryKit）等 AT 裝置／溝通應用程式記錄這些難忘的時刻。此外，你也可以透過收集紀念品的方式幫助孩子回憶難忘的時刻，譬如散步時可以撿拾樹枝或橡實，前往某地旅遊時可以把導覽手冊或地圖留下來，欣賞表演時則把節目單與入場券保存好。

事先透過這些簡短的對話以及能喚起記憶的東西幫助孩子做好準備，之後孩子就可以開始練習按照時間程序組織想法了。在一天結束時進行小小的回想練習，和孩子一起運用口說、文字、PECS 圖卡、AT 裝置／溝通應用程式或其他孩子喜歡的方式描述當天的故事。

展開練習之前，可以先說：「今天過得如何啊？我們來聊聊今天發生了什麼事吧。」一開始可以先以填充的方式引導孩子回答問題。把孩子開心吃著巧克力脆片鬆餅的照片拿出來，然後說：「早上的時候，你吃了你最喜歡的巧克力脆片______（鬆餅）。」你們可以假裝倒糖漿，然後邊吃鬆餅邊說：「好好吃喔！」透過表演的方式重現記憶。接著則拿出小松鼠的照片，然後說：「下午的時候，我們去散步。你看見了什麼？______（松鼠在玩耍。）」或者把他撿到的橡實與樹枝拿出來問他：「你下午做了什麼？」或是「這些美麗的橡實是打哪來的？」最後則拿出「滑坡與梯子」的棋盤問他：「晚上的時候，路加生氣了。還記得路加玩輸時發生了什麼事嗎？」提醒孩子他幫了什麼忙：「沒錯，路加哭了，他很傷心，因為他不想輸。不過後來呢？還記得嗎？你拿了一張______（面紙）給他，並跟他玩另一個遊戲，使他心情好多了。」最後則以評估式的敘述結束回想練習，譬如：「所以說你覺得今天如何呀？是美好的一天、還可以的一天，或者是不太好的一天呢？」

有時可以試著把孩子的回答寫下來，最後再和孩子一起讀這些故事；

你可以把這些故事記錄在孩子的日誌，並把相片（及可以提醒回憶的小東西，例如橡實）貼在日誌上。如果孩子以 AT 裝置進行回想練習，則陪他一起重新閱讀儲存在裝置裡的回答。許多裝置也有列印功能，你可以打印出來。以下是故事範例：

「早上的時候，我吃了我最喜歡的巧克力鬆餅。下午的時候，我去散步，看到松鼠在玩耍。晚上的時候，我弟弟路加生氣了。他哭得很傷心，因為他不想輸。不過後來，我拿了一張面紙給他，並跟他玩了另一個遊戲，使他心情好多了。今天真是美好的一天。」

如果你的家庭有宗教信仰，你也可以用祈禱感恩的方式寫下來。

下一步：以「什麼／如何」問句引導孩子組織與回想記憶

這些回想練習可以幫助孩子確認自己的喜好、興趣、能力與價值觀，進而培養自我形象與自我認同。不過，你在此階段必須負責回想記憶與組織想法的準備工作，而你的最終目標則是訓練孩子養成自我反省的習慣。你該如何引導孩子達成這個目標呢？一開始先以簡單的選擇題或填充題抓住孩子的注意力，引導他主動參與回想練習，之後則可穿插幾個較難的問題，用「什麼」問句，以下一難度層級的問題來引導孩子進行回想練習。可以把第十二章的「什麼」問句表應用在此練習，教導孩子如何將想法與當天的記憶組織起來。做此練習的訣竅是運用圖解組織的視覺化方式提出問題。

假設你和孩子一天的經過與上述的例子類似，而你在每個有意義的事件發生時，都以簡短的對話指出並突顯事件的難忘之處：「哇，早餐是你最喜歡的巧克力脆片鬆餅耶！」早餐之後，就可以用「什麼」問題的表格和孩子一起記錄這件事。

什麼時候？	誰？	在做什麼？	哪裡？
早上吃早餐的時候	我	吃巧克力脆片鬆餅	廚房裡

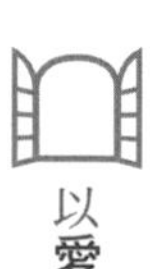

指著「在做什麼？」的標題問孩子：「你今天早上在做什麼？」然後讓他把答案填入空格。他可以自己把答案寫下來，或者是用說的，由你來記錄答案。接著指著「什麼時候？」的標題問孩子：「你什麼時候吃了這些好吃的鬆餅？」並將答案記錄下來。最後則一邊指著「誰？」一邊呵癢：「是誰這麼幸運，吃了這些超級美味的鬆餅？」不需要把每個欄位的問題都問過一次，也不必要求孩子說出完整的句子，如果你問「什麼時候？」孩子只回答「早上」也沒關係，把這個答案寫下來，或者寫下更完整的答案：「早上吃早餐的時候。」問題的多寡必須控制在孩子可以忍受的範圍之內，重點是要保持練習的趣味。

一天結束時，「什麼／如何」表格看起來可能會像這樣（有括號的表示該問題是選擇提問的答案）：

什麼時候？	誰？	在做什麼？	哪裡？	為什麼？
早上吃早餐的時候	我	吃巧克力脆片鬆餅	（廚房裡）	（因為我餓了。）
下午的時候	我和媽媽	看松鼠	人行道	
晚上的時候	路加	哭		因為他輸了。

這個「什麼／如何」表格乍看之下很複雜，不過，當孩子用筆把所有的資訊記錄下來時，大量的資訊就被摘要成精簡的格式了；最重要的是，此格式可以讓孩子清楚看到組織想法的方式，而且也可以當作待會兒和你以對話做回想練習時的參考「小抄」。

用「什麼」表格來寫在學校裡發生的事情的日誌，是讓孩子練習組織他的思緒與記憶的好方法。因為學校每節課都有規律並有條理，他可以重複練習並且有規律的回想當天他應付得來的時間段。每節課下課之後，孩子可以在協助之下填寫一份像以下這樣的表格。由學校的教學人員問第一行的問題，讓孩子用口述回答聽寫或用 PECS，或用手寫出他的答案或是用 AT 裝置記錄。

你什麼時候做這件事？	你看到什麼？	你在做什麼？	你去了哪裡？
上午10:30	伍爾夫先生	打鼓	音樂教室

♥ 技巧提示：運用圖示區分不同的「什麼」問句

把孩子選擇的圖示（如果孩子有使用 AT 裝置，則使用與 AT 裝置相同的圖示）放在「什麼」、「誰」、「哪裡」、「什麼時候」等對應的「什麼」問句旁邊。如果孩子有使用 AT 裝置，他只需配對圖示，裝置就會自動顯示某個類別的字彙。舉例來說，假設你把裝置上的動作單字（動詞）圖示放在「你在做什麼？」後面，孩子看了圖示之後，就知道要按下 AT 裝置上相對應的按鍵，按下按鍵之後，裝置就會自動顯示動詞選項了。如果你把「人」的圖示放在「你看到誰？」的問句後面，孩子按下裝置上該圖示的按鍵，則會顯示內建的人物選項。把「地點」的圖示放在「你去了哪裡？」的問句後面，並將「時間」的圖示放在「你什麼時候做了這件事？」的問句後面。

第十二章提到，如果沒有 AT 裝置，也可以提供單字清單，並在清單上方標示標題以及符合「什麼」問句的圖示。舉例來說，你可以先製作時間單字表，內容包括：「早上的時候」、「下午的時候」、「晚上的時候」，在單字表上方標示標題「什麼時候？」，並在標題旁邊畫一個小時鐘。當你問孩子：「你什麼時候做了這件事？」時，在「什麼時候？」後面也畫一個相同的小時鐘，如此一來，孩子只要配對兩個小時鐘的圖示，就能選出正確的字表，並從中找出答案了。等孩子熟悉此技巧後，就把時鐘的圖示縮小，並將「什麼時候？」的文字放大，直到完全移除圖示為止。接著則是要慢慢把時間單字表的「什麼時候？」標題也移除。等標題也移除時，就表示孩子已經了解「什麼時候」的意思了。

將相同的表格應用在孩子的各個日常活動與事件，使此練習成為例行工作，經過足夠的練習，孩子最後一定可以了解到「什麼」、「誰」、「哪裡」與「什麼時候」的不同。依循上述的程序慢慢移除圖示，教導孩子如何直接將「誰？」與人物表配對，「哪裡？」與地方表配對，「正在做什麼？」與動詞表配對。

下一步：以評估式的評論教導感覺意識

你可以使用上述提到的「什麼」表格給予孩子許多組織事件想法的練習，幫助他了解「什麼」、「誰」、「哪裡」、「什麼時候」等抽象概念。不過，你希望孩子可以進一步反省這些事件，首先必須先學習如何將所反省的事件與他的感覺產生連結。生命的意義與價值來自你對事件的感觸，而這些情緒的評價最後會形成驅使你展開行動的動機。培養這種重要的情緒思考，一開始必須從察覺自己的感覺開始——包括對於自己的行為以及發生在自己身上的事情的感覺。

在「什麼」表格增加「我感覺如何？」這個欄位，讓孩子說說他對當天的每個事件有何感覺，或者喜不喜歡某個活動，並讓他把笑臉（黃色）或哭臉（藍色）的貼紙貼在感覺欄位上。另外再問他：「為什麼？」或是「為什麼喜歡（或不喜歡）？」把他的評價和理由分別記錄在「感覺如何？」以及「為什麼？」欄位。這麼做的目的是為了提升他的情緒意識，讓他更了解自己為何產生這樣的感覺。

針對情緒問題，我們還需要幫助孩子培養比例與觀點的概念。因此，最好讓孩子在他有點喜歡（討厭）、很喜歡（很討厭）、非常喜歡（非常討厭）的事情旁邊貼上一個、兩個、三個笑臉（或哭臉），讓他從笑臉與哭臉的數目回想當天最喜歡或最不喜歡的部分。此外，黃色笑臉相對於藍色哭臉的比例也提供了視覺的觀點，可以幫助他判斷當天的整體感受。

你可以進一步跟孩子討論他的行為如何影響別人的感受（參見第十二章針對 SBM 的探討），將情緒思考提升至全新的層級。等孩子了解自己對於事件的感受之後，開始引導他思考別人的感受。「你為什麼急著吃掉媽媽烤的蛋糕呢？」你或許會這麼問。「因為我很餓。」他或許會這麼回答。「媽媽對此有何感受？」你進一步提問。「生氣。」他回答。「她為什麼生氣？」你繼續問。「因為蛋糕變得很難看。」運用這些提示讓他體會你的感覺。

當你增加了「你對鬆餅的感覺如何？」以及「路加感覺如何？」這兩個問題之後，「什麼／如何」的表格現在看起來會是這個樣子（有括號的表示該問題是選擇提問的問題）：

什麼時候？	誰？	在做什麼？	哪裡？	感覺如何？	為什麼？
早上吃早餐的時候	我	吃巧克力脆片鬆餅	（廚房裡）	我愛鬆餅！☺☺	（因為我餓了。）
下午的時候	我和媽媽	看松鼠	人行道	我喜歡散步。☺	（因為松鼠很有趣。）
晚上的時候	路加	哭		路加很難過。☹	因為他輸了。

有了「什麼」表格，以例如 iPhone 拍攝的相片，以及當天收集的任何有形紀念品幫助喚起記憶，你現在已準備好和孩子進行回想練習了。如果孩子回答問題時需要協助，你可以讓他參考之前填入「什麼」表格的答案，你也可以帶著他一行一行的「預習」表格內容，幫助他做好回答回想問題的準備。這麼做的目的是為了讓孩子在給予最少提示的情況下回答你提出的問題，使大部分的答案都來自於他，而非來自於你。

從視覺化課表進入日誌

現在，你已準備好將孩子的視覺化課表轉變成日誌／日記了。學校的活動具有規律性與例行性，相當適合應用於此練習。孩子的日常行事曆一開始可能像這樣：

什麼時候？	我正在做什麼？
早上　8：00	做單字與數字練習
早上 10：00	課間休息：去外面玩
早上 10：30	音樂課：打鼓
中午 12：00	吃午餐
中午 12：30	閱讀練習
下午　2：30	坐車回家

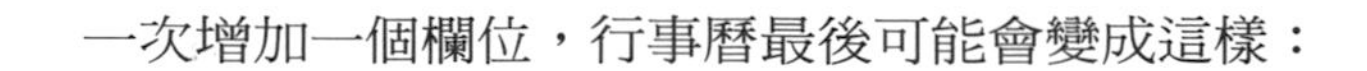

一次增加一個欄位，行事曆最後可能會變成這樣：

什麼時候？	誰？	在做什麼？	哪裡？	我感覺如何？為什麼？	他人感覺如何？
早上　8：00	我和貝琳達	做數學與單字練習	學校	☺okay，因為我做得有點吃力	☺開心，因為我很努力
早上 10：00	我	休息	外面	☺開心	
早上 10：30，休息之後	我看見伍爾夫先生	打鼓	音樂課	☺☺非常開心，因為我喜歡打鼓	☺開心
中午 12：00	我	吃午餐 米、油桃、雞肉	外面	☺☺非常開心，因為我喜歡油桃	
中午 12：30，午餐之後	我和貝琳達	讀了一個關於女孩與她的風箏的故事	學校	☹不太開心，因為太難了	☹女孩很難過，因為她弄丟了她的風箏
下午　2：30，該回家了	我	坐車	回家	☺開心	

這個行事曆基本上是教導孩子把記憶組織成人物（誰）、活動（在做什麼）、時間（什麼時候）、地點（哪裡）等類別，以便記住與回想資訊。當你問他他**在**音樂課**做什麼**時，提示他從「在做什麼」欄位下方找尋資訊；如果他想知道他**什麼時候**課間休息，則帶他從標題「什麼時候」的欄位往下檢索資訊。

♥ 情緒類別

情緒類別是相當重要的分類，是與人際互動最有關聯的類別，這也是為什麼在表格中添加笑臉、中性表情、哭臉，以及用不同顏色與數目的貼紙區分臉部表情如此重要。

多利用各種不同的情境練習這種情緒評估與分類方法，並讓孩子聽聽其他人如何做情緒評估與分類。在全家出遊回家的路上，讓每個人說說自己最喜歡動物園裡的哪種動物或是遊樂園裡的哪項設施，或是在博物館內學到或看到的最有趣事物。全家一邊吃晚餐一邊聊起剛剛讀過或看過的某本書、某部電影或某個表演時，讓大家聊聊自己最喜歡的部分或角色。在現實生活的對話中別人問你當天如何時，並不是要你一一說出當天做了什麼事情，而是想聽聽你的情緒感受，因此，你一定要訓練孩子如何做情緒分類。

在結束聖地牙哥之旅的返家路上，我讓孩子們說說自己最喜歡這趟旅程的哪一部分。「衝浪。」泰迪說。「（聖地牙哥動物園的）鳥舍。」熱愛自然科學收藏的史提芬說。「糖果！」路加喊著，他把所有的錢都花在旅館糖果店的樂高形狀糖果上。「船。」彼得跟隨大家的節奏輕輕的說，這是我們在回洛杉磯之前做的最後一件事，就是讓彼得挑選海洋公園的最後一站，彼得挑了芝麻街樂園的奧斯卡海盜船，他隨著愈盪愈高的海盜船前後搖晃著，玩得不亦樂乎。「他真的了解耶！」我小聲的跟外子說，然後挪到後座跟彼得擊掌歡呼：「我也好喜歡奧斯卡海盜船啊，彼得！」

學習深思的下一步：回答開放式問題

孩子熟悉了「什麼」問句的回答之後，就可以進一步提出開放式的問題了。開放式的問題包括：「你今天早上好嗎？」「今天在學校做了什麼有趣好玩的事嗎？」「談談你的校外教學之旅吧。」回答這類問題時，就算是神經發育正常的孩子腦筋也常常一片空白，因為回答這類問題必須具備進階的抽象思考、由樹見林、由事實找出主旨、由細節找出主題的能力，而圖解組織或許能夠再次派上用場（參見第十二章）。

♥ 為何使用圖解組織？

走進一般的幼稚園教室，你會發現教室的環境經過了仔細的佈置。教室的出入口通常會有置物區，置物區內有高大的開放式置物櫃，置物櫃上方有一個擺放家庭作業資料夾的架子，下方有幾個掛外套與書包的掛勾，底部則有一個擺放餐盒的箱子。老師通常會在置物區旁邊的桌子上放置一個大型的作業收納籃，孩子會先從書包拿出作業，將作業放入收納籃，接著將家庭作業資料夾放在置物櫃上方的架子上，書包掛在掛勾上，餐盒放入下方的箱子。置物區的佈置可以引導孩子有條理的擺放自己的物品；將作業收納籃放在置物區旁邊的桌子上，則可提醒孩子進入教室時如何依序安排動作。經過多次的練習之後，有條理的擺放物品以及動作的程序就會成為例行公事與習慣——至少就上課之前的這幾項預備工作而言。

圖解組織的功能也有異曲同工之妙。圖解組織其實就是將指示或提示建構在頁面的設計上，孩子可以將自己的想法有組織的填入圖解組織的結構與架構，這些結構與架構清楚的呈現了組織想法的方式。當你讓孩子一次又一次將資訊填入相同的格式時，你的目標是訓練他養成自動以此方式組織想法的習慣，希望他以後即使在沒有圖解組織的輔助下，也能持續以這種有條理的方式組織想法。

表格、流程圖、單字表或文字範本都是組織想法的視覺化輔助工具。口說提示來得快去得也快，而且每次可能都稍有變化；圖解組織則相當一致且可持續停留，對於反覆的練習以及緩慢的處理速度都相當適合。此外，圖解組織也可幫助記憶能力有限的孩子記住並運用想法。

因此，不要害怕利用圖解組織來輔助教學與學習。

在範本的上方寫下你的開放式問題：「你今天早上做了什麼？」「談談散步時的情形。你看見了什麼？」這些都是主旨的敘述，接著則是提供提示，引導孩子回答問題。孩子的回答就是答案的內容。舉例說明如下：

你今天早上做了什麼事情？（提示孩子將此問題轉換成開場白。）

請說出三個你看見的人，以及你和這些人做了什麼。

1.

2.

3.

你今天早上如何？很好、還好，或是不太好？

回答範例：

我今天早上做了這些事情：

做口說練習時看見了克莉斯汀小姐。我說了許多話。

音樂課時看見了伍爾夫先生。我打了鼓。

我和查克一起玩 UNO。

我今天早上很開心。

把這個文字範本放在孩子面前，當作提示的字卡，範本的目的是為了給孩子一個依循的架構，並以更詳細的指示教導孩子如何回答開放式問題。他可以直接把答案寫在範本上，或是參考此範本，並以口說、PECS 圖卡或 AT 裝置等方式回答你提出的問題。除了此範本之外，他手邊也應該要有「什麼／如何」問句表格。

依據孩子當天的活動調整範本的內容。如果孩子早上去動物園校外教學，就把「說出三個你看見的老師」改成「說出三種你看見的動物」。

如有必要，也可在範本中提供更多的提示。舉例來說，如果「說出三個你看見的人，以及你和這些人做了什麼」這個提示對你的孩子來說還是太過於開放式，就以更具體的「什麼」問句取代此提示。

1. 你做口說練習時看見了誰？你們在口說課做了什麼？
2. 你在音樂課時看見了誰？你們在音樂課做了什麼？
3. 你在音樂課後跟誰一起玩遊戲？你們玩了什麼遊戲？

如果你的孩子不太會回答「什麼」問句，則可改以填充題的方式提

問；如果填充題對孩子還是太困難，則可改以選擇題的方式提問；如果他需要更多的協助，則可提供一個正確的答案、一個離譜的答案（好笑的、明顯是錯的或是孩子不認識的單字）。以下是針對「你今天早上做了什麼？」這個開放式問題提供的高度提示範例：

我今天______（早上或晚上）做了這些事情：

1. 做口說練習時看見了______（克莉斯汀小姐或路加）。
   我______（吃了或說了）許多話。
2. 之後上______（音樂課或滑雪課）時看見了伍爾夫先生。
   我______（打了鼓或吹了法國號）。
3. 然後，我看見了______（查克或海綿寶寶）。
   我們一起玩______（UNO 或英式橄欖球）。

我今天早上______（很開心、還好或不太開心）。

對孩子來說，最後的評估式敘述往往是最困難的，因為需要回想與綜合不同時間的感覺。用笑臉或哭臉記錄心情，可以幫助他把這些臉部表情的數目用評估式的敘述作進一步的詮釋：笑臉比哭臉多可以解讀成「很開心」的一天；笑臉和哭臉一樣多可以解讀成「還好」的一天；哭臉比笑臉多則是「不太開心」的一天。

這些範本可以引導孩子達成幾項重要的目標：範本可以針對開放式的問題，幫助孩子練習組織合邏輯的答案；在「他做了什麼事」的標題下方以視覺化的方式呈現當天早上的活動，孩子就可以清楚了解如何依據主旨歸類細節（重要的抽象思考技巧）；以評價式的陳述提出總結，就是在教導孩子如何談論感覺與反省（「我很生氣。」「媽媽跟我說謝謝，她很開心。」「今天真是美好的一天。」「我喜歡，因為……」）；每次讓孩子憶述感受與發表看法，就是在教他如何創造意義；當他數著日誌上的笑臉與哭臉，並依此評估當天的感受時，就是在學習權衡好與壞；他學習了如何以有情緒的方式處理生活，也培養了自己的觀點。

不過最後我要提醒各位，不需要被這些範本和表格限制了。它們不是目標，只是幫助達成目標的方法，就是讓孩子發展他對於他周遭發生的事情的了解與自我意識，讓他能說出他的生活中發生的事情並能認識他對這些事件的感受。所以在使用範本與圖表的時候按著孩子的需要進行。

剛開始的時候你可能要把整天的活動都記錄下來，練習如何整理你的記憶、思維和感受，並練習時間、空間與因果的概念。逐漸養成習慣以後，就要把焦點放在與情緒有關的事件，不論是正面的還是負面的。有一位母親是在晚餐的時候讓女兒們分享她們一天的經歷，好的和不好的各說一件（Siegel and Bryson, 2012）。各位可以選擇不同的工具做紀錄，現在坊間有許多的電子工具可供選擇，譬如 iPad 的「Keynote」應用程式可以加入照片或是網上的圖片，使得做反省日誌更加有創意和有趣。

結論：幫助孩子建立內心世界

什麼是孩子的內心世界呢？孩子的內心世界就是他的內在生命，包括他的思考、感覺與價值觀。在他展現喜好、興趣、能力與價值觀時，點出這些特質、和他一起慶祝，並透過對話、寫日誌與反省回想這些特質，幫助他建構自我意識。他開始形成有關自己的記憶與想法，而這些記憶與想法形成了他的自我形象或自我認同。

當你協助他連結與辨識自己的情緒時，他開始意識到內心的思想與感覺世界。

當此意識變成一個概念時，可以幫助他掌控情緒，以及用來克制或調整其他的想法（譬如：以往的經驗記憶、替代的反應、你關愛的介入）。他會慢慢模仿你的態度、因應策略與情緒反應，經過長期反覆的練習，就可以將之內化而成習慣。每一個成功調整情緒的經驗都可以進一步提升他的情緒調整能力。

肯定他在忍受挫折方面不斷付出的努力與日益進步的能力，耐心、毅力與自我控制就會成為他內在標準的一部分；一起慶祝正面的成果並檢視學到的教訓，則可進一步穩固這些內在標準與價值觀。他開始認識自己，而這種自我概念將會進一步形成品德的基礎。他在你的協助之下，慢慢養成了反省的習慣，學會以你設定的標準評價自己的行為，而每次反省都進

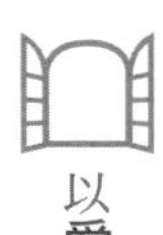

一步穩固了他的內在標準。

這些內在標準將會成為有力的情緒調節器，而他的行為與所做的決定將會反映這些內在標準，並經過情緒調節器的調節。情緒導致了動機，動機則驅使了認知學習，不過，順序倒過來其實也對——以內在標準進行反省思考，使額葉動起來，是調整情緒的基礎。幫助孩子建立健康強壯的內在生命，可以讓他免於情緒風暴與情緒起伏的干擾，帶領他活出有目的與意義的人生。

教導孩子傾聽他人的想法

如果說友誼與親密感是來自內心世界的分享，那麼我們的孩子就必須學習如何傾聽與訴說。如果說第一個目標是幫助孩子建立內在生命，第二個目標就是提升孩子傾聽別人的感受與觀點的欲望與能力。我們要同時在第二個目標與第一個目標下工夫，畢竟大部分的活動都提供了很多機會可以達成這兩項目標。每個孩子對於關心他人的需求與感受的意向不盡相同，有些孩子的神經元較為完整，所以自然能夠從幫助及取悅他人中獲得較多的樂趣。至於我們的孩子，就必須靠我們幫他們建構傾聽他人想法的欲望了。我們要讓他們覺得傾聽他人的想法是值得付出的努力。只要你刻意將情感交流融入你們一起從事的活動，幾乎所有的活動都可以轉換成情感交流的經驗。

為每個活動創造溫馨的互動

將互動融入你們一起參與的家事、日常作息、工作計畫、遊戲活動、外出郊遊、運動、藝術作品，並以高昂情緒和歡樂的結束強調彼此從活動中享受到的樂趣。想想米勒的互動、合作、輪流與競賽分類（Miller, 2007, p. 121）。你通常可以將這些種類的互動融入你們的活動，而這就是你們的架構。

♥ 摺襪子比賽（擴充版）

幾乎所有的活動都能以互動的方式進行。以摺衣服為例。

以生產線的模式進行時，請孩子從烘衣機裡一一拿出烘好的衣服並把衣服遞給你，你則負責將衣服摺好並疊成堆。如果想要訓練孩子所有格的用法，則可準備幾個箱子，在箱子上標示每個家人的名字，並和孩子交換工作，改由你拿出烘衣機裡的衣服，把衣服摺好，然後一邊遞給孩子一邊說「這是爸爸的」或「這是媽媽的」，請他把衣服放入正確的箱子。

以輪流的模式進行時，可以考慮和孩子輪流摺衣服。媽媽說：「摺紅色的衣物（大／小件衣物、襯衫／毛巾／長褲或其他類型的衣物，或是某個家人的衣物）。」而孩子必須根據指示，挑選並摺好符合該項特色的衣物（如有必要可以幫他摺）。接著則輪到孩子指示媽媽摺什麼衣物。

以競賽的模式進行時，可以請參賽者進行摺襪子比賽，看誰先把成雙的襪子摺好，誰就贏了（參見第十一章的「摺襪子比賽」）。

和孩子以互動的模式進行工作或遊戲時，記得將溫暖的注視、語調與手勢等回報融入其中。你把關心與趣味融入你們的互動時，你的孩子就會為了接收這些關心與趣味而開始配合你。此時，你就可以融入一些教學了。

將角色取替融入孩子的日常生活

指出不同人的不同喜好，以此展開角色取替的教學。把為爸爸挑選禮物的購物之行變成好玩的遊戲，問孩子爸爸喜歡做什麼或吃什麼、喜歡穿什麼顏色的衣服。把他的想法納入挑選禮物的考量，然後請爸爸開心的指出孩子提出的建議：「彼得，這是我最喜歡的顏色！」「你怎麼知道我喜歡這種餅乾？」

你也可以教導孩子，從別人的角度思考是有益的，不僅可以看到事物的不同面，還可以學習新的事物。出外散步或郊遊時，可以在看到有趣的事物時停下來，讓孩子說說他看見或聽見了什麼，然後也指出你看見或聽見的東西。和孩子一起翻閱彩色雜誌時，輪流指出並剪下使你們感到開心或覺得有趣的圖片。你們可以製作一些主題手冊，收錄你們想要造訪的景點、想要品嚐的食物，或是下次去動物園時想要看的動物。你們可以在不同的頁面標示「媽媽最喜愛的……」或「爸爸最喜愛的……」。輪流指出家庭相本中彼此最喜歡的相片，然後描述你們看到相片時回想起的故事。

運用遊戲或故事練習角色取替

對於思考能力更進階的孩子，則可嘗試一些有趣經典的角色取替遊戲，譬如和孩子一起看雲，輪流分享彼此看到的雲像什麼動物或其他形狀。或是隨興畫一條線，彼此根據這條線各畫一幅圖畫，畫好之後，比較彼此從線條中看出的可能性。葛斯丁（Gutstein, 2000, p. 138）也提出一些有趣的角色取替遊戲，譬如解讀墨漬、一起替雜誌圖片標寫可笑的標題等等。

一起讀完一則故事之後，運用類似以下的範本，幫助孩子處理故事角色發生的事情：

這則故事在說什麼？說：「這是一則關於______（誰）的故事。」

1. 告訴我開頭的部分（故事背景）。
2. 告訴我中間的部分（問題）。
3. 告訴我結局的部分（解決方案）。

主角的感覺如何？你喜歡或不喜歡誰？為什麼？

回答範例：

這是一則關於一個金髮女孩和三隻熊的故事。

1. 三隻熊外出散步。
2. 金髮女孩走進牠們的屋子。她吃了牠們的粥，坐了牠們的椅子，還睡在牠們的床上。

3.三隻熊發現她睡在床上。她被驚醒後跑走了。三隻熊很生氣。

金髮女孩很害怕。她沒有事先徵求三隻熊的同意，這樣很不好。

以下是另一則有名的故事的回答範例：

這是一則關於三隻小豬的故事。

1.三隻小豬在蓋房子。

2.大野狼想要把房子吹垮，並把三隻小豬吃掉。

3.牠吹不垮用磚塊蓋的房子。

三隻小豬很害怕。大野狼很壞，我不喜歡大野狼。

最後在提出評估式問題時可以引導孩子思考他人的感受，反覆做此練習是教導同理心的第一步。請孩子說說自己對於其他人物的感覺則是比同理心更進階的抽象思考，因為他必須根據自己的內在標準評判角色的行為。當孩子的思考能力逐漸發展與成長時，你可以用較抽象的角色取替問題，例如：「你想故事裡的主角為什麼要這麼做？」「他那麼做的時候，你想他有什麼感受和想法？」練習解決問題的方法。「他的行動會造成什麼樣的後果？」「這時你會怎麼做？」「如果你這麼做，他會有什麼反應？」「怎麼做才是更好的決定？」

如果你的孩子需要更多的幫忙才能了解故事，就幫他製作包含更多提示的範本，問題的形式可包含開放式、「什麼」、填空、選擇等等（參見第十二章與本章稍早的說明）。以下的故事描述的是彼得與《三隻熊》這個故事的第一次接觸，讓他從故事裡的角色學到如何了解與配合別人的情緒：

彼得與三隻熊

首先，彼得和我一起從頭到尾讀完了《三隻熊》的圖畫故事書。我拿出彼得的玩偶、一個娃娃與道具，和彼得一起把故事重新演了一次。彼得演的是小熊，所以必須在跟熊爸爸和熊媽媽散步時表現出

「開心」的樣子，在發現自己的粥被吃掉時表現出「生氣」的樣子，在看到自己的椅子被坐壞時表現出「傷心」的樣子，在看到金髮女孩睡在自己的床上時表現出「驚訝」的樣子。他努力表現出所有的情緒：表演「開心」時努力露齒微笑，表演「生氣」時板起臉，表演「傷心」時揉揉眼睛，表演「驚訝」時睜大雙眼。他的每個表情都只維持了很短暫的時間，不過，他把每個情緒都表現得很恰當。

當天稍晚，我照例在他就寢前開車帶他去兜風，我們在車上聊起《三隻熊》的故事，我以填充的方式問他關於故事的問題時，他幾乎不需要提示就能夠回答，他回答問題的表現令我十分驚訝。我讓他說出小熊的感覺：散步時很「開心」，粥被吃掉時很「生氣」，椅子被坐壞時很「傷心」，看到金髮女孩時很「驚訝」。他每題都答對了！

隔天早上，我們又把故事讀了一遍，還對著鏡子演出故事的不同部分，然後，我做了一個「什麼」問句表格。我從故事書中挑選了關鍵的四頁，這四頁大致補捉了故事情節的開頭、中間與結局，然後針對每一頁提出不同的「什麼」問句。我以有利回答的方式將他的答案記錄在表格中，以下是我們結束所有的問題時填入表格的答案：

誰？	哪裡？	在做什麼？	為什麼？或感覺如何？
三隻熊	在森林裡	散步。	
女孩	在屋子裡	吃粥，	因為她很餓。
女孩	坐在椅子上，	她弄壞了椅子。	
三隻熊	在床上	發現了女孩。	牠們很生氣。她很害怕。

最後，我帶領彼得回答了所有的開放式問題。我把表格拿給他，然後說：「彼得，跟我說《三隻熊》的故事。」我把書翻到這四頁，每翻一頁就說：「跟我說說這一頁的故事。」然後提示他唸出剛剛填入「什麼」表格的對應句子。每當他提到情緒的字眼，譬如飢餓、生氣、害怕，我就會把鏡子舉高，和他一起表演這個情緒。彼得演出並完整重述了《三隻熊》的故事，結束時甚至還說了：「結束！」

當然，這樣的練習是經過安排的，而且有相當程度的抽象性。這個練習可以發展左腦、教導孩子說出每種情緒的名稱，並發展有組織的、層次的與因果的思維方式。事先準備假想故事劇的教材讓孩子預習，是有幫助的。在右腦的練習方面，可以用娃娃、木偶或是動物公仔表演假想故事。孩子對扮演角色的感情愈投入，他對角色取替的練習就愈真實。

訓練心智理論

蘇斯曼（Sussman, 2006, pp. 79-84）在她的書中說明了如何運用日常生活發生的事情與故事書中的故事培養孩子的心智理論，幫助孩子了解不同的觀點：「你喜歡柳橙，但是爸爸不喜歡，如果你放柳橙到爸爸的餐盒，他會不開心的。」

幫助孩子了解不同的感受。我們的孩子常常無法體會，別人不一定有看到他們看到的東西，或是知道他們知道的事情。孩子出現這種情況時，不要自動做調適，而是要提出抗議：「我看不到那一頁耶！把書轉過來，這樣我才看得到圖畫！」

指出內在感受與外在行為的差異，讓他了解隱藏於內心的感受：「姨媽說不用麻煩了，但是今天天氣很熱，我想她應該想要喝飲料。我們去拿飲料給她吧。」

以實際的例子告訴他，我們可能會因為不知道某些事情而產生錯誤的看法。「我們躲起來，這樣爸爸走進來時，就會以為我們不在這裡，到時候我們就可以突然跳出來嚇他！」

教導錯綜複雜的心智理論時，如果孩子學得很吃力，就不要繼續勉強他，而是要給他足夠的時間發展出理解你的教學的認知能力。對於天生就擁有高階抽象思考天賦的孩子，目前有一些很棒的資源可以運用。葛林斯潘與薇德（Greenspan and Wieder, 1998）花了幾個章節探討多重因素、三角形、灰色地帶（相對的）以及反省思考；葛林斯潘與葛林斯潘（Greenspan and Greenspan, 2010）整本書中都在引導孩子進入更高的思考層級；葛斯丁（Gutstein, 2000, 2002b）與薇娜（Winner, 2005, 2007）提出有助於提升角色取替、心智理論、團體認同與友誼培養等社交思考的個人與團體活動。

「衝突中的連結」

西格爾（Siegel and Bryson, 2012）提出了一個重要的觀點，指出每一個生活中的衝突都是增強建立人際關係能力的契機。雖然做到是很困難的，但是學習如何在意見不同的時候溝通，是練習角色取替與處理負面情緒的最好時機。

譬如，弟弟正在看電視節目，但是你的孩子因為要看錄影帶就把電視轉掉開始放映錄影帶。弟弟開始大叫抗議，對噪音敏感的孩子就摀住耳朵，開始情緒混亂。

「好了路加，你先安靜一下，如果有人把我看的電視節目轉掉，我也會很生氣。別擔心，你等一下就可以看你的節目了。但是現在你看，哥哥因為你大聲吵快要失控了。」

「彼得，平靜下來，抓住媽媽的手，你等下就會好了。深呼吸幾下，好點了嗎？你看，我們用說的，現在路加也安靜了。我們現在把電視關掉，大家一起來想想是怎麼回事。」

「彼得，我知道你很想看這個錄影帶，但是你看看路加，你想他的感受是什麼？你可以告訴我他為什麼這樣嗎？對了，他要看電視節目。你把電視轉掉了，所以他生氣哭了。他是哭得很大聲。那讓你有什麼感覺？對了，很惱火，我也看到了。所以我們要想別的辦法。」

「現在我們一起來想，你們兩個都要想。看你們能不能想到讓你們兩個人都能得償所願的辦法？」

這時候，你可能已經帶領他們開始探討如何輪流，而且規定在輪到時也要先問一下。如果情緒太過升溫，你也許要做裁判，過一段時間再回來談。

重點是不論在當時或是稍後，當所有的人都平靜下來時，你可以好好利用這個機會教導孩子許多事情。重複你剛才說過的話，做一個社交行為圖譜給彼得看，讓他知道他的行為影響了路加的感受，造成路加的反應，結果又反過來影響了彼得自己。和他做腦力激盪的練習，寫下孩子們想出的解決辦法，就算彼得提出的辦法是每次都要讓他先。寫下來之後，大家一起探討，然後學習如何決定什麼是最好的方法。當探討彼得的方法時，和他重溫社交行為圖譜，讓他看到自私的行為在實際生活中是行不通的，同時也可以讓他思考，如果反過來他是路加的話，感受會是如何，從而學習同理心。

此時也是教導抽象思維能力的好時機。運用「如果是……怎麼辦？」的遊戲。假如路加建議輪流的方式，但是要讓他先看完節目，就問他如果節目剛開始而且節目很長，怎麼辦？如果孩子們想出半小時的時間限制，就可以問如果節目只有一個小時，半個小時的時候剛好是節目最緊張的時候，怎麼辦？像這樣讓孩子去設想各種不同的情形，讓他們設想他人的感受，練習解決問題。也可以使用動物公仔或玩偶扮演不同的情形。將在不同情形下會有的不同感受表演出來，讓孩子以這樣的方式練習在實際生活中事情發生之前處理負面情緒，並想出解決問題的方案可以在日後使用。這樣從預期對方的情緒，一起想出解決問題的方法，讓孩子們練習同理心和角色取替。他們從中學到了衝突中的連結。

由孩子來調整步調

人際互動教學的成功關鍵，在於了解孩子目前的程度，並給他充分的時間穩固現有的能力。不要為了達到目標而不斷挑戰孩子，把遊戲課程變成了密集訓練課程。如果你一直覺得只有你在做互動工作，往往得耗費精力才能迫使孩子脫離自我的世界，這有可能是因為你給的活動太高階了。導入進階的活動時，最好能夠循序漸進，給孩子足夠的時間發展出足以應付此活動的認知能力，而且一定要在孩子做過熱身活動之後再穿插少量的進階活動。此外，一開始時，只能短暫進行較高階的活動，而且必須維持活動的趣味。孩子是你最好的老師，觀察孩子的回應，如果他發出快樂的笑聲、流露出喜悅的神色、與你產生自然的眼神接觸，就表示你們已經進入狀況了。隨著孩子的發展，只要你使用的方法符合他的能力，你們自然就可以進入更高階的活動並延長活動的時間了。

給予孩子詳盡的指導，陪伴他邁入情感回應、互動循環與解決問題的階段。你們一起玩遊戲、透過假想遊戲探索內在的想法與想像世界、透過書本與郊遊探索外在的世界、一起努力使各樣的工作變成值得達成的任務（譬如：種植植物、進行新遊戲，或是在鋼琴上即興彈奏樂曲），這時你們之間就產生了連結。孩子可以從中體驗努力配合你所帶來的收穫——歡樂趣味的互動、學習並領會全新有趣的事物、合作與共同創作的快樂。跟孩子聊聊他的表現所帶給你的感受，慢慢的，他就會開始在乎你的想法與感受，因為使你快樂也可以使他快樂，而他也會因為愛你而努力配合你。

不過，這並不代表社交與情緒發展的訓練一定會很有趣。你偶爾也會有做得太過火的時候，而你必須要勇於承擔風險與錯誤，才能學習與成長。儘管每次的趣味親子互動都能強化親子互動與歡樂的連結，不過你還是得適時挑戰孩子，並在結束活動時讓孩子感受到活動的回饋，慢慢提升他的耐心與能力。如果你把孩子逼得太緊，或是孩子因為某些原因而情緒崩潰，則要陪他好好度過情緒的低潮，以你的平靜與安撫教導他接納與忍受自己的負面情緒。如同葛林斯潘與薇德所言：「你唯一可能犯的錯誤就是不去嘗試。」（Greenspan and Wieder, 1998）

一起創作日誌故事

為孩子製作日誌書，記錄他生活中難忘的事件與外出旅遊的經歷，是相當有趣的一件事。你所製作的日誌書必須符合孩子的認知發展程度。我現在為彼得記錄的故事大多是用文字書寫，只有少許的線條圖畫，不過，我一開始並不是這樣做。孩子的認知發展是從具體進入圖像，而後進入抽象，因此，我剛開始製作的日誌書，每個頁面幾乎都是紀念品或照片，只有簡短的一行文字，之後則改以線條圖畫的方式呈現故事，並在每幅圖畫旁邊加註一兩個句子；直到現在，我的孩子對於充滿有形紀念品或照片的日誌書還是比較感興趣。你可以考慮以剪貼的方式製作日誌書，不過一定要把握簡單清楚的原則：一開始的時候，每頁只能有一個圖像與相關想法，這樣才能降低視覺處理的要求，掌握孩子的專注力。

假設你正在製作一本關於迪士尼樂園之旅的日誌書。首先把你們買的玩具驢子伊爾、你們一起使用的導覽手冊或地圖、孩子的入園門票票根、他的米老鼠棒棒糖包裝紙等紀念品收集好，然後和孩子欣賞你們一起拍攝的照片，並輪流指出彼此感興趣的照片。先和他一起享受這些有形的紀錄，喚起旅行的記憶，然後寫下個人的旅遊故事。在每頁底部寫一行文字，留下大片的空白黏貼紀念品。把紀念品與照片擺放好並讓孩子從中挑選，要他在你唸出每行文字的時候，把照片黏貼在對應的文字上方。把製作日誌變成好玩的遊戲，並盡量減少選項，以便讓孩子感受活動的趣味與完成任務的成就感。此外，還要盡量讓孩子主動參與說故事的回想練習。

完成日誌書之後，你可以用相反的方式重新來過，翻開貼著紀念品、照片或畫著圖畫的頁面，然後讓他把文字唸出來。如果想要嘗試更進階的練習，則可遮住文字，要孩子逐頁評論並重述故事。你可以用「什麼」問句提示他，譬如：「發生了什麼事？」「什麼顏色？」「你看見／做了／吃了什麼？」「多少？」「那位是誰？」也可以提出幾個比較簡單的問題，以減少孩子需要付出的努力，譬如，以填充或回答是與否的方式提出問題，或是以輪流評論的方式重述故事。寫下每個人的答案並做評論。最後可以說說彼此最喜歡與最不喜歡的事物，以評估式的敘述做總結。說故事時，可以用完整圖像式的敘述做開場白（譬如：「這篇故事談論的是我們的迪士尼樂園之旅。」），練習區分主旨陳述與故事細節。之後則和孩子一起重讀故事。

不過，練習的時候必須放慢腳步，如同之前所言，無論是教學的內容或是時機的掌握都要跟隨孩子的帶領。依照孩子的興趣選擇最常談論的設施、角色、照片與紀念品，以及在必要時提出「什麼」問題提示孩子。做練習時，你不需要每次都遮住每張照片或每個紀念品，也不需要每次都要求孩子做練習。而且每次閱讀故事都可以改變故事的內容，並在空白或還未填滿的頁面增加評論；每重述一次，故事的內容就更加豐富，而原本的單行文字就會延伸成好幾個段落了。孩子每次閱讀時也可以稍做變化，選擇不同的照片與評論來談論。我也會讓彼得為故事增添「藝術性」。他現在會上網下載他喜歡的圖片放進他的文件裡。過去，我畫圖的時候，他常常會幫我著色，有時候，他會根據自己對於文字敘述的好惡，在文字旁邊附註笑臉或哭臉；有時候，他則會以顏色突顯他覺得特別有感覺的文字，黃色代表快樂，紅色代表生氣，藍色則代表傷心。「我們等太久了！」或許會被畫上紅色的底線，「彼得在駕駛小車子。」或許會被畫上黃色的笑臉。

創作這種個人故事可以訓練更高階的認知技能，譬如：練習區分與辨別主題與細節、談論情感、運用時間與空間、因果，以及其他與問題及評論相關的概念。「小飛象動物園裡的火車和大峽谷火車哪一個比較大？」（比較的概念。）「旋轉木馬和雲霄飛車你覺得哪一個比較好玩？我喜歡旋轉木馬，不過雲霄飛車好刺激喔！」（感覺程度的概念。）「看看路加發生了什麼事，為什麼全身都弄濕了？」（因為他坐在最前面——因果關係的概念。）「記得排隊買冰淇淋的情況嗎？隊伍排好長喔，我們等了好久，我不喜歡這樣的感覺，你呢？」（時間的概念。）「還記得我們在旋轉木馬設施旁邊做了什麼決定嗎？路加接下來想要去『小小世界』，但你想要玩碰碰車，還記得我們為什麼先去『小小世界』嗎？」（因為比較近——空間與比較的概念。）

我在現實生活中不會一次問這麼多問題。做練習的時候，最好觀察孩子的狀況，給他充分的時間思考自己的想法，並針對他明顯較感興趣的照片或紀念品做多一點的評論，此外，你只需要偶爾提出幾個問題就好，不要一次問太多問題。

最重要的目標是要讓孩子了解與你一起分享觀點與共同創作的樂趣。他可以從辨別自己的好惡、興趣與感覺的過程中學習深思，構築快樂的記憶，培養自我概念。把他幫忙他人、展現勇氣與表現關心的行為寫成故事，有助於培養他的價值觀；把他克服挑戰或困難的事蹟寫成故事，則可讓他學習觀點。幽默開心的指出令你開心、傷心或生氣的事情，或是對於照片與紀念品的好惡，讓他感受到你的幽默風趣，他會樂在其中而開始嘗試配合你，專心聆聽你的指導，這正是邁向對話的關鍵步驟。

社交與情緒發展：都與對話有關

什麼是**對話**（conversation）？[10] 對話不只是輪流講話；對話的關鍵步驟是要配合對方並聆聽對方傳達的訊息。你的回應與剛剛聽到的對話內容必須存在邏輯的關聯，才能使對話產生意義。

蘇斯曼針對學習對話的過程提供了一套實用建議，她的著作《話語之外》（Sussman, 1999）及《話語能力》（Sussman, 2006）是溝通技巧的居家教學手冊，這些手冊的內容都是根據發展程度加以組織。使用這些手冊時，不妨挑選適合孩子目前程度的章節研讀，之後則隨著孩子的進展繼續閱讀。我們將於以下的小節檢視這些手冊中適用於所有程度的原則。

延續對話的方法：家長的角色

蘇斯曼（Sussman, 2006, p. 52）指出，家長在對話中應該運用**融入**、**詮釋**、**介紹**與**堅持**等原則（四 I 原則；參見第九章）：在你們的遊戲與對話中融入孩子的興趣、想法與話語，作為吸引孩子的「圈套」；詮釋孩子的想法；透過談論過往記憶、未來計畫、感受、想法，以及提供細節與解釋、做比較、想像與假想遊戲等方式介紹新想法（Sussman, 2006, p. 103）；堅持回答問題時的邏輯原則。你可以用輕鬆的方式要求孩子，不過一定要堅守原則。孩子會測試你的底限。如果持續堅守原則，他最後一定會在學習時投入更多的努力，因為他知道反抗得耗費許多心力，不如乖乖服從你的指令。

延續對話的方法：幫助孩子

蘇斯曼（Sussman, 2006, p. 87）針對家長在孩子回應對話時給予的協助，提出了完美的**提示順序**（order of prompts or cues）。提示順序的目的是為了提供恰好足夠的鷹架（提示），之後則以有系統的方式逐一拆除鷹架，訓練孩子在沒有提示的情況下做出回應。依循此提示順序由少而多的

---

10 就技術的角度而論，對話至少包含 60% 的評論，回答問題的比重不超過 40%。我在此是以「對話」這個較為口語的名詞代替「意見交流」（a back-and-forth exchange）。

提示分別為：提出一般的問題（開放式問題，譬如：「發生了什麼事？」或「如何」、「為什麼」問句；如果孩子覺得太難，則提出封閉式的「什麼」問句，譬如：誰、哪裡、什麼時候）、提出更容易回答的問題（譬如：填充題、回答是與否的問題、選擇題）、提供提示或建議，最後才是直接告訴他該說什麼。

有些孩子可能需要額外的提示，譬如：比手勢、做出第一個單字的第一個發音的嘴形、發出每個單字的第一個發音，或者是說出整個句子，只留最後一個單字讓他「填空」。你也可以準備紙筆、鍵盤、AT 裝置或是輔助記憶的工具（譬如：日誌筆記、相片、紀念品），進一步延續對話，為對話增添更多的樂趣與變化。一開始必須依照孩子的程度調整提示的層級，或是給予高一層級的提示，以免孩子感到挫折。

讓「往來的回合」持續下去

對於認知技巧與角色取替能力更進階的孩子，葛斯丁（Gutstein, 2000, p. 154）提出了一個練習對話原則的遊戲。他將對話比喻成網球賽，比賽時，選手甲先「發球」，如果他提出了另一位選手感興趣的問題，就可贏得一分；選手乙必須回答選手甲提出的問題，如果他的回答與後續提出的問題可以吸引選手甲的興趣，也可贏得一分；如果雙方持續「對打」了一段時間（假設五分鐘好了），則由兩人同時贏得比賽。此遊戲可以改編成「對話排球」遊戲。進行「對話排球」遊戲時，如果有球員做出離題的評論，比賽即宣告結束；也可在此遊戲融入薇娜（Winner, 2007, p. 78）提出的概念：如果教練很了解球員，他可以在球員表現出「客套」的舉止時多給球員幾分，譬如：如果球員對於某個話題不感興趣，但是基於禮貌以及想要與另一位球員保持情緒連結的考量，而假裝對話題感興趣。

原因在於情緒

無論透過練習培養了多少的技巧，最基本的前提還是要擁有情感連結的欲望。你必須建構歡樂與互動、情感滿足與人際關係的連結。一開始先培養孩子對於父母的主動提議的情感回應能力，之後則依據每一階段的能力進展，慢慢訓練他享受融入互動的感覺，接著則是訓練他的合作、預期、主動性、變化與共創新互動等能力。孩子體驗到互動的快樂之後，就會試著與玩伴配合，最後則學會享受別人的觀點。然後他能學會聆聽他人的觀點，甚至會想辦法了解與影響別人的觀點。換言之，我們之前探討的所有步驟都是培養對話能力的必要步驟。說穿了，對話其實就是心智與心靈的交流，而社交與情緒發展都與對話有關。

神經發育正常的一般人為何想要說話呢？我們有時是想透過說話分享彼此對於共同興趣或知識的資訊。不過，情感交流主要是在談論影響情緒及觸發感受的事件、人物、想法時產生，我們與對話夥伴分享這些感受，是為了提升自己的快樂，或是藉由對方的回應降低自己的悲傷。當有人問你一天過得如何時，他不是要你報告當天行事曆上的所有活動，而是想聽聽你對當天發生的某些事情有何感受，包括好的與不好的感受。談論這些感受可以幫你重溫快樂時光，或是獲得對方的支持，幫助你處理遇到的困難——治療師稱之為**情緒共律**（emotional co-regulation；參見本書最後的術語彙編）。

這個目標不全然超出我們孩子的能力。製作不同情緒主題的遊戲情境，這些主題包括了親切的教導、生氣、害怕、興奮、開心甚至侵略行為等，以拓展孩子的情緒範圍。給予他練習調整情緒的機會，提升他對情緒的忍受力。不要因為他表現出些許的憂傷就屈服；挑戰孩子的容忍能力，鼓勵他耐心等待或再練習一分鐘，以獲得即將得到的獎勵。別害怕觸及那條挑戰與成功的邊線，孩子就是要接受挑戰才能進步。辨識孩子的感受，教他透過健康的自我對話接納錯誤，以好的平衡壞的，學習正向思考。教他原諒與感恩。突顯他每次展現毅力、助人、耐心、體貼、努力的行為。每晚透過回想練習為孩子重述當天的故事，讓他有機會反省當日事件的意義，幫助他建立健康的內心世界、價值觀以及正面的自我概念。

愛賦予了意義

我們的孩子或許沒辦法透過流暢的對話跟我們訴說他們的喜悅，不過，他們會在我們進門的時候，開心的尖叫與揮動手臂；他們或許沒辦法以言語傳達他們的悲傷，不過，他們會在看到我們的時候，以哭泣的方式釋放忍受了一整天的不順心。彼得或許沒辦法理解我為什麼開心與傷心，不過，當他主動把我的臉貼近他的臉，並親吻我的臉頰時，我就會變得無比開心；當我看到他拿出自己贏得的餅乾或洋芋片，安撫我哭泣的外孫時，我就會不再傷心。我們的孩子非常可愛，只要你用心觀察，一定會發現到的。

聖經以弗所書 6:18 告訴我們：「靠著聖靈，隨時多方禱告祈求。」帖撒羅尼迦前書 5:16-18 又說：「要常常喜樂，不住地禱告，凡事謝恩。」我們這些有嚴重自閉症孩子的家長們的生命是這樣充滿著痛苦與困難，如何能做到呢？

我在了解到祈禱的真諦時找到了部分的答案。什麼是祈禱，那不過是一個心靈深處愛的對話，有傾聽，有回應。聖徒施禮華（Josemaria Escriva）就強調，我們每日的工作和生活都是祈禱。當你教導孩子的時候，用愛的眼睛和耳朵了解，用智慧與關愛回應，依靠上帝的恩典與聖靈的啟示，你的生活就是不斷的祈禱。

這也是你可以教給孩子的最重要的功課。他會認真學習，聽你的話，因為他愛你，他也把這個愛放在他所有的活動與互動當中。這樣他的生活同樣也成為祈禱的生活，一個長久而持續的愛的對話。他學會如何過一個有靈性的生活，充滿愛與意義。這是多麼美好的人生，他可以在任何的情況都找到快樂，不論是多麼困難，因為他知道你對他的愛是千錘百鍊，常與他同在。[11]

最後，謹以出自聖若瑟馬利亞．施禮華的這段話與各位共勉之：

> 只要秉持愛的信念做每一件事，每一件事就不再是小事，而會變成大事。執著於以愛為出發點的小事就是勇氣的展現。
>
> （St. Josemaria Escriva, 1981, v. 813）

11 可上網 www.joyceshow.wordpress.com 參考作者的「十字架的喜樂」靈修網站。

Chapter 14

探索學習的美好旅程

有天早上，我送彼得上學，他下車時，我心裡十分擔心先前在鋼琴課時把他逼得太緊了，早餐又不准他吃第六片培根。當我把他交給輔導老師貝琳達時，他看起來相當沮喪，幾乎快要情緒失控了。貝琳達跟彼得說：「媽媽說現在不能再吃培根了，不過我們可以把培根拿進去，如果你想吃培根，我們可以把它當作努力學習的獎勵。」

結果事實證明，我其實多慮了。幾個小時之後，當我回去接他時，他早已笑容滿面，而且培根只被吃掉半片。半片培根就足以讓他開心上完幾個小時的課！

彼得不需要許多外來的增強就可以做好學習的工作，這時學習對他而言已經不是沉重的工作，而是一種樂趣，他發自內心的喜歡學習。事實上，學習甚至是可以幫助他調整情緒的好方法。曾經有好幾次，他因為胃酸逆流的疼痛而悶悶不樂，在等待藥物發揮藥效的時候，我提供了幾個活動給他選擇，而他選擇了「作功課」。彼得發現他只要專注學習，就可以轉移對疼痛的注意力。他想要努力克服疼痛。

如何讓孩子想要學習？如何教導學習技巧，讓孩子學會學習呢？

如何幫助孩子學習？

若能運用具有吸引力的教具，將孩子的興趣融入課程，找機會讓他將所學應用在實際生活上，學習就會變有趣。你或許會認為融入些許趣味的獎勵以及大量的溫暖來鼓勵孩子學習，你就能夠成功完成任務；然而，學習有時相當困難，並不是每堂課都可以用有趣而能驅使孩子想要努力學習的方式呈現。

所以，驅使孩子學習的最重要的關鍵元素是讓他感受到成就感。我們的孩子需要許多的學習支援。學習的過程包含許多個步驟，而他們可能會在某個步驟或是在許多個步驟遭遇困難。

滿足孩子的生理與感覺需求

孩子必須靜下心來調整好情緒才能好好學習，因此，一定要從第一階段的目標著手，先照顧好這些初步的必要需求。你可以運用的工具包括：**觀察、學習的內容與環境，以及你對他的需要和過去的經驗的了解**。

感覺統合、活動間的休息、感覺調適、環境調整都對孩子有所幫助。此外，像是為孩子準備美味的早餐、注意他上次上廁所的時間等簡單的任務，也對學習有所幫助。許多家長會以簽**聯絡簿**的方式了解孩子在學校與課後學習做了哪些事情，以便和孩子展開之後的對話。

讓孩子與你產生情感的調諧

接著必須想辦法讓孩子注意你，不要急著要求他學習你想要教他的東西。想想第二階段的目標，然後想辦法讓孩子產生配合你的動機。試想，比起你喜歡的人或是令你生氣或害怕的人，你可以從誰身上獲得較好的學習效果？你是否曾經因為老師太嚴苛或否定你而失去了學習的動力？這正是心理學家所謂的**情感過濾**（affective filter）——你可以從這位老師身上獲得的學習，被你對她的情緒反應過濾掉了。因此，你必須設法與孩子建立良好的關係，花點時間問候孩子、與孩子互動。我們與他人展開社交互動時經常展現禮讓的舉止，目的就是為了與他人建立**情感連結**（affective bond），而你與孩子之間的情感連結常常是在些許的關懷話語、相互呵癢，或是趁他不注意時偷偷輕拍一下等等親密的互動當中建立起來的。

降低環境及內部的干擾並運用引發動機的方法吸引孩子的注意力

接著必須讓孩子集中注意力。想要吸引孩子的專注力，最好的方法就是**融入他的興趣**。運用第七章介紹的各種引發動機的工具，包括：**具有吸引力的教具、內在與外在增強、分享主控權**。提供**選擇板、視覺化課表**等視覺輔助工具作為孩子的談判工具。告訴他努力之後可以獲得什麼獎勵，以提升他的動機；剛開始先給他簡單一點的任務，等他做好熱身準備後再增加任務的挑戰性，以提升他的主動性；排除環境的干擾物，教他如何進入「學習準備模式」（譬如，三、二、一倒數活動），以及如何克制自我刺激〔參見第十五章關於 DRI、DRA、DRO、延伸給予正增強的時間間隔、**縮減增強法**（shrinking reinforcer method）之說明〕，以訓練他的專注力。總言之，就是要提供一個安靜而不凌亂的房間，讓他背對窗戶，允許他從視覺化課表選單中挑選幾項學習活動，以及將感官訓練與活動間的休息時間安排在教學結束時，並以倒數計時的方式幫他做好學習準備。

調適聽覺與視覺處理缺陷，讓資訊進入運作記憶

下一步是讓資訊進入腦部。引用心理學的說法，就是把刺激輸入運作記憶。孩子的運作記憶能力可能相當有限。試想，雜耍表演者一次可以在空中拋接多少顆球？如果孩子的運作記憶相當有限，你可以幫他**把問題拆解成幾個小區塊或小步驟**，並提供**視覺與聽覺的輔助**，讓他在空中拋接更多顆球。假設你的孩子有聽覺處理障礙，而他正在學習兩個一角硬幣和三個一分硬幣加起來總共多少。首先他必須記住什麼是一角、什麼是一分、一角與一分各是多少，也必須記得運算的方法。此外，他還得解讀你剛剛說的所有話語，將這些聲音轉換成意義。一次要拋接的球實在太多了。

這時，你可以繞過聽覺處理缺陷與語言缺陷，以符號的方式寫下這個算術問題，幫他更有效率的將資訊輸入運作記憶。此外，還可以幫他把問題拆解成幾個步驟，先讓他想想兩個一角硬幣是多少錢，再想三個一分硬幣是多少錢，然後再把兩個數字加起來。

如果你的孩子有視覺處理缺陷，解讀符號相當吃力，則可提供聽覺的輔助，以重述話語的方式強調重要訊息：「記住了嗎？是兩個一角硬幣和三個一分硬幣。」你還可以在他處理問題的過程中，幫他保留正確的回應，如果他說：「兩個一角就是二十分。」你可以複述：「二十分。」他接著說：「三個一分就是三分。」你可以複述：「三分。」然後停頓下來，看看他能否在沒有提示的情況下算出答案。如果他似乎忘了要算什麼，就再提示他：「所以說，二十加三等於……」，這樣就可以幫他把「二十加三」保留在運作記憶中，讓他有機會將兩個數字加起來。

運用多感官教學法與有形的輔助工具協助孩子處理資訊

多重模式有助於下一個學習步驟（亦即處理資訊）的執行。以上述的數學題為例，下一個步驟就是學習加法運算。你可以把**問題拆解**成容易執行的小步驟，**從具體進入圖像再進入符號**，並運用多重模式幫助孩子處理資訊。

以上述的例子來說，就是寫下「兩個一角＝？」，讓孩子把每個一角硬幣兌換成十個一疊的一分硬幣，計算總共兌換成多少個一分硬幣，然後在問號的位置寫下「20」。他可以利用相同的方法把三個一分硬幣堆疊起來，並在你指著「＋」符號時，把兩堆硬幣擺放在一起，最後將所有的一分硬幣加總起來。你也可以用各種不同的小物件重複 20＋3 的加法運算，並在必要時多花一點時間練習每十個物件分成一組的概念，然後再回到硬幣的加法練習。在這個例子中，你把問題拆解成不同的步驟，利用了具體有形的輔助工具，也運用了口語、視覺與觸覺教學模式。

保持挑戰與成功的平衡：給予必要的調適，並有系統的移除提示

驅使孩子投入學習的關鍵原則，就是要讓他覺得有成就感，這說明了

DTT 教學時，為何要在每個步驟立即給予回饋。根據孩子的回應調整協助的程度，以及每個步驟的大小，可以讓他在學習的過程中保持挑戰與成功的平衡。記住「神經元一起發射，一起串連」這個基本原則，在孩子犯錯時立即糾正他，然後提升提示的程度或降低難度，給予他重複練習正確回應的機會。在孩子學習新概念時，**有系統的減弱支援**，只提供必要的調適，讓他有機會培養出更獨立的回應能力。以剛剛提到的數學練習為例，孩子或許再也不需要使用有形的輔助物輔助學習，不過仍然需要把問題寫下來。

多模式教學原則、把任務拆解成小步驟、有系統的減弱提示，均適用於所有類型的學習。先利用**任務分析**（task analysis）將烹飪、鋪床、穿衣等功能型技能拆解成不同的步驟，並運用**前序連鎖法**（forward chaining）或**倒序連鎖法**（參見第十七章）有系統的教導這些步驟。除了功能性技能或家事之外，你還可以利用正向連鎖與反向連鎖教導遊戲與數學問題，並遵循**提示順序**（實物、示範、手勢，或者口述等方式），引導孩子完成每個步驟。

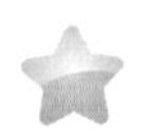

不用就會忘記：歸納的重要性

無論孩子在教學情境中學得多好，如想幫他把學會的概念轉換成長期記憶，就必須幫他**歸納**概念，因為「不用就會忘記」。孩子必須將課堂上學會的語言與數學應用在日常生活中，解決現實生活中的問題，當他感受到學習的意義與相關性，這些概念才有可能儲存到長期記憶庫。每次媽媽給了他兩片餅乾，爸爸再給了他三片餅乾，而他運用數學的概念把這些餅乾數量加總起來時，他就是在穩固他的數學概念。當他和弟弟把他們做家事獲得的零用錢投入存錢筒，看看夠不夠跟你買一個五分錢的聖代冰淇淋一起享用時，就又進一步穩固了他們的數學概念。

提供多模式的協助，幫助孩子進行回想

孩子就算已經學會且記住了某個概念，可能還是需要你的協助，才能回想起並表達此概念。這時，你也是要把握同樣的原則，提供**多模式的協**

助與**鷹架**，提供恰好足夠的提示，並讓孩子保持動機。對於有語言運用障礙的孩子，則可提供 PECS 圖卡選項、寫在紙張上的文字選單或是 AT 裝置，幫助他回想單字。只要運用折衷有彈性的教學方法，孩子就可以透過口語、手勢、文字或電子裝置，在各種不同的情境下找到合適的溝通方法。

如何教導學習技巧？

最後，你會希望孩子可以在你的訓練之下，學會如何靠自己學習，而這會是一段漫長的過程。一開始要先培養他對學習的熱愛，掌握他眼神透露的訊息，依此調整下一教學步驟的挑戰度，決定之後給予多少協助。平衡點拿捏得好，就可以激發孩子的學習欲望，等孩子產生學習欲望後，你就可以減少外在增強了。解讀孩子的反應，根據他的處理速度調整教學步調。融入你的關愛、熱情與鼓勵，你的孩子將會培養出想要成功的企圖以及精通概念的自豪感。每一次成功的教學都會進一步提升孩子對於學習的熱愛，因此，一定要試著在課程結束時畫下完美的句點。

調適感覺需求、克制自我刺激、主動做好學習準備

獨立學習需要許多的技巧。你必須在不同的情境（學習、做家事、日常作息、遊戲課時，以及到教堂、圖書館等安靜的公共場所）逐步提高要求，有意識的訓練孩子學習克制自我刺激。移除三、二、一倒數活動（參見第八章）時給予的提示，訓練他只要看到你的眼神或**手勢**（譬如，豎起三根手指），就可以做好學習準備。教導他如何自己做好感覺調適，例如戴上消音耳機，或是在寫作業之前先把門關上。最終的目標是要讓他學會在每次開始投入學習時集中注意力。

培養執行功能技能

執行功能技能（executive function skills, EFS）包含多種重要的管理能力。執行功能在腦部的前額皮質，負責指示與協調腦部其他各部分的功

能。我們在學習時需要多層面的執行功能同時運作，包括：注意力、選擇、專注、起始、克制、轉移注意力、監控、調節、修正、調整步調、順序、期待、評估、優先順序、組織以及計畫等。

訓練與培養孩子計畫的能力時，教導他做選擇並設計他自己的視覺化課表。例如，假使他有幾樣家庭作業要完成，就讓他自己決定做作業的先後順序，並且讓他（合理的）安排休息時間，以及休息時想要做什麼。

開始時可以從比較小型的練習做起。譬如你的孩子很喜歡用小棍子敲打的自我刺激活動。你可以讓他決定在做一樣作業的時段內安排一個短短的休息時間做敲打的活動，如果他有一樣十道數學習題的家庭作業，他可能會安排在做完第三題和第六題之後休息。這樣他比較能夠維持專注直到休息的時候都不去想自我刺激。同時他也在練習如何計畫、起始、專注以及克制，運用自我激發的動機進一步培養自我控制的能力。

如果做十道題目只有兩次的休息時間對孩子來說很困難，這時你就要幫助他學習如何**評估他自己的計畫**。「功課做得怎麼樣了？啊，做三題休息一下沒問題，四題就有點難了，是不是？」給孩子機會自己調整他的計畫。「你想，接下來你該怎麼安排呢？是不是做三題就休息，敲一會兒棍子？看起來你知道自己的需要，這是很好的**自我意識**。」[1]

做家庭作業的全部任務，應該是包括了從事先計畫（期待）到最後收拾書包（組織）。「明天上學書包裡需要帶些什麼？」這時候可以訓練孩子學習順序的概念。「讓我們看看明天的課表。數學課該帶什麼？（練習本和鉛筆盒）閱讀課？（故事書）下課休息時間？（點心）」

一邊做一邊教導孩子組織的能力，不要讓事情堆積太多。「這張作業全都做完了，太好了！應該收在什麼地方？」「讓我們看看你帶回來的功課。這些功課明天還要帶到學校去嗎？這個要放在哪裡？」有些家長會使用不同顏色的檔案夾，不同的科目用不同的顏色來幫孩子分類。在門口安

---

1 假如你的孩子在還沒有做完第三題就開始自我刺激的活動時，怎麼辦？一個辦法是設計一個核對清單，上面畫出三個提醒格。每次孩子在你們約定的時間之前自我刺激，就在格內打勾，提醒孩子你們的約定，讓他把棍子放下。如果三個格子都打勾，就告訴孩子他需要更多的幫助來學習克制，並把棍子拿走放在離他較遠的地方，或者放在他看不見的地方。

排一個架子專門放置第二天上學要帶的物件，免得出門前最後一分鐘忙著找東西。為孩子安排一個安靜的地點做功課，孩子也應該有屬於他自己的抽屜放置紙筆和專門放書本的書架；讓他們學習歸置物件的習慣。

教導孩子先選好選項，然後把選項放到自己的視覺化課表，並以方格打勾的方式或是將活動的單字／圖示標籤放入「完成」信封袋的方式標記完成的項目，訓練他監控自己的工作進度，這就是培養**自我監控技能**的初始步驟。幫他把不同的練習作業放在相臨的抽屜或檔案夾內，透過環境的佈置提醒他下一步該做什麼。讓他在把東西放進不同的抽屜時學習轉移注意力。等他熟練之後，就可以加料變成遊戲，用計時與獎勵的方式讓孩子學習自我調整步伐。你也可以運用此原則建立一個**獨立的工作站**（參見第七章），這或許是孩子邁向獨立學習的第一步。

製作一些有著你刻意放進去的錯誤的練習作業，訓練孩子改錯並**檢查自己的作業**。等他逐漸熟習，下一次他再遇到同樣情形，用詢問的眼神看著你想要確定他是否做對時，你可以引導他自己核對。「你想要確定做對了沒有是很好的。好能幹！又會檢查也會改正。」

提供給孩子他所需要的協助，幫助孩子練習運用這些執行功能技能。如果你覺得太難，用你計畫教導學科的方式把你想要訓練的特定的執行功能列出來，然後從熟練少數的項目做起。（本節最後的「陳彼得學習執行功能技能目標表」會有例子可供各位參考。）

教導執行功能的技能和教導其他技能是一樣的。在孩子的能力增加後，逐漸拆除鷹架。當孩子能夠在最少提示的情形下自己運用這些技能，你可以在日常生活中不時持續給予簡短而直接的提示以提醒孩子。例如：「看這邊。我有很重要的東西給你看。」（做好學習的準備）「注意了，你們老師說這題考試會出。」（做好學習的準備）「等大家都坐好了，才可以開始吃。」（克制）「計時器再五分鐘就要響了。把東西整理好。」（調整步伐、期待、組織）「把東西放回原處。」（組織）「你得快一點，沒多少時間了。」（調整步伐）「記得步驟的順序。下一步是什麼？」（順序）「你做的像不像模型？」（監控、檢查）「這件事，你應該用哪些步驟？」（計畫），以及「哪一件事最重要？」（優先順序）。

當孩子在日常生活中，能夠在你的提示下熟練的運用這些技能，就要更降低提醒。用一個字或者更好的是用手勢。然後以非直接的提示，提醒孩子把不同的技能連結起來運用，例如：「這題考試會出。那你該怎麼辦？」（看著你手指的地方，注意）「我們要有禮貌，大家一起開動，所以你應該要怎麼做呢？」（飯前等大家坐好）「計時器還有五分鐘就響了。你需要做什麼？」「那個應該放在哪裡？」（放回原處）「我們還有十分鐘，你要如何追蹤時間？」（設定定時器）「糟糕！我們有沒有忘記東西？」（譬如你暫停等孩子的回應，他卻跳過一個步驟）「你要怎麼做來看你有沒有做對？」（用模型核對）「今天功課很多。你想什麼是最好的安排？」（優先順序，安排進程）

最好的教學法則是蘇格拉底方法（Socratic Method）[2]。只要有機會，就用問答的方式，不急著說教。若孩子在圖書館裡講話太大聲，與其說：「小聲點！」不如換成：「你看，所有人都在讀書。你讀書時喜歡吵鬧還是安靜？」每一個成功或失敗的經驗都是教導孩子學習了解做執行功能技能練習的目的，使得練習的過程本身成為目的。「哇！真高興你上個週末把讀書報告做好一半。這樣我們可以在上床前一起看個電影。」「糟糕！你的家庭作業一直都放在書包裡，結果你沒找到，沒有交給老師。你可以想出什麼辦法，讓你下一次比較容易找到？」當孩子了解問題出在自己時，就愈能自己找出解決問題的辦法，也更能將執行功能技能內在化。

家長們常會發現，他們教導了這些執行功能的技巧，也看到孩子在他們的指導與提示之下會做到，但是孩子們還是不會自己獨立運用。[3] 誇讚孩子做得不錯，對有些孩子來說，已經足夠鼓勵他們自己練習運用這些執行功能技能；但是很多孩子還是需要有一個附帶的獎勵制度，提供實質的獎賞，鼓勵他們做到。所以各位可以考慮設計一個表格把這些執行功能技能

2 譯註：蘇格拉底方法是在教學或討論中通過問答引出提問者預期的結論。

3 這個問題常在注意力不足過動合併症（ADD）的孩子身上出現，意思是說他們下腦獎賞中樞傳送訊息的多巴胺接受體數量比常人減低了 40%（Vulkow et al., 2009）。對這些孩子，從上至下的方式教導的執行功能技能是不足以讓他們在日常生活中運用的。以由下至上的方式是必要的，就是說用外在的獎勵輔助他們內在獎賞中樞的缺陷。

列在表格裡，一次只列幾樣，每當孩子做到了，就讓他自己打勾，換取獎勵，譬如：用電腦的時間、玩電子遊戲的時間，或是任何你們同意的能夠激發動機的獎勵。稍後，可以讓他自己來設計獎勵制度，以此作為學習運用自助能力的策略，達成他自己設定的目標。

陳彼得學習執行功能技能目標表 2014-2015

執行功能技能	基線	目標
計畫、自我評估、調整步調、自我克制	彼得努力做到使用計時器制定時間表，克制自己不在散步時撿樹枝，學習不被強烈的感覺需求控制。	自己設定計時器，逐漸加長散步時不撿樹枝的時間，按著自我克制的能力調整計時器，加長或減少，並自己設計獎勵制度增加或減少。
計畫、組織	彼得偶爾記得外出時要帶成人圍兜和耳塞。	彼得自己整理上游泳課的背包。
組織	彼得正在學習如何將在電腦上做好的檔案存進記憶庫。	彼得要學會在電腦上複製與保存重要的文件，把零散的筆記按照不同主題整理與分類。
自我評估、計畫、組織	彼得常常不肯把他穿過的最喜歡的衣服放進洗衣籃，但是有時候又會勉為其難的改變主意，把他喜歡的衣服放進洗衣機。	彼得要學習聞一聞衣服檢查或是算一算穿了幾天，看看是否應該放進洗衣籃，然後自己選一些乾淨的衣服放在浴室的架子上。
自我監控	彼得偶爾在早晨獨立盥洗和穿衣。	彼得要學習在早晨運用核對清單檢查是否完成例行作息與例行盥洗的任務，包括擦拭洗手台、沖馬桶、穿衣、洗手與刷牙。
自我監控、改正錯誤	彼得偶爾會自己改正拼錯的字或是忘了大寫的字母。	彼得要學會在做功課時，每打一行就校對。
設定優先及先後順序、組織、自習時自動自發、轉移注意力	彼得決定他要先做哪個科目的作業。	彼得每次帶三種家庭作業回家，例如數學、文法或閱讀理解填充題時，學習自己安排做作業的順序，完成之後按照科目收進作業夾。

對孩子的學習障礙進行輔助

鼓勵孩子**養成記筆記的習慣**來輔助他的運作記憶。

對於有聽覺處理困難的孩子，讓他養成在聽指令時複述指令的習慣，這樣指導老師可以在聽他的複述時知道他是否掌握指令的內容。（教導孩子如何禮貌的要求老師說得慢一點或是再說一遍。）教導孩子要求老師把指令寫下來，或是透過電子郵件或簡訊溝通重要的訊息。在學期開始時，提醒孩子要求老師讓他坐在靠近黑板的前排座位，讓他能看得更清楚。教導孩子養成預習功課的習慣，幫助他提高在課堂裡的學習效果。

對於有視覺處理困難的孩子，閱讀時用尺幫助他不看錯行，或是幫他做「紙板窗口」，框住一小段內容，輔助他在閱讀時能夠跟上。幫他準備筆記卡，學習如何做筆記，一邊讀一邊把一些主要的訊息記在卡上，避免讀完大段之後還要回去重讀。做數學時，用大格的方格紙對於排列行或列有幫助。如果許可，讓孩子把課堂上老師教的內容錄下來，或是用有聲課本或光碟。市面上有高科技的智慧型原子筆，可以把孩子寫下來的筆記藉著 iPad 或 iPhone 的 mics 功能同步記錄輸入。和聽覺處理困難的孩子不一樣，你要讓視覺處理障礙的孩子學習要求老師用電話溝通重要的資訊，而不是簡訊或電子郵件。

搜尋資訊與使用參考工具

教導孩子學習使用參考書而不是每次都依賴你，指導他使用 PECS 手冊或是 AT 裝置找他想要用的字。每次他獨立嘗試時，都溫暖的鼓勵他。教導他參考自己過去完成的工作，譬如從他過去的作業中找出寫對的字。教導他用「誰」、「什麼」、「哪裡」的遊戲（參見第十二章）從其他人那裡**找資料**，同時找機會把學到的技能歸納起來，在日常生活中運用。

另一個目標是讓孩子建立科技能力，教導能力較強的孩子學習上網找資料。例如，他很想吃熱狗或是爆米花，與其你替他做，寧可教他上網查詢如何用微波爐把熱狗加熱或是如何做爆米花。如果孩子對飛機著迷，可以教他如何上網找有關他最喜歡的主題的資料，或是上網找資料練習安排出遊的行程。

鼓勵主動性

最重要的是要透過鼓勵與關注，獎勵他主動模仿你或是展現其他的主動性。耐心的**等待**，讓他有足夠的時間獨自處理與探索資訊；如果他似乎忘了原本的意圖，則要幫他把做的事塑造成有目的與值得執行的任務。

舉例來說，有一次我和彼得正在佈置餐桌，我負責在餐桌上的每個位置擺放餐巾，他則負責將叉子擺放在餐巾上。後來電話響了，我跑去接電話，等我回到餐桌旁時，發現彼得早已在餐桌上擺放了許多餐巾，並將叉子擺放在餐巾上，問題是，他把餐巾與叉子全部堆在餐桌中間了。因為他主動一個人完成了所有的佈置工作，所以我給了他溫暖的讚美。我後來沒有直接重做，而是把他佈置好的成果融入後續的工作流程：我接著擺放餐盤，請他檢查哪些餐盤沒有餐巾與叉子，然後從桌子中間拿取他已經完成的擺設。

獎勵孩子展現主動性的最佳方法，就是**融入他的想法**。

過程的反思

退一步，鼓勵獨立

退後一步耐心等待，接受預期的風險讓孩子有機會從錯誤中學習，是相當困難的一件事；不過，這個過程有時候需要的只是耐心。在我教導彼得如何更換手電筒與耳機的電池時，我會耐心的等他放入電池，讓他透過**試誤法**不斷嘗試，直到裝對為止。有時候，潛在的風險有點難以接受，譬如當他放了太多的佳得樂運動飲料粉到水杯中，後來發現調出來的飲料根本不能喝，只好重新來過。有時候，平靜的接受風險則需要超乎常人的修養，譬如讓孩子親身體驗沒有及時上廁所的後果，藉此訓練他注意身體發出的訊號。這時候，你只要記住這句話：你可以優雅的將錯誤視為生活的一部分，適時放手，讓孩子從錯誤中學習。

這是一趟美好的旅程

教導孩子如何學習並不容易，不過，只要付出時間，耐心等待，孩子就會在你的鼓勵之下學會模仿、探索與自動自發。用心教導孩子學習的技

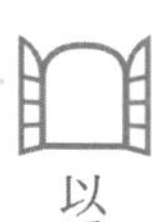

能，是一個值得努力達成的目標。教導他如何做好感覺調適，自己檢查工作的錯誤，就是在教導自我意識；讓他決定視覺化課表的選項，就是在教導他如何設定目標。他從取得參考工具與支援的過程中學習主動積極；從在獨立工作站自我監控工作進度的過程中學習堅持不懈；從學習集中注意力與克制自我刺激的過程中學習自我控制。當你停頓下來，指示他從你和其他人身上尋求資訊時，就是在教導他如何取得與建構支援系統。當你時刻掌握挑戰與成功的平衡時，你不僅訓練了他對挫折的忍受度，也提升了他對無法馬上獲得滿足的忍受度，而這些特質都是孩子將來成功的關鍵。

♥ 成功特質的長期研究

加州帕薩迪納的學習障礙兒童專門學校弗洛斯丁中心（Frostig Center）曾經針對有學習障礙、智力正常且沒有感覺缺陷或情緒干擾的兒童進行了一項二十年的縱向研究（Raskind, Goldberg, and Higgins, 2003）。他們以各種不同的社會心理測量方法發現了六項與未來成功相關的特質，這六項特質分別為「自我意識」（知道自己需要什麼，並以自己的強項彌補自己的弱點）、「目標設定」（計畫能力）、「主動積極」（實踐計畫與承諾，爭取自己需要的東西）、「堅持不懈」（堅忍剛毅）、「建構與取得支援系統」（請求與取得協助）、「情緒因應對策」（培養耐心與正面的態度）。

這些研究結果已廣泛應用於全美各地的課室教學。教師們運用了各種不同的策略詳盡教導這些特質，並鼓勵學生培養這些特質。有些老師會在薄板（護背過的圖片或紙張）上寫下這些「成功關鍵特質」，並在學生展現這些特質時出示薄板，或是特別點出展現這些特質的現實、文學或歷史人物。考量我們孩子的程度，建議大家不妨製作標示著「我知道自己需要什麼」、「我會好好計畫事情」、「我是主動積極的好孩子」、「我會堅持做好每一件事」、「我會請求協助」、「我會有耐心」等簡單標籤的星星薄板或鑰匙圈，並在他展現其中一項特質時給他一顆星星作為獎勵。

Chapter 15

挑戰行為

我們上游泳課遲到了。我把車停好，下了車，然後打開彼得的車門。「彼得，該下車囉！」我試著讓聲音聽起來愉快有自信，不過，彼得剛剛才在我的催促之下，慢吞吞的穿好衣服，離開家門。通常彼得很喜歡游泳的，但今天他卻坐在車上一動也不動，只是注視著我。「來吧，彼得，今天天氣很好，很適合游泳喔！而且嘉比小姐已經在等你了！」彼得低頭看著自己的腳，雙手用力拍打膝蓋。「你現在或許不想游泳，不過，等你動起來之後，就會覺得好多了。讓我來幫你吧！」我把手伸了出來。「把你的腳移過來這裡，然後抓住我的手。沒錯，就是這樣。這隻腳先下來，接著再換另一隻腳。好了，你現在抓著這一邊（游泳袋的一個提手），我抓著另外一邊（游泳袋的另一個提手）。很好！咱們走吧！」我關上車門，和彼得一起離開了。「右右右左右！」我邊走邊哼著唱。彼得一開始的動作有些生硬，不過他很快就跟上節奏，還小聲的輕輕跟我哼著：「右右右左右。」我從眼角的餘光瞥了他一眼，然後開心的笑了，他發現我在看他，也跟著笑了。我們繼續往游泳池前進。

目前有許多書花了很大的篇幅探討適應不良行為的矯正方法，你可以從葛林斯潘與薇德的《自閉兒教養寶典》（Greenspan and Wieder, 2006）以及西格爾的《幫助自閉症孩子學習》（Siegel, 2003）找到許多不錯的建議。蕭普勒等人的《自閉症兒童的教學活動》（Schopler et al., 1983）則針對吐口水、拍打東西、晃頭、不斷發出怪聲、咬人、尖叫等廣泛特殊挑戰行為，提出詳細的行為管理策略。本章的目的不是要全面探討每個挑戰行為，而是要幫助你了解你的孩子，並針對某些導因於自閉症神經缺陷的常見行為問題提供因應對策。

神經性原因導致的挑戰行為

我們的孩子表現出的挑戰行為可以說是不勝枚舉。這些行為有些是神經性的，因為感覺統合異常、運用障礙、基底神經節的問題，造成注意力無法集中、容易分心、強迫症、衝動行為、焦慮症、智能發展障礙以及溝通障礙。

此外，也有腦部額葉缺陷的考量。所有兒童額葉的發展都需要時間和訓練，舉凡判斷的能力、解決問題的能力、做決定、意念的形成以及自我克制，都是由額葉負責。額葉與腦部其他部分功能的連結需要時間與練習逐漸發展，包括與掌管懼怕、憤怒與快樂等情緒，以及危險時戰鬥還是逃跑的本能反應等行為的扁桃體的連結。這種腦部連結的功能對於一個人在調節情緒時很重要，他們需要運用智慧與從經驗累積的判斷力，從而學習如何自我控制情緒。但自閉症患者腦部連結的功能不足，致使他們比神經發育正常的孩子需要更多的練習，才能發展與強化這個連結的功能。

當腦部的上部（額葉）與下部（扁桃體）不連結時，主導行為的功能就由下部的扁桃體主導。這時我們就會看到額葉缺乏連結功能的行為，例如在我們孩子身上常見的衝動行為和攻擊性行為。因此需要更多有耐心的、具一致性的以及有目的的練習才能變得更好。

但是你我的孩子是會有進步的，所以請各位不要放棄希望！在本章我會和各位探討處理神經生理性的挑戰行為長期與短期的策略，如何在問題行為發生時有效的處理，更重要的是如何在日常生活中學習強化額葉的連結，使孩子發展出自我控制與溫順的行為。

本章開頭的故事描述了一個看似反抗，但其實是因為自閉症的神經性障礙所造成的問題行為。以游泳池所發生的事為例，我歪打正著猜對了。因為我知道彼得平常是喜歡游泳的，我也知道他之前已經有動作遲緩的現象，所以我猜想問題不在游泳課，可能是基底神經節的問題——這是我們的孩子在起始動作時常會有的問題。或許他因為身體不聽使喚又被我催促而感到苦惱。所以我把下車的動作拆解成簡單的小步驟，改用簡短的話語和手勢，這種方式稱為「行動導向指示」。哼唱節奏簡單的歌幫助彼得跟上我的步調。往游泳池走時兩人合提游泳袋，除了給彼得身體的標識也增加趣味。這個方法管用了，不過我也是在試過之後才知道我的猜測沒錯。

我也有很多次沒有猜對，彼得繼續他的抗議行為。我們會在下一章討論一些較嚴重的自傷和攻擊性行為。現在我們先來看看孩子雖然抗議，但還是有商量的餘地時，父母該怎麼做。

遇到這種情況，建議各位先花點時間回想之前發生的事，回想可以幫助你做出更客觀的判斷。有時候，我們會認為孩子的行為是針對我們，覺得他心裡應該是在想：「我現在該怎麼折磨媽媽，好把她給逼瘋？」其實我們的孩子根本沒有研擬此計畫的角色取替與社交思考能力，他們只是不曉得如何透過其他更恰當的方式與你溝通，或是滿足未被滿足的需求而已。

如果不了解孩子為什麼不聽話，或是不確定自己有沒有猜錯，我給各位的建議是先回歸基本原則，試著從孩子的角度思考問題的癥結，並根據問題的癥結採取因應對策。想想孩子的行為傳達了什麼訊息？孩子想說什麼？他為什麼不開心？因此，想要針對挑戰行為研擬有效的因應對策，第一步要先做好調諧工作。

行為功能評估：或多或少有幫助

行為治療師將這種評估稱為「行為功能分析」，用以確定挑戰行為的功能或目的。如果可以確定挑戰行為的目的，就可以幫助孩子學習以其他更恰當或合宜的方式達到目的。行為功能分析又稱為「前因、行為與結果評估」（即ABC分析，ABC分別代表antecedent、behavior和consequence）。「前因」指的是行為發生之前引發或加速行為發生的事情，可以透露行為發生原因的線索。導致行為的原因可以簡單分成感覺需求、自我刺激、嘗試獲得想要的東西，或是嘗試逃避不想從事的活動；「行為」指的是你想要改變的問題或標的行為；「結果」指的是行為出現之後發生的事情，以及如何重塑你的反應，教導孩子展現更合宜或恰當的替代行為。

假設孩子正要走出廚房去外面騎腳踏車，他打開門後突然停了下來，開始晃動雙手、發出長而尖銳的叫聲，弟弟這時剛好從他身邊擠過去而被打到了頭。遇到這種情況，你會怎麼做？這個例子的挑戰行為主要是打弟弟的頭，不過他可能是在晃動雙手時不小心打到的。晃動雙手的行為大致是想要傳達他因為沒辦法很快的想出他想要跟你說的話而產生的挫折感，再加上弟弟這時又剛好從他身邊擠過去，使得他更加著急與沮喪。突然停下來與自我刺激是主要的行為，可能只是不明原因導致的自我刺激需求，或是其他因素造成的。次要的原因則可能是預期自己即將被感覺轟炸（外面的刺眼陽光）襲擊，或是突然發現廚房餐桌上有他想吃的食物（假設是櫻桃），卻不知道怎麼表達他的欲望，或者是因為他不太想騎腳踏車，卻不知道怎麼提出抗議。

等到大家都平靜下來，被傷害到的一方也照顧好了，這時你就要和孩子探討他打人的行為，問他：「為什麼要打人？」你必須在打弟弟頭的行為與滿足他的感覺需求之間創造空間，不要讓他覺得兩者之間存在關聯。抓著孩子的手，然後說：「注意你的手，兒子。你看弟弟，他被你打得好痛喔，快說『對不起』。」（你或許也要提醒弟弟不可以從別人身旁硬擠過去。）[1] 然後試著猜出孩子的想法：「你是不是在擔心外面的陽光太刺眼啊？你可以說「『太刺眼了。』」等他說「太刺眼了」之後，就拿出他的太陽眼鏡讓他戴上。如果你猜對了，他就會立刻踏出廚房的門；如果他沒

1 如果孩子心情很糟，沒辦法立刻跟弟弟和好，則可以先處理挫折感的問題，讓他知道你了解他，譬如可以問他：「你是不是想吃櫻桃啊？」如果你猜對了，而他似乎很渴望得到櫻桃，就請他說：「我想吃櫻桃。」然後跟他保證你一定會給他櫻桃。你甚至可以把櫻桃放在你的手中，讓他知道快要有櫻桃可以吃了；不過，在給他櫻桃之前，要先要求他跟弟弟和好，先解決打人的問題。

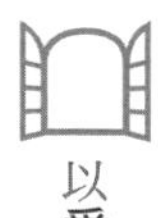

有立刻走出去，就再想想其他的可能性，譬如教他說「我想吃櫻桃」或是「不要騎腳踏車」。思考所有的可能原因，就比較有機會提出有幫助的回應，教導孩子下次可以怎麼表達需求。

然而，導致問題行為的原因不只是感覺需求或者溝通問題。功能行為評估這時就可以幫助你，因為這種方法的焦點不是處罰而是教導替代行為。不過實際情況可能要比書本所說的模式複雜多了。促使某種行為的動機不只是想要得到或避免不想要什麼這麼單純。從年幼孩子的角度表面上看可能是這樣，當他開始成長，就會逐漸發展出其他的動機，例如：自我堅持的需要、嘗試挑戰界限、對他眼中看來不公平的待遇採取自我防衛、探索、付出以及認同等。要處理因複雜的動機導致的挑戰行為，需要你從對孩子的觀察、相處與溝通所得到的了解與認識。事實上這樣的方式同樣也適用於教導神經發育正常的孩子，各位可以在本書最後參考文獻中找到西格爾（Siegel）和伯恩斯（Burns）兩人的著作，會對各位很有幫助。

以下我們來看一些有效的非藥物策略，用以處理由於神經性問題所造成的與自閉症有關的挑戰行為，例如：自我刺激、衝動行為、強迫症、固執、焦慮症，以及由於基底神經節障礙所導致的動作起始問題。我們也會談到學習的挫折，以及運用一般父母常用的教育方法來增進孩子的配合，因為這也是常見的問題。首先我們來討論潛在的生理問題。這些問題可能與自閉症沒有直接的關聯，但是由於自閉症患者內在感受的障礙（感受病痛以及其他身體訊息的能力）和溝通的障礙，要找出生理問題常常不是很容易。

潛在的生理因素：找出癥結

針對尚未確認的病痛問題考量可能的成因是有必要的。學步時期的彼得會很用力的敲打自己的下巴，我們原本以為這是一種自我刺激行為，帶他去看牙醫後，才發現他的牙齒之間有好幾個很深很痛的蛀洞。幾年之後，彼得有時會突然莫名其妙的出現焦慮與攻擊行為。也許前一分鐘還很專心的在做數學功課，下一分鐘卻突然躺在地板上呻吟，用頭撞地板，攻擊前來制止的人。我們後來才發現彼得有胃食道逆流，胃酸逆流到食道，使得他很不舒服。我們之後用長效藥物幫助他抑制胃酸，才解決了情緒爆發的問題。

有時很難確定某個生理病痛是否就是造成孩子焦慮的癥結。我們之前曾在彼得的下食道放置胃酸偵測探頭，偵測胃酸的棘波，看看有沒有胃酸逆流的情況，醫院看了檢測報告後，認為彼得逆流的症狀輕微，發生率一天不到 5%；不過，我跟院方要了確切的資料後，發現他在出現焦慮與攻擊行為的時間點（我按照時間順序記錄了彼得出現焦慮與攻擊行為的時間）有幾個短暫的棘波。儘管如此，我還是嘗試把彼得的制酸藥物停掉，我以為只要在有需要的時候提供制酸劑，幫他緩解暫時的不適就好了。然而，彼得的焦慮與攻擊行為一再發生，雖然在必要時服用制酸劑可以暫時緩解不適，但是他每天都得對抗間歇出現且無法預期的不適，使得彼得相當疲累，最後在恢復服用長效型制酸劑之後才解決了這個問題。說了這麼多，我想傳達的重點是：醫學測試提供的資訊雖然有幫助，但卻往往無法給予明確的答案，所以一定要審慎解讀，最終的結論應該取決於你對孩子的仔細觀察。

此外，目前的醫學對於某些疾病並沒有全盤的了解。麩質腸病變（口炎性腹瀉）是一種自體免疫疾病，目前雖然可以精確檢測，但是有些沒有麩質腸病變的人卻出現了較輕微的麩質攝取問題，這種症狀稱為麩質不耐症或麩質過敏症。現今醫學對於麩質不耐症或麩質過敏症並沒有完整的描述或了解，不過，這並不表示你的孩子不會出現此症狀。彼得出現原因不明的腹瀉與腹絞痛已好幾年，雖然腹腔性疾病（麩質腸病變）的抗體測試結果是陰性，但他只要攝取一些小麥食品就會出現腹瀉與腹絞痛的症狀，在我們限制他的小麥攝取量後，他的胃腸症狀就消失了。我們有一段時間暫停小麥攝取量的限制，結果發現這些症狀又出現了，我們這時才確定他有麩質過敏症。剛剛歸因於腸躁症的問題在恢復小麥攝取量的限制後已獲得解決。

醫學對於潛在生理病痛無法給予明確的解答時，有時候最好的做法就是採取科學方法進一步調查。在進行生物醫學介入之前與之後，盡可能的

客觀追蹤與測量孩子的症狀，並根據追蹤與測量的結果判斷是否值得繼續進行介入治療。就算你認為介入治療對孩子有幫助，你或許仍想要進一步透過測試確認自己的判斷是否正確，尤其當介入治療可能產生副作用時。如果情況持續改善，就比較不可能是巧合。當你看到孩子出現莫名古怪或不尋常的行為時，先想想是否有可能是生理病痛造成的，然後盡可能的使用科學方法縮小可能性。

♥ 生物醫學介入治療

當生物醫學介入治療有成效，又沒有什麼副作用時，不妨試用，但是應該注意要以科學的方法使用。與醫生配合，在事前定好療程的時間長短。療程的長短可能是兩個星期到數個月，依照情況與療法而有不同。譬如，使用褪黑激素來治療睡眠問題時，試用期不超過一個星期就可以看出療效，但是若要弄清楚改吃無麩質飲食是否會改善腹瀉情形，則需要一個月或者更長的時間。確定要觀察的症狀，鎖定目標，在特定的試用期間內進行評估。開始正式使用任何療法時，要先在特定期間收集並記錄觀察與計量標的症狀，找到評估底線。然後用正式使用期間收集的資料與評估底線做比較，來確認該療法是否適用於你的孩子。這樣的試驗最好重複一到兩次以確定結果的正確性。

對於處方藥物也要這樣做。治療精神病症的藥物與一般像抗生素或抗過敏的藥物不同，這些藥物的療效機制相對來說較簡單，療效終端的估量也較容易，實驗研究的結果詳細明確。雖然對治療精神病的藥物的研究多過對非食品與美國食品藥物管理局（FDA）核准的生物醫療藥物的研究，但是許多這些藥物並沒有在自閉症兒童身上試用的研究，而且很多處方是以「藥品仿單外」（off-label）方式開的，意思是與研究測試的病情不盡相同。

如果你在考慮以這樣的處方方式所開的精神病藥物治療孩子的行為問題，你應當與醫生密切合作。考慮進行與前述同樣的科學試驗，設定時段在服用與不服用藥物的情形下觀察標的症狀。最好有另一位不知道服藥時間的觀察人員，譬如學校的老師，請他觀察與估量標的症狀。

許多年前，彼得的小兒科醫生試著以輕微劑量的藥物治療他的強迫症。他的衝動症狀似乎有減輕，但是藥物使得彼得整天昏昏沉沉，嚴重影響他的學習，所以我們決定停止使用。衝動的症狀在藥停了之後不久就重新出現，但是後來經過一段時間就漸漸自動減輕。這幾年來，我們發現彼得的強迫症會週期性的出現，似乎有它自己的頻率，與外界刺激沒有什麼關聯。我不確定藥物是否減輕了衝動症狀，或是症狀的強度本身就會自動降低。無論是什麼原因，我都很感恩，有機會了解到彼得強迫症的自然原型。否則，我可以想見我會把強迫症症狀減輕歸功於藥物，然後在病情加重時加重藥量，而在病症進入自然降溫期間，將病情改善歸功於藥物。這樣一來，我的孩子將不知不覺走上一條藥物劑量不斷不必要的往上增加的冤枉路。

請不要誤會，我的意思並不是要各位避免使用藥物，而是要明智且謹慎。盡量用非藥物及教育的方式處理問題行為的挑戰。這樣你會有時間觀察病症的自然狀況與病史。生物醫藥治療，不論是處方或非處方，很可能會大大改善孩子還有跟他一起奮鬥的家人的生活；但是由於許多藥物都還在實驗階段，因此在使用時要用科學方式，並考慮定期重新評估藥效和孩子對藥物的需要。甚至在決定使用藥物治療的同時，非藥物及教育的方式與策略仍然應該是在排除醫學因素之後，所有行為治療計畫最重要的基石。有效的教育方式不但能減少對藥物需要的劑量，也減低藥物對孩子所造成的副作用和風險，同時使孩子的發展向前推進。

如果自我刺激已經嚴重影響孩子的生活，該怎麼辦？

對我們的孩子而言，感覺問題是個重大的議題。彼得似乎天生有種無法滿足的感覺衝動，而這種感覺衝動經過許多年逐漸出現了各種不同的形式，包括：晃動雙手、搖晃身體、拍打東西、撕紙、折樹枝、摘樹葉、尖叫、咬嘴唇、摳抓皮膚，有時甚至還會出現輕微的自傷行為。就算自傷的情況不嚴重，但「自我刺激」有時會造成很大的問題。孩子在自我刺激上消耗了太多的專注力與精神，使他無法專心學習與互動，而這些行為也可能妨礙或攪擾他人，尤其是在圖書館、等候室等安靜的公共場合時。如果孩子的自我刺激是玩弄東西，譬如紙張與樹枝，就有可能產生毀壞物品的問題，例如：撕爸爸的鈔票、撕弟弟的功課，或是折鄰居的植物等。我們該如何幫助孩子減少自我刺激，或是至少限制自我刺激的時間、物件與地點呢？我們可不可能減少他們對於自我刺激的需求，或是教導他們克制自我刺激呢？

他們為什麼要自我刺激？

我曾經聽過自閉症患者針對他們的「自我刺激」行為提出了不同的解釋。有一位女性患者表示，她的自我刺激是為了在自己的控制之下製造感覺的輸出，以便壓過外來的刺激對她的神經系統所造成的感覺轟炸。我們發現彼得在擁擠吵鬧的環境會出現更多的自我刺激行為，而戴上消音耳機確實能減少他在這些場合的自我刺激行為。

有位患者說，他之所以晃動雙手，是為了感覺身體在空間的位置。他的自我刺激似乎是為了彌補不夠敏感的本體感覺。有些職能治療師會給予定期的「感覺套餐」，滿足不夠敏感的感覺需求，而你也可以給予孩子擠壓球、阻力帶等「感覺玩具」，讓他在學科課程之間使用這些玩具。或者可以製作一個「感覺休息」的標籤（可以附上圖示），並將標籤放在孩子的視覺化課表上，讓他知道何時可以進行感覺休息，如此有助於克制他在進行學科練習時的自我刺激行為。

注意耐受性

不過，給予感覺休息時一定要小心，不要一次給太多，否則可能會養大孩子的感覺胃口，就好像抓癢會讓你覺得更癢而更想抓一樣。幾年前，我想要訓練彼得在望彌撒時乖乖坐好，於是在上教堂時為彼得準備了一袋感覺玩具，好讓他乖乖坐在我旁邊拍打與擠壓玩具。然而，他對扭動身體、晃動雙手、尖叫與拍打東西的欲望不但沒有降低，反而還增加了。感覺玩具玩得愈多，拍打東西與晃動雙手的情況就更嚴重、聲音就愈大聲，彷彿是身體習慣了某個程度的刺激，於是需要更多刺激才能滿足，這就是心理學所謂的「耐受性」（tolerance）。耐受性是一種常見的神經現象，指的是身體適應了某個程度的刺激或某個劑量的藥物，因而需要更多的刺激或劑量才能獲得相同的效果。[2] 事實上，許多治療感覺統合的職能治療師給予特定感覺活動（譬如：把孩子舉起來盪鞦韆、讓他在大球上彈跳、穿加重背心、拉阻力帶）的時間，每次都不會超過二十分鐘，所以我現在都會把感覺活動休息控制在二十分鐘以內，而且通常只有幾分鐘。此外，我還會以計時器計時，並不時更換感覺玩具的選項。

♥ 什麼是感覺玩具？

感覺玩具與活動可以滿足孩子對於體驗感覺的興趣。目前市面上提供了不同質地與硬度的感覺玩具：酷奇球（Koosh®）、軟凝膠舒壓球、表面凹凸不平的擠壓球、彈性阻力帶與橡皮筋，以及各種有鏈接而可發出啪嗒聲的串珠項鍊，都有助於滿足觸覺的感覺尋求的欲望；會閃爍的陀螺、紙風車、螢光棒以及會發光的軟凝膠舒壓球可以滿足視覺的自我刺激需求；彈力球座椅、彈簧墊、可掛在門上的引體向上單槓、阻力帶（用於肌肉阻力訓練的粗橡皮繩）可以滿足許多自閉兒對於本體感覺的渴望；加重背心、放在膝蓋上的沙袋、厚重的毯子、大型人體伸展袋可以提供有壓力的感覺；對於喜歡攀爬與挑戰平衡的孩子，可以提供平衡板、平衡木、攀爬設施、攀岩牆等選項滿足他們的需求；一般式、輪胎式、平板式、網狀式鞦韆以及旋轉板，則有助於滿足前庭覺的自我刺激需求。

如欲尋找感覺玩具與設施，只要在 Google 搜尋「自閉症感覺玩具」（sensory toys for autism），就可以找到像是 funandfunction.

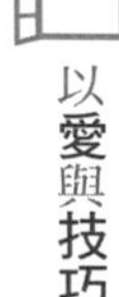

2 這裡提出的機制是神經元受體在充滿神經傳導物質時的向下調節。

com、Autism-superstore.com 等大眾化的商業網站。有些家長會在孩子的背包裡放入一些感覺玩具，以便用作獎勵孩子的增強物，或是在需要舒壓時快速取用。提供感覺玩具時，一樣得把握定期更換的原則，以免孩子玩膩了。

 如何降低自我刺激需求？

總的來說，我們發現減少自我刺激最好的方法，就是提供許多規律的身體活動，安撫身體的自我刺激需求，並讓孩子投入工作及其他活動，轉移感覺尋求的注意力。美國疾病管制局（CDC）建議成人每天至少做三十分鐘的運動，兒童則至少做六十分鐘的運動，讓心跳速率提高至最大心跳速率（220－年紀）的 60% 至 80%。[3] 這些原則對於自閉症患者尤其重要，有助於將自我刺激維持在較不易造成分心的程度；不過，你不需要讓孩子一次做足六十分鐘的運動，可以分次做，譬如三十分鐘的游泳、體操、騎腳踏車、健身房健身等密集活動，以及在學科練習之間累計共三十分鐘的大振幅活動休息或感覺休息。

♥ 體操活動休息

大振幅活動（amplitude exercises）包括：大跳躍、跳躍體操（jumping jacks）、扣球（ball slams，兩手抓著加重的球，舉起手臂，然後將球丟到一堆毛巾上）、伏地挺身、蹲坐、拔河、用阻力帶做伸展運動、蛇行跳躍（snake jumps，跳過放在地上的繩子）、青蛙跳、全身仰臥起坐（full sit-ups，孩子最後站起來跟你擊掌）。[4] 你可以在這些活動中融入趣味元素，同時訓練社交互動與身體活動。

3 www.cdc.gov/physicalactivity/everyone/guidelines/adults.html
4 Dr. Gwenyth Palafox, Pasadena: www.meaningfulgrowth.com

限制自我刺激的物件、地點與時間

給予大量的體操活動或許可以減少自我刺激的行為，但並無法完全消除自我刺激。比較合理且實際的目標是透過運動以及其他可以轉移注意力的活動，減少孩子的自我刺激需求，將他的自我刺激行為局限在可接受的物件、地點與時間。

雖然過程中必須一再反覆叮嚀，不過，教導孩子將自我刺激行為限制在特定的物件並非不可能做到。彼得之前會以搖晃檯燈的方式滿足自我刺激的需求，他會很大力的搖晃檯燈，把燈炮弄破。後來，我們為他準備一個放了許多感覺玩具的背包，以滿足他對搖晃、擺動與滾動東西的欲望。他也會跑到鄰居家的花園折樹枝、摘樹葉，我們後來規定他只能撿拾掉到地上的樹枝與葉子。他有強烈且難以滿足的撕紙欲望，曾經撕毀爸爸的鈔票、弟弟的作業，於是我們在每個房間都放了一個放便條紙與垃圾郵件的籃子，規定他只能撕籃子裡面的紙；如果他撕了籃子外面的東西，就必須把撕毀的東西黏好，並寫一封道歉信給東西的主人。

有時候，你也必須限制自我刺激的地點。彼得小時候有很強烈的攀爬欲望，所有的書架與櫃子都不放過。他甚至曾經爬到鋼琴上，我們花了好大的工夫才把他給請下來。有一次他爬到公園的一棵樹上不願意下來，他爬太高了，我根本抓不到他，最後整整等了一個小時，他才從樹上爬下來。我經常必須把他從家具上拉下來，帶他去玩攀爬設施，以滿足他的攀爬欲望。為了不讓舊事重演，我們後來都會避免靠近太好爬的樹，並帶彼得去公園玩攀爬設施。

我們之前已提過如何利用視覺化課表限制自我刺激的時間點。如果懷疑自我刺激是導致孩子無法專心的原因，建議不妨做個實驗。製作「感覺休息」與「體操活動」的標籤，並將這些標籤放在「工作」之間，嚴格要求孩子在「工作」時間克制自我刺激行為。實驗之後你或許會發現，孩子的專注力在克制自我刺激之後大幅提升了。[5] 你甚至可以在工作時豎起「工

5 有些孩子在獲得低程度的感覺刺激之後（譬如：播放輕柔的背景音樂給他聽、在椅子前腳之間綁上阻力帶，或是在書桌上準備一顆酷奇球讓他擠壓）似乎更加專心，有些則會在獲得感覺刺激之後尋求更多的感覺刺激。

作區域：請閉上嘴巴，不要動來動去」的標誌，並在休息時間將標誌翻轉至另一邊。

 如何教導孩子克制自我刺激？

此時，你或許會懷疑自己怎麼可能克制孩子的自我刺激。假設孩子現在該做練習了，而他正在無法自拔的自我刺激，你該如何要求他停下來？首先可以幫他消耗多餘的體力，引導他投入拍手、跳躍遊戲等短暫的互動感覺活動，這對克制自我刺激或許有所幫助。

接著可以考慮做三、二、一**倒數活動**（參見第八章）。[6] 剛開始的時候，只要孩子成功執行這項例行的學習準備工作，就給予獎勵，獎勵的方式包括讚美、有形的獎品、進行某項活動的時間，或是可以兌換獎品的代幣。等他熟悉例行的倒數工作之後，下一次就試著先不給獎勵，直到他也完成一項簡短的練習工作（譬如一張他已熟悉的練習作業或一組拼圖）再給獎勵。如果他在工作時開始自我刺激，就停止該項活動，重新進行倒數預備。待孩子漸漸上軌道後，就可以慢慢延長獲得獎勵所需的工作時間，訓練他克制自我刺激了。

此程序的專業術語為**區別性增強替代行為**（differential reinforcement of alternative behavior, DRA）——在孩子完成期望出現的替代行為（工作）後給予獎勵，以鼓勵他完成此替代行為。你同時還在倒數預備時做了**區別性增強不相容行為**（differential reinforcement of incompatible behavior, DRI），來制止不可取的標的行為（自我刺激）——要求孩子閉上嘴巴，不要動來動去，孩子就無法自我刺激了。此外，倒數預備的程序進一步延長了孩子獲得獎勵之前必須等待的時間。

如果這樣還無法降低自我刺激的行為，則除了針對替代行為（工作）給予正面的獎勵之外，可以再針對標的行為（自我刺激）創造更明確的負

6 開始先說「三，身體坐直」示範在椅子上坐直，要孩子模仿；「二，靜悄悄」把食指放在脣的中間，提示孩子要他模仿你的動作；「一，手腳放平，安靜」示範兩腳平放在地，兩手平放在桌面。可以製作有著孩子手掌圖案的薄板放在桌上，讓他確切知道放手的位置。

面結果，進一步強調行為的「區別性」結果。

在孩子面前準備一項比較容易的「維持性」任務，譬如一組拼圖或是一張他已熟悉的練習單，然後展示增強物（譬如幾顆開心果或幾片水果切片）給他看，如果他在沒有自我刺激的情況下完成任務，就可以獲得所有的增強物；如果他又開始尖叫或拍打東西，則堅定的比出「安靜」的手勢，並把手打開，掌心朝上，示意他交出其中一個增強物，我把這個方法叫做「縮減增強法」。

最後一個訓練孩子克制自我刺激的方法叫做**區別性增強其他行為**（differential reinforcement of other behavior, DRO）——孩子在規定的一段時間內沒有出現標的（不可取的）行為，就給予獎勵。之所以叫做區別性增強「其他行為」，是因為只要他克制標的行為，任何「其他行為」都可以獲得獎勵。假設孩子很喜歡站起來晃動雙手與尖叫，而他平均每五分鐘就會出現這個行為。剛開始的時候，只要他克制此行為，乖乖待在座位上（假設四分鐘好了），就獎勵他。可以用沙漏或其他視覺化的計時器計時，以便孩子學習自己遵守規定的時間。之後則慢慢延長他必須克制自我刺激以獲得獎勵的時間，直到他乖乖坐在座位上完成二十至三十分鐘（或合理的時間長度）的工作為止。

當然，除了工作時間以外，你也可以在**其他需要集中注意力的時候**（譬如：執行日常自助工作、做家事，以及和你玩遊戲時）運用這些技巧幫助他克制自我刺激行為。在進行日常作息活動時，如果孩子在活動的過程中出現了自我刺激行為，簡單的倒數或許是驅使他克制自我刺激時唯一需要做的事情，因為持續進行活動本身就可以當作獎勵：吃飯的時候有食物作為獎勵；洗澡的時候有泡泡和沐浴玩具作為獎勵；遊戲互動通常本身就很有趣，或者包含了一些令人開心的感覺回饋。如果是做家事，則可等到任務完成後再讓他從事想做的活動。

♥ 策略摘要：如何幫助孩子克制自我刺激和衝動行為？

這些策略不僅適用於克制自我刺激，也適用於**克制各種不可取的衝動行為**，譬如吃飯吃到一半站起來到處走動、打人等等。這時你可以幫孩子找其他與持續該不當行為不相關的事情做（DRI）。獎勵可取的替代行為（DRA）。如果他出現不當行為，就縮減增強物。延長孩子為了贏得獎勵而必須克制不好的行為的時間（DRO）。

以下這個故事說明了我如何運用上述的所有策略，要求彼得在教堂停止自我刺激。

彼得喜歡拍打東西和撕紙，尤其是有厚度以及搓揉後會發出清脆聲音的紙張。很不幸的是，他發現我們的教會週報完全符合這些標準。每個星期日，當我們坐在教堂的長椅上時，他就會毫不克制的拍打然後撕毀我的教會週報。

我剛開始的策略是提供感覺玩具，保持他雙手的忙碌（DRI），我以為這樣他就不會大聲拍打東西與撕紙了；不過這個策略無效，彼得不僅瘋狂的拍打玩具、在長椅上前後搖晃，甚至還發出長聲尖叫。接著，我試著把拼圖、練習作業與組裝玩具帶到教堂，如果他好好做作業，我就拿小片的椒鹽脆餅、葡萄乾或葡萄獎勵他，這個策略（DRA）幾年下來效果都不錯。不過，我們必須占據一整排的長椅擺放所有活動需要用到的東西，而且必須持續面對他人異樣的眼光。此外，彼得做了這些活動就無法專心聆聽講道了。

在彼得的心理師葛溫的建議下，我們開始運用 DRO 策略幫助彼得克制他在教堂的拍打與撕紙欲望。我在一張紙的一面寫下：「目標：在教堂不拍打紙張」，並將紙張放入塑膠保護套，另一面則寫下：「做這個：」並畫了十個小格子。我在該頁的底部寫下：「我贏得：一份教會週報——必須拿到外面撕或拍打。」

我把兩個三分鐘的沙漏計時器[7]連同目標表單帶到教堂，彼得只要三分鐘（使用其中一個沙漏）沒有出現自我刺激行為，就可以在目標表單的一個方格內打勾；如果他又開始自我刺激，我就會叫他安靜下來，並請他把另一個沙漏翻轉過來，重新計時。收集了十個格子的勾勾之後，他就可以走到外面拍打與撕教會週報。

我們剛開始使用這個 DRO 策略時，使用的是一分鐘的計時器，只要他克制自我刺激持續一分鐘，就可以獲得小片的椒鹽脆餅當作獎勵。我們後來慢慢將時間拉長至三分鐘，並逐漸省去食物獎勵。我把計時與打勾的任務交給彼得，他必須記得翻轉沙漏與打勾，學習重要的自我監控技巧。

那天是我們成功達成目標的重要日子。彼得在整個彌撒過程中成功克制了自我刺激，而且是在最後才獲得獎勵的情況下辦到的。我們走進教堂時，彼得拿了一本週報，我看了他一眼，於是他把週報放回我手中。我在一個信封袋上畫了十五個格子，並告訴他，等所有的格子都打勾時，他就可以把週報拿去撕了。彼得用我的智慧型手機計時，只要三分鐘沒有自我刺激就打一個勾，每次計時器響起（震動模式），他就會露出驕傲的微笑注視著我，然後打開筆蓋，在一個方格內打勾。十五個方格都打勾之後，彌撒剛好結束，而他也獲得了週報。他開心的拿起週報，迫不及待的撕了起來（在教堂外）。

自我監控

有個必須留意的重點是，無論是你使用的是 DRI、DRA 或 DRO，這些策略都不該是你用來操控孩子行為的秘密武器；你必須把策略透明化。策略愈透明化，孩子就愈有機會將這些策略內在化成習慣，進而發展出自我監控中關鍵的執行功能技巧。

7　沙漏計時器的時間有一、二、三分鐘不等。我們使用沙漏主要是因為看著沙子漏下來很有趣，而且體積小，孩子可以用手拿著。如果忘了帶，我就用智慧型手機來代替。

因此，一定要告訴孩子你在做什麼，讓他也了解目標、問題與解決方案。直接跟他說你的 DRI 策略：「兒子，你看，你在別人面前晃動雙手時，他們都很害怕，他們認為你會打到他們。所以下次想要在很多人面前晃動雙手的時候，要記得把手放入口袋，這樣手就不會跑出來亂晃了。」更好的，對那些已經有一些解決問題能力的孩子，讓他一起設定目標，自己意識到問題所在，並且幫忙找出解決的辦法。問孩子，「我知道你因為興奮所以揮動手臂，但是別人可能不知道。如果有一隻手在你眼前很快的晃動，你會有什麼感覺？你能不能想出一件事來讓你的手忙著沒時間揮動？」如果必要可以提示，幫忙他想出例如把手放進口袋裡的方法。

如果有時他忘記了，就靠近他等他注意到你。然後用詢問而非告知的方式說：「你想你的手該怎麼辦？」客觀的稱讚他做對的每一個步驟，即使他只記得把手放進口袋裡一下下。當你詢問而非下指令時，孩子就成為主導的人，把他該做的事視覺化與內在化了。

同樣的，若你看到他在食物櫃裡翻找食物，也要讓他知道你為什麼提出 DRA 策略：「彼得，你才剛吃過午餐，不可能會餓，吃太多不好喔，我們只能拿一些這種洋芋片，然後用洋芋片當作工作的獎勵。」接著把一些洋芋片放進碗裡，以一次給一點的方式作為看書或練習彈鋼琴的獎勵。

你們一起落實 DRO 策略時，要讓孩子的額葉運作起來，以便監控他自己的行為。假設他在耶誕音樂會時每隔一段時間就會尖叫。中場休息時，可以提議玩一個 DRO 遊戲。「嘿，彼得，你想要吃點心嗎？我們來玩一個遊戲。我這邊有五片牛肉乾（把牛肉乾分成幾小片），你如果安靜聽完一首耶誕頌歌，就可以拿走一片，如果尖叫，就必須分一片給耶誕怪傑吃。」你可以假扮耶誕怪傑，或是在紙袋上畫一張臉，並標示「耶誕怪傑」。如果他尖叫了，卻忘記「餵」耶誕怪傑，就開玩笑的打開袋子，請他把一片牛肉乾丟進耶誕怪傑的「嘴巴」裡。這個遊戲不僅能讓孩子注意自己的尖叫行為，還能讓他專心看表演，因為他必須密切關注每首頌歌結束的時間，以便獲得獎品。

下面的對話顯示彼得自發的選擇一項 DRA 的方法，讓他自己不去扯地毯邊上的穗子。

媽媽：你扯壞小客廳地毯的穗子了，是不是？

彼得：我還想你可能沒注意到呢，對不起。

媽媽：你怎麼弄的，是用手扯還是用剪刀剪。

彼得：用手扯的，我太笨了，把地毯弄壞了，對不起，媽媽，請原諒我。

媽媽：好在我問你，也好在你跟我說了。你知道嗎，我起先以為是小孫子他們弄的。我問了路奇，他說不是他。

彼得：不是他，我應該早告訴你的，你就不會覺得是他了。假如你責備了他，對不起。

媽媽：沒關係了，至少我沒有一開始就怪他。我只是問他知不知道怎麼回事。他說不知道，所以我叫他幫我找找是誰偷拿穗子的，然後來告訴我。

彼得：對不起，以後不再犯了。

媽媽：你想你可以控制嗎？

彼得：我會盡量更努力的。如果我很想要扯穗子，我就去廢紙簍拿紙來撕。

媽媽：好主意！我喜歡你事先考慮問題。我原諒你扯地毯的事。過一陣子，我會問地毯店的人，看他們能不能幫我們把穗子補好，不過不是馬上。我要等等，看看你的表現。如果地毯的穗子沒有再少了，那我就知道你對問題有掌控了。

彼得：好方法。

媽媽：我很高興你誠實的告訴我，這樣我們可以一起來解決這個問題。

彼得：我也很高興你沒有生氣。

媽媽：我剛看到的時候，很傷心我漂亮的地毯被弄壞了。但是我知道有時候你的身體讓你做異常的事。你能知道什麼時候你的身體讓你去做壞事，這樣很好。這是你開始能控制它的第一步。

彼得：謝謝妳鼓勵我。

♥ 進階版自我監控

我想用以下這個在我研究自我監控時體會出的一個很有意思的概念，來結束本節的討論。那就是當孩子自己開始監控某個標的行為出現的頻率時，他已經改變了此行為發生的頻率。讓常在上課時間跟旁邊同學聊天的孩子在每次出現此行為時替自己打一個勾，就可以減少他上課聊天的頻率。讓額葉集中注意力顯然也能驅使額葉執行克制行為的功能。

剛開始的時候，就算孩子還是很常跟旁邊的同學聊天，只要他打勾的數目跟你計算的一樣，就可以獎勵他（假設你給的獎勵是可以兌換玩電腦遊戲五分鐘的代幣）。如果他在上課時間講話的頻率沒有降低，則可另外提供第二個獎勵制度——只要每節課的打勾數目少於三個，就可以多獲得一個代幣；不過，要讓他知道你還是會抽查的，如果他打勾的數目與你計算的不同，他就不能得到任何代幣了。

衝動行為

「我的內心總是在這樣那樣的搖擺。並不是我想要天馬行空失控，而是我無法不被視線範圍的事物攪擾。其實我自己也很煩惱，因為我常常因為這樣被責備。但是我不知道怎樣克制……我無時無刻都在與這個內心的衝動爭戰。不過跟以前的情形比起來，我逐漸能控制它了。」（Higashida, 2013）

就像我們在第一章討論過的，衝動行為是自閉症兒童常見的問題，因為額葉（自我克制、判斷，與事前計畫功能的中心）缺乏連結。也就是「上腦」與腦部的行動中心缺乏連結，而扁桃體（快樂、懼怕感、危險時戰鬥還是逃跑本能反應的中心），也就是「下腦」的功能卻非常活躍並能立即連結。所以他們常會有衝動行為，看到讓他們高興的事物就會衝上去伸手抓，反之就逃開或是抗議。

DRI、DRA和DRO等方法在孩子表現出不好的衝動行為時能夠幫助他們自我克制。對一個會伸手去抓弟弟盤子裡食物的孩子，把他用餐的時間錯開，讓他先吃，等到弟弟坐下來吃飯的時候，他已經開始吃甜點了；這種方法是 DRI。因為這樣的安排，使得他忙著吃甜點，就不會去搶弟弟的食物了。跟孩子在餐桌上玩「荔枝在哪裡？」的遊戲，趁他把眼睛蒙起來數到十的時候，把荔枝藏到餐巾或是倒扣的茶杯底下，好讓他的弟弟可以好好的吃飯不被打擾，這是 DRA 方法的例子。用荔枝獎勵孩子，如果他能維持一分鐘不去搶弟弟的食物，就給一顆荔枝，這樣的方法是 DRO，每次他自我克制不好的行為維持一分鐘，就得到獎勵。

如果說，你的孩子在學校裡當別人匆忙經過他旁邊或是身邊擠了太多人時，常會有打同學的衝動行為，這時你可以把 DRI、DRA 和 DRO 三種不同的方法在心中逐一複習，這麼做能幫助你想出一個可行的方法減少這種行為。你可以用 DRI，給孩子一個盒子要他幫你拿著，或是給他一個球讓他拍或是跟他玩傳球，讓他的手閒不下來。也可以用 DRA，跟他一起唱他最喜歡的歌，試著在每句歌詞的最後部分停下來不唱，讓他自己唱，分散他想打人的注意力。在公園散步時如果你注意到他只要有機會就坐下來，這時可以用 DRO 的方式，告訴他如果在走到下一張長凳之前都沒有打人，那麼他就可以在先數到十之後坐下來休息。

一般而言，DRO 的方法比 DRA 需要較多的自制力，而 DRA 又比 DRI 需要多些，所以在選擇使用方法時要考量孩子需要支援的程度，從而循序漸進。改變環境避開會引起不良行為的誘因是最簡單並且對孩子自制力要求最少的方式，對特別嚴重的衝動行為用這種方式是必要的。舉例來說，當孩子在搶弟弟盤中的食物時，你可能先用 DRI 的方式，把用餐時間錯開，進而用 DRA，玩「荔枝在哪裡」的遊戲；當孩子不再每次都搶弟弟的食物時，就可以開始加上計時器輔助使用 DRO 策略，逐漸延長每次他不去搶食物因而得到獎勵的時間。

但是如果外出在餐館時，回到運用避開環境的策略，把孩子跟弟弟分開可能是比較明智的選擇。同樣的，在學校裡，由於衝動行為的後果是別人不接受的，你可能需要持續使用 DRI 一段時間，一開始讓他兩隻手裡總是拿著東西，然後再進展到跟他傳球的遊戲。

每次幫孩子練習這些方法，你就是在幫助他發展腦部額葉裡非常重要的克制功能。不過這些訓練的長期目標不止是讓孩子能夠在問題行為發生的當下產生克制力，更重要的是讓他建立自我判斷與自我控制的能力，有意識的連接他的上腦與下腦一起發揮功能。如果你的孩子的智力允許，你可以在事後（與問題行為無關的時間場合），跟他一起反省當時的情形。看看他能不能告訴你當時發生的事、他能不能告訴你為什麼他那麼做？雖然孩子們常常覺得他們無法預見這些行為會發生，也沒法控制，但是如果能夠找出刺激行為的原因，我們就能夠幫助他們想出預防的方法，下一次發生時即可使用。

設計一些社交行為圖譜（參見第十三章）。讓他設想當他搶弟弟的食物時，弟弟的感受如何；如果有人來搶他的食物時，他的感受如何，他會不會打人呢？讓他做同理心與行為取替的練習。不要只是讓他知道衝動行為的負面後果，也要幫助他看到改變後正面的效果，讓他想要變成那個好孩子。

一旦他看到了問題所在，就跟他一起做腦力激盪的練習，想出各種可能管用的策略防止同樣的行為發生；怎麼樣可以幫他在下課時間不打人，或是不去搶弟弟盤中的食物。問他如果用餐時座位離弟弟遠一點，或是早五分鐘下課會不會有幫助。教導他如何自己想出 DRI 的辦法，有什麼辦法讓兩隻手不閒著。教他如何自己設計 DRA，看他能不能想出讓自己動腦筋想別的事。每次不打人、不搶東西的時間應該多長？每次做到了不出現那些行為，他想要什麼樣的獎勵？教他自己監控時間，並逐漸加長到五分鐘或十分鐘。DRO 方法就是直接訓練額葉的克制功能。

盡量鼓勵孩子參與上述的過程，使用符合孩子理解程度的問題（開放式問答題、選擇題、填充題或是非題），以及他所需要的各種溝通工具（AT、PECS 等）。讓他能清楚認識到他有哪些問題行為，並自己設計可行的方案、自己監控，發展他的執行能力，加強腦部額葉的連結功能，建立能力與責任感。每當他朝向了解自己、負責任和自制更進一步時，就用明確的話語稱讚他。

我們這些自閉症兒童的家長每天多少都要面對一些小危機。但是這些挑戰也正是幫助孩子成長的機會。有一天晚上就寢前，彼得和我一起做了這樣的祈禱：

我們要為彼得所學到的感謝上主。

感謝祢，今天彼得沒有打人，他把手放下，伸出來要人捏捏（DRI）。把手放下需要很多的自制力，伸出手要人捏捏，需要很多的自我意識。

感謝祢，今天他靠自己把強迫症全都丟掉了，還在把杯子裡的飲料喝完之前讀了一個小時的書（DRA）。這真是需要很大的努力自動自發，和自我掌控。

感謝祢，今天我們去公園散步的時候，彼得沒有一直停下僵住，他自己努力的從一個長椅走到下一個，只要每次都可以坐下休息一會兒（DRO）。感謝祢，每次休息夠了，他都能自己站起來繼續走。這表示他有很好的執行功能和創意，讓他的身體聽話做他要它做的事。

感謝祢給彼得的恩惠，每天他都有長進，學習克服挑戰，感謝祢每天鼓勵我們。

阿門

♥ 用手勢幫助自己克制

西格爾（Siegel and Bryson, 2012）設計了一套手語訊號，可以用來提醒孩子在發生衝動行為時控制住自己。他讓孩子舉起一隻手。拇指代表「下腦」或是扁桃體，是衝動行為的中心。其他的手指代表「上腦」或是額葉，是判斷力、計畫事情與克制力的中心。在你的上腦與下腦連結的時候，腦部的功能發揮得最好（拇指包進去，把手握成拳頭）。

告訴孩子，當他下次舉起手想搶東西或是打人的時候，改成做一個「停」的手勢（手臂向前平伸，手心向外豎起手掌）。深呼吸，然後把手握拳提醒自己要把用來思考的上腦與感覺的下腦連結起來，想想用什麼行為來代替衝動行為。

對抗強迫症怪獸

如果自我刺激演變成強迫行為，使得孩子無法專心做其他事情時，該怎麼辦？想要重複做他們喜歡的事是兒童常見的行為。神經發育正常的孩子們在得到滿足之後會對同樣的事感到厭倦而自動停止。但是我們的孩子心裡面「停」的標誌常常不起作用。狄托（Mukhopadhyay, 2011）說得好：「我覺得很舒服、很享受。因為享受，就上癮。一旦上癮，就開始變成我需要了。」事實上，甚至當緩解與快感逐漸褪去時，想要再來一次的渴望會更大。我們的孩子會感到被驅使和強迫要重複同樣的動作。

自我刺激和衝動都因為感到被驅使和強迫而進行重複行為。不過，自我刺激是感覺需求，得到的是緩解與快感；衝動行為則是因為錯誤的思維所驅使，稱為強迫觀念（譬如「我必須把手再重頭洗一次，因為手上可能還有細菌，不洗乾淨我會生病。」）從事衝動行為會給患者一個錯覺的緩解，而想要再做一次的需要只會更強烈的不斷循環。自我刺激則會使孩子平靜下來，幫助他專注；衝動行為會占據患者的全部心思，使得他們無法做其他的事。強迫症的英文是 “obsessive compulsive disorder”，簡稱 OCD，在自閉兒中是常見的病症。

如果你發現孩子的自我刺激逐漸發展成衝動行為，意思是說這種行為占據了孩子的心思而不是對他有幫助，有時你可以用早期加入他一起做同樣的事來加以突破。也就是藉由將自我刺激變成遊戲，促使腦部的額葉運作。

彼得正在不停拍打一張長條紙片。我說：「看起來好好玩喔，我可以玩嗎？」我開始跟他輪流拍打紙片。然後，我把拍打紙片的動作轉變成有趣的數學遊戲。「你先開始吧。拍一下。」我讓他拍一下紙片，然後把我的手輕輕放在他正在拍打紙片的那隻手上。「好了，彼得，輪到我了。」說完，我也在紙片上拍了一下。「一下加一下等於……」彼得說：「兩下！」「好了，彼得，你可以拍兩下了。」我們持續進行這個遊戲，每次都增加一下，直到他獲得十次的拍打次數。接著則改成每次減少一下。

玩到最後，他不再需要我把手放在他手上來制止敲打的動作了。衝動行為被打斷了，於是我們可以進行下一個活動。整個過程中，彼得還練習了一些算數的觀念並且享受了有趣的互動。

如今彼得年紀漸長，讓額葉運作使剛開始形成強迫症變成遊戲的練習有了不同的風貌，但還是管用。有一天，彼得不斷重複的要肉丸，雖然他已經吃了很多了。他的要求逐漸顯現出被驅使和焦慮的現象。於是我把它變成文字遊戲。「彼得，我看得出你滿腦子的肉丸，」我跟他說，「我們來說說你為什麼喜歡吃肉丸，譬如：味道好吃、因為圓圓的很好看，還有口感很棒。唯一的規定是你一定要說得很誇張，而且每一句都要有對照和比較的用詞。」以下是彼得作的詩：

肉丸之歌

我的肉丸，番茄多多，好像花園。

我的肉丸，形狀圓圓，好像月亮。

我的肉丸，肉多多，好像胖牛一隻。

我的肉丸，汁多多，好像熱溫泉。

我愛肉丸多過花生糖。

它比葡萄柚可口

比棉花糖還軟，

比微波爐還暖，

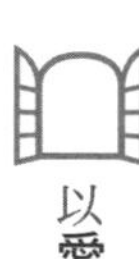

若不給我吃一個

我就要爆炸！

在他想出那些誇張的詞句和明喻用詞的過程中，彼得好開心，等到詩寫好了，他已經輕鬆下來。他也不需要再吃一個肉丸了，改成喝檸檬汁。

各位記得那種要用唱針的老唱片嗎？有時唱片上的紋路刮壞了，播放的時候會跳針，使得同一段重複的播放，這時你得把唱針拿起來移到下一圈紋路上，歌曲就會繼續下去。讓我們的孩子的額葉運作，有時也是同樣的情形——他們卡在一條重複的紋路上。有趣的互動可以把孩子的強迫思維從卡住的迴路移開，轉到算數或是文字創作的思維上，而且可以繼續下去。

新的紋路會是什麼樣子則要看你的孩子，依他的興趣與能力進行。試著想出那些能夠把孩子的思維換頻道的活動。簡明的算數、擊掌的遊戲，或作詩對彼得管用。有些孩子可能喜歡其他節奏性的心智或體能的練習，例如：說出各州的州名、捷運路線的站名，或是任何他特別有興趣的事物，只要試著讓活動成為有趣的遊戲讓他腦部的額葉運作。也許你一開始是說出省份的名稱，後來可以改成說該省的鄰省有哪幾個。或者說出某一條捷運路線的站名。有些孩子喜歡幫忙做家事，譬如掐豆角、包餃子等。到家附近的巷子走兩圈，或是聽他最喜歡的音樂則對某些孩子管用。有一次為了終止彼得的衝動行為，我和他在超市外面跳起交際舞（我們會跳十二種狐步舞的動作）。不論用什麼活動，你都要在平時做事先的練習，做到輕鬆、自動，而且相當愉快的程度。這樣你就可以在需要的時候用來轉移他的注意力。

然而，我們不可能每次都想出有效又有趣的方法終止衝動行為，尤其是衝動行為全面浮現的時候。彼得還小的時候，他的眼中有時會出現瘋狂的神情，然後會開始去爬樹上那根最細最危險的枝條，或是家裡最高的架子，或爬到鋼琴上走來走去，或是一定要到鄰居家去把樹枝扯下來。這種時候，根本無法轉移他的注意力，你所採取的行動只會面臨強烈的反抗。

我們發現對付這種衝動行為的方法是連根拔除，堅定持續的打斷他的衝動行為，不論他的反抗有多強烈。對彼得，我們必須強制把他帶開到另外一個全新的環境，離開導致衝動行為的誘因。有時我們得把他從公園硬拉出來，或是從鋼琴上帶到車上去兜風安撫他。我們發現就算偶爾一次投降，讓他沉浸在衝動行為裡，這只是在「餵養衝動怪獸」，使得衝動行為更加強烈，下一次再發生時更難制止。

相反的，如果你讓孩子一開始就知道你說話算話，可能只要用到一兩次肢體的方式制止衝動行為，之後只需要做個樣子就夠了。譬如，當彼得執意要爬上鋼琴或書架時，我會先喊：「全體動員！」彼得的四個哥哥就會出動，幫我把他從鋼琴上移開，帶到院子裡玩。兩次以後，只要哥哥們一出現，就足以使彼得不情願的從鋼琴上下來。

隨著彼得年齡漸長，我們對付強迫症的方法也要跟著改進。

有一天去藥妝店時，彼得又開始想要撕紙了，他在店裡發現一疊廣告小冊子，於是就抓了一把。「不行，彼得，只能拿一本，一個客人只能拿一本，不可以多拿。」彼得看起來非常沮喪，他的眼神開始透露瘋狂的訊息。還好我比他高大，於是我立刻展開行動，拿走他手中的小冊子，把小冊子放回原位，只留下一本。我決定中斷購物行程，放下推車。我緊抓著彼得的手臂，開始走出藥妝店，並以堅定但安撫的語氣跟他說：「沒事的，彼得，你根本不需要那些紙，你已經有足夠的紙了，這全都是強迫症怪獸在作祟，牠告訴你你必須擁有那些紙。我們一起對抗怪獸吧，你最後就會發現，你根本不需要擁有那些紙的。我們一起走出店門，你就會沒事了。」我們就是這樣好不容易離開那家店的，而離開那家店之後，彼得果真好多了。

我們後來到隔壁的店家買了一個獎品慶祝一番，並將故事記錄在他的日誌中。我們下次再走進一家放著廣告小冊子的商店時，彼得先是抓了一把，然後回頭看著我，就乖乖把小冊子放回去，只留下一本。我們之後當然又慶祝了一番。

強迫症事件發生後應該要花點時間和孩子一起反省。稱讚他勝過強迫

症，且要有一本冊子記錄他成功的經驗。並從失敗中學教訓。教導他如何認識強迫症。一個有用的方法是告訴他強迫症的發生就是**當他感到非常焦慮的想要做一件毫無意義的事情時**。很多時候，正在與強迫症奮力搏鬥的當下，你的孩子是無法知道他其實正在被強迫症所驅使著。

反省的工作之後，如果需要，還可以做一個社交行為圖譜（SBM，參見第十三章），好讓孩子看到強迫症是多麼不正常的行為。**讓他認識強迫症是他的敵人是很重要的：強迫症是腦部的一個障礙，但不是擺脫不掉，而是一個他可以解決和改善的問題。在這場爭戰中，你是他的盟友和支援，你們共同的目標是要控制強迫症而不是被它控制**。與他達成協議，下次你認出強迫症時你會用這個問題問他：「你現在好像很焦慮，想要________（說出衝動的行為，譬如把整卷衛生紙撕下來丟進馬桶沖掉）。但是你記得上次________（說出負面的後果，譬如馬桶阻塞了）？這樣做有意義嗎？是什麼讓你這麼焦慮，非得去做一件毫無意義的事？（提示他要回答「強迫症」、「強迫症怪獸」、「管家婆」，或是任何他給強迫症取的名字。）

教你的孩子如何跟強迫症爭辯。「我不用這麼做。我不想這麼做。我不聽你的。我可以停止，我會沒事的。」彼得喜歡說：「我可以把你搞定。我就是拖著不做，等你像海浪一樣飄走。」用正確的話取代錯誤的強迫觀念。「我不需要撕下這些衛生紙。我已經無數次只撕下幾張，留下其他的在紙捲上，我都好得很。」引導孩子做深呼吸和放鬆練習（本章稍後會討論）使焦慮平靜下來，同時讓孩子能冷靜思考。然後教他如何使自己忙碌，把心思從強迫觀念的紋路上移開。[8] 如果你能延遲的時間夠久，焦慮的感覺和想要做衝動行為的需要就會過去。如果熬過去了，就要稱讚孩子！「彼得又得分了！強迫症輸了！」我曾經畫了一個「強迫症怪獸」的圖像，皮膚皺皺的，看起來沒什麼本事，還被關在籠子裡（我還畫了標誌，

8 對比較嚴重的強迫症，可以讓孩子服用少劑量的 benzodiazepine，例如 0.5 毫克的 lorazepam，這樣可以減輕焦慮，能夠更有效的幫助孩子轉移注意力停止強迫行為。等他抗拒強迫行為的能力增強，就可以停止使用藥物的輔助。藥物的使用需要諮詢醫生。

寫著「延緩」）。像這樣給彼得一個視覺的輔助，讓他看到自己的勝利。

要準備好孩子會有退步的時候，還有挑戰你設定的界限的時候。如果這種情形發生時，試著堅持做到你的要求。只要你所定的期許是合理的，堅持執行，讓你的孩子知道他能做到。這樣他就有可能發揮潛力真的做到了。我在前面提過，我們過去會準備一個廢紙簍專門裝垃圾郵件和廢紙，而彼得也知道他只可以撕那個簍子裡的紙。

有一天，他看見一張很吸引他的紙。那是一份打印在高級厚質紙張的履歷。他注視著我，而我看見他的眼神透露了瘋狂的訊息。儘管我說了「不可以！」他還是把紙拿了過去，開始撕起紙來。我把被撕掉的紙拿過來，抓住彼得的手臂，堅決的把他拉到桌子旁邊。「彼得，這是簍子裡面的紙嗎？」「不是。」他說。「你可以撕掉它嗎？」「不可以。」「這樣會讓媽媽覺得如何？」「生氣。」「這會讓彼得覺得如何？」「難過。」我拿出膠帶、一張紙和一支鉛筆。「你現在該做什麼？」我們一起把被撕毀的履歷黏回去，然後，彼得寫了一封道歉信給爸爸（履歷的主人）。「彼得，下次你該從哪裡拿取紙張？」我們手挽著手，走到房內各個擺放紙堆與廢紙簍的地方。每次停下來，我都會問他：「你可以拿這邊的紙嗎？」如果是廢紙簍裡面的紙，他就會說：「可以。」如果是廢紙簍外面的紙，他就會說：「不可以。」我從他的紙簍裡拿出一張紙，然後問他：「你要這張紙嗎？」「不要。」他說。我把那張紙放入皮包，就匆匆帶他去參與教會的彌撒了。

到了教堂，我看到入口的通道堆了一大疊紙，不由得驚慌了起來。教友當天正在一起為某件事情禱告。彼得看到那疊紙時眼睛一亮，馬上拿起一疊裝訂好的紙，接著，他看到了我的眼神，於是乖乖把那疊裝訂好的紙交到我手中，並從我的皮包裡取出我剛剛拿給他的紙。我們坐了下來。我對他說：「你沒有撕廢紙簍外面的紙，你拿的是廢紙簍裡面的紙。」我開心的笑了，並握著他的手。「這樣會讓媽媽覺得如何？」「開心。」「這會讓彼得覺得如何？」「開心！」

下一個階段的戰鬥

首先我們來回顧前面所討論過的一些原則。對於剛形成的衝動行為，你可能有辦法連根拔除，可以把孩子從導致行為的誘因帶開，堅持要求他做替代行為。試著進行有創意的互動，使孩子從重複與強迫概念的思維紋路轉移到有益和有意義的思維與行為，讓腦部的額葉運作。幫助孩子和強迫症「頂嘴」辯論。制止孩子從事衝動行為，引導與轉移他的注意力熬到強迫症過去，這些都是很辛苦的。但是如果這些方法都努力試過了，強迫症仍然支配著你的孩子，這時該怎麼辦？

實際上，你和孩子只能盡力而為。有時我們的孩子在某個特定時刻實在是無法抗拒強烈的衝動，就算有你的支援。這是我們必須要接受的事實，但是我們不要因此而灰心。不要放棄，同時也要鼓勵孩子不要放棄。告訴他，這次可能輸掉了，但是你們兩個人會準備得更充分，一起對抗下一場戰鬥。和孩子一起計畫。就算眼前看起來要完全克制不去做衝動行為的目標好像遙不可及，你還是可以幫助他練習抗拒的能力，所以要加強他腦中對「停」這個標誌的印象。

克服嚴重強迫症的典型訓練是延緩、縮短，或調整衝動行為（March, 2007）。譬如你的孩子被強迫感驅使不斷的切換電燈開關。延緩強迫症的方法是告訴他，他可以這麼做，但是得把這個衝動行為延後。他得先做完一系列的家事或是其他的任務，把這些工作寫出來，讓他可以看到。縮短衝動行為的時間，讓他只切換電燈開關幾分鐘，並用計時器計時；或者先讓他做個算數題目，按著答案的數目讓他切換電燈開關幾次。另外可以用互動來改變他從事衝動行為的方式。和孩子一起在開電燈開關的時候往上跳，關電燈開關時往下蹲，或是在切換電燈開關之前玩兩人擊掌的遊戲。

從我認識的其他對抗過強迫症的家庭所得經驗來看，最好的方法還是延緩。譬如孩子已經認識到他有強迫症，也會與之辯論，用正確的思維取代強迫觀念，也試著使身體放鬆，並轉移注意力，但還是非常的焦慮，想要從事衝動行為。往往只要告訴孩子，沒問題，他等一下可以做他要做的衝動行為，只要他先把第一、第二，或者第三項任務完成，通常這樣就可以立刻緩解強烈的情緒。只要他擁有去做衝動行為的希望，他就不再感到絕望，他的思維就可以轉移到接受性的模式。

接下來要怎麼做就由你和孩子決定了。你們也許可以選擇過去一起練習過的轉移注意力的活動，不過要用計時器，或是定好頁數、張數或樣數。當孩子完成定好的任務時，你就可以讓他從事他要做的衝動行為。有時，當他做完轉移注意力的活動後，強迫症已經過去了，他也不需要去做衝動行為了。但如果他還是要做，你就要信守承諾，讓他去做，不過要強調事情的正面，這樣能讓去做衝動行為看起來像是他抗拒強迫症而沒有投降的獎勵。「哇，看看，你延緩了強迫症這麼久！這麼努力，得多給一個肉丸。你想要嗎，還是要別的東西，這杯冰檸檬汁好嗎？」讓孩子自己選。

當強迫症非常強烈時，你可以利用衝動行為的驅策動力來完成某件在平時需要很努力才能做到的事。考慮運用強迫觀念所產生的強烈興趣。

彼得有一個強迫症，就是要把裝著冰水的玻璃杯上的水珠用紙巾擦乾淨。我試著要他用抹布，省得浪費太多紙巾。但是這個強迫症非常強烈，彼得開始抓狂。於是我跟他說：「彼得，這樣我們浪費太多紙巾了。如果要我再給你，你得給我好的理由，說明為什麼要這麼做。」彼得立刻坐下來，把答案用打字寫給我：

請給紙巾

我說紙巾必要。

我說紙巾需要。

我說紙巾重要。

我真的需要吸水紙。

紙巾因為比較渴。

紙巾因為大海和江河都不動

紙巾因為我的尺是平的。[9]

抹布只能排第二。

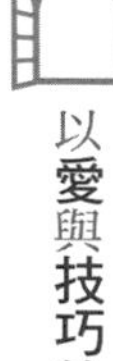

另外一次彼得又執意要擦掉玻璃杯上的水珠，於是我讓他上網查查有關水珠的資料，他寫了以下這首詩謎：

我在你的杯子上形成
你放了冰冷的東西在裡面。
如果你在玻璃杯中倒進髒水
給它做個塑膠屋頂
我會形成在蓋上，你可以把我喝下。

有雲的天氣，我就比較少
植物關上它的門
我就逃不了。

我餵養巨大的紅松
在有霧的山谷裡，
因為我一直是這樣。
我是露珠。

又有一次，彼得犯了把容器裡的水倒掉的衝動，把半瓶檸檬汁倒進水槽裡，還想繼續把另外一整瓶的果汁倒掉。我把果汁拿走，跟他說他必須先做新的檸檬汁補上他倒掉的那半瓶才能賺到倒掉果汁的機會。彼得因為太想要得到那瓶果汁，於是心甘情願的走到院子裡，在炎熱的陽光下摘了檸檬，拿進廚房，把它們切開，擠成汁，然後做了半瓶的檸檬汁。結果等到做完了，他因為太渴就把果汁喝了，沒有倒掉。

---

9 媽媽：你說「我的尺是平的」是什麼意思？
彼得：當然嘍，我的尺是平的，紙巾也是。
媽媽：你的意思是說你喜歡紙巾是因為尺是你最愛的玩具，而紙巾是平的就像尺一樣？
彼得：是一樣的材料做的。
媽媽：你說大海和江河都不動是什麼意思？
彼得：我的杯子上有水好像大海。

有時你可以教導孩子如何利用從事強迫症的精力來完成一些單調又難做的例行任務。在教導孩子如何將衝動行為變成獎賞的時候，要解釋清楚。譬如當彼得要求一支尺來敲東西，或是要紙張來撕或是另一張紙巾來擦杯子的時候，可以這麼問他：「你這次想要如何延緩強迫症？我們用它作為你完成拖著不做的事的獎勵好不好？我們一起把早餐的碗盤洗好，或者把算數作業做好？」

當然，有些強迫症是有害的行為，是不能用來作為獎勵的。譬如把整卷衛生紙丟進馬桶沖掉就是不可用來作為獎勵的，這樣的行為不管他做完多少該做的事，你都不能應允他。這種情形下，轉換環境是必要的。你可能得花些精神把所有的衛生紙都收好，每次只留下適當的數量（就是丟進馬桶沖掉的時候不會造成阻塞）。彼得一度曾太用力搖晃檯燈，把燈泡都弄碎了，我們只得把家裡所有的直立式檯燈都收起來，單用吊燈照明。當彼得有爬公園裡某一棵樹的強迫症時（爬上去很久都不肯下來），我們有好幾個星期就不去那個公園。

所幸，神經學中「神經元一起發射，一起串連」的原理，反之亦然。的確，我們孩子的衝動行為常常是因為對誘因的回應，程度愈強，彼此的聯繫也愈強。不過，他從事該行為的次數愈少，誘因與衝動行為的連接相對的也減弱。我向各位保證，現在我們家所有的檯燈都歸回原位，我們也可以隨時想去就去公園裡玩。所以花精神轉換環境將那不可抗拒的誘因移除是絕對值得的。

然而，也有這麼做是不可能的時候。有一次彼得犯了「倒掉東西」的強迫症，[10] 使他要把所有盛在容器裡的東西全部倒掉。一天吃午餐時，他要求我讓他在義大利麵條上灑一些帕馬森起司粉。我把盛著起司粉的容器交給他，這時他的眼中流露著瘋狂的神情。他先在麵條上倒了一大堆起司粉，然後衝到垃圾桶，把全部剩下的起司粉連同容器都丟了進去。

要把家裡所有的容器都移除是不可能的。處理這個問題時，我們用的

10雖然強迫症因各種不同的誘因形成，但是大部分的強迫症如下：清洗、倒空、重複、檢查、整理、宗教或道德的強迫症以及囤積（March, 2007）。

是「暴露及反應預防」（exposure/response prevention, ERP），就是讓患者短時間暴露在適度導致衝動行為的誘因下，同時給予協助抗拒從事該行為的衝動，從而達到逐漸「減感」的效果。強迫症患者要列一個「作業」表，逐漸增加練習的次數，練習的時間不超過他抗拒的能力範圍，直到他不再感覺需要從事衝動行為，[11] 這是艾門（Amen, 1998）以及西格爾（Siegel and Bryson, 2012）研究的結果。[12]

反省／協商 ERP 方法及默想的練習

媽媽：彼得，讓我們來檢討剛才發生的事。

彼得：我犯了「倒掉東西」的衝動行為。

媽媽：這麼做讓你真的感覺舒服些，還是情況更糟。

彼得：只把事情弄得更糟。

媽媽：你同意我們要讓你而不是強迫症做主？

彼得：是的。

媽媽：那我們現在就讓它看看是誰在做主。我們給強迫症怪獸一拳好不好？

彼得：好。

媽媽：你能想出其他的方法嗎？我可以把起司粉的容器從垃圾桶裡拿出來。

彼得：我可以把它放在那兒十分鐘不拿去丟掉。

11 通常當患者已經煩亂及緊張時，不宜使用暴露及反應預防治療練習，而會等到患者平靜下來並在控制的情形下進行。這裡，彼得的焦慮已經因為倒空的行動解除了，我們用暴露及反應預防治療作為重演的練習，使得彼得對事件的最後記憶是抵抗強迫症而不是投降。我決定這麼做是為了解讀他的心態以了解他的承受力。另一種選擇，是可以稍候，多給一些時間讓他平靜下來，與孩子一起商量練習的方式與時間。

12 典型的暴露及反應預防治療，會讓患者將注意力專注在致使他們焦慮與全盤思維所懼怕的事物上，從而學習到如果他們堅持抗拒、不進行強迫行為，焦慮就會自然減緩。如果你認為你的孩子會對他自己或是他人有攻擊的行為，可以考慮逐漸運用暴露及反應預防治療，選擇最輕的誘因暴露，而且應在心理治療師或醫生的監督下進行。

媽媽：好，我也可以幫你把注意力從強迫症轉移開。你可以做到不聽強迫症的話。你可以換頻道。

彼得：好。

（於是我把起司粉的容器撈出來，清乾淨後放在彼得面前的桌子上。）

媽媽：好，彼得，我們來做把注意力從強迫症轉移到回想一些讓你開心的記憶的練習。我們可以回想上次我們到大熊湖坐船玩、去看爺爺，或是昨天你在派對跟思維克太太聊天聊得很開心的事。

（彼得選擇了大熊湖坐船的事，並在計時器上設定五分鐘時間。）

以漸進的肌肉鬆弛練習掌握自己的身體

媽媽：讓我們先做三次深呼吸。（吸氣和吐氣時各數五下。）

接著，我們來做鬆弛肌肉的練習。

首先到椅子上坐直，把眼睛緊緊的閉上，愈緊愈好。數五下：五、四、三、二、一。放鬆。很好。

接著把肩膀聳得高高的，數五下：五、四、三、二、一。現在放鬆，很好。

接著把手肘向上抬，兩隻手掌合起來，用力推，數五下：五、四、三、二、一。放鬆。很好。

接下來用手把兩邊膝蓋抬到你的胸前，雙手平放椅子上往下推，數五下：五、四、三、二、一。

最後雙手平放膝上往下推，然後把腳跟抬起，腳尖著地，數五下：五、四、三、二、一。放鬆。做得好。現在你可以把全身肌肉放鬆。你有沒有感覺全身很舒服。

以感覺意象的方式默想轉移注意力

媽媽：好，彼得，我們現在來想像你站在電扶梯的最上方。我們站在扶梯上往下降，然後數二十下。

彼得：二十、十九、十八、十七、十六、十五……

媽媽：現在我們已經到了最下面的一階。我們要走下扶梯然後走進一件過去發生的事。這件事是上個禮拜我們一起去大熊湖坐船。彼得把眼睛閉上，想像我們在坐船。你看到什麼？

彼得：樹木、山和湖。

媽媽：我也看到滿山的樹，我還看到對面岸上白色的天文台。我看到了湖面上有魚兒跳出水面。那你聽到什麼？

彼得：我聽到馬達聲。

媽媽：對，我也聽到馬達轟轟響的聲音，我們的船在風裡飛馳。我能聽到小朋友在我們旁邊說笑的聲音，他們跟坐在我們對面的女士很開心的聊天。你感覺到什麼？

彼得：我感覺到溫暖的陽光和風。

媽媽：我感覺到船往前開的速度使我的背緊貼著椅子的靠背。我感覺到風把頭髮吹到我臉上。你聞到什麼？

彼得：沒有。

媽媽：湖水有一種清新的味道。假如我掉進水裡，水是甜的。讓我們就在這兒多享受一下坐船的樂趣，然後我們坐電扶梯回去，現在我們開始數到十。（暫停）準備好了嗎？

彼得：一、二、三、四、五、六、七、八、九、十。

媽媽：讓我們走下扶梯。打開眼睛，現在我們感到精神舒暢。

教導如何 SIFT 和轉移

SIFT 即為：知覺感受（S-sensations）、圖像（I-images）、感受

（F-feeling）以及思維（T-thoughts）。

媽媽：時間正好！計時器響了。彼得，你喜歡我們剛才的默想嗎？

彼得：很好玩。

媽媽：好像我們渡過了一個迷你假期。

彼得：是的，我喜歡。

媽媽：彼得，你看剛才的五分鐘你都沒有去做倒掉起司粉的事。那麼，你現在還感覺焦慮，非得去做嗎？

彼得：沒有。

媽媽：那我敢說你贏了，你打敗了強迫症。好好的教訓了它一頓。你不用聽它的。你可以用默想把它關掉，收聽另外一個頻道。

我們剛剛做的練習是想像你的思想是一個轉輪。[13] 你所做的決定是轉輪的中心。我們內心的知覺感受、圖像、感受以及思維則是輪子的鋼圈。（西格爾用 SIFT 的簡寫幫助你記住。）從轉輪的中心，你來決定注意力要對著轉輪的哪一部分。在前面的例子，你把注意力從強迫症轉移到美好的回憶，同時我們還在整個過程中篩選了所有在船上所經歷的感覺，並加上美好的圖像。你對我們剛才回到船上渡了一個迷你假期，感覺如何？

彼得：很開心，興奮。

媽媽：可以轉頻道是很棒的。而且你在做練習的時候，強迫症就像海浪一樣過去了。下一次，你就更容易打敗它，因為你愈來愈強，強迫症愈來愈弱。我們以後還可以再做這個練習，好嗎？

彼得：好的。

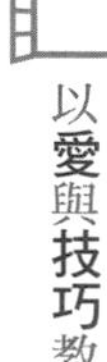

13 參見 http://www.drdansiegel.com/resources/wheel_of_awareness/

不論強迫症狀況多麼強烈，總要盡量試著堅持貫徹所定的規範，運用「預防反應」策略，盡可能防止或至少延緩孩子為了得到短暫的緩解而從事誤導他的衝動行為，結果使得症狀更強烈。不要讓孩子在重複的思緒中打轉，盡快介入，幫助他認識強迫症，讓他加入一起重新掌握自己的身體，使腦部額葉運作把思維轉移到不同的紋路上。

這個不同的紋路要靠孩子自己並配合他的能力。也許是和他聊聊他最喜歡的事；一起查詢有關他著迷的強迫觀念的資料，就這個題目寫一篇短文或是一首詩；運用 SIFT 默想；或是選一樣他該做的例行任務、體育活動或遊戲。很多人發現進行包含節奏與互動的活動最有幫助。必要時轉換環境，運用暴露及反應預防練習。強制要求孩子立刻服從或是讓步讓他從事衝動行為只會使症狀更加強烈，要消耗孩子的精力和占據他的注意力。延遲制服強迫症怪獸只會造成更強的反抗。

♥ 何謂默想？

默想是一種內心的鍛鍊，有許多不同的形式。彼得和我找出幾種對調節情緒有效的方式。

第一種方式是我們一起誦讀玫瑰經。我們一起思量經內記載的有關耶穌基督和祂的母親馬利亞的主要事件（稱為「端」），每讀完一端就接著背誦一遍主禱文和十遍聖母經及一遍聖三光榮經。在背誦時我們兩個人輪流背誦前半段和後半段，這樣有節奏的進行。當我們默想聖經裡與每一端相關的記載時，我們就把注意力從導致行為失調的負面思維與情緒轉移到基督的生命上。彼得和我也常常在散步時邊走邊祈禱，我們稱之為「玫瑰散步」。體育鍛鍊也是很好的調節練習，因為運動可以消耗體內因為情緒失調所釋放的腎上腺素。有宗教信仰的人可以按照個人的方式運用心理的支援（有節奏性的互動、轉移以及放鬆身體的練習），同時得到心靈所追求的恩惠，也就是脫離強迫症焦慮的掌控。

第二種我和彼得常做的練習是 SIFT 默想。做 SIFT 默想，是對自己做一番審視，看看自己在當時的生理、心理以及情緒的狀況如何。也就是對自己做一番身心調查；不是評判的法官而是一個審慎的觀察家或是科學家。要教會孩子做這樣的默想不是很難。你是愛他、關心他的父母，平時就很注意他的身心狀況，常常問他好不好。你就用同樣的方法來幫助孩子學習如何審視自己的身心狀態，只不過使用的方法更仔細。

首先由身體開始，問孩子有沒有感到身體有緊繃和不舒服的感覺；可以讓孩子坐在椅子上，閉上眼睛，靜靜的從頭到腳，由左至右逐一說出他身體各部位的名稱，讓孩子做一次簡短的全身「掃描」。和孩子一起探索他的感知能力，包括聽見的、聞到的、嚐到的、感受到的以及看見的每一種感覺。讓他說出他的感受，這時可以用感覺溫度計，並探討他的想法。

這個練習的目標是要在個人自己的感知、感受，與思維和他的自我之間營造一個空間。辨別做決定和選擇的核心自我與各種不同而且時時在改變的感覺（S）、記憶裡的圖像（I）、感受（F）和思維（T）的不同。

在做 SIFT 練習時，孩子對自己的內心有了更深度的認識。就算是一個很簡短的練習都是可觀的。告訴孩子他的內心猶如一片廣闊的藍天，他的感知、感受與思維就是那些飄在天上的雲朵（Stahl and Goldstein, 2010）。讓他想像自己躺在地上，看著藍天裡飄動的雲朵，有時聚在一處，有時又消失無踪，變化多端。用這樣的感知，他能夠學習到對更強烈的負面情緒的耐受能力，如同看天上的雲一樣隨它去。這樣重複用心的練習，我們的孩子會發現他真的能夠自己看到強迫症發作與過去的過程。

另外一個好的比喻是告訴孩子強迫症或是心裡焦慮的思維就像一小包鹽。如果他把注意力都放在它們身上，就像把這包鹽倒進一小杯水裡，然後喝下去（Goldstein, UCLA HELP group Summit lecture, 2014）。另一方面，他可以把這包鹽撒到他心靈的湖裡，這樣可以等待並觀察它如何溶解與消失。然後當他舀起湖水來喝時，他會嚐到水仍舊是甜的。

解釋給孩子聽，什麼是暴露及反應預防策略。讓孩子在他比較輕微

或初期的衝動行為或焦慮誘因中選擇一項來練習。幫助孩子學習忍受面對這些情況，並學習觀察他只要等，心理的壓力就如何自動減輕。只要固定練習，那些誘因就會逐漸失去影響力。以下是我和彼得利用暴露及反應預防來克制想要亂摸東西的衝動的例子。

媽媽：這是你一直在摸的那個玻璃杯。我們就把杯子放在這裡，看看如果你五分鐘不聽它（強迫症）的，不去摸那個杯子，它會怎樣。

彼得：好。

媽媽：你現在焦慮的狀況在什麼程度？

彼得：4（彼得的焦慮表從0到5，5是最嚴重）。

媽媽：現在來想像你的內心是一大片藍色的天空。你要摸杯子的強迫症只是天上飄的一朵雲。我們一起來深呼吸。你的身體現在感覺如何？肩膀和頸部是否覺得繃得很緊？

彼得：還好。

媽媽：胸部？

彼得：還好。

媽媽：肚子呢？

彼得：還好。

媽媽：你的心跳快還是慢？

彼得：慢。

媽媽：那你的壓力程度如何？

彼得：降低了，我想縮小到2了。

（計時器響起，時間到了。）

媽媽：哇！恭喜彼得，你做到了。你坐在那裡忍受焦慮，還看著它消失在藍色的天空裡。你下次要不要再用這種方法？

彼得：好的，假如我們一起做。但是你得諒解我不是每次都能好好掌控。

媽媽：你每次都會很投入的參與。我們會一起來決定我們要做什麼樣的 ERP 練習，好確定你可以接受面對什麼樣的情況。

彼得：好，只要是我們一起做就好。

用心做練習不只是對暴露及反應預防很重要，對驅使行為也很重要。常常我們的孩子在受到刺激時會有自然驅使的反應。用心練習 SIFT 默想，孩子學習到在刺激物與他的反應中間如何營造一個空間。就像著名心理學和神經學專家，同時也是二次大戰納粹對猶太人大屠殺的生還者維克多・法蘭柯（Victor Frankl）所說的：「在刺激物與回應當中有一個空間。這個空間就是我們做選擇的能力所在之處。我們選擇的回應裡包含著心理的成長與自由。」（Pattakos, 2008）法蘭柯記錄了他在集中營裡的觀察，一些被囚禁的人如何運用這個空間選擇以同情與憐憫回應他們所受到的殘暴與剝奪；他們把注意力轉移到去安慰鼓勵其他被囚禁的人。

所以我們要教導孩子，當強烈的、不可抗拒的情緒來臨時，要運用「STOP」策略（Stahl and Goldstein, 2010）。S（stop）代表停，T（take a few deep breaths）代表深呼吸，O（observe）表示觀察，P（proceed）代表行動。在這裡，「O」就是要「用心」。在這個步驟，幫助你的孩子認識到有哪些強烈的情緒，加以確認並容許它像一朵雲一樣在他的心理意識裡飄動。同時讓他運用 SIFT 默想檢視自己的身體、情緒與思維，並能了解到那強烈的情緒只是空中一片雲而已。

幫助他認識到情緒不是他，而是他可以越過的事情。每次你幫助孩子與情緒「共處」直到它過去，你就給了他機會完成一個重要的經歷，並證明他是一個分別的個體，不需要每次情緒來了就大受影響，而是他可以越過，而且能夠走出來的。有些孩子適合用默想的方式，有的可以運動練習的方式消耗精力。和孩子進行腦力激盪，幫他找出替代的回應方式，選擇最適合他的一種予以運用。用這個有創意的程序運用刺激與回應之間的空間，你的孩子會學習到他可以用有思想的回應取代自然的反應來面對挑戰。

第三種常用來幫助彼得調節情緒的默想練習是「轉移」（shift; Siegel and Bryson, 2012）與先前所提過的「SIFT」。這種方式對於幫助我們的孩子不會只用觀察來處理某些強烈的情緒時特別有效。當情緒太強烈而無法與之「共處」時，用有導向的幫助使孩子轉移注意力是必要的。所以選擇一個他最愛的往事、圖像或是話題和他一起回想，把他的注意力從煩亂的情緒轉移到不同的紋路。可以給孩子一些選擇，然後一起運用 SIFT 默想練習，回想當時所發生的每一個細節。以下是彼得和他的老師一起做的一個 SIFT 默想練習，把他對強迫症的注意力轉移開。彼得選擇的是坐車兜風，這是他最喜歡的活動之一。彼得常做 SIFT 練習的附帶好處是讓他詩興大發，現在作詩已成為他消磨時間時最喜歡做的事情之一。

貝琳達（老師）：你想像你看到了什麼？

彼得：高高的，很多彩色的、細細的樹，像彩虹一樣的花圃。

貝琳達：你聽到了什麼？

彼得：很吵的馬達聲，靜悄悄的呼嚕聲，電話鈴聲，在空中四處飄蕩。

貝琳達：你感覺到什麼？

彼得：馬路上減速丘讓我們稍微起伏。偶爾車輪開進路上的坑洞裡，平穩的震動有如時鐘在走。我的身體好放鬆，好像水流按摩池裡的旋流。

貝琳達：哇，很棒！我們一起來整理。在你的每一種感覺裡選一樣，作一節詩。

彼得：

細而高的彩色樹在搖擺

汽車的馬達聲減小，

平穩的震動有如時鐘在走。

吵雜囉嗦的車子

馬達聲加警笛聲。

路上緩坡的減速丘偶爾還有坑

輪子被卡住。

亮麗的花圃如彩虹，

在空中四射，左、右，請直走。

我的身體好輕鬆

像是一個水流按摩池。

默想可以強化想像力、注意力、內心的適應力，與自我控制的能力，加上調節情緒的能力。定期和你的孩子做練習，尤其是在晴時多雲、雲層不是很厚的時候，選擇心情平靜、情緒正面的期間，這樣可以幫孩子建立一個應付情緒風暴時的有用工具。

長期應付強迫症

「我來到好萊塢的時候，有了幾個新的衝動行為。其中一項是搭公車到一個特定的地點，然後搭捷運地鐵回到原點⋯⋯

這個強迫想法有多嚴重？我覺得自己好像待在一個大的塑膠盒子裡，整天不能呼吸，直到我搭上公車為止。我無法想像我不能坐公車和地鐵的情形，連一天也不行。

⋯⋯如果他（狄托的助理）不能帶我去的話？那很抱歉，我可要發脾氣的，這就不是我能控制的了⋯⋯

白天，我在學校上課時，腦中就不斷想像公車和地鐵的車站⋯⋯我的思緒常被打斷，我就得重頭來過，因為我記不得被打斷的時候公車停在哪一站。這使得我很苦惱，如果發生的頻率高了些，就會造成情緒爆發現象⋯⋯

我愈是在心裡想像坐公車和火車，我的內心的想像也愈來愈快，直到我不能控制。有時我自己都被嚇到。有時我全部的思想和理智都被它吸

去，以極大的速度衝進我的內心。這使我很害怕。我一定得制止我的強迫症……」（Mukhopadhyay, 2011）

就像我們在第一章討論的，導致強迫症的原因可能是以下的功能迴路重複的結果，包括扁桃體（原始、強烈的情緒，例如危急時戰鬥或逃跑的反應）、扣帶回（邊緣系統的一部分，專司情緒控制，特別是在轉移注意力、由某個想法轉換到另外一個想法，並與認知能力的適應性有關）、尾狀核（基底神經節／紋狀體的一部分，與集中注意力、起始與終止思想與行動有關），以及前額皮層（與判斷力有關，包括意識到威脅）。

有一種理論是說眼窩前額皮質（前額皮質的一部分）注意到誘因，也就是情況有問題，譬如手髒。於是釋放「憂慮」的訊號，送到丘腦，再由丘腦把訊息傳遞到腦部其他的部分，然後再把相關的資料傳送回眼窩前額皮質。尾狀核則在眼窩前額皮質與丘腦的中間調節它們之間傳送的訊息（March, 2007）。扁桃體與前扣帶回之間有構成的連結與前紋狀體結合（Menzies et al., 2008）。所以如果一個人看見自己手髒而去洗手，丘腦應該發送它所見到的威脅已解除的訊息。但是如果尾狀核發出「停止」的訊號功能失誤，於是眼窩前額皮質不斷傳送訊息給丘腦，導致他感到被驅使必須要一再的洗手，否則就會感到十分焦慮。強迫症可以看成是心理的打嗝，同樣的思維不斷重複，結果變成了強迫的概念。[14]

所以我們這些自閉症的孩子們，他們腦部的「停止」號誌功能失調，使得他們的強迫症不能減緩，他們還有希望嗎？好消息是強迫症的患者是有希望的。有各種不同的顯影研究顯示，強迫症患者腦部扁桃體、扣帶回、尾狀核、前額皮層以及丘腦等的異常，在接受治療後可以回復正常功能（Norden, 2007）。我們來看有關非自閉的強迫症患者的研究文獻（Grant, 2014）：60-85% 的患者反應他們的症狀在運用暴露及反應預防方

14 這種迴路功能失調的「停止」號誌在其他的部位也會出現。如果受影響的迴路是在感覺運動皮層而不是眼窩前額皮層（前額皮層的一部分），就會導致妥瑞氏症（無功能性的重複發出聲音或動作）。至於基底神經節受影響就會有 PANDAS（熊貓症候群——合併鏈球菌感染的兒童自體免疫神經精神異常）。鏈球菌在腦部的皮層模擬抗原就像我們身體的免疫系統進行抗菌的功能時一樣，導致皮層發炎阻斷了訊號的連結，造成抽搐的現象（March, 2007）。

式治療後，有相當程度的減緩，而且大多數的患者在停止接受治療五年之後，症狀持續改進。認知治療也是有效的治療方式，[15] 60-80% 接受治療的患者顯示病情有所改善。

三環類抗憂鬱藥物氯米帕明（the tricyclic antidepressant clomipramine）或選擇性血清素再吸收抑制劑（selective serotonin-reuptake inhibitor, SSRI），例如像是：帕羅西汀（paroxetine）、氟伏沙明（fluvoxamine）、氟西汀（fluoxetine）、西酞普蘭（citalopram）、依地普倫（escitalopram）、舍曲林（sertraline）等藥物治療顯示，患者反應率（20-40% 症狀改善）為 40-65%，停止使用藥物兩年後的復發率為 25-40%（過早停止使用藥物復發率為 80%）。一項比較九個短期使用藥物治療的患者（八至十二星期）和接受暴露及反應預防治療的患者的研究顯示，後者的療效整體而言較為優異。也有研究顯示，同時使用藥物與暴露及反應預防治療的結果明顯優於單獨使用藥物的治療；然而並不比單獨使用暴露及反應預防治療法更好（Grant, 2014）。一般對治療強迫症的看法是非藥物治療方法的療效能維持較長而且可以避免藥物的副作用。不過藥物對許多個案患者是有效的輔助治療方法。

典型的暴露及反應預防治療強迫症的方法是系統化的。首先按照輕重級別將患者所有的強迫症行為列成表。父母要幫助孩子每天做治療的練習（特意暴露並逐漸增強強迫症的誘因，同時幫助孩子抗拒進行強迫行為）來消滅每一個強迫症，從情況最輕的開始，逐漸進階到最嚴重的強迫行為。每次練習成功就要表揚並獎勵孩子，以增加他的自信心去制服愈來愈困難的強迫症。每當有新的強迫行為開始出現，就要教導孩子辨識它，這樣你們可以立即一起做暴露及反應預防治療的練習，趁初期容易抗拒強迫行為的時候就予以消除。

然而我們的孩子有自閉症，使得他們的情形更困難。如前所述，他們不僅腦部眼窩前額皮質／扣帶回／紋狀體／丘腦的迴路卡住了，他們額葉

15 認知治療的主要特徵包括所謂的蘇格拉底方法，幫助接受治療的人反思強迫症的後果、提升改變的動機、確認錯誤的強迫思維並以合理和實際的思維取代，以及做實驗來證明強迫症的錯誤。例如，有人有著門把上有細菌的強迫思維，就要鼓勵他去觸摸門把之後不洗手，然後把沒有因此生病的情形記錄起來。本章所討論的個案包括暴露及反應預防治療與認知治療。

的連結不足使得他們需要加倍的努力才能克制自己不做強迫行為。而他們有時又缺乏認知的能力來了解為什麼他們要做暴露及反應預防治療的練習，而且他們可以轉移注意力的本事有限。

不過這並不表示你不能有效的對付強迫症。很多在與強迫症奮鬥的家庭都發現，設定有限的目標是比較可行的。與其試圖把強迫症一網打盡，許多父母會先對付問題比較大的那些行為，也就是可能具有傷害性的或是最攪擾他人的行為。在做練習暴露不同的誘因時，父母可能會用不同的組合，包括避開誘因，用轉移注意力和延緩的計策預防反應行為，或是用傳統的刻意安排的暴露及反應預防治療的練習，調整暴露和／或減少反應的時間並增強克制時的支援。鼓勵孩子參與策略的設計，加強他自己應付強迫症的能力，而這正是我們時刻要記得的目標。以下的對話顯示彼得在參與選擇移除誘因的策略，以中止正在形成的新的強迫行為——在他的 T 恤上剪洞。

媽媽：彼得，是你想出來要在 T 恤上剪洞的，還是因為上面已經有了小破洞讓你想起來可以把洞剪得更大？

彼得：我真的沒辦法克制自己。我看 T 恤上有個洞就覺得非剪不可。

媽媽：我不知道那第一個洞是怎麼來的。

彼得：不是我弄的。

媽媽：也許是洗衣機或是烘乾機夾住衣服的緣故。我們才換了零件，希望這個問題解決了。

彼得：那好。

媽媽：我也在想這些剪了洞的 T 恤該怎麼辦。我們可以把它們留起來，放在床邊，這樣你實在很想剪洞的時候，就可以用這些來剪。但是，我又擔心這麼做會使你養成一個剪衣服的強迫症，這可是很糟的習慣。

彼得：我同意，把這些 T 恤都丟了吧。

媽媽：很好，我們就這麼做。謝謝你提的意見。

彼得：不客氣。

我們這些自閉兒的父母最終也是只能盡最大的努力朝正確的方向推動我們的孩子。減弱強迫症的威力，讓孩子從事強迫行為的次數減到最低，加強孩子認識、抗拒與對付強迫症的能力。也許結果不如理想，但是你所做的努力總會對孩子應付強迫症有幫助，讓孩子能靠自己享有一個有用的人生。長遠來看，父母能為孩子做的最重要的事，就是了解他、接納他與鼓勵他。

東田直樹（Higashida, 2013）說：「我們對某些事執迷不是因為我們喜歡它，或是我們想要這麼做。有自閉症的人對某些事有強迫行為是因為我們如果不去做的話會發瘋的。當我們做了那些強迫行為後，我們覺得比較鎮定、比較平靜。但是如果因這些行為被責備……我會感到非常難過。我本來就不想這麼做的，結果現在我更憎恨自己了，因為沒辦法控制好自己的行為。所以每當我們的強迫行為攪擾他人的時候，請你立刻制止，隨便用什麼方法都行。

總而言之，我們的強迫行為如果不攪擾任何人的話，那麼就請靜觀。這樣的情形不會持久的。也許有一天，那個不論我們怎麼努力都沒法子克制的強迫行為突然自己停止了，毫無預兆……我們的腦子不知怎麼的，突然閃出**遊戲結束**訊號。所有的執迷一掃而光。當這個訊號出現時，我感到被釋放了，好像一場消逝的夜夢。

問題是，你要如何幫助有自閉症的人制止他那些會攪擾他人的強迫行為？對那些幫助我們的人，我想說：在處理和應付我們的強迫行為時，請保持堅強的信念，相信它們總會過去。當我們被制止從事我們要做的事時，我們也許會跟你狡辯，但是我們會慢慢接受你的指導的。在我們還沒有達到那一步之前，請你要堅持，不要放棄我們。」

♥ 對付剛性行為

我們的孩子當中有許多有剛性行為的問題，意思是說他們有按著自己的方式從事單調、機械化行為的需要，缺乏適應能力，也很難有彈性的接受別人的想法。根據艾門（Amen, 1998）的研究，扣帶回掌控腦部轉移注意力、改變想法以及認知彈性能力。當扣帶回有障礙的時候會造成剛性行為、長期憂慮與執拗思維。我們已經從核磁共振顯影和正電子發射層掃描知道，某些自閉症的患者後扣帶回比較小且活動較少（Haznedar, 1997），所以剛性行為在自閉症患者身上是一種普遍的障礙應該不足為奇。長遠看來，大量做默想的練習來增進轉移注意力與轉換頻道的能力是有幫助的。

我也建議各位要做「彈性練習」，直接了當的和孩子討論他有這種非要照他的意思做，否則就會感到焦慮的傾向。當狀況發生時，運用社交行為圖譜把所有剛性行為所造成的負面後果與彈性行為的正面後果逐項列出，讓他能夠看到現實生活與只有一種選擇的僵化思維之間的差異。幫助他看到彈性思維是讓他快樂的要訣，這樣他可以有很多不同的方式得到快樂。使他能夠把運用彈性思維設定為學習的目標。

一旦孩子自己認定這個目標，就可以和他一起做「彈性練習」。當孩子有僵化思維的情形時，提醒他這是做彈性練習最好的時機。[16] 然後可以先做深呼吸、漸進的肌肉鬆弛與／或默想練習，排除他不能照著平常的意思做的焦慮感，然後照著第十三章所談到的步驟和他一起做腦力激盪，找出可能的原因、想法和解決的辦法。把他自己想出來應付這種情況的替代行為一一列出來。接下來教導他練習衡量所有的可能性之後做決定，找出最合適的選擇替代他平常的行為。將之付諸執行，然後誇

16 請注意，在此建議做彈性的練習是針對有問題的剛性行為。我並不是反對固定的規律，規律常對調節腦部如動作起始和連續、組織規劃執行功能等能力失調的問題有幫助，並且可以減低轉換時的焦慮。一個非常有效的在固定的形式中加上彈性的方法（Copland, 2010）是在孩子的視覺時間表上加一個畫有問號的卡片。這個卡片代表意料之外的改變。當某個活動被取消或是取代時，你可以把這個卡片放在該活動的地方，於是你就把「意外」加進「例行」當中了。

獎他所能做到的。每次他成功做到都要記錄下來，以後在對付剛性行為而產生焦慮感時可以用來作為鼓勵他的參考。就算有時孩子不能做到，你也可以在事後和他一起反省。和他腦力激盪想出下一次對付時的辦法。

彼得曾有一段時間對於坐車兜風獎勵他的時候有剛性行為，他一定要坐我的紅色車。如果有人借用我的車把它開走了，他的僵化思維使得他非常不高興。還有一旦上了車，就很久不肯下車。於是我就換開他哥哥灰色的車，讓彼得習慣坐別的車，直到最近才換回來開紅色車。

彼得：媽媽，我要坐紅色車兜風。我答應很快下車。幫幫忙。

媽媽：抱歉彼得，你的家教查理要來帶你到圖書館上美術課。我才打過電話，他們在等你。

彼得：好吧，媽媽。等查理來過了，我們可以坐灰色的車，可以嗎？

媽媽：可以，謝謝你能夠有彈性。這是讓你開心的要訣！

彼得雖然很想坐紅色車，但是他很快就放棄這個想法，自發的想出替代的解決方案，他能這麼做，我很感動。是的，只要我們讓孩子體驗到他能夠用其他的方式做到時，孩子的彈性思維會有進步。持續練習腦力激盪找出替代的解決方法，孩子可能會出乎意料的運用彈性思維，尤其是當他為了要得到他想要的事物跟你打商量的時候。

對抗焦慮症

焦慮症是自閉症患者的常見症狀。焦慮可能致使孩子無法嘗試新事物或適應超乎預期的情況，進而影響孩子的能力。有些焦慮無疑是感覺統合問題造成的。有些孩子由於輸入資訊的管道扭曲，必須用與常人完全不同的速度處理這些資訊，使得感官遭受資訊轟炸。整天應付感官資訊的轟炸可能會使他們感覺疲累而產生防衛的心理。彼得的焦慮在進入擁擠或吵鬧的環境時相當明顯，尤其當他處在不熟悉的環境時。遇到這種情況時，他都會低下頭，緊緊抓住我的手臂。彼得小的時候，每次有什麼意料之外的事突然發生，譬如走在穿越停車場車道時有車子接近我們並且開得太快的時候，他真的會完全停下來，像土撥鼠一樣縮成一團。

看著孩子奮力對抗焦慮是相當痛苦的一件事。這讓我想起某一次和彼得站在滑雪坡道滑雪的往事。彼得很喜歡滑雪，但是當時的風增強了一些，把許多雪吹到他臉上。我看得出來他很想滑下去，卻又相當焦慮與害怕，站在那邊一動也不動。於是我從口袋裡拿出少量的抗焦慮藥物樂耐平（lorazepam）。他很清楚這種藥的藥效，所以迫不及待的拿過去——他之前去異地旅行或嘗試令他害怕的新活動時，曾經服用過這種藥物。十五分鐘之後，彼得變成了另一個人似的，開心的滑下斜坡了。看見彼得前後判若兩人的轉變，令我不禁思考，如果不需要持續對抗焦慮，他的人生會是如何？所以我們現在運用了教育與行為方法提供支援，幫助他處理焦慮。

事前準備是良策

強烈情緒（譬如焦慮）出現時，腦部的運作猶如蹺蹺板，其中一側負責釋放情緒，另一側則負責平衡釋放的情緒。釋放情緒的區域包括邊緣系統與杏仁核，其中，杏仁核與恐懼和焦慮的產生尤其有關聯。平衡情緒的區域是額葉，額葉會傳送抑制情緒的神經纖維，這些神經纖維會根據過去的記憶、判斷與分析來調整最終的情緒經驗。焦慮症患者的焦慮經驗過於龐大，與另一側不成比例，導致蹺蹺板嚴重偏向了情緒的那一側。因此，負責調整孩子情緒與教導孩子自我調整的我們，必須強化孩子在思考這一側的輸入。

對抗焦慮最好的武器是做好準備。在可能引發焦慮的情況發生之前，先用**前導法**（frontloading）輸入所有的資訊，透過練習、角色扮演做好準備，以便在重要時刻能使用已輸入額葉的訊號，以平衡來自杏仁核的焦慮訊號。

帶孩子去看醫生之前，先去圖書館找相關的圖畫書，以閱讀圖畫書給孩子聽的方式幫他做好看醫生的心理準備。準備一組玩具醫療器具，跟孩子玩醫生看診的遊戲，和孩子輪流扮演醫生與病人的角色。也可以把動物玩偶排成一排，讓孩子練習看不同的「病人」。看看醫生是否願意在診所人少安靜的時候讓孩子進入候診室預演，讓他看看裡面的設備，在看醫生之前先進行「實地考察」。有些貼心的醫師會願意撥空見見孩子，跟他打聲招呼，甚至會配合拍照。之後，你可以把拍好的相片拿給孩子看，讓他在看醫生之前做好心理準備。看醫生時，順便把移情物件（譬如其中一隻當過「病人」的動物玩偶）也帶到診所。

相同的程序也適用於新學期開始或是前往新地點度假之前。盡可能的找出新度假景點的相片、書籍或導覽手冊，幫助孩子做好心理準備。在網路上先進行「虛擬導覽」。在新學校開學之前，選擇人少安靜的時間入校參觀。在遊戲聚會之前將聚會時可能進行的活動放入視覺化課表，並在聚會前（後）與木偶、娃娃或動物玩偶玩角色扮演。

以下這個故事（手術室的一天）突顯了前導法對於平安度過強烈焦慮情緒的重要性。

♥ 另一次的激流探險

我常常碰到驚險畫面。與彼得共度的生命猶如激流泛舟，而此激流的考驗超越了我能力的等級。

某一天彼得、貝琳達和我前往兒童醫院進行牙齒與上消化道內視鏡檢查手術。我們事前花了不少精神計畫與協調，希望盡可能的在麻醉的時效內做好檢查。檢查的項目包括牙科 X 光攝影等牙醫建議檢查的項目，以及腸胃科醫師建議的幾項腸胃檢查項目。

那間兒童醫院很棒，但是預約人數與工作量都超載了；光是預約掛號就不知打了多少通電話，不知花了多少人力才跑完醫院的制式流程。我盡我所能的在彼得進行手術之前調控他的飲食與藥物，並試著告訴術前護士，彼得沒辦法喝誘導麻醉的 Versed® 安定藥劑——彼得討厭別人命令他喝東西。當我提到他連水都不願意喝的事情時，我意識到自己

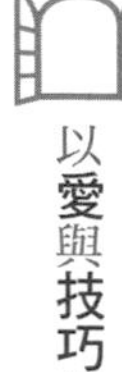

似乎講太多了——她看我的眼神讓我覺得自己好像是個神經質的媽媽，尤其在我告訴她如果換成吞藥片情況會好很多時。我能說什麼呢？我們的孩子從來沒跟上過一般孩子的發展進度。

有先見之明的外子在手術日的前一個禮拜回家時，給了我一個綠色的麻醉面罩。「想和彼得練習的話可以派得上用場。」他說。我嘆了一口氣，心想：「待辦事項又多一件了。」不過我了解彼得可能會抗拒喝 Versed 藥劑，為了以防萬一，我開始幫他做心理準備。我和貝琳達用 ABA 模式幫助他習慣戴面罩的感覺。我們剛開始只使用面罩，沒有連結任何管子，目的只是想讓彼得自己拿著面罩碰觸臉部。接著，我們會等到他把面罩放在口鼻上方時再給予獎勵。然後，我們會等到他用面罩緊緊罩住口鼻時再給獎勵。接著則在他允許我們跟他一起拿著面罩時再獎勵他。之後則要求他持續拿著面罩，直到他數到十為止。再來，我們把一個管子連結到面罩。之後，我們把氧氣筒開到 0.5 公升／分鐘，接著則每嘗試一次就調升流速 0.5 公升／分鐘，讓他慢慢適應氧氣流入面罩時的聲音與感覺，並試著吸入面罩裡的氧氣。我們請小熊維尼當病人，請彼得醫生用催眠氣體幫小熊維尼催眠，等小熊維尼被催眠後，牙醫就可以修復牠的牙齒了。

手術日當天，我們打包了一大袋的東西，裡面有書、遊戲、小熊維尼和麻醉面罩。我們一邊候診一邊玩遊戲、看書、練習把面罩罩在彼得與小熊維尼的嘴巴與鼻子上。彼得喜歡撕爸爸的雜誌（因為紙張很光滑），還好我有順手帶了一本當作獎勵。我們需要拿雜誌說服彼得換上手術衣。護士給彼得喝 Versed 藥劑時，他果然抗拒了——之前預演的時候，他一直是用注射針筒以推活塞的方式幫小熊維尼注入假想的口服藥物。他勉強嚐了一小口，試了好幾分鐘卻始終無法吞下苦澀的口服劑。我們試著在他每喝一小口口服劑時，用微小的注射針筒將冰屑注入他嘴裡，但是他最後也不想含冰屑了，直接從椅子上爬了起來。

我必須在當下做出決定。既然彼得有嘗試著配合我們，我其實可以直接請醫護人員一鼓作氣的把藥劑注入他的喉嚨，就算他把大部分的藥劑都吐了出來，應該還是會吞入足以催眠他的劑量，這樣醫生就可以輕鬆用面罩執行吸入麻醉了。但如果我們還需要回診並進行更多的檢查怎麼辦？如果這次使用了強迫的方式，下次他可能就不會再信任與配合我了，沒必要因小失大。他現在仍願意配合，不過我們必須改變策略——他嘗試服用 Versed 時已經盡了全力，直接從椅子上爬起來就表示他不可能再嘗試了。

「彼得，快過來躺在這張床上，這樣你就不必喝藥劑了。」我說。我把藥劑放到桌上，舉起空無一物的雙手，證明我真的不會強迫他喝藥劑。彼得先是注視著我，接著馬上就跳上了移動手術床。「我們先去兜個風，接著會使用催眠面罩，就像我們之前練習的一樣。」我說。貝琳達早已將練習面罩收起來，護士正把彼得推向手術室，不過我還是跑回去拿了面罩——我的直覺告訴我練習面罩應該派得上用場。我知道手術室應該會使用手術室準備的設施，不過，我覺得我可以在必要時把練習面罩展示給彼得看，提醒他練習時的情形。雖然不太可能用得到，但是帶著其實也無妨。拿了面罩之後，我就跑去跟大家會合了。

在手術室裡，護士給了我和貝琳達一條溫暖舒適的毯子，我們把這條毯子蓋在彼得身上，並有技巧的將露出來的部分塞進去，這樣可以稍微壓制住彼得。彼得注視著我的雙眼，他有點不安，不過因為信任我們，所以很努力的配合。然而，當麻醉師拿出有麻醉氣體流動的透明塑膠面罩時，彼得開始顯露瘋狂的神色。他突然間坐了起來。我直覺的拿出他熟悉的練習面罩，跟他說：「你看，彼得，這是你的面罩。來吧，咱們再來練習一次。」彼得看到熟悉的面罩之後，緊繃的情緒頓時舒緩了，他躺回手術床，眼神依舊透露不安的情緒，但他願意相信我們。我趕緊將面罩交給麻醉師，他接過面罩之後，謹慎的將原本手術室面罩上的管子移到彼得的綠色面罩。接著，我和貝琳達把面罩放在彼得的口鼻上。貝琳達把臉貼近彼得，開始跟他一起數數——他們之前已經做過許多次練習。在最後一次努力睜開眼睛與抬起頭的短暫嘗試之後，彼得終於安靜的睡著了。我和貝琳達快速離開手術室，情緒上雖已筋疲力竭，心中卻充滿了感恩。彼得成功了！他在沒有失控的情況下順利度過了手術流程。

對付急性焦慮症

如果你已做好萬全的準備，孩子還是覺得恐慌怎麼辦？遇到這種情況時，是否有希望挽救呢？我和彼得有無數次因為沒有做好適當的準備而陷入困境的經驗。有一年，我們一時興起，參加了一個南瓜田（pumpkin patch）秋季慶典。因為是臨時的決定，所以我根本沒時間展示這個新地點的網站廣告給彼得看。結果現場極度吵鬧擁擠，他緊抓著我的手臂，低頭靠著我的肩膀，因為太過害怕而無法移動腳步。

遇到這種情況時，第一步要先說出孩子的情緒，這樣不僅可以讓孩子感受到你了解他的感覺，而且你也透過話語示範了神經發育正常的一般人如何調整情緒。「彼得，我看得出來你很焦慮，我會幫你度過這個難關，你只要嘗試一下，就會愛上它了。那邊真的很好玩。」跟往常一樣，肢體語言傳達的情緒訊息比話語本身的力量來得強大。溫暖安撫的語調與微笑、愉快的情緒、充滿自信的身體語言是對抗焦慮感的最強效解藥。

接下來，如果你可以幫助孩子讓自己冷靜下來，這樣通常能使他思緒清晰的跟你合作。如同我們在前面討論過的，嘗試做些深呼吸、漸進式肌肉鬆弛的練習、引導的內心圖像或默想、祈禱、擠壓／深度本體感覺等適合孩子的活動。有時你可以把本體感覺的練習變化成有節奏的拍手活動，或是呵癢的遊戲，用有趣的互動打斷他焦慮的狀態。在這個階段多花些時間是很重要的，按著孩子的需要調節他的情緒。只有在他情緒平靜的時候他才會聽到你所說的話，才能想清楚。

下一步要試著讓額葉（推理、錯誤觀念與轉移注意力的主宰）運作起來，提醒孩子過去類似的成功經驗。「記得我們去年去了另一個南瓜田嗎？那時放眼望去都是橙色的南瓜，不曉得可不可以在這邊看到更多？你覺得你可不可能再找到更大的南瓜呢？」

如果上述的方法都失敗了，可以考慮給予簡單的行動導向指示與容易達成的目標。「我們去那裡摸那顆大南瓜好不好？好像十步就到了，我們出發吧。右右右左右！」「我看到一個紅蘿蔔了！你可以用手指著那個紅蘿蔔嗎？沒錯，就是這樣。我們來試試看可不可以找出十個有趣的東西，之後再來決定要不要離開。」如果你跑在孩子前面，替他指出下一個有趣的東西，並請他摸摸看，他或許會願意跟隨你的腳步向前邁進幾步，再忍受一會兒令他害怕的情境。如此就是在陪伴孩子鍛鍊勇氣（參見 Burns, 1999）。

然後，只要看到具有潛在高度增強的活動或獎勵，就要好好把握！在剛剛那個南瓜田的例子中，我們一進去就很幸運的看到了乾草兜風車（hay ride），在彼得還沒意識到發生了什麼事情之前，我們就已快速爬上了牽引機。因為他喜歡乘車兜風，所以當牽引機啟動時，他的心情明顯輕鬆了許多，他開始四處張望。我們成功了！而且我已開始瞄準下一個目標——烤玉米。

反省的重要

後來，我們在南瓜田裡度過了快樂的一天。我們拍了很多相片，還買了南瓜當作紀念。回到家時，我們回顧了當天的一切，並在彼得的日誌中記錄了另一個冒險故事。最後的回想練習是對於未來的投資——孩子累積愈多成功克服焦慮與恐懼的記憶，就愈有能力因應未來的焦慮情緒。「彼得好勇敢好棒喔！我們玩得真開心！」

如果孩子的認知能力許可，你也可以使用認知行為治療法（CBT）幫助他反省。讓他回到他感到焦慮的時刻。可以用連環畫思想泡泡（comic strip thought bubbles）描繪他的焦慮思維，例如：「那裡有好多人和新的東西。我可能會受到傷害或覺得害怕，噪音太大聲使我的耳朵好痛。」按照阿貝諾（Albano, 2013）的說法：「用『偵探的思維』把現實與恐懼配對起來。」運用蘇格拉底方法問孩子：「會發生的可能性有多少？」跟孩子一起設計代用思想泡泡，「媽媽不會帶我去危險的地方。我去過很多新的地方，都很好玩。」

彈性思考的內容可以更詳細：「就算事情不能完全照著我的想法來發展，我能怎麼做來應付這個情況。」「就算很擠很吵，我有消音耳機，媽媽也會在這裡幫我。」教導孩子解決問題的程序。和他一起腦力激盪，用「假如是……」設想可能發生的事，想出下次發生同樣情況時最好的解決辦法。譬如自我安慰，告訴自己如果想要的話，只要再玩三個活動就可以回家了，或者帶個相機讓自己轉移注意力；他可以指派自己要找五樣新奇的東西來拍照。讓他自己評估不同的選擇並選出下一次可以用到的他自己的行動計畫。

仔細觀察戰場

傳統的認知行為治療法以有系統的方法克服焦慮，把所有孩子所懼怕的情況按程度由弱至強列出來，然後幫助孩子逐一勇敢面對，讓他從「懼怕階梯」的底層開始逐漸增加自信。例如，孩子可能怕狗，但是他更怕黑，可能更怕在房間裡自己一個人睡覺，那麼就從對付怕狗的焦慮開始，逐漸往上進步。[17]

每次練習都可以拆解成幾個小的步驟。先練習看狗的圖片，然後看描寫狗英雄的影片，再到寵物店觀看關在籠子裡的狗，接下來讓孩子跟很小隻又安靜的狗玩，慢慢的，跟大一點的狗玩，最後才讓他跟一隻活潑的狗玩。只可在孩子能夠完全應付較低階層的焦慮之後才往上進階。記住運用深呼吸、漸進式肌肉鬆弛、默想，以及／或是情緒壓力溫度計（本章後面會討論）測量他的焦慮程度，來幫助孩子習慣各種情況，並看到自己的焦慮在逐漸減低。每次他成功做到時，就要用明確的話語誇獎。有時孩子自己會想出當他成功克服恐懼時想要得到的獎勵，例如要求增加玩電腦遊戲的時間等。

遊戲治療

遊戲治療是另外一種輔助的治療方法，幫助孩子對付焦慮和其他的挑戰性行為。在孩子的焦慮完全平靜一段時間之後，可以嘗試用遊戲治療。你可以用假想的遊戲和孩子回想當時或是以後可能發生的狀況，裝備他應付的能力。

在遊戲中，孩子有機會設想或想像他自己的解決辦法，不論他的方法多麼不實際，都讓他發表他的想法。多年前當彼得還不能用言語溝通又不

17針對每個情況，用這個程序幫助孩子認識他的懼怕背後的非理性思維，用邏輯的思考和過去的經驗告訴他為什麼是不理性的。然後用現實的思維取代，和他一起腦力激盪下一次碰到讓他焦慮的類似情形時該如何應付。

會打字的時候，我們帶他去參加他哥哥的田徑賽。由於我們從來沒去過這個體育場，而裡面又擠又吵，彼得驚恐症發作，無法從車上下來。第二天早晨，我就拿出一套包括有賽車和跑道的玩具賽車場，重新體驗類似的場景。

開始時，彼得害怕把賽車從坡道上滑進跑道，於是我把玩具車拿起來輕輕的放在坡道的下端，這樣車子下滑的速度不會太快。接下來我示範給他看如何慢慢的往上移，之後我把車子交給他，看著他照樣做。我也很注意他的表情，並了解到他是在感到不緊張之後逐步增加車子下滑的速度。如果車子的速度太快讓他太緊張，他會自己退回較低的高度。我觀察到他會按自己所能承受的程度做滴定調節！這種讓孩子在遊戲時掌控類似情況的感覺刺激，正是對有發展障礙的兒童感覺過度敏感症狀的一種減敏治療法。這也是治療創傷後壓力症候群（PTSD）的方法，使孩子發展出讓他們想起對創傷事件感覺刺激的不耐性。

然後我讓小火龍（神奇寶貝卡通影片裡的角色之一）把一輛車開到坡上，同時仔細觀察彼得讓他的車子滑下坡道時的表情。我用小火龍表演出很想玩彼得的車但是又很害怕的樣子。小火龍不敢從他的車裡出來去摸彼得的車，只能一邊戲劇化的從車中探出上半身去搆彼得的車，一邊急得大叫。這時，我問彼得：「小火龍該怎麼辦？它想要那個賽車，但是又很害怕從車子裡出來。它是該坐在車裡，還是下車？」彼得看著我，很堅定的說：「坐在車裡！」然後他把整個玩具賽車場拿起來放在小火龍的車子的旁邊。把賽車拿給小火龍。

彼得想出來的解決辦法，讓我印象深刻。誠然，如果可以安全的待在車裡把田徑賽搬過來該有多好。接著，我假裝小火龍不知道如何玩賽車，彼得就把賽車拿回來。他用他自己的滴定程序增加賽車在坡上的高度。當彼得把賽車從最高點滑下坡道時，小火龍歡呼道：「我知道了，你可以先慢，然後加快。好辦法！」彼得滿臉笑容看著我，似乎真的很感激我認可他想出來的對策。

在遊戲治療時，重回先前發生的挑戰性情景，可以幫助孩子在安全且有掌控的狀況下重新掌握一些他所經歷的困難的情緒。在這個例子，彼得有機會想出如何一步一步的把賽車移高，逐漸應付緊張的情緒，克服恐

懼。他也很高興能用想像和魔術幫小火龍解決焦慮的問題。至於我，我了解到我的孩子很不喜歡我們強迫他從車子裡出來，他也告訴我用溫和漸進的方式比較好。從那時開始，每次他面臨崩潰時，我都會在事後用這個同樣的方式和他練習回想當時的情景。彼得學會了在過程中扮演自己或是角色對調。

角色對調（reversing roles）是一種幫助孩子發展角色取替和了解別人的好方法。有一次彼得發生了情緒崩潰，不斷撞自己的頭。因為他的家教為了打斷彼得的強迫行為，把一些屬於別的學生的紙張收起來不讓他去敲打。彼得很不滿意這個家教。同一天稍後，彼得在家拿了一些紙張捲起來在敲打，我就用小熊維尼假裝說它多想要拿那個紙捲。它從彼得手裡把紙捲搶過來開始敲自己。兔子家教堅持要維尼小熊把紙捲還給彼得。它聽話的把紙捲還給彼得，但還是一直說它多想要紙捲，然後又從彼得那裡搶回來。我們重複的做這一段，直到彼得很清楚的明白小熊維尼的強迫行為是多麼令人惱火。「彼得，」我說，「你得幫小熊維尼打敗強迫症怪獸！告訴它說『你不需要那個紙捲，你只是以為你需要。』」接著，我問彼得他能怎麼樣幫助小熊維尼，彼得站起來，把紙捲藏到小熊維尼看不見的地方。「謝謝你，彼得！」小熊維尼鬆一口氣的對彼得說：「你幫我打敗了強迫症怪獸！」彼得開心的說：「不客氣。」在這裡，兔子家教不再是對手而是盟友，把強迫症的物件移除變成做對的好事，而不是壞事了。

強烈的情緒常是驅使學習的動力，即使是負面情緒

每一個挑戰都是一個學習的機會。為了對付壓力，使得彼得對假想的應付狀況的遊戲有興趣，同時也促使他開始發展解決問題與事先計畫的能力。

由於彼得是重度自閉症，連到了二年級時都還沒有表現出任何的自發性，更不用提解決問題的能力。所以我對下面敘述的事件印象深刻。那時彼得在學校裡，若要去操場就必須經過一個吵雜擁擠的房間。每次他和家教都會先在教室外面觀察情況。「好，彼得，裡面很吵。我們沒帶你的消音耳機。所以我們得快快的走過去。」她跟彼得說。彼得回答：「好。」他站起身來，選好一條路線，然後果決的快步通過。他做到了！

自然發生的後果常是最好的老師。為了要避開馬桶沖水的聲音，彼得學會了記住每次用公廁的時候要戴耳機。有一次，他在沖廁所之前跑出來戴上耳機才去沖水。不幸的是，廁所的門會自動上鎖，他只好等到有鑰匙的人員幫他把門打開後，才能完成沖廁所和洗手的任務。那次事件之後，彼得也學會了要事先想好，上廁所之前記得從書包裡拿出耳機戴上。為了應付感覺問題的挑戰，促使彼得學會並運用執行功能的能力！

的確，情緒驅使學習。為了要對付這些強烈的情緒，孩子學到事先計畫，事後反省解決問題的辦法，而假想的遊戲促使他們在發展的階梯更進一步。學習應付焦慮的挑戰需要時間、耐心和精力，但是所付出努力後所得的回報是成倍的。在學習應付焦慮的過程中，彼得也學會了如何運用他的記憶，仰仗互信的人際關係以及事前計畫。他也學會了勇於面對問題。

與惰性共存

化學領域稱其為「活化能」，物理學領域稱之為「慣性」，心理學家則稱之為「任務啟動」（task initiation）。無論你怎麼稱呼它，對許多自閉兒家長而言，驅使孩子動起來是個相當令人頭痛的問題。催促孩子起床、進出浴室、準備上學、上下車、從上一堂課的教室走到下一堂課的教室、離開沙發，甚至是催促他在輪到他進行遊戲或對話時做出回應，感覺都像在打仗。

我們經常被孩子的惰性逼瘋。我曾經聽過兩個重度緊張症（完全無法動彈的狀態）的案例。其中一個孩子在服用 benzodiazepine 藥物後暫時獲得改善，但很快就對藥物產生了耐受性，另一個孩子則在媽媽的協助下幾乎痊癒了，這位媽媽運用的是高活力行為法（high energy behavioral approach），其中的一項策略是把腳印形狀的紙張放在床與浴室之間的地板，幫助孩子驅使雙腳移動。

驅使我們的孩子移動位置與轉換情境為何如此困難？他們不願意移動位置與轉換情境是因為任性固執還是為了反抗？看到彼得即使遭遇重重阻礙還是這麼努力嘗試配合，我相信這些都不是造成惰性的真正原因，雖然

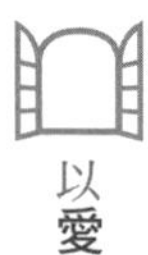

這些有時也是其中的原因——取決於孩子的個性與性情。我認為問題主要是出在基底核——腦部負責控制動作的開始與結束的區域。基底核缺陷說明了自閉症患者為何普遍缺乏主動性。此外，感覺統合與認知處理困難也使得他們害怕改變、缺乏適應力、偏好一成不變的例行任務。展現主動性或因應變化都需要靈活的頭腦，必須整合許多來自不同感官的新訊息、分析新的情況、存取記憶以形成各種潛在的回應，並預期這些回應可能產生的結果。此外，身體必須在頭腦的命令下執行移動任務，但在基底核無法正常運作的情況下，就必須付出額外的努力才能驅使身體移動了。

所以，解決惰性是沒有捷徑的。幫助孩子的辦法就是在上述的各項障礙給予支援，不斷的練習，增進相關腦部各區的功能。盡我們所能做到的，提供每一方面所需要的支援，使得我們的孩子願意合作開始行動。

做好準備：加強額葉的功能

加強額葉的功能是很重要的。我們在前面討論過和孩子一起看類似經驗的照片說他的故事，讓他回想過去成功的經驗。（不要忘記把成功的經驗記錄下來！）上網查或者找一些與將要從事的活動相關的畫冊，閱讀相關的故事書，[18] 或是自己編一個相關的社會性故事，譬如去看醫生、看牙醫，或是去一個新的地方。運用事先預演或假想遊戲的練習（參見第十一章和第十三章）。重點是，預期的壓力愈大，就要做更多的準備工作。

調整步調與預期：輔助執行功能的發展

當然最有效率的工具是用視覺化課表幫助孩子做好心理準備（參見第十二章）。當活動的日子愈來愈接近時，要不時的運用課表，指出預定的時間快到了，「我們再過一個小時要出發了……還有半小時……準備好，給你五分鐘……」

此時提供一樣移情對象會有幫助，移情對象的例子之一是玩具熊。用

18兒童圖書館裡有許多幫助兒童經歷困難的社會性故事。有家人互相幫助、看醫生，也有去郊外露營，以及上台表演緊張或者被人欺負的情形等等。簡・博丹與斯坦・博丹（Jan and Stan Berenstain）的「貝貝熊系列叢書」（Berenstain Bears）就是很好的選擇。

一個與活動相關的公仔娃娃更好。如果要去海洋世界，就用鯨魚公仔，去看《玩具總動員》電影時可以用故事裡面的角色娃娃，或是去看牙醫前準備一隻露著牙齒的玩具恐龍。任何與即將進行的活動有關的視覺輔助道具都是有用的。如果孩子要去上音樂課，又在上次上課時對打鼓很有興趣，就給他一副鼓棒。如果散步時他喜歡折樹枝，就在散步前先在戶外撿一支大大的樹枝；如果是晚間散步，就給他一個手電筒。

 注意感覺、生理和情緒上的需求

每次從事新的活動時，都要注意到孩子的感覺統合問題。要去吵雜與陽光耀眼的地方時，記得要帶好消音耳機、太陽眼鏡。照顧好生理的需求，例如：肚子餓、口渴、累了、太冷或太熱，以及疼痛等等。運用深呼吸、PMR、節奏練習、音樂，或是孩子熟悉的有趣的互動遊戲，幫助孩子平穩和調節情緒。在進行一項你預期到會有困難的活動之前，要讓孩子建立能做得到的信心，就要他先看看自己的情緒溫度計指數。

 動作的考量與學習動機的啟發

在運用視覺化課表提供了加強額葉執行功能的準備，以及用改變環境適應生理與感覺需要之後，你的孩子仍然抗拒進行轉換時，你該怎麼辦？你還是沒辦法讓他從沙發上站起來，或是從車子裡出來，怎麼辦？

所有的行動都需要努力。我們採取行動做某件事，是因為我們所付出的努力會讓我們得到我們想要的。由於腦部的某一處，可能是基底神經節叫「停」的訊號出了問題，使得要我們這些拖拖拉拉的孩子去開始做某件事很困難。所以要記得運用我們在第五章討論過的動作調節，[19] 例如有節奏的動作、音樂、圖像和觸摸等。但是如果動作調節還不夠，就有必要提供更多的支援，或是降低所需努力的程度。

---

19 我們孩子的「起始開關」在基底神經節常常失效，無法勉強自己有意識的或自覺的去做行動。就像彼得說的「我愈努力試，卡的愈緊」。對很多孩子來說，尤其是我們的孩子，用「走後門」的方式可能是必要的。他可能無法聽指令跑一圈，但是如果操場有寶藏可尋，他可能就會快快跑完一圈；他可能不會在你叫他穿衣服時立刻穿好，但是如果要他和一個頑皮的娃娃比賽誰先穿好時，他就會很快的完成穿衣的任務。

提高動機時要著重在正面的層面。提醒孩子你要他進行的這個活動中有什麼他會喜歡的東西，這樣會讓他期待活動的到來。讓彼得在早晨起床最好的方法是給他看早餐要吃什麼。你也可以用分享掌控的原則來增強孩子進入下一個活動的意願。盡可能給孩子一些對下一個活動的選擇。如果你已經安排好了時間，你還是可以讓他選擇安排視覺化課表上的下一個活動。「你要不要去租錄影帶？好，如果你現在起身，去上游泳課，我們等一下可以去租錄影帶。」更好的方法是，教導孩子如何運用獎勵的策略來幫助自己。

那天是彼得惰性發作的日子。大家都在車子裡等他，但彼得連鞋子都沒穿。他好像黏在餐桌的椅子上了。「媽媽，我覺得僵住了，請諒解。」他用打字告訴我。然後他用最讓人受不了的拖延方法，「請給我五個冰塊」。

「彼得，我看得出來你想要一杯冰水。但是你得把鞋子穿好，大家都在等我們。你要我什麼時候給你冰水幫助你做你該做的事？在你把鞋子穿好之前還是之後？」

「之後。」彼得回答。於是我倒了一杯冰水，拿在手裡站在他面前。彼得笑了，很快的把鞋襪穿好，開心的把他的獎勵喝完。

如果正面的增強不管用，你可能需要用負面的。設計一個如果他繼續躺在沙發上不起來，或是留在車上不下來要付出的代價。有時候我們可以利用自然的後果或是邏輯性的結果。炎熱的夏天，如果你有耐心等幾分鐘，車子裡太熱會讓孩子自動下車。把電視或電腦遊戲關掉可以幫上你的忙，孩子會因為無聊只好起身離開沙發。

如果要運用負面後果，要盡量以尊重孩子的態度處理。事後在平靜的時候和孩子討論發生的事情，必要時運用 SBM（社交行為圖譜）幫助孩子看到問題所在，如果可能，聽聽孩子的建議。至少，要寫下各種選擇，讓他決定自己想要的方式幫助他起身離開沙發。呵癢呵到他起身離開沙發通常很有效（如果覺得這樣做太過火了，你可以放慢速度並問他要呵癢什麼部位，這樣可以給他某種程度的掌控），或用鬧鐘計時（現在的鬧鐘很多都有不同的鈴聲音樂，你可以讓孩子選擇他自己喜歡的音樂或鈴聲）。我最喜歡的方式是拿出他的課本開始讀課本，同時問他問題，等他不耐煩了就會自動起身（我們這麼做有一年的時間，讀完了一本科學教科書！）如果用計時器，可以讓孩子決定時間的長度，自己定時。

♥ 讓孩子趕快行動

彼得喜歡坐車兜風，所以很期待從學校坐車回家的兜風時間，不過他的動作十分緩慢，從教室走到停車場總是拖拖拉拉。他的輔導老師決定透過提升動機的方式改善拖拖拉拉的情況。她試過在他跟上腳步時讚美他，但是不管用。彼得常會停下來撿樹枝，或是隨性的停下來休息。她知道食物可以提升他的動機，但是她不想拿食物當作獎勵。她決定創造合邏輯的結果。「彼得，如果走快一點，我們就有額外的時間可以兜風了。」彼得從教室走到停車場通常得花二十分鐘。「如果只花十分鐘走路，就多出了十分鐘的兜風時間。」她一邊設定視覺化計時器[20]一邊說。這個方法發揮了神奇的效果。彼得走路速度變得好快，不僅可以在視覺化計時器跑完之前抵達停車場，而且還有時間上廁所——也不再因為活動的轉變而拖延時間了。「你辦到了！」輔導老師開心的說，「你獲得了多十分鐘的兜風時間！」

有時候很難想出合邏輯或自然的結果作為增強，在此情況下，或許就需要使用有形的增強物了。孩子愈不想從事的活動，愈需要給予強大的增強物。**縮減增強物**也是一種有效的方法可幫助孩子克服他的惰性。這種方法同時提供了正面與負面的增強。用計時器輔助，當孩子不合作時使用這個方法，讓他看到不合作要付出的代價——也就是他本來可以獲得的**獎勵**

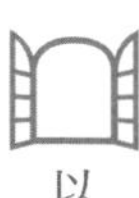

20 我們用的是長得很像時鐘並以紅色區塊顯示所剩時間的計時器，紅色區塊會隨著時間的消逝而逐漸消失。

會愈來愈小。重複幾次之後孩子會學到要趕快行動。以下是一個例子：

> 我和彼得習慣騎腳踏車繞行街區。有時彼得不太想做這項運動，就會騎得很慢，慢到沒辦法保持平衡，三兩步就停下來。於是我跟他達成協議，他只要騎到下一個路標之前都沒停下來，就可以獲得一片長達四吋的細長牛肉乾；如果他在路標之前停下來，每停一次，我就會吃掉一吋的牛肉乾。後來彼得只停了幾次，當他發現牛肉乾愈變愈短時，很快就了解了其中的道理。他可以在沒有停下來的情況下從一個路標騎至下一個路標之後，我進一步選擇了相距更遠的路標，而他在繞行最後一圈時，已經能夠完全不停止下來了。

提升動機是驅使孩子動起來的其中一個方法，而你也可以使用另一個方法——減少轉換活動所需的努力，讓注意力集中。如果你的孩子穿鞋子總是慢吞吞的，你可以跟他一起練習綁鞋帶，直到他熟悉綁鞋帶的動作為止，或是幫他準備不需要綁鞋帶的鞋子，減少他穿鞋時必須付出的努力。如果希望他在工作時集中注意力，就幫他準備高度適中的桌椅，這樣他就可以更輕鬆的調整身體位置。想要減少孩子離開沙發所需付出的努力，可以在選擇客廳家具時，避開坐了就會陷進去的豆袋椅或是類似材質的椅子。如果你正在開車送孩子前往下一個活動的地點，卻擔心孩子不想轉換至下一個活動，可以試著把車停在離目的地較近的位置，以減少轉換活動所需付出的努力。

有時要求孩子轉換至某項活動時，孩子會因為活動看起來太困難或難以勝任而卻步，這時，你可以把目標縮小，或是把達成目標的過程拆解成較小的步驟，把活動變得簡單一些。拿剛剛騎腳踏車的例子來說，我告訴彼得，他只要成功騎到下一個路標（某棵樹，距離當時的位置大約一百五十呎）就可以獲得牛肉乾；如果這個目標對他來說太困難了，我就會把目標改成五十呎或甚至是更近距離的路標。當他成功達成較近距離的目標之後，我就在他可以承受的範圍之內把距離拉長。遇到彼得不願意下車跟我一起去購物的情況，我有時會答應買一個東西送給他，藉此提升他下車的動機。有一次，他焦慮到沒辦法走入餐廳，於是我告訴他，他只需要走到前門就好，等他摸到前門之後，我們便轉頭離開，坐車回家了。我認為這儘管只是一小步，卻是方向正確的一小步。以下是我如何用拆解小步驟的方式和他一起回顧過去的經驗，以說服彼得去上游泳課。

媽媽：你如果想要多吃一次點心，就得運動，我建議你還是去游一下。

彼得：（用說的）不游泳。

媽媽：你昨天不是游得很開心嗎？

彼得：不過游泳課很難。

媽媽：讓我們來看看難在哪裡，看看我們可不可以想辦法。跟我說說我們坐在按摩池邊玩拍手的遊戲時，你的感覺如何？

彼得：我喜歡。0（彼得的感覺溫度計上，0 是最好，5 表示壓力非常大）。

媽媽：很好！那我們在玩拍手遊戲時，中間下水一下，你覺得困難還是沒問題？

彼得：沒問題。

媽媽：那我到按摩池的另一邊，你把腿晃過來對著我，困難還是沒問題？

彼得：沒問題。

媽媽：後來你站到水裡，困難還是沒問題？

彼得：沒問題。

媽媽：然後我們練習自由式手臂的動作，困難還是沒問題？

彼得：沒問題。

媽媽：那我們練習腿的時候呢？

彼得：好玩。

媽媽：後來我跟老師一起，他拉手我扶著你的腿一起做的時候呢？

彼得：太好玩了。

媽媽：我很驕傲呢！你看起來好棒。

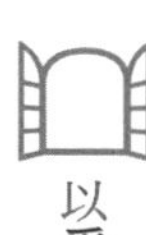

彼得：謝謝。

媽媽：那我們今天再一次做跟昨天一樣的。全部的過程都一模一樣。你說的每一步驟都好玩沒問題。所以我們別把它想成一件難事，就一步一步來，好嗎？

彼得：好。

（彼得開始慢慢的滑進游泳池，開始拍手的遊戲，然後自己開始用自由式，像昨天的步驟一樣開始游泳。稍後我們一起反省了當天的游泳課。）

媽媽：好了，彼得，今天的游泳課如何？

彼得：很好。

媽媽：我很為你感到驕傲！你一開始的時候感覺卡住了，不想動。是什麼原因讓你動起來的？

彼得：因為你把它拆解開來。

媽媽：所以我們一步步的做，使得事情……

彼得：變得容易。

媽媽：回答的好。現在我們有一個很管用的策略來應付卡住的情況了。

彼得：太棒了！

媽媽：還有今天你游得比昨天進步了。

彼得：我自己做的。

媽媽：你的自由式還不錯！

彼得：等不及下次再試一次！

對於你在幫助孩子走過每一個小步驟時所使用的話語，我有些建議。想要幫助孩子處理動作計畫問題，可以考慮使用**行動導向指示**——這時較適合使用明確的指令式評論，比較不適合使用宣達式評論。[21] 跟孩子說：

21 當你試著和孩子展開對話時，可以用開放式的評論鼓勵孩子多說些話、多分享想法，避免使用直接問句或祈使句。

「身體側向這邊，移動你的雙腿，把手交給我，好了，我們起來了！」而不是：「你接下來想要怎麼做呢？如果我們快一點，就可以準時赴約了。」基底核（涉及動作的啟動）或小腦（涉及動作計畫）罷工時，孩子最不需要的就是必須費心處理的複雜語言；他需要的是簡單明確且拆解成易於執行步驟的指令，以便依循指令，驅使自己的身體動起來。

還有，對於構築鷹架的建議。切記，我們教導孩子的目的是要盡量讓他獨立。所以要循序漸進的撤除支援，從旁協助愈少愈好。當孩子對參與新活動的意願增加時，就要讓他付出更多的努力。以騎腳踏車為例，要他騎到更遠的距離才能得到牛肉乾。當他對騎腳踏車的興趣愈高，就逐漸減少牛肉乾的獎勵。這是孩子表現出內在的驅使逐漸增長取代了對外在獎勵的需要。也就是他自己了解到他在做他該做的事，而且所需要的增強物逐漸減少。

孩子往往需要「暖身」才能逐漸進入狀況，因此，不要因為一開始無法讓孩子動起來而氣餒。彼得騎腳踏車時一開始會走走停停，可能得花十分鐘才能騎出我們家的私人車道，不過，等他進入狀況之後，他就可以連續騎上好幾哩了。就算孩子的動作再怎麼緩慢，也不要灰心，試著運用這些原則幫助他動起來。

人際關係：最重要的工具

我從我的孩子與其他人的互動中發現了一個有趣的現象：他會為某些人付出比其他人多一點的努力。孩子與每個人的互動過程都是一部歷史，這部歷史設定了他的期望，因此，你必須盡全力堅持下去。如果你的孩子知道媽媽是絕對不可能放棄的，久而久之，他就會了解反抗只會給自己帶來更多的麻煩，與其反抗，不如好好配合媽媽。

但是當孩子的表現不一致，我們做父母的如何堅守我們對孩子的期望呢？我們都曾看到孩子進步，好像他腦部學習之門已經打開了；有時又看到他表現不佳。所以我們要時時調整心態與重新評估。我們的目標不是期待孩子達到我們的目標或是我們為他訂的標準，而是看到他持續的在努力。所以要準備好，隨時按照孩子的能力重新估算調整你的期望。如果平時他會自己穿鞋襪，但是有一天碰到他特別遲緩的日子，就加入幫忙，但要按著你的直覺調整幫忙的程度。你可以把穿鞋襪變成遊戲，幫他把襪子穿一半，要他自己拉上來；鞋帶繫一半，剩下的讓他自己做，做好了後可以與他擊掌，表示兩人合作成功。

選擇戰場也是很重要的。要合理。要尊重孩子的步調，不要在有限的時段內安排太多的活動。如前所述，我們要明白「烏龜就是烏龜」的道理，孩子的處理與移動速度就只能這麼快。設定切合實際的期望，而且要尊重孩子的步調，耐心的對待自己與孩子。展現你對即將到來的活動的熱情，藉此提升孩子的動機，鼓勵他付出努力。你的關懷與支持，再加上幽默感，就是對抗惰性最重要的正面力量。

♥ 結論：讓孩子跟你合作的方法

在活動展開之前，先利用視覺化課表幫他做好心理準備。如果即將發生的事件可能會讓孩子覺得有壓力，則可透過事先想過一遍的練習，或是視覺的輔助以及社會性故事做事前準備。如果你們有做日誌的習慣，就把日誌拿出來，一起看看過去與這次活動類似的成功經驗；假想遊戲，以預演或角色扮演的方式幫他降低焦慮。

提醒即將發生的活動中他所喜歡和期待的事物，來提高他的意願與動機。也可以用提供他選擇、給予正面增強物、尊重並審慎使用負面增強物，以及縮減增強物等方式來提高他的意願。

減低從事新的活動所需要的努力，提供必要的感覺與動作調適。對有運用障礙而常會「卡住」，身體不聽使喚的孩子，先讓他們以有趣的遊戲與互動開始，讓他「走後門」進入活動可能是比較好的方式。必要時可以使用行動導向的指示、把標的活動變得簡單一些，或者將活動拆解成較小的步驟。

尊重孩子，傾聽他所表達的，用大量的明確的話語誇讚，使得孩子每向前一步與你配合時都感覺到體諒與鼓勵。要記得內在的動機才是問題行為獲得長期解決的辦法，所以目標要設定為讓孩子學到如何自己運用他所學的各種策略。就像彼得又一次打字告訴我：「我不是真的要堅持，但是我喜歡別人平靜的提醒我目標是什麼。」時刻找機會讓你的孩子在能力所及的層面參與設定目標、腦力激盪策略以及選擇解決辦法的過程，開始將掌控權從外在轉移到內在。當你們一起這麼做的時候，你就是在協助他建立他內在的自我，使他學習到如何自己創造正面以及在現階段可以達到的目標。

的確，讓孩子跟你「合作」的最佳途徑就是與孩子步調一致，了解他的興趣和喜好，藉此引導他發覺與設計他自己的目標。當孩子的能力逐漸增加並且自動自發，父母的角色就會逐漸轉變成為支持，讓孩子自己成就他的意願。

工作的挫折感

彼得知道一角等於十分，也能夠區分一角與一分的硬幣。他可以以十為單位、以一為單位從一數到一百，但是讓他從一角與一分硬幣中湊出十五分、二十四分或六十九分，他卻湊不出來。彼得很有耐心的在好幾天的數學課練習了這項技巧，但是老師必須給予愈來愈多的休息才能驅使他配合，而且他完全沒有進步。我們最後終於想出了一個方法，我們認為彼得或許需要我們幫他把兩位數拆解成以十為單位的組別以及以一為單位的組別。於是我們收集了好幾袋的各式小東西作為練習的教具，包括米花糕（Rice Krispies®）、葡萄乾、爆米花、牙籤等等。彼得花了好幾個小時開心的把這些東西分成以十為單位的組別以及以一為單位的組別，直到他可以熟練的湊出任何兩位數的東西為止。雖然他在結束數學課時開心的把一些剛剛練習用的小東西吃掉了，不過他再也不需要任何休息或其他增強物，就能夠開心的配合學習了。

由於做練習的挫折感相當常見，所以我想要與各位分享一些預防工作挫折感的實用原則（參見第十四章，特別是有關執行功能的部分）。這些原則適用於學校課業、家事、任務，以及你加諸孩子的任何期望。

 期望必須與能力相符

毫無疑問的，你所設定的目標與期望必須與孩子的能力相符。如果你參加過年度檢討／個別化教育計畫（IEP）會議，對於這項原則應該不陌生。你必須根據孩子的基礎知識或技巧以及預定的進度設定目標，而非依據該年齡或年級應該達到的標準。

同樣的原則也適用於手邊的任務。如果覺得你所要求的工作過於困難，你可以立刻給予更多的支援（更強的提示），引導孩子成功完成手邊的工作，然後再轉換成較簡單的任務，讓孩子感受成功的感覺。你可能得花多一點時間教導難度較低的任務，然後慢慢引進較具挑戰性的教學，或者把概念拆解成易於學習的小步驟。盡可能多花點時間加強孩子對於新知識的了解、新技巧的熟悉度。就我個人而言，我認為加強知識是一種平行移動而非垂直移動的概念。這麼做，你是在構築一個更寬廣的發展基礎。

如果你的孩子還不曉得怎麼用一角與一分硬幣湊錢，現階段要求他記住硬幣的價值，並將硬幣分成十分的一組、一分的一組，就好比要求他多拋接一顆球（垂直進展），這樣的工作量對於孩子而言實在太重了。如果孩子覺得挫折而抗拒學習，就改以平行移動的方式，拓展他對分組的體驗，以各種有趣好玩的有形物引導他探索分組的概念，等他熟悉分組的概念時，增加一顆拋接的球就會容易許多。這時候，學習就會變得更輕鬆，反抗的情況也會有所改善。

如果工作很無聊，就算孩子還沒精通該項工作，你或許還是得暫時轉換到其他的教材，以不同的方式（或許是較有趣的教材或是較小的份量）呈現該項工作。一定要確定孩子已經完成手邊的工作，才能轉移到下一個工作，不要任憑他以嘀咕抱怨的方式擺脫工作。你可以給予更多的支援與提示，幫助他完成工作，或是將工作調整成他可以承受的份量或難度。假設你正在嘗試要求孩子練習寫字母「A」，你從愈來愈潦草的筆跡看出他

很挫折。這時，與其任由他草草寫完一整行「A」，不如鼓勵他盡全力寫出幾個字跡清楚的「A」。所以說，如果你原本答應他寫完兩行「A」之後可以使用五分鐘的電腦，你或許可以把遊戲規則改成：只要他盡全力寫出三個漂亮的「A」，就可以使用五分鐘的電腦。

有時問題是出在工作太容易了。你必須檢視你的資料，或是重新評估孩子的精通程度，因為有時孩子是覺得必須重複做他已經熟悉的任務很無聊，所以才表現不好。我記得有一個 ABA 指導老師一直重複教彼得顏色的概念，問題是彼得那時已在另一個輔導老師的協助下展現了對於顏色的精通。她之所以一再堅持，是覺得彼得必須在她的指示下也正確標示顏色，才能證明他確實了解顏色。事實上，彼得是因為無聊所以才不願意配合。因此，與其把工作變成意願的測試工具，有時不如先進行其他的教學，等孩子心情比較好、你和他的關係提升之後，再重新評估他對該項任務的熟悉度。

♥ 看孩子能做到的，而不是考驗他不能做到的

我們的孩子很多都有「表現不足」的問題，意思是說他們的行動做不到他意願想做的事。尤其是在他們覺得被考驗和審查的時候，他們的表現更差。這可能是因為在接受考察時需要清楚的意識與自發的行動，而這正是他們的核心障礙之一。但是如果同樣的這些孩子把注意力放在有趣的遊戲或是有回饋的任務，再加上有他們信任的人給予支援時，你就能以非直接的方式評估出他們的能力，因為他們不覺得是被強迫去做的。就算是神經發育正常的人，在對他們有信心的人的面前，也會表現得更好，在挑剔的眼光之下較差。因此，盡量營造一個關切與鼓勵的學習氛圍，讓孩子用他所知道的方式表現出他的能力。

教學必須不斷拿捏平衡。你希望孩子認真遵循你的指示，不過你也必須仔細聆聽孩子的想法。因此，當你的孩子抗拒參與圍圓圈活動時，你必

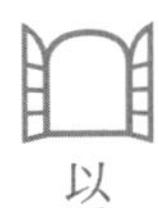

須問問自己他為什麼抗拒，或許是因為活動的等級太高了。這時老師可以採取循序漸進的教學方法，一開始先以他能夠參與的簡單活動展開圍圓圈時間，或者想一些簡單的問題問他，然後允許他提早退出活動。反之，如果是活動的等級太低了，老師或許必須增添更具挑戰性的教材，或是請孩子當小助手或領導人，尤其是在進行社交遊戲時。孩子的能力等級可能相差甚遠（可能會因主題而異），因此最好的解決方案或許是根據孩子的能力等級圍成幾個不同的圓圈，並給予不同組別不同的主題。特教老師教學中一項棘手的任務，就是要試著幫每個孩子拿捏成功與挑戰的平衡。

讓孩子發表意見

我觀察過彼得跟他的節奏課老師佩吉一起練習打鼓。她一手拿著一面帶把的鼓，讓彼得一邊用手然後用腳輪流左右擊打鼓面，一邊往前走，然後一起後退走。當我在家裡和彼得做這個練習時，他不肯做。我們在下次上課時了解到他為什麼不肯了。佩吉問他：「為什麼你不肯跟媽媽練習？」彼得回答說：「因為她不是佩吉。」在他們兩個人討論了有彈性以及跟別人一起練習的好處之後，彼得就很合作，每天都跟我練習。在下一次上課時我就誇獎了彼得有彈性的行為。

彼得：媽媽聽到你這麼說我真好。

佩吉：我有一個學生從東岸飛過來跟我學習一個星期。一整個星期他都很合作。但是最後一天他很抗拒也不合作。我就問他怎麼回事，他打字告訴我，他會想念我。說完了之後，他又很合作了。有時候你只需要能表達出你心中的困難或是原因，就很有幫助。

彼得：是的，我只要能說出我心裡的難受，我就可以繼續下去了。

教導孩子用建設性的方式表達他內心的挫折感是紓解這種情緒的要訣。將自己的感受與內心的不安表達出來是一般神經發育正常的人應付挫折主要的方式。教導孩子深呼吸、做運動，或是休息一下讓心理換檔也許能暫時平靜下來。而老師直覺或是明智的猜測以及及時解決問題也常常能直擊目標。但是最終你的孩子還是需要能表達自己。有時只要能夠表達他的感受就足以使他繼續下去。有時他也需要表達他的想法，參與如何解決問題使他有成就感。

所以要利用孩子每一次受挫的機會來教導他，如何用建設性的方式表達他的挫折感。對無法用話語溝通的孩子，你可以教導他學習用這類的字：「很難，請幫我」，然後重新安排任務，或提供更多的提示與支援。彼得在會打字之前用的是功課挫折感溫度計。我們用笑臉＝功課還好；沒有表情的臉＝功課很難，我需要多點時間；以及不開心的臉＝功課太難！我需要幫忙。

接下來我們重新設計了溫度計，適用於除了教室以外所有有壓力的情況。我們用一些彼得日常生活經歷的壓力制定了新的溫度計〔參考葛溫妮・佩拉福斯（Dr. Gwen Palafox）的網站：meaningfulgrowth.com〕。於是我們沒有用一般的刻度（0 代表無壓力，5 代表崩潰），而是讓彼得根據他個人的記憶給溫度計的刻度下定義：

0：比中性好；表示好玩，例如：坐車兜風或坐飛機。

1：沒有壓力，例如：在學校跟老師說話，或是跟他喜歡和感覺自在的人在一起。

2：輕微的壓力，例如：到醫生新裝修的診所——和以前不一樣，他喜歡以前的樣子，不過還能應付得了。

3：有壓力，照彼得的說法，「現在可以應付，但不是永遠都可以。」他解釋說就像弟弟路加長途坐車旅行。

4：壓力很大，例如：到不同的城市望彌撒，神父送聖體給他時不是放在手上而是舌上；就是「你僅僅能忍住，但是需要人立刻來幫忙。」

5：壓力超大，彼得的說法是「失控了」，例如：他想坐車兜風時，車子的電瓶壞了。他的挫折感太嚴重，就去撞頭。

我們也比照各等級的壓力列出介入的方案。

0-2 級：不需要介入。

3 級：打字（表達壓力的程度、開始對話、尋求幫助）。

4 級：深呼吸三次，打字。

5 級：兩手緊握、用力擠壓、深呼吸、打字。

然後我們每天花一小時，設定計時器，讓彼得練習每十五分鐘按著他自己標定的壓力溫度計測量他的情緒狀況。我們只做了幾次的練習，彼得就能在一次重大的情況下用上了這個溫度計。

彼得不肯下車。那是一個炎熱的夏日，我把車門打開，站在車子的外面，炙熱的陽光晒得我的皮膚發燙。

媽媽：彼得，你喜歡上體操課！你剛才不是挺想去的嗎？

彼得：（不回答，不動）。

媽媽：你是不是身體動不了？我們來試試一步一步來好不好，記得嗎？第一步，把安全帶打開。

彼得：（不回答，不動）。

媽媽：好像不是哦，那我們就趕快到有冷氣的體育館裡面，我們可以先坐下來談一談是怎麼回事。別擔心，媽媽不會強迫你做體操的。我們先到涼快的體育館裡，總比在大太陽底下好吧！

還好彼得下車了，我們在大廳找了一個位子坐下來。

我把彼得的 iPad 打開，問他怎麼回事？

彼得：如果壓力溫度計是 0 到 5，我現在的壓力指標是 5，壓力超大。

媽媽：怎麼會呢？

彼得：我的食道裡有熱氣。

媽媽：哦，怪不得，你的胃酸逆流。要不要一顆胃藥？

我趕緊從皮包裡撈出一顆胃藥，彼得急忙拿了過去。

幾分鐘以後，我們繼續剛才的討論。

彼得：我想我好多了。

媽媽：我們現在知道另外一種東西吃了會造成胃酸逆流。記得你吃完午餐的時候就有一點犯胃酸，不過喝了胃酸抑制劑以後你就好一點？但是你後來在來的路上又抓了一些東西吃，才會這樣。

彼得：辣椒粉。

媽媽：對啦！不過我很高興你用壓力溫度計和我溝通你的情緒狀態。因為你能夠確認你情緒的起伏，結果呢？

彼得：我吃了藥，也休息了一下。我也看清楚了辣椒粉包裝上寫的說明。

媽媽：對現在有幫助，也對……

彼得：將來有幫助。

媽媽：那麼，你覺得用情緒溫度計怎麼樣？

彼得：很好。

媽媽：你讓我很驕傲！雖然一開始你不喜歡情緒溫度計這個主意，你還是試著去練習，而且在兩天內很快就學會了！學聰明是很管用的。

彼得：是的。

這是彼得第一次做出自覺的努力，同時自發的運用自我意識和溝通，事先避免了一場情緒崩潰。這確實是一個發展的里程碑！但是設想可能發生的狀況，如果我一開始在彼得不肯下車時就直接用以下的行為法來處理：「我站在這裡等你熱死了。你自己說要來上體操課的。不下車，我們就不用上體操課了。」或是「我知道今天你需要更多的努力移動你的身體。如果你現在努力下車，你就可以多賺一個看電視時間的代幣。」這樣的結果是正面、負面增強都不管用。「你不下車，那是你的決定。我就到樹蔭下去等你。」自然和邏輯的後果（車子裡愈來愈熱）也不管用。上面任何一種方式都會造成一次情緒崩潰的情形，因為胃酸逆流和高溫定會導致這樣的結果。

但是謝天謝地，我們還有其他的方法可用，那就是讓孩子自己表達。要讓孩子有這個能力，我們需要在他的挫折感升溫到崩潰之前，在他的腦部負責推理的部分還可以進行問題解決與商量的時候，教導他如何確認自己的感受、了解自己的情緒狀態並及時溝通。對抗挫折感的良方是同情和理解，留心他的狀況重新調整你的期望，並給予支援。這麼做，你付出的努力、時間和精力使孩子能夠學到自我表達，使別人能了解他。因為了解的來源應是你要了解的對象本身。如何幫助孩子的答案最終還是要從他那裡得來。

 不是所有的問題行為都是因為自閉症

別忘了孩子就是孩子。你的孩子有自閉症，但最重要也最基本的是：他是個孩子。所有的親職教育原則都適用在我們的孩子身上。所以除了自閉症之外，我們還要考慮其他的變數。

首先是基本的需求。有些問題行為只是因為一些生理的需求沒有獲得滿足，譬如：營養不足、睡眠不夠和缺乏運動。與生理需求同樣重要的是孩子們的心理需求。他們需要父母給他們一對一的關心，遠離電子螢幕，從忙碌的課程中偷閒一下。

再來就是人類天生就有想試試規矩底線的傾向。動作計畫缺陷可能是其中一項原因，不過，有時孩子不想拿起他的玩具，其實純粹只是不想要拿起來而已。因為溝通不良造成搶玩具的問題可能是他出手打弟弟的其中一個原因，不過，有時候打弟弟其實只是為了感受自己的力量。感覺問題可能會使他覺得腳踏車的安全帽太緊了，不過，有時候他拒絕戴安全帽其實只是嫌麻煩。

所有的孩子都需要學會守規矩和準則，才能從單是滿足原始的感覺需求中發展出人格，這需要自我克制和考慮到他人的需要。合作的心態是訓練孩子學習這些重要習性的必要條件。所以，一旦你按著孩子個人的能力設定了考慮周全的期望時，就要合理的要求孩子跟你合作。

我承認這是說的容易，做起來難的事。甄尼斯諾頓（Janis-Norton,

2013）的《冷靜、簡易、開心的親子教育》（*Calmer, Easier, Happier Parenting*）一書中，把如何做到的方法分成幾個步驟。譬如晚餐的時間到了，你要孩子把玩具收好來吃晚餐。假設他的感覺和生理需求都滿足了，而且他知道收拾玩具的程序，也知道晚餐時間的規矩。

第一步：到孩子的身邊，要他注意你。要用正面的方法讓孩子注意你時，你可以先用明確的話語誇獎他玩玩具的方式，如果必要時可以加入和他一起玩幾分鐘，直到他注意到你。

第二步：給孩子簡單明確的指示，「吃飯的時間到了。把玩具收起來。」如果孩子看起來玩得很投入，比較有幫助和考慮周到的方法是製作一個視覺時間表和孩子一起決定合理的過渡時間，例如給他十分鐘到五分鐘的提醒。讓孩子自己設定計時器。

第三步：如果最後一次提醒的時間到了，孩子還是不動，就問他：「你現在應該要怎麼做？」用問的而不是告知的方式，給他機會讓他接受你的指示成為他的自我意識。要記得提供給孩子溝通所需的工具，包括PECS、用字選擇板，或是他的 AT 裝置。有需要時提供如觸摸、節奏和圖像等身體或動作調適的支援（參見第五章）。

第四步：按著孩子的步調稍等一段合理的時間，並且在他每完成一點收拾的動作時，就用明確的話語誇獎他。也許你需要把收拾玩具的任務變成遊戲，拿著籃子在不同的距離讓孩子把玩具丟進來，或是做模仿遊戲：他撿起一個玩具，你也撿起一個。給他看他餐盤裡好吃的東西，作為移情對象或獎勵。此時是運用所有我們在前面討論過的處理惰性問題的方法的時機，提高他的動機，減少他所需付出的努力。

第五步：貫徹到底。意思是說如果孩子還是不合作，就執行訂好的規矩，也就是你同樣用在你神經發育正常孩子身上的方法，讓他承受自然與邏輯性的後果。[22] 時間到了，就把他最喜歡的一樣玩具收走，放在高處他搆不著的地方。他如果跟你要該項玩具，就明確的告訴他必須先把玩具收

22 參考麥肯齊（MacKenzie, 2001）的著作，對利用自然與邏輯性的後果設定底線有精闢的論述。

好。如果他跑掉了，你可能需要把他抱回來，規定他坐在椅子上或是回到他的遊戲圍欄裡直到他準備好回去收拾玩具；或者你可以隨他去，等他自己回來找你要東西，譬如晚餐。到那時，再問他是不是準備把玩具收拾好。重複同樣的程序直到他完成你給他的指示為止。然後就多多誇獎他，用平靜而不生氣的態度給他晚餐。

事後在心平氣和的時候，和孩子一起用社交行為圖譜，如果孩子的智力許可，用認知行為治療法（CBT）反省發生的事情。在他能力所及的情形下，引導他了解設定家庭規矩的原因，好讓他接受並成為他努力的目標。他可能會因為了解到你是在幫助他達成目標而不是要控制他、壓抑他，因而對整個事件產生正面的態度。

常常用甄尼斯諾頓（Janis-Norton, 2013）所說的「一分鐘『想清楚』」和孩子一起複習家裡的規矩，尤其是在你預期會有問題行為發生的時候。「想清楚」的練習是你要孩子告訴你他在某種情況下按照家裡的規矩該怎麼做。例如，你可以在一天稍早的時候問孩子：當你告訴他晚餐的時間到了的時候，他該怎麼做。他可能會說：「收拾玩具，去吃晚餐。」你可以用「什麼」的問題幫忙他說得再詳細些，「玩具要收到什麼地方？」「什麼時候該開始結束電動遊戲？」「什麼人可以幫你的忙？」（用鷹架幫忙）讓孩子自己想出答案，「放進玩具箱裡。」「媽媽可能會幫忙。」「十分鐘。」（在第一次提醒的時候）。這樣他可以練習自我對話，並且有機會把他該做的事做預見與內在化的練習。

不要怕堅持。甄尼斯諾頓（Janis-Norton, 2013）建議的這個教導孩子合作的方法是溫和、尊重孩子而且友善的。當然需要花時間和精力，但是如果你開始給孩子指示以後堅持運用這個方法，你的孩子最終會學到你說話算話，他會養成合作的習慣的。你投入時間和精力用尊重孩子的態度堅持你的原則會讓你將來省去很多嘮叨和挫折感。不管有沒有自閉症，孩子都需要體驗到什麼是底線，父母也需要建立他們的權威與誠信。你不從孩子年紀小比較容易應付的時候就開始執行訂好的規矩，會造成他反抗或是不聽話的習慣。[23]

不過有些常用的管教孩子的方法對我們有自閉症的孩子不適用。「暫時隔離法」對我們喜歡離群獨處的孩子沒有意義。認知發展障礙的孩子無法了解他的問題行為和取消特別待遇或是罰做家事之間的關聯。問題行為發生時，需要及時給予獎勵或處罰，而且次數可能需要較多。如果孩子把食物丟到地上，立刻讓他清理乾淨；如果騎腳踏車時他不肯帶安全帽，馬上把腳踏車收起來。如果情況發生時，沒有能夠讓孩子明白的負面後果可以運用時，縮減增強法可能有幫助。

我最喜歡用的是讓孩子重演發生的事情。但是重演時要做對的事，而不是問題行為。我把這個方法叫做「重來一次」。如果孩子在該收玩具的時候跑掉之後又回來了，你可以問他：「準備好再做一次嗎？」把他帶回犯罪現場，接著說：「晚餐時間到了！」然後看著孩子，看看玩具，再看著孩子。如果他收拾玩具了，就用話語誇獎他，以傾聽的方式聽他抱怨。這麼做，從孩子的角度來看，他對於事件最後的記憶是正確的、合作的行為，而在你則是以諒解心態待之，這樣是一個各方面都成功的結局。

23 不要說已經太遲了。就算你的孩子已經養成不合作不聽話的習慣，你還是可以用以上的方法。在問題行為一發生就解釋給孩子聽，用社交行為圖譜讓他看到不聽話對他和對別人所造成的負面後果以及為什麼要合作。讓孩子明白你的想法與思路。孩子可能需要相當一段時間才會改變他的態度，這要看你在執行要求孩子跟你合作時有多堅持，但是當孩子做對的時候利用明確的話語誇獎他，也傾聽他並處理他的抱怨，你手上就已經有了強而有力的工具。

♥ 用不同的方式說「不可以」

你的孩子是否會在聽到「不可以」這個字眼時反應強烈？可以用以下的方法軟化孩子的立場，增加他克制的能力，使孩子跟你合作（改編自 Norton, 2013）。

1. 用正面的說法。

不是說「不要戳妹妹」，改成說「把手收回來」。

讓孩子了解雖然要「不」做什麼很難，但是你把指示用正面的方法說出來，他可以預見他該做的事。

2. 所有的人都要遵守。

不是說「不准碰爸爸的電腦」，改成說「記得，家裡沒有任何人可以碰爸爸的電腦。全家除了爸爸都不可以碰他的電腦。」

3. 提供其他的選擇。

不是說「你不可以買那個大娃娃」，改成說「我們不夠錢買那個，但是我們可以買別的娃娃、填充動物玩具，或是一輛玩具車。你想要哪個？」

4. 讓孩子想出解決的辦法。

更好的方法是讓孩子運用他的額葉去思考。「我們只有十塊錢，買什麼最划算。」盡可能用遊戲的方式使挑戰成為一件有趣的事或是一個學習的機會。

5. 變成獎勵。

「哇，那個娃娃很漂亮！蠻貴的，不過很漂亮。你想得賺多少錢才能買那個娃娃？記得那個我們一直拖著沒做的工作？假如我們可以回來買這個娃娃，我想你可能會覺得清理車庫的工作沒那麼難了。」

6. 拖延戰術；邏輯性的安排。

「你真的很想要特大包的薯片。我們等明天的午餐配三明治的時候再吃。」

7. 不利結果的刺激。

「我得想一想。如果你現在就要答案，我只能說『不可以』，因為現在不能說可以。」

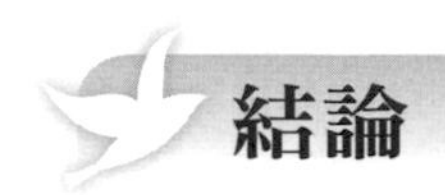

結論

「小朋友該上床嘍！」我們家的管家在催。「好啦，電視時間結束了！趕快起來去刷牙！」彼得還是躺在沙發上，不理不睬。「夠了！你還想不想坐車兜風？」彼得最愛在上床前坐車兜風，這是他每天最開心的時光。「想。」彼得小聲的說。「那就趕快起來，不然不去兜風。」彼得沒動。「到此為止，今天不坐車兜風了。連問都不要問。不過你還是得起來。」

看到這個僵局，我趕緊蹲下來看著彼得。「看著我，彼得。」我面帶微笑，輕觸他的手臂。他低著頭，偷偷的看了我一眼，然後也笑了。「媽媽帶你去兜風好嗎？」他站起身來。「好了，我們先刷牙，然後去兜風。」彼得跳起身，衝進浴室。

我們的孩子每天經歷許多讓他們挫折的事。我們很難理解所有他們感受到的感覺訊息轟炸，包括口說的和非口說的語言。有一半的時間他們連自己要什麼也不清楚，無法確認他們為什麼受到傷害。就算他們知道自己想要的或不想要的，但是運用障礙又使他們無法表達出來。惰性使得他們有起始行動的困難，扣帶回的失調又造成他們的剛性行為。他們常常要花很多的時間學一些他們沒興趣也不懂的東西。他們的身體不聽話，時常有感覺需求或是「自我刺激」。他們的注意力不集中，聽覺／視覺處理以及學習方面記憶能力不足，使得他們的思維能力受損。焦慮症和強迫症擾亂他們的情緒。通常負責調解與規範情緒與判斷的額葉連結功能不足。建立人際關係並從而獲取力量與支援的社交本能也很微弱。

我們的孩子迫切的需要我們的幫助與調和彌補他們的缺陷。我們對他們的問題行為所能提供的最重要的介入就是配合孩子，在恰當的時間和地點提供給他們恰當的協助，並且要照著孩子的能力調整我們對他們的期望。我們彼此之間互信互愛的關係就是對他最大的幫助。

在減低挑戰行為方面，你能運用的最有幫助的策略是教導他基本的溝

通方式，讓他能夠表達自己想要的和不合意的想法。教導他如何使用視覺化課表，好讓他有溝通和商量的工具也非常重要。引導他有一天能夠自己調節情緒，教導他能夠認識、監控，並溝通他的感受。教導他如何使用情緒溫度計。幫助他制定一份清單，列出應付情況的辦法，譬如：深呼吸、漸進肌肉鬆弛，以及「轉移與 SIFT」的默想來幫助身體平靜下來。固定做反省的練習，好讓你的孩子學習如何與焦慮和強迫症「頂嘴」辯論，用實際與正面的回應取代不實與負面的思維。當你和孩子一起腦力激盪想出取代亂發脾氣的行為，他學到了如何選擇和啟動自我調節的策略、如何解決問題以及設計適應的方案；當你幫助他記錄了所有成功的經驗，他會學習到確認並詳細了解自己的進展，從而建立自信。你的目標是要孩子建立那個在內心裡的人（參見第十三章），並且讓他能夠表達自己。

我們做家長的，要時時按著孩子的優點和缺點做調整。設計一套按著孩子的程度級別所設定的目標與期望的課程，可以增進孩子對學習有合作的態度。同樣的，不論是做家事、自助的技能，或是在家的休閒活動都要對孩子有合理的期望。提供調適來支援孩子，讓他能達到那些期望與目標；當孩子展現能力時小心的拆除協助他的鷹架，並且盡量貫徹原則到底。運用你最有力的工具，也就是用明確的話語誇讚，養成傾聽的習慣，建立一個理解與鼓勵兼備的家庭。

我們用來調節有自閉症孩子行為的方法，與教導神經發育正常孩子的方法其實沒有什麼差別。做好準備使用前導法，[24] 反省後進行溝通，預習家庭的規矩（最有效的是在「想清楚」的練習時，使用提問而不是訓誡的方式），利用親近的時刻，簡單明瞭的給予指示，使用移情物件，給予正面與負面的增強，採取一致的態度貫徹你的原則，然後用「重來一次」等一般父母常用的方法來處理孩子的問題行為。只是用在我們這些不能表達自己想法的自閉兒身上時，我們要更認真、更努力。

處理挑戰行為最有效的方法是了解你的孩子，和孩子建立一個堅固、

24為即將到來的活動準備的工作包括：回想過去成功的經驗及正面的回憶，或是利用故事、視覺輔助、預先演練、角色扮演以及假想的劇情等等。

有愛的關係。把愛與歡樂存進你孩子感情銀行的帳戶裡是最好的投資。一定要撥出特別的時間給孩子。外在的獎勵效果有限。有些孩子的興趣不足以激起他們的動機去做他們不想做的事。這時，你全部的配備就是他最重要的增強。首先就是給予他正面的鼓勵，然後就像本節一開始的小故事所描述的，你與他的關係是最終的方法。

你是孩子在情緒上最重要的緩衝與調節器。他因為愛你、信任你，會全盤吸收你正面和穩定的情緒。他會想要做好孩子，因為他喜愛聽到你對他親切的肯定；當你不認可他的時候他會難過。藉著你的教導與示範，他會學到如何自我調節，他會學到與人溝通、自我對話、尋求幫助。你們之間的關係愈親密，他愈能學到自我調節的能力。

解決挑戰行為的終極方法不在於你對應付問題行為的知識有多少，而是你的孩子在情緒上自我意識的程度與自我調節的能力。到頭來，重要的還是最基本的溝通與人際關係的發展。對挑戰行為沒有表面功夫的解決辦法。

Chapter 16 自傷與攻擊行為

當時是音樂課。老師一邊彈著吉他一邊走向彼得時，彼得跳了起來，發出長聲尖叫，臉上顯露慌亂的神情。他開始擺動自己的手臂，差點打到坐在他旁邊的同學，還好被輔導老師貝琳達擋下來了。之後，他開始敲打自己的下巴，當貝琳達試圖抓住他的雙手時，他跌坐在地上，開始用頭撞擊地板。貝琳達試著阻止他，結果彼得用手掌打了她。其他的老師、助教與同學都嚇呆了，全場一片靜默。彼得之前從未在學校爆發過情緒。又經過一分鐘的掙扎之後，彼得才停止撞頭的行為。貝琳達問他想不想離開，於是他站了起來，跟她走進他們常用的教室。這間教室現在空無一人，相當安靜，他坐下後忍不住啜泣。貝琳達一邊安撫他，一邊輕柔的按壓他的手臂與雙手。十至十五分鐘之後，彼得終於停止啜泣了。貝琳達問彼得要不要回家，他於是站了起來，安靜的跟她走到停車場。

自閉兒會出現許多的挑戰行為，情緒崩潰（如同上述的例子）對每個人而言都相當痛苦與煩惱，對孩子來說更是如此。身體的自傷與攻擊行為尤其令人害怕。孩子為什麼會產生自傷與攻擊行為呢？遇到這種情況時該怎麼辦？

他們為什麼會這麼做？

我們在第一章、第十三章和第十五章已經討論過這個問題，但是我要重申一個重點，就是這個問題**不是**任何人的錯。不是你也不是孩子的錯。這個問題不牽涉任何惡劣的意圖。我們的孩子會採取肢體動作，包括對自己（自傷）或是對他人（攻擊行為），是有神經生物的原因的。

我們每個人的腦部都有一個高階複雜的「上腦」與簡單原始的「下腦」。上腦包括額葉，掌管判斷力、事前計畫與自我克制的功能，和我們的記憶與知識有著密切的連結。下腦包括扁桃體，是掌管在察覺到獎賞與危險時不經思索而產生的回應的中心。衝動行為是因意識到獎賞與令人愉快的事物的自然反應所造成；感到危險與恐懼時的自然反應則是逃跑或是戰鬥，也就是在感到威脅時求生存的本能。我們這些神經發育正常的人，上腦與下腦的連結需要時間逐漸發展（就像學步期的幼兒所表現的衝動行為、情緒的起伏與我行我素的行為），但這種連結最終會變得健全，到了我們能夠意識到感受時，已經經過額葉的調節與整理。但是在極度惱火或受到壓力時，上腦與下腦的連結也是會中斷的，這時我們會出現心煩意亂、失控的現象。

上述的情形可以讓我們明白自閉症的孩子他們的日子是怎麼過的。自閉症者的額葉連結的功能發展遲緩，不會自動成長，需要更多的努力和練習才能使腦部的各個區域發展，包括智力、溝通與動作等核心功能。

所以不要把發展不足誤認為是惡意的行為。以理解的心態、用心的練習，你可以幫助孩子建立腦部各區域的連結。本章提供給各位有組織、有架構的介入治療，藉者正確的連結可以激發腦部的神經生物發展。就像輪胎與地面摩擦才能產生行車速度的道理，在處理孩子的攻擊與自傷行為的同時，我們可以幫助他們建立腦部功能。

處理緊急狀況

就像遇到任何的緊急狀況一樣，你必須提醒自己不要慌張，安全是首要之務。在場的其他人通常很願意幫忙，只是不知從何幫起，因此，你必須提供直接的指示，請其他大人將每一個人帶到安全的地方——有時候，這意味著要請其他大人幫你把孩子帶到安靜的房間。如果情況不允許，則必須請其他人幫忙把座墊、枕頭或是捲起的衣物墊在地板上，這樣孩子的頭才不會直接撞擊地板；另一位大人則必須將其他學生帶到別的房間，以免其他人被攻擊，或者造成群眾圍觀。如果你的孩子個頭比較高大，不妨幫他報名正式的危機預防管理訓練課程，學習如何緩和強烈的崩潰情緒。若須使用身體約束措施，必須了解安全的使用方法。

當我們嘗試協助孩子處理這些緊急狀況時，常常會感到無助且沮喪。有時候，孩子的情緒會失控到讓人不知所措的地步，使你覺得不如離開現場，因為你無論說什麼似乎都無法平復他的情緒；不過，就某種程度而言，即便是沒有自閉症的一般人，最好的處理方法就是陪著他們一起度過情緒風暴。情緒失控的情況會持續一陣子。自閉兒的情況只是比一般人來得強烈，需要花更多的時間平復情緒，因為他們無論在自我調整情緒或是在參照與接收安撫訊息方面，都遭受較多的限制。

如果彼得開始打自己或打別人，我就會用身體約束的方法，把他的手臂壓下來——如果有必要，我會尋求幫忙。約束孩子的時候，你可以立刻說：「不可以打人。」不過要保持語調的鎮定，讓他感受到你的支援。要避免說出貶低他的話語，譬如：「你瘋了嗎？」或是「你為什麼要這麼做？」這樣只會讓他更力不從心、心情更糟。你要用話語和語調讓他感受到你是站在他這一邊的，跟他是同一國的，你會保護他。「我會幫助你度過情緒風暴，不會讓你傷害自己的。」點出孩子的心情，讓他知道你了解他。「你打人是因為你心情沮喪。是音樂太吵了，使你很難受，對不對？」接著試著平復他的情緒。「沒事了，音樂停止了，現在安靜下來了，我把你抓住了，所以你不會再打人，也沒有人會被你打傷，你會沒事的……」再次幫他說出他的感覺，以話語安撫他，讓他感受到你的支持。等他不再反抗之後，我會試著把「平靜」與「釋放」連結在一起，告訴他：「你不會再打別人了，這樣才乖，我現在就把你放開。」讓孩子和你一起做深呼吸的練習（參見第十五章），這是讓身體平靜最快的辦法。這個動作會活化副交感神經系統，抑制交感神經系統「逃跑或戰鬥」的反應。

如果孩子需要更多的安撫，把他帶到較隱蔽安靜的地點之後，我會馬上為他提供打人的替代物，譬如：大型人體伸展袋、深層指壓，或是幫他蓋上厚重舒服的毯子。不同的孩子偏好不同的情緒調整與安撫工具。就我的處理方法來說，我至少會以些許的話語安撫孩子的情緒，因為說出內心的感受是多數人學習自我控制情緒的主要方法。就算你的孩子還不會說話，模擬這個過程也相當重要。有些孩子會覺得嘮叨很煩，所以只要用適量的話語，讓孩子體驗你的語調，了解你會在他身邊支持他就好了。有些孩子的回應能力比較好，持續以話語安撫他時，他可以了解你的話語，能夠更快的運用這些話語安撫自己的情緒。改變環境往往就能打斷情緒崩潰的勢頭。我兒子喜歡兜風，所以我常常開車帶他去兜風。看著車窗外的風景，聽著他最喜歡的音樂，可以幫助他更快平復心情。

情緒風暴結束之後，現場所有相關人員共同開會研擬決議對事件的處理很有幫助，其他的目擊者則只要探頭進來，以簡短的話語與微笑表示關心即可（「彼得現在好多了嗎？」）。根據你們的計畫，你可以回應說：「他再過幾分鐘可以加入大家嗎？」以及／或者「我們明天再來談談這件事。」讓大家知道他們將會有機會更進一步了解情況〔當然，你們之後一定會依照計畫進行簡短的討論，或許會閱讀一本探討強烈情緒的書，譬如《當自閉症引發太過強烈的情緒風暴時》（*When My Autism Gets Too Big!*; Buron, 2004）〕。對你的孩子，你或許會對他說：「哇，這次的情緒風暴真的很強烈喔，你還好嗎？」然後給他一個安撫的微笑並摸摸他的背，或是給他一個擁抱。

調解與矯正

等到情緒風暴緩和而孩子的心情也恢復平靜時，你就可以開始進行調解工作了。「好了，我們要離開音樂教室了，不過首先你得看看你的輔導老師。看見了嗎？貝琳達很難過，因為你打了她，她覺得很痛，我們可以怎麼做呢？」提示你的孩子說對不起，或是以動作或手勢的方示表達歉意，譬如：比出「對不起」的手勢、輕拍老師的手、拿面紙或冰袋給她，及／或寫一張道歉字條（如果時機不對，則可事後再做）。

接著則提出合適的替代行為矯正孩子的不當行為。告訴孩子：「下次再遇到同樣的情況，要告訴貝琳達『太吵了！我們走！』」並示範動作，請孩子跟著做。孩子完成這個替代行為之後，就馬上以他想要的東西獎勵他，譬如離開音樂教室。如果他早已離開現場，則改以角色扮演的方式要求他模仿此替代行為。跟孩子說：「假設情況發生了。快說『太吵了！我們走！』」然後站起來，走出門外。如果他心情不錯，你甚至可以試著練習好幾次，幫助他熟悉此替代行為。行為科學將這種矯正不當行為的策略稱為**正面練習的過度矯正**（positive practice overcorrection）。

修復

接下來要怎麼做取決於孩子能夠承受的程度，目的是讓後續的活動足以達到修復的效果，但又不至於產生「間接獲益」（secondary gain）。你不希望不經意獎勵到情緒崩潰的行為。可以的話，讓你的孩子回到之前的活動，譬如回到音樂教室，並讓孩子戴上消音耳機；如果需要的話，可以先去走走、倒杯水喝之後再回到教室。如果覺得孩子需要更吸引他的活動才能進一步達到修復效果，就試著將進行此活動的時間延後，延長情緒崩潰與正向結果之間的間隔。如果孩子在音樂課情緒崩潰之前正在做數學，你或許可以挑選簡單一點的數學問題，然後說：「我們再完成兩題，然後就可以吃點心了。」一定要選擇一個孩子不需要付出太多努力就可以達成的任務。你正在試著幫孩子和緩情緒，使他回復到正常的活動，不過，你必須持續分析他情緒調整的程度，並做好調適工作。其中一項關鍵原則是**在出現欲見的行為之後立即獎勵或「增強」，而不是在出現不欲見的行為之後立即獎勵或「增強」**。把完成兩題數學問題變成獲得點心的先決條件，讓孩子清楚了解，他可以獲得點心是因為完成工作，而不是情緒崩潰的關係。

運用行為功能分析

孩子平靜下來並回復到日常作息之後，你要趁機喘口氣。可以的話就請其他人接手，讓自己好好休息。也許是癱坐在椅子上，也許到外面散個步，播放一些音樂，或者做其他可以讓自己放鬆心情的事。最重要的是要給自己思考的時間。想要降低崩潰發生的頻率，就需要花點時間思考發生了什麼事？如果再發生該怎麼做？如何預防再次發生？思考事情的前因（A）、行為（B）與結果（C）（參見第十五章），亦即造成或引發此事件的原因是什麼？此事件之前發生了什麼事情？你想要減少或取代的行為是什麼？孩子從此行為獲得了什麼？最後產生了什麼結果？ABC 分析是將經驗提煉成會發生的具體行動，孩子往往把專注力放在行動而非語言，因此功能分析或許可以幫助你從孩子的角度來審視經驗。

辨識問題行為

讓我們一步一步來探討上述的例子。首先要辨識問題行為。這個例子的問題行為是打自己，以及打其他人。如果沒有做功能分析，你可能會就此打住，只是試圖以處罰的方式消除不當行為；然而，行為不會無緣無故發生，一定是某個原因引起的。語言對我們的孩子太困難了，導致他們常常透過不當行為來溝通想法。因此，若只是一味的處罰不當行為，卻不試著了解孩子想要溝通的想法，最後只會增加孩子的挫折感，這麼做既不公平又沒效率。想要有效修正不當行為，就必須了解行為的成因，以便提供合宜的替代行為。

分析前因

前面的章節提到，不當行為常見的原因或前因包括：未被滿足的需求、強迫行為的干擾，或是想要溝通不適的感覺、抗議的意圖或挫折的感覺。你必須「聆聽」孩子的想法，換言之，就算孩子不會說話，也要試著從他的角度猜想原因。在這個例子當中，引發不當行為的原因是彼得對於聲音愈來愈敏感，而我們仔細回想之後，發現問題其實已經醞釀好幾個星期了，最後的觸發物是因為老師愈來愈靠近，使得吉他彈奏聲及歌唱聲愈來愈大。

我們認為這次的情緒崩潰是因為對於聲音過度敏感所引發的，因為彼得最近摀耳朵的頻率愈來愈頻繁，只要聽到攪拌器、吸塵器、表演結束後的掌聲等吵鬧的聲音就會摀耳朵。他之前很喜歡音樂課，但最近幾個星期，他愈來愈常摀耳朵了。經過仔細的回想，我們發現事發當天，他早已顯現出對於進入音樂教室的抗拒了。

 在各種情緒崩潰的階段可選擇的介入方法[1]

✦ 焦慮階段（Anxiety）

我們的孩子雖然常常瞬間從平靜的心情轉變成崩潰的情緒，不過，情緒的轉變通常是有預警的。孩子通常會先從焦慮進入防衛，而後才展開行動。如果我們當時就發現彼得的焦慮情緒隨著進入教室而逐漸升高，我們就可以在他還能理性溝通的時候滿足他的需求，防止崩潰行為的發生。舉例來說，我們可以走出教室，蹲下身來好讓彼得可以直視，然後問他：「彼得，是不是有什麼事情讓你覺得心煩啊？你用手摀住了耳朵，是不是音樂太大聲了啊？……」在此階段，你有機會使用話語點出孩子的感覺，並讓孩子運用他會的溝通技巧與選項。這個時候是很好的學習機會，因為孩子有強烈的溝通與協商的動機。輔導老師這時可以問他：「彼得，我們需不需要請伍爾夫先生從輕柔的歌曲開始啊？你想要坐在前面還是後面？」身體的姿勢、說話的語調與節奏和話語的內容一樣重要。

結果，對於噪音的過度敏感反而成了驅使彼得學習某項重要技能的動機。我們把握了這次的機會教他使用「情緒溫度計」（參見第十一章），彼得很快就學會評估音量的程度，而且也可以在沒有提示的情況下執行適切的行動步驟了。至於口語表達的部分，他則是花了一年的時間才學會以

1 本節採用的術語取自危機預防機構（Crisis Prevention Institute, Inc., 2005）「非暴力危機介入訓練計畫」（Nonviolent Crisis Intervention Training Program），網址：www.crisisprevention.com，電話：1-800-558-8976。

口語表達因應策略。他現在已經可以很自然的說出「太吵了！」這是情緒自我調整的重要步驟（參見第十一章關於社交情緒發展的探討）。躲避噪音的動機最終驅使彼得學習如何注意與辨識自己的情緒狀態、溝通自己的感覺，以及學習自我調整的策略。

✦ 防衛心態階段（The Defensive Stage）

如未能及早發現孩子逐漸升高的焦慮感，或者孩子的焦慮感升高得太快，你或許會發現你必須要處理的是崩潰過程的下一階段：防衛心態階段。這個階段指的是孩子的心煩程度已讓他失去了談判的能力，不過他還是能夠了解簡單的指示與做選擇。假設彼得一邊尖叫一邊用手摀住耳朵，此階段的一個恰當的介入策略或許是跟他說：「彼得，音樂對你來說太大聲了，快戴上（消音）耳機，或者我們一起離開這裡。」在這個階段，太多的話語和問題只會使孩子心情煩躁；下達明確堅定的指令或是提供簡單的選擇，並依據指令或選擇展開立即的行動可以產生較好的效果。

✦ 緊張狀況紓解階段（The Tension Reduction Phase）

就算你沒辦法在焦慮與防衛心態階段移轉崩潰的情緒，孩子或許還是能夠從你在「緊張狀況紓解」階段的處置方式中（亦即孩子心情逐漸平靜時你所採取的行動）得到許多收穫。事實上，孩子在此階段有時是最能敞開心胸向你學習的。因為他終於恢復了理性，所以他或許最能夠清楚記住你在此時做了什麼以及說了什麼。試著將「治療性的友善關係」延續到最後，並維持你平靜、專注與正向的態度。孩子脫離情緒風暴後最先聽到的將會是你安撫的話語，而他會在聆聽你說話的過程中學會如何自我對話。希望他在轉頭注視你時，最先看見的會是你以正向安撫的微笑帶領他回到理性的世界。

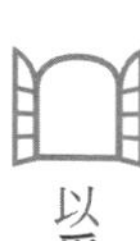

分析結果

我們已經分析了觸發物（前因），針對彼得對於聲音的敏感提出了幾項調適策略，並以「良好適應的」（社會可接受的、有效的）行為取代不良適應行為（崩潰），以獲得想要的效果（結束吵鬧的聲音）。現在，我們要探討的是緊張狀況紓解且恢復理性之後的階段，他這時已準備好從你選擇的後果中學習教訓了。

✦ 將間接獲益減到最小

如何選擇與呈現後果必須十分小心，以免在不經意的情況下讓孩子接收到錯誤的訊息。在前述的例子中，彼得情緒崩潰的後果是離開音樂教室與坐車回家。回家是可以理解的選擇，因為那是彼得第一次在情緒爆發時出現攻擊行為，每個人都需要時間回想事情與修復情緒；不過，如果之後彼得只要情緒崩潰，貝琳達就帶他回家，彼得可能就會接收到錯誤的訊息——只要情緒崩潰就可以提早回家了。我們將這種不經意給予的獎勵稱為「間接獲益」。避免間接獲益的最佳方法，就是選擇合適的後果。如果崩潰發生的前因是感覺超載，合適的後果就是移除造成超載的原因，在這個例子中，就是要把彼得帶離音樂教室。但是，如果崩潰發生的原因是還不想結束課間休息或是某個喜愛的活動，卻得被迫進音樂教室呢？在此情況下，心情平靜之後應該選擇的合適後果就會是回到音樂教室，並在轉換情境時提供更多的支援，譬如使用計時器提醒孩子活動的時間、使用視覺化課表讓孩子了解活動的行程，或是／以及提供移情對象（如果孩子喜歡在音樂課打鼓，則可給他鼓棒作為移情對象）。

小心掌控執行後果的時間點也可減少產生間接獲益的可能性。執行後果的方法與選擇後果一樣重要。如果孩子可以忍受的話，就要求他先彌補過錯，練習較合適的替代行為，再提供正向的後果。如此可以延長不當行為（打人）與正向後果（坐車回家）的時間間隔，降低孩子將兩件事連結在一起的可能性。反之，孩子展現欲見的適當行為（說出：「太吵了！我們走！」）之後，則必須立即提供正向的後果（開車回家）。持續將合適的行為與正向的後果相互配對，有助於產生兩者之間的穩固連結。

就算孩子當下因為心情過於煩躁而無法道歉，你還是要盡量透過話語的說明與時間點的掌控強調你想要強化的行為。以下列的兩個想像情境為例。在第一個情境中，彼得坐在地上發脾氣，於是貝琳達說：「可憐的寶貝！你真的好生氣喔。咱們回家吧！」即便剛開始發脾氣的原因是對於噪音過度敏感，但這個情境如果重複數次，彼得可能會接收到這個錯誤訊息——只要發脾氣就可以提早回家。在第二個情境中，貝琳達先以話語與深層指壓安撫彼得，沒有讓彼得產生提早回家的期待，**等他停止哭泣時**，她才說：「**很好！你的心情平靜下來了！**我想我應該可以開車載你回家了！」在第二個情境中，彼得至少有可能將「心情平靜」（而非「發脾氣」）與「坐車回家」連結在一起。如果彼得在崩潰的時候需要以身體約束制止，在等他停止了打人的嘗試之後，貝琳達或許可以說：「你不會再打人了，我想我可以放手了。如果你把手放下來持續一分鐘，我們就坐車回家。」建立「心情平靜」與「獲得自由」之間的清楚連結相當重要，值得再三強調。

✦ 團隊合作

團隊合作是必要的。這次的事件發生後不久，學校的特教團隊和我們召開一次會議，我們在會議中討論了未來彼得情緒爆發時的因應策略，這樣才不會讓貝琳達覺得她需要在彼得每次情緒爆發時都要送他回家。我們提出一個計畫，這個計畫涉及了彼得與特教團隊雙方都要做的的調整。我們會在彼得進入音樂教室之前就利用「前導法」（frontloading）提供更多的準備；貝琳達會把我寫給彼得的個人故事唸給彼得聽，這個個人故事描述的是彼得進入音樂教室之後，被過大的音樂聲嚇到，於是決定戴上耳機；貝琳達會指著他的視覺化課表告訴他要上音樂課了，並確認他在必要的時候及時從背包裡拿出耳機戴上。

音樂老師可能會以音量較輕柔的音樂展開課程，或許是彼得喜愛的某些歌曲，這樣彼得至少可以參與第一階段的音樂課。我們希望這麼做可以幫助他集中注意力，讓他體驗與其他孩子相處以及享受音樂的樂趣，慢慢提升他對音量的忍受力。為了幫助他了解與辨識自己的內心狀態，我們決定嘗試以之前提到的情緒溫度計進行教學。我們的另一個教學策略是請彼得舉手告訴老師「請小聲一點，不要這麼大聲」（寫在卡片上）。

如果這些策略都失敗而彼得已經完全崩潰時，我們決定在他**心情平靜**

之後馬上提供較溫和的增強，譬如：「太好了，你停止撞頭了。你的心情平靜下來了，所以我不需要再約束你了……（停頓下來，確認他不再打人。）好了，彼得，如果你準備好了，我們就走吧。去盪十分鐘的鞦韆如何？」下一次再發生時，我們或許會將盪鞦韆改成到彼得平常上課的安靜教室做十分鐘的瑜珈，再下一次或許是嘗試讀一篇故事，最後甚至可以再讓彼得回去上音樂課（戴上耳機）。挑選後果的原則，就是要盡量避免造成間接獲益但又足以獲得修復效果的後果。

把攻擊行為塑造成較具適應性的回應

更重要的是要避免不經意的獎勵到為了反抗或逃避不想做的活動而顯現的不當行為。舉例來說，我曾經看過一個例子，體操老師教一個有自閉症的孩子做仰臥起坐，但他不想做，所以出手打了老師。老師抓住孩子的手，以堅定的語氣說：「不准打人！」然後就准許他不用做仰臥起坐。

你覺得這樣做孩子會明白老師的話語（「不准打人！」）或行動（准許他不用做仰臥起坐）嗎？比較好的做法應該至少要要求孩子學他說：「我不想做！」然後以准許他不用做仰臥起坐的方式，獎勵他使用話語表達抗議。記得在提供或允許某個可能具有獎勵效果的後果之前，提示孩子做出較合宜的替代行為。

我們再回到剛剛的例子。老師與其在被打之後抓著孩子的手，注視著孩子然後說：「不准打人。」不如教他說：「我不想做！」等孩子說出「我不想做！」時，老師接著說：「這麼說很好！好的。」然後改讓孩子做較輕鬆的活動（提供替代活動）、提供協助，或是縮短任務的時間（減少做仰臥起坐的次數）。如果老師覺得孩子無法忍受任何要求，或許只需要等到孩子說出「不要」，就准許他不用做仰臥起坐。下一次輪到孩子時，老師預期孩子會動手，所以在孩子還沒打到他**之前**就先抓住他的手，並提示他說：「我不想做！」等孩子跟著說「我不想做」之後，老師再說：「這麼說很好！好的。」然後再決定要降低任務的難度，或是准許他不用做仰臥起坐。第三次輪到孩子時，老師或許就可以抓著孩子的手並停頓下來，讓孩子有機會自己說出：「我不想做！」口說技巧較弱的孩子則可改以出示「我不想做！」的圖卡或字卡，或者以搖頭及／或只說「不要！」的方式表達抗議。

孩子學會以話語取代打人的行為之後，你應該進一步提升目標，譬如提升孩子的配合度。在上述的例子中，老師或許可以提供笑臉貼紙給有做仰臥起坐的孩子，等孩子收集了一定數量的笑臉貼紙之後，再給予具有吸引力的獎勵，如此會使得放棄做仰臥起坐者喪失得到獎勵的機會。此外，提供這個獎勵也可避免其他孩子模仿這個孩子「我不想做」的行為，所以最好盡早提出。這個想法可逐步提升孩子的配合度。

以話語取代打人的行為

我們訓練彼得的時候，會設法在他出手打人之前抓住他的手，教他以話語溝通的方式取代打人的行為，等他說出我們教他說的話語之後，才能獲得增強的結果。舉例來說，假設彼得正在拍打紙張，而紙張掉了，我拿起紙張，彼得把手舉起來想打人。我會抓住他的手，注視著他，然後幫他說出他想說的話：「不准打人！說：『**我的**紙。』」等彼得說出「**我的**紙」時，我再把紙拿給他。在孩子展現欲見的行為之後馬上給予獎勵，孩子就比較可能學會此行為。在這個例子當中，彼得學會用話語獲得他想要的東西。

但是，如果我來不及在彼得動手之前抓住他的手怎麼辦？「神經元一起發射，一起串連」這個道理也適用於相反的情況。行為與獎勵間隔得愈久，孩子愈不可能將獎勵與行為連結在一起，因而也愈不可能學會該行為。因此，如果不想讓孩子誤將「打人」與「獲得他想要的東西」連結在一起，就要盡可能的在「打人」與「獲得東西」之間插入更多的步驟。

我們再回到剛剛的情境。彼得在我把紙放入皮包之後動手打了我，我注視著他，抓著他的手，然後說：「不准打人！下次只要說『**我的**紙』，我就會把紙拿給你了，不過你現在出手打了我，我覺得好痛，你應該跟我說什麼？」我讓他坐好，然後寫「媽媽對不起，我不該打你」兩到三次。

如果你的孩子還不會寫字，則可試著設定計時器（一分鐘或孩子可以忍受的時間），然後說：「如果你打我，你就必須多等幾分鐘才能拿回那張紙。下一次要用說的。」然後讓孩子按下計時器的計時按鈕。

孩子寫完句子或計時器響起之後，就再回到事件的情境，指著紙說：「你想要這張紙嗎？跟我說：『這是**我的**紙，請還給我。』」等他學你說出「這是**我的**紙，請還給我。」或是用自己的話說「請把紙還給我」時，再把紙拿給他。

如果我覺得他可以忍受練習，我有時會透過遊戲的方式，要求他多練習幾次正確的做法，讓神經元有更多次觸發在一起的機會。正面練習的過度矯正是矯正各種行為最佳的工具，不限於懲罰不當行為。舉例來說，假設我正在教彼得鋪床。他把枕頭隨興的丟在床頭。我可能會教他如何把枕頭擺放整齊，然後再把枕頭放回原來歪斜的位置，讓他連續練習幾次擺放枕頭的動作。在真實的情境反覆觸發神經元不僅可以讓學習更有意義，還有助於牢記所學。

原則摘要

阻止攻擊與自傷行為的第一步，就是要仔細觀察。我們的孩子偶爾會無預警的突然崩潰，不過，崩潰一般都是有階段性的，先是焦慮，然後是防衛心態，再來才是行動。你的介入策略取決於你發現孩子情緒轉變的時間點。如果能夠在過程中維持治療性的友善關係，就算你沒辦法轉移孩子的崩潰情緒，他還是可以從你身上學習正向的因應對策。功能分析的目的是了解行為的原因，以便在下次的嘗試中調適孩子的需求，並且／或者教他以較合宜的替代行為滿足自己的需求，這是可以防止未來再度發生攻擊與自傷行為的最重要步驟。

「前導」就是在可能產生壓力的事件發生之前先幫孩子做準備。潛在的壓力愈大，前導的工作就要做得愈充分。如果即使做了前導工作，你的孩子還是很焦慮，就透過肢體語言與語調安撫他、支持他，必要時則透過提示，引導他完成自己的選擇。如果他進入防衛心態階段，則以指令的方式教他說出合適的話語或是做出合適的動作。盡快幫助他說出合適的話語或是做出適當的動作，使他立即感受到成功執行適當行動的成就感。如果你已盡量透過前導工作與替代行為避免或避開攻擊行為，攻擊行為還是發生了，你就必須處理孩子的攻擊行為。首要之務是確保每個人的安全。你也許得把孩子身體約束壓制住或控制住，避免他繼續傷害自己或其他人，同時也要照顧被攻擊的人。你需要尋求協助，請大家幫忙執行這些必要程序。

必須先處理好情緒，才有可能矯正行為、產生學習效果。安撫孩子的情緒就是修復情緒或是調整情緒。有時候，攻擊行為會化解孩子的情緒，使他在攻擊行為產生之後立刻冷靜下來，甚至感到十分懊悔。有時候，我們需要花些時間安撫孩子。在孩子冷靜下來之前處罰他可能會引發更強烈的挫折感、憤怒與攻擊行為，通常只會適得其反，因此，與其採取處罰的策略，不如思考修復與矯正的方法，說一些令孩子感覺安心的話語。說出孩子的感覺，讓他知道你了解他的感受。移除引發情緒的刺激或是讓孩子遠離刺激當然也是必要的（無論刺激是令他感到痛苦的吵鬧音樂，或是令他著迷的東西）。

孩子恢復平靜之後，就教他如何進行調解。提示他跟被傷害的人說對不起，或是以動作或手勢表達歉意，譬如比出「對不起」的手勢、輕拍對方的手、拿衛生紙或冰袋給對方，以及／或是寫道歉字條給對方。

接著教導他適當的替代行為。先示範給他看，再要他跟著做，等他做出適當的替代行為之後，馬上以他需要的東西獎勵他。孩子做出你要他做的行為後即刻給予獎勵相當重要。相對的，你必須盡量延長不當行為與正向後果間的時間間隔，你所選擇的後果必須獎勵到你想教導的行為，並針對不當行為付出代價或至少將間接獲益降到最小，尤其在不當行為的發生是為了逃避不欲從事的活動時。在合適的情境中，「正面練習的過度矯正」（更好的說法是「我們再試一次」）可以提供許多練習機會，幫助孩子以正確的行為取代錯誤的行為。

♥ 收拾受傷的心情，祈求恩典

然而處理自傷和攻擊行為實在是痛苦、傷心傷神的事。雖然我們一遍又一遍告訴自己，我們的小傢伙不是故意要傷害我們，他們沒有惡意。我們也知道他們因為自閉症，所以對自己所做的事也無能為力；是因為那些自我克制的額葉連結功能發展不健全，只要有耐心的教導，他們的能力會加強的。但是每次彼得出手打我，我的心底還是很受傷。不是表面的身體傷痛，而是內心深處情感與精神的傷害。

我還記得多年前發生的一次事件。那天彼得身體不適，但是我必須帶著他一起送弟弟上鋼琴課。那是一個炎熱的夏日。我們到了鋼琴老師那裡時，彼得已經很累，不肯下車。但是因為天氣太熱，我不能把他留在車上，於是我堅持把他拉下車。

彼得出手的時候我看見了，但是沒來得及反應。結果他一拳打到我的頭。我大吃一驚，傷心極了。之後我讓彼得記下來我的感受，也教他寫了道歉信給我。我也和他做了有關正面練習的過度矯正，教導他在這種時候出手打自己的腿而不是別人的頭。而且我也知道下一次我要做更好的準備，帶好移情玩具或是和他一起進行其他的活動，或者是讓他在車子裡承受自然後果，讓車子裡的熱度說服他下車。彼得完全配合，而且當他看著我對我說抱歉時，是真誠的。雖然我在處理過程中表面是很平靜的，但是我的心在顫抖，非常難過。

了解如何幫助孩子度過這類的情緒崩潰很有幫助，但是你自己怎麼辦？這是典型的「說的容易，做到難！」，告訴自己不要認為孩子這些行為是衝著你來的。但是我們需要祈求恩典，尤其是在這樣的時刻，你感覺自己對孩子的愛已耗盡。但是，這對孩子是不公平的，他們是那麼的需要我們對他們無條件的愛與諒解。我可以向各位保證，這種問題只要多練習一定會改善。彼得現在很少用到打人的方式。不過我們的耐心雖然堅韌，但我們畢竟不是鐵打的不壞之身。

所以最後的步驟是非常重要的。你需要時間恢復心情。我很幸運。上天保佑，那天剛好我的朋友看到事情發生的經過。我難過得向她哭訴，然後我們一起祈禱。你不能給孩子你所沒有的。所以要投資修復自己。找個臨時的照顧人員讓自己喘口氣，給自己安排時間靈修、運動、訪友，做你真正享受的事。

對我個人而言，在我人生所有的經驗中，我最依靠我的信仰。成為我自己孩子攻擊的對象，讓我學習到我的上帝的話語，「到我這裡來的，我總不丟棄他。」（約翰福音 6:37）「人若喝我所賜的水就永遠不渴。我所賜的水要在他裡頭成為泉源，直湧到永生。」（約翰福音 4:14）我所承受的每一次打擊，讓我感到內心深處的失落、死去。若不是靠著我在祈禱時所領受的神聖恩典，我知道我是無法給彼得他從我這裡所需要的愛的。

但是我的人生走到今天，我可以真誠的說我不再憂慮。我從個人的經歷確信上帝不但會修復我，祂更會照祂所說的：「你們要給人……並且用十足的升斗，連搖帶按，上尖下流的倒在你們的懷裡。」（路加福音 6:38）所以我不需要靠我自己去愛去赦免，而是靠上帝的恩典，是取之不盡用之不竭的。我也可以真誠的用以賽亞書（12:2-3）的話說「神是我的拯救；我要倚靠祂，並不懼怕。因為主耶和華是我的力量，是我的詩歌，他也成了我的拯救。……你們必從救恩的泉源歡然取水。」

最後，如果你偶爾在處理情緒崩潰時把事情弄糟了，也不要太過自責。沒有什麼事是無法挽回的。你會有時間重新想辦法。我們的孩子給我們許多機會練習。只要你站起來再試一次，長遠來看，你的孩子會學到他可以信任你，你是他的盟友、他的導師，是他在風雨中的寧靜。

「父啊！赦免他們；因為他們所做的，他們不曉得。」

（路加福音 23:34）

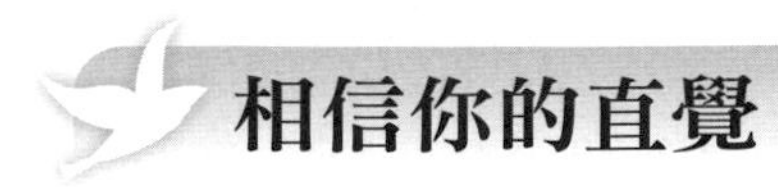

相信你的直覺

了解你的孩子、他的意圖和造成他行為的原因，對於你能否成功處理攻擊行為和其他挑戰行為是非常重要的。當你的孩子無法和你溝通時，你可能得要考慮一長串的可能性。但是有時你可以用到一個快捷而又有效的方法，那就是你的直覺。什麼是直覺？你又要如何才能知道並運用呢？

「彼得，穿好鞋子，跟查理去騎腳踏車。我得去醫生的診所接姊姊。」我一邊趕著出門，一邊回頭跟彼得說。我趕著要去接女兒和她的新生兒。我急忙跑出門，順手把門關上。但是上了車後，我花了好幾分鐘才把新買的嬰兒座椅裝好。

等我終於回到駕駛座，發動引擎時，彼得從屋子裡走出來，查理跟在後面，彼得看了我一眼，然後繼續往前走。「來，彼得，騎腳踏車的時間到了！」查理催他。他們從我的車旁走過，突然我聽到啪啪兩聲。「哎，我怎麼得罪你了？」查理大叫。我趕緊關掉引擎，跑下車。彼得和查理面對面站著，他的雙手放在身體的兩側，但是緊握著拳頭。「怎麼回事，彼得？」我輕輕扶著彼得的手臂問他。彼得沒有回答，我等了一會兒，但他還是不說話。彼得的頭低低的，皺著眉。「你是不是要跟媽媽一起去？」我問他。

彼得抬起頭看著我，臉上露出開心的表情，猶如撥雲見日。「是！」他很快的說。「彼得，你得用話語表達而不是打人，快跟查理說對不起。」「對不起。」彼得很快的說了一句，然後就想衝上車。「慢著，」我一邊說，一邊輕輕拉住他。「跟查理說，『我要媽媽，』他才知道你要什麼。」「我要媽媽。」彼得很快的說了。「很好，彼得。」我點點頭。他像閃電一樣的衝上車，關上車門。「我們去接姊姊和她的小寶寶。」我和彼得開始我們下一個新的活動。

有時我們的孩子出手打人是因為他們心中有著某種強烈的情緒，但是卻不知道要如何處理及時用恰當的方式表達，因而會用打人來抗議。我相信彼得看到我上了車，很想跟我一起。雖然他會說「我要媽媽」，但是他需要時間和努力才能說出這些字眼。如果他不覺得情況有那麼緊急，他可能有時間做到。但是車子的引擎已經發動，他擔心車子會開走了，所以著急的用打人來表達他的抗議。我甚至不確定他當時腦子裡有著清晰的想法：「我要媽媽」。他當時的感受可能是渴望和挫折，只是覺得「媽媽開車走了但是沒帶著他」這件事不對勁，而他又是那麼想坐在車上。

神經發育正常的孩子，甚或是我們這些成年人，都需要時間來處理我們的情緒。同一天晚上，我看到我十四歲的兒子垂頭喪氣的坐在沙發上。我忙進忙出的經過好幾次，都看到他那樣坐在那裡。終於我停下來，坐到他旁邊。「泰迪，什麼事讓你煩心？」我問他。結果是他忘了把排球隊的制服交回，教練很生氣。於是我們討論了該怎麼辦，想出一些執行計畫的方案。談完了之後，我看到他臉上釋懷的表情，因為他的需要得到滿足。但我不認為他需要的是解決的辦法，雖然以後同樣的事發生時會有幫助。他最需要的，是感覺到被接納。

如果他看到媽媽不會因為他的粗心大意而不愛他或不接納他，他就會相信自己，愛和接納自己。我們做父母的就像一面鏡子。我們的孩子從我們的眼中看到自己。常常我們假設孩子知道我們是愛他們的，所以就省略了這重要的一步，直接進入解決問題的步驟。但是他們時刻在解讀我們。當我們的孩子把事情弄糟的時候，這是一個很好的機會。我會默默的禱告，讓我在面對孩子的挑戰的同時，能看到他心靈的需要。

重點是，連我神經發育正常的孩子都需要幫忙，因為他不知道要如何表達。他沒有自動和我討論他的感受，或是明白談談會對他有幫助，何況我們這些有特殊需求的孩子。所以讓我們打開心中的眼睛，用我們的直覺。你會在看到結果的時候知道你做對了，那道陽光撥雲霧而出。你可以用安撫的話語、和藹的聲調與關愛的觸摸，讓孩子知道你了解他，無條件的接納他。把問題和孩子分開來，做孩子的盟友，一起解決問題。

事情發生時常讓人來不及接招。我希望自己能夠更快想出一些字眼，能讓彼得表達他的感受。「彼得，我看到你很惱火，因為你很想跟媽媽一起去。你怕我很快就會開走了。」「泰迪，你心裡很不開心自己這麼粗心。你不想讓老師失望。」在和孩子討論解決的辦法時，花些時間告訴孩子你的想法。「彼得，我知道你不是故意要打人。你只是不知道該怎麼說出來。我會帶你一起去，但是我們得先把這件事處理好。你看查理，想想他的感受……」「泰迪，你這麼在意這件事很好。我看得出你很想做個負責任的人。我也是粗心大意的。讓我跟你分享我是怎麼做的。你願意的話，我們可以一起想辦法。」

幸好我們總是可以在事情發生之後和孩子一起反省。我和彼得在第二天早晨用他的動物公仔把事情重新演了一遍，用熊媽媽告訴彼得小熊：她了解他為什麼會打人，因為他怕媽媽會開車走掉。如果你的家庭有宗教信仰，睡前的對話與祈禱都是溝通的良機。「我們為泰迪所得的祝福感謝，使他願意成為一個負責任的孩子。」

想要能夠有效的幫助你的孩子，你需要盡心盡力。運用所處的環境、過去的經驗以及你對孩子個性的認識，加上你用心的去理解他的心意。這就是直覺。由你來輔助孩子腦部的周邊功能，幫助他填補他看不見的空白，指導他如何表達心意。幫助他確認並表達他的感受，讓他覺得被了解，好讓他學習營造空間分別他自己和情緒。最重要的是在平靜而關愛的接納他的短處的同時，你就是他糾正這些短處的盟友；這樣他能學到自愛，會願意而不是懼怕改變。鼓勵他和你溝通，表達他內心的想法與感受，培養他自我調節情緒的能力。最終，他會學到以同樣的方式自我對話，逐漸成熟。

情況一定會好轉

最後，我想鼓勵大家振作起精神。每個孩子偶爾都會情緒崩潰，無論有沒有自閉症，就連大人也是一樣。事實上，本章探討的原則與技巧也適用於神經發育正常的孩子。我們的自閉症孩子不過是遭遇了更多的挑戰，有許多看似微不足道的觸發物引爆了他們的情緒，而他們又不知道如何讓自己冷靜下來。不過，自我調整是可以學習的。我幫助彼得度過了一次又一次的情緒風暴，每當筋疲力竭時，我都會試著提醒自己他已獲得了哪些進步。以下是我和彼得在前一天晚上與強迫症奮力搏鬥之後的對話。

媽媽：彼得早，你還好嗎？

彼得：我很好，我睡得很好，你好嗎？

媽媽：我很好。我很高興你昨天在浴室裡能夠放下棉花棒的盒子。（前一天晚上，彼得坐車兜風回來以後，衝進浴室裡抓了一盒棉花棒準備把它撕開。我跟進去告訴他那是強迫行為，並把盒子拿開。彼得抓住我的手腕，開始用我的手背用力的打自己的下巴，弄得他自己和我都很痛。我鼓勵他讓他做「STOP」的練習，就是停止進行強迫行為、深呼吸、體察自己的感受和想法是否合理，然後再從事思考過的與有意識的行動，而不是情緒化的反應。）

彼得：我決定不聽強迫症的，你教得很好，你很親切，你用「石頭腦袋」那些可笑的名字也是好辦法，對我很有幫助。

媽媽：彼得，謝謝你的鼓勵。你知道嗎？你很會鼓勵人。

彼得：我不知道，謝謝你告訴我。

媽媽：你注意到了嗎？你自己記得「STOP」的步驟，我還沒有提示你就想起來了。你先做了深呼吸，就決定要掌握狀況，對付了石頭腦袋。

彼得：是的，我想我的額葉功能愈來愈強了。

媽媽：看到你成熟了我很高興，你的額葉功能真的有進步，你甚至在情緒溫度計最高點的時候做到了。

彼得：我想這是很好的，你對這件事的看法是什麼？

媽媽：謝謝你問我的意見。我承認我對打這場仗有點擔心，我們還對付了吃爆米花過量、拉衛生紙和廚房紙巾，還有昨天體育課的時候拖著不肯去（花了二十分鐘讓他從椅子上起來去準備）這麼多的問題。不過我心裡在想，你一定比我還累。

彼得：是的，昨天很辛苦，你真是聖人。

媽媽：老天，你說得這麼好，我的心裡感到很溫暖！我怎麼能夠不跟你並肩作戰。

彼得：我感謝上帝，每次好像沒有希望了，你就給我力量。這是他給我的恩典讓我能繼續搏鬥。我希望你能繼續跟我一起，因為我知道沒有你不行的。

媽媽：只要上帝給我機會，我就會幫助你。我也很高興看到你的進步。像我們昨天晚上，我清楚的看到你自己用到「超級彈性」（Madrigal and Winner, 2008）戰術輕易打敗了「食腦怪獸」（棉花棒盒子）。我很喜歡你自動運用這些辦法。你知道你是靠自己而不是我，是不是？

彼得：謝謝。是的，我了解靠自己是很重要的。

媽媽：那我們來談談今天。你準備怎麼對付吃米糕過量和撕紙盒子的強迫症？

彼得：我想我們得把它們挪開，不然我還是會著迷的。

媽媽：好，那你要我給你什麼樣的替代物件？譬如說你早餐要吃什麼？是白米糕還是玉米粽子？還是這些都太敏感。不然我給你麥片好嗎？

彼得：不然吃五穀餅好了。

媽媽：好。如果你開始撕紙盒怎麼辦？

彼得：也許你可以把紙盒藏起來，我們來默想或是做其他的事。

媽媽：好主意。你最喜歡默想的事情是什麼？我們也可以上網查查跟你的強迫行為有關的資料，比如用厚紙板做盒子或是勞作。我們也可以回想你最喜歡去的地方，或者計畫以後要去哪裡滑雪，轉移注意力。還有我們也可以聽音樂，或是跳交際舞、打鼓，你也可以幫我掐豆角。

彼得：我最喜歡寫詩，譬如寫一首撕厚紙板盒子的詩。

媽媽：太棒了，我等不及了……！

彼得：是的，不過希望我們不需要到那個地步。

很多時候我們不了解孩子的潛能，他們其實有抽象深思的能力，他們也有著以同理心透視思考以及心靈深處探索的能力。他們也會逐漸養成自我規範、自我克制、自我督促的好習慣。我想如果換我做一天彼得，我連他一半的能力都沒有。除了要處理強迫症所造成的情緒起伏和焦慮，還要應付運用障礙的挫折感、本體感覺的不足、重複動作和感覺轟炸的困擾、整合與額葉連結的問題，以上種種都使得他需要用加倍的精力才能控制自己。我只能感謝上帝讓我從兒子身上學到什麼是謙卑；在以愛與恩慈彼此相待時，我更認識到人心靈的可貴與無限的潛能。

Chapter 17
運用日常作息訓練自助技能

我陪著彼得練習洗澡已持續好幾年。他已經進步到可以在沒有身體提示的情況下跟著我做動作，我會站在蓮蓬頭外面示範動作，他則會跟著我的動作從頭到腳完成洗澡任務。經過多次的練習之後，他甚至已學會在給予些許手勢提示的情況下，捲起放在浴缸前面的腳踏墊、撿起沐浴玩具並掛好他的毛巾。有一天洗到一半時，我跑去接電話，等我回來時，發現彼得竟然洗好澡、擦乾身體、穿好衣服還把自己的毛巾掛好了。「你做得好棒！」我笑著說。當我發現沐浴玩具堆放得整整齊齊，腳踏墊也捲好收進角落時，不禁發出由衷的讚美：「比你所有的兄弟做得都還要棒！」

我從沒想過自己有一天能對彼得發出這樣的由衷讚美。經過數百次的反覆練習之後，你難免會想：「何必要這麼辛苦呢？」的確，如果經過了上百次的反覆練習還是看不到成果，再一次的練習也不會帶來任何的改變。也許你很想放棄教導自助技能，乾脆為孩子做每一件事，畢竟由你替他做確實是比較快速且輕鬆的辦法；然而，我想要以這個例子證明的是，如果上百次的反覆練習看不到成果，上千次的練習或許可以。

什麼是自助技能？

自助技能指的是上廁所、洗澡、洗手、自己吃東西、穿衣服、刷牙等日常生活的基本技能；鋪床、將洗好的衣物摺好與收拾好、佈置餐桌、掃地、準備簡單的三餐、洗碗、收拾玩具、收拾文具等較進階的生活技能；同時也包括了去圖書館辦借書手續、幫忙採買雜貨並將買回來的雜貨收拾好等更複雜的技能。

態度

學習這些例行工作可能得花上很長的時間，需要多次反覆的練習以及許多的耐心。彼得花了十年不下兩萬次的嘗試，才學會自己上廁所，並在大致不需要提示的情況下獨立完成洗手的工作——我之所以說「大致」是因為如果我沒有緊盯著他，他還是會隨便沖洗個三秒鐘，肥皂都還沒沖掉就關上水龍頭。不過，因為我們持續不斷的練習這些例行工作，所以我至少可以說，他在所有例行工作的執行都有所進步——而且我認為自己還保持神志正常。

第一個重點是你的態度。放輕鬆。你的目標不應該是孩子必須展現多少的成果，因為就生物學的角度而言，他可能無法達到你設定的目標，而這完全不是你的錯，也不是他的錯，十多年來處理我兒子大小便失禁的挫折感使我體會到這一點。彼得就是需要這麼長的時間才發展出足夠的身體意識，知道何時該衝向廁所。有時你必須提醒自己孩子已展現了哪些進步——如果你一個禮拜必須幫他清理四至五次，而你的孩子每天會排便好幾次，你或許可以提醒自己，他已培養出 80% 控制排便的能力了。面對這些令人沮喪的問題，你所能做的就是根據孩子的需求與能力提供協助，定期為他提供學習機會。

對他沒有幫助的是你放棄了，就讓他穿一輩子的尿布，使他習慣弄濕褲子的感覺，這樣他永遠學不會留意身體傳達的感覺訊息。對他造成傷害的則是每次弄髒褲子就對他發脾氣，使他自覺羞愧，或是對上廁所產生焦

慮感。你必須持續為孩子提供學習的機會，並以平靜客觀的態度接受後果。

成功的關鍵是讓孩子保持高度的學習動機，使他願意在每個學習機會中盡全力嘗試。假設你從孩子的肢體語言（譬如：用手抓著自己胯下，或是開始扭來扭去）判斷他做如廁訓練的時機。你認為時間點對了，因而要求他坐在便盆上，這時別忘了把獎勵品準備好（參見第七章西格爾提出的如廁訓練方法）。[1]

你也可以藉由他不跟你合作而要付出代價的方式激發孩子的動機。至少偶爾讓孩子感受弄濕或弄髒褲子的不舒服感。以平靜的態度與合理的方式要求他幫忙清理——你來做比較麻煩的工作，派一些有點討厭但不至於太重的任務給他，譬如最後的擦洗工作。

如果不論你如何訓練，包括認真的注意各種跡象、按時要他坐便盆、耐心的等候，孩子實在無法學會坐馬桶排便，並且不斷尿濕，那麼就繼續使用尿布，過幾個星期再試。[2] 不要因為你堅持要他做他身體發展程度無法達到的事而感到洩氣。

大體上的原則就是要提供恰好足夠的協助，並在孩子的能力提升之後，有系統且果斷的移除支援。如果能夠以體諒的態度接納孩子無法避免的錯誤，每一個插曲都會是培養他對你的信任感的好機會。此外，他也可以從中體會錯誤是學習的一部分，並學會以體諒與平常心接納錯誤。

1 如果是對自己的身體感受不靈敏的孩子，可以給他設定固定上廁所的時間。如果你注意到孩子大約每四個小時就會弄濕褲子，就應該在三到三個半小時的時候訓練他。當他坐在馬桶上時，你可以讀故事書給他聽（可以把獎勵的玩具放在小罐子裡讓他拿著），要耐心的等候，如果他如廁成功就很開心的鼓勵他（讓他把玩具從罐子裡拿出來玩一會兒，玩的時間應事先設定）。這樣你可以掌握他多久需要上廁所，就不需要每次訓練時都沒有頭緒的等待。如果不用尿布，他排便的時候你很快就會知道，就可以設定下一次如廁的時間（比前一次失禁的間隔提前一到半個小時）。如果孩子實在無法學會用馬桶，就繼續使用尿布，過兩個星期後再重頭訓練。

2 另外一種方法是使用濕度警示片，來幫助你掌握他尿濕的時間（請上網 www.bedwettingstore.com）。如果孩子尿濕，警示器響了，就要立刻讓孩子去廁所。如果這個方法用了幾個星期也不管用，不要灰心，等幾個星期再試。

設定合理的目標

好好調整自己和孩子的步伐。如果一次訓練太多自助技能，你和孩子都會承受不了。因此，一定要事先針對孩子的發展程度擬定合適他發育程度的技能清單，擬好清單之後，只要針對清單的項目進行訓練即可。

不同的自助技能需要不同程度的動作計畫、身體意識、記憶與判斷。培養這些能力需要花點時間，不過，只要在孩子的日常作息中一步一步練習，就可以幫助他培養這些技能。挑選孩子能夠操控且在他能力範圍以內的日常作息或其中的某些部分。練習有助於提升孩子的能力，等孩子的能力提升之後，就能進入較困難的步驟。當他熟習了部分的步驟或是進入了穩定的學習水準之後，必須在增添內容的同時幫助孩子維持既有的能力。

挑選例行任務項目時，最好是從孩子最有可能成功學會的項目著手——那些符合他的技能與興趣的工作。以彼得為例，我們一開始先教他洗手（因為他喜歡水）以及佈置餐桌（因為他喜歡吃東西）。

如何教導自助技能？

決定好要教導的技能之後，該如何將教學的效率發揮到極致呢？以下提供的實用教學工具可以幫助你有系統與有效率的進行教學。這些概念工具包括任務分析、前序連鎖法、倒序連鎖法、正面練習的過度矯正。如果孩子是喜歡音樂的視覺型學習者，視覺輔助工具與音樂或許也很有幫助。教導孩子洗手時，可以先拿出各個步驟的教學圖片（打開水龍頭、把手淋濕、用肥皂搓揉雙手、沖洗、關上水龍頭、擦乾雙手）讓孩子看，有系統的進行教學。這種將任務拆解成不同步驟的過程稱為**任務分析**（task analysis）。

前序連鎖法

一邊指著步驟一邊說出動作的名稱。依循提示順序提供恰好足夠的支援，引導孩子執行每個步驟。**前序連鎖法**就是由前向後教導任務分析的每個步驟。

倒序連鎖法

倒序連鎖法是先教最後一個步驟，接著教倒數第二個步驟，依此類推，以顛倒的順序教導任務分析的所有步驟。這個方法的好處是孩子對於執行最後一個步驟（擦乾雙手）擁有強烈的動機——完成任務（洗手）之後，就可以去做其他事情了（譬如吃東西！）。

結合式的訓練方法

這些方法聽起來很複雜，不過實際做起來並沒有這麼難。現實生活中，我們往往會自然結合各種方法。以步驟圖片進行教學時，可以運用前序連鎖法強調步驟順序如何與包括這些順序的歌曲及圖片配合；不過，在教導下一個步驟之前，可能還是要給予些許的提示，不要完全移除提示。你可以移除身體提示，不過要持續指著對應的圖片並／或繼續唱完歌曲，如此才能提供足夠的練習，幫助孩子記住歌曲，或者學會參照步驟教學圖片。當你覺得孩子已經熟悉步驟教學圖片或是執行步驟的歌曲時，就可以由後向前移除手勢提示或唱歌提示。

說了這麼多，我想表達的重點是，只要給予足夠的提示，然後有系統且果斷的移除提示，無論使用哪種方法都無所謂。關鍵是要有足夠停頓時間，讓孩子有機會展現能力，但又不能久到使他分心，忘了自己該做什麼。

「重新來過」或正面練習的過度矯正

如果孩子在沒有提示的情況下嘗試了某個步驟卻做錯了，就要立刻糾正他，運用必要的提示告訴他正確的做法，這樣他才不會習慣錯誤的做法。接著則嘗試以正面練習的過度矯正或「重試一次」的方式「消除」錯誤的步驟，給予孩子更多的機會練習你剛剛教他的做法。例如：在關水龍頭的時候，孩子沒有關緊；這時你可以把著他的手將水龍頭關緊不再滴水。接下來，先不要擦乾手，而是進行一次正面的過度矯正。重新將水龍頭打開，然後讓孩子練習將水龍頭關緊不再滴水。可以多做幾次練習。

利用日常作息教導動作協調、團隊合作、輪流、語言、主動性、表徵思考與抽象思考

進行日常作息例行工作的方法有很多種，每一種都提供了許多教學的機會。鋪床的時候讓孩子站在一邊（剛開始的時候，可以請你的另一半當指導教練），你則站在另一邊——這是學習同步動作的絕佳配置。你們可以模仿彼此的動作，拿起被子或床單，然後同時用力拉，把被子或床單的皺褶拉平，接著一起把被子或床單拉到床頭。你的孩子可以從這個練習學會因果關係——他發現往某個方向拉才可以把被子或床單拉平。

彼得喜歡在床上擺放許多動物玩偶，我們常會利用這些玩偶練習拋接所需的協調與同步動作。剛開始的時候，我們只會拋接幾隻玩偶，而且只有相隔幾呎的距離，我會輕輕的把玩偶丟過去，彼得則會接住玩偶。現在，我們會把十幾隻玩偶散落在房間各處，我丟幾次之後改由彼得丟幾次，或者一來一往的輪流丟。我會故意從不同的角度快速丟過去，訓練彼得的專注力。有時候，我們會把拋接遊戲轉換成語言遊戲，我會問他想要大企鵝或小企鵝、兔子或小狗、灰色海豹或白色海豹，或者會請他從一些動物中丟某個動物給我，訓練他一次注意多種屬性（譬如，我可能會從不同大小的鯨魚與企鵝中挑選小企鵝，請他把小企鵝丟給我）。有時候，我會請動物玩偶調皮的躲起來，給彼得練習說「嗨」或「拜拜」的機會，或是與隔壁床弟弟的玩偶互換位置，提示彼得說出「我的」或是「不是我的」。鋪床的情境同時提供了練習協調動作、輪流、假想遊戲或語言的機會。

幾乎所有的家事或日常作息都可以融入有趣的互動。彼得剛開始學刷牙時，我們玩了一個「跟著做」的遊戲。遊戲時，我們會一起站在鏡子前面刷牙，他必須跟隨我的領導，按部就班的按照口腔左右上下四邊各刷十秒鐘，刷完一邊再換下一邊。我們會一起開始，一起結束。等他學會這個例行工作之後，我開始減弱提示，先是以手勢與數數的方式代替親自示範，再來則是在他忘了刷某邊時，運用口語提示要求他刷上排、下排、左側或右側的牙齒。我們就是這樣運用 RDI 遊戲訓練他學習自助技巧的。

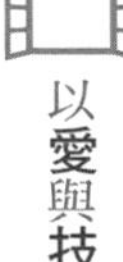

佈置餐桌、將餐具分類、把碗盤放入洗碗機、使用掃把與畚箕等都是練習協調合作與角色交換的好機會。有時也可全家出動，以生產線的模式佈置餐桌、收拾碗盤或收納雜貨。

日常作息和家事提供了由具體思考進入圖像（表徵）思考的好機會。佈置餐桌的時候，我們在一個餐盤墊板上畫了一個盤子、幾支刀叉、一條餐巾和一個杯子，利用彼得對於視覺學習的強項進行教學，這樣他就可以參照墊板上的圖案擺放餐具了。穿衣服是練習主動性與些許表徵思考的有趣機會。我們教彼得穿衣服時，用薄板製作了一個紙娃娃，並在紙娃娃身上貼了魔鬼氈，我們讓彼得選擇要給娃娃穿的衣服，並將選好的衣服黏在娃娃身上，然後一邊跟我們唱「我們這樣穿______（長褲、襯衫等）」，一邊替自己穿上相對應的內衣、T 恤、長褲、短褲或毛衣。自助的例行工作變成了邁向假想遊戲的橋梁。

我們可以利用日常作息不斷重複的特性示意開始與結束，教導「該起床了」、「就寢時間」、「我們來佈置餐桌」等標籤，以擊掌歡呼或是說「謝了，做得很棒」的方式結束工作。此外，你也可以利用日常作息教導孩子如何排序動作，或是練習有關時間順序的字彙（譬如：首先、接著、然後、最後）。

因為你的孩子發展出對於後續活動的預期，所以例行工作提供了介紹非預期行動與錯誤的完美情境，孩子可以因為使用糾正的語言與行動而練習主動參與。

例行工作的反覆特性當然也是教導語言的好機會，你可以停頓下來等孩子請你幫他拿長褲或襯衫、盤子或湯匙，或是讓他將採買的物品放入冰箱、食物櫃、浴室、臥室。

訓練動機

有時候，你的孩子可能會卡住，就算你覺得他應該有能力執行某項自助工作，但他就是沒有動力嘗試。舉例來說，孩子或許已經顯示出所有做如廁訓練的跡象，譬如：他知道某些東西應該歸屬到某些地方、想要大小便時身體也會扭來扭去，但是就是不願意坐在便盆上。或者，他或許具備穿鞋襪的動作技巧，但卻不願意自己執行動作。如果問題是出在動機，就要記起將增強物的強度最大化的原則（參見第七章）。人際關係的增強物也是很有效的鼓勵方式，包括開心的和他擊掌、你的聲調與態度。讓孩子在他能力所及的情形下，鼓勵他參與設定目標學習自主，讓他幫忙做家事，讓他自己選擇他的獎勵，讓他自己追蹤進步的程度。要注意每次設定的目標不超過兩個。

再次提醒各位，當你訓練孩子的時候，首先要照顧好他的感覺與動作的需要。有重度運用障礙的孩子有時會卡住，他們的身體不聽使喚所以無法做到他想做的動作。有時他們可以表達溝通，但是常常你需要問他是不是這個問題，或者就直接做動作調節的練習，譬如：觸摸、意念圖像、視覺輔助、節奏與音樂等在第五章討論過的方法。

訓練獨立與自助助人的態度

學習自助技巧對孩子來說可以是既有趣又有成就感的任務。此外，只要你持續期望孩子自己完成分內的工作，讓他愛上與你合作的滿足感，使他感受到你的溫暖感謝與讚美，他就可以培養出自助助人的態度。

教導這些技巧猶如蓋一棟建築，需要相當程度的決心與組織。你必須先搭建鷹架才能蓋這棟建築，而且必須在各個階段逐一拆除鷹架。等孩子熟習日常作息的每個小步驟之後，就要果斷且有系統的移除支援。

運用障礙較嚴重的孩子由於需要更多的動作計畫，他們面對的困難也較大。他們需要更多按部就班的練習。有時就算你覺得他已經學會了某些自助的能力，他的表現卻不一致，要看當時他的基底神經起始的訊號是否運作。通常我建議各位不要替孩子做他能做到的事，這樣你會剝奪他學習自助的機會。提醒各位在評估孩子的能力時要謹慎。他們的狀況每天都會有變化。

彼得在某一天可以完全自己穿好衣服。第二天早晨，我給他機會自己做，結果半個小時後，我到浴室看見光著膀子的他坐在馬桶上，睡衣已經

脫下了，冷得不得了，動彈不得。我只需要用手勢提示，他一會兒就把我給他準備的衣服穿好。所以你在要求孩子盡自己的能力時要用一貫的態度，但是在提供協助的時候則要有彈性。有時他可能需要你多給他一些幫忙，但是當你有系統的逐漸減少提示、耐心等候並多給他一些時間，讓他自己做，你們就會慢慢的朝著正確的方向前進。設定目標，讓孩子逐漸達成目標。

指派任務與溝通

你也必須有組織的指派任務，並和其他照顧孩子的人員進行有組織的溝通。你必須把部分的教學任務指派給年紀較大的兄弟姊妹、保母或臨時照顧人員，爭取他們的協助，否則你就得一輩子與這些例行自助任務奮戰，而日復一日的辛苦奮戰，任誰都會承受不了。指派任務的溝通相當關鍵，你必須讓每位照顧人員了解孩子能力的程度，確定每個人都對孩子設定差不多的期望，否則，有些人可能會因為怕麻煩而直接幫孩子做好每一件事，破壞了你一直努力協助孩子培養的獨立技巧。

不過，沒有人可以全然保持一致，而且孩子有時也會出現情緒低落或身體不適的狀況，這時你就必須暫時降低要求。溫柔的對待自己與孩子，不過你的溫柔必須像溫和的溪流一樣，雖然溫和，卻能拓展河道，帶領你和孩子持續向前。

Chapter 18

我怎麼可能辦得到？

魔戒二部曲《雙城奇謀》結束時，主角佛羅多因為受不了長途奔波的疲憊而癱在地上，他說：「我辦不到。」一直支持他的忠實好友山姆提醒他他們一路追尋的理想，山姆鼓勵的話語以及不畏辛勞的付出，驅使佛羅多振作精神，重新出發。

很多時候，你可能會跟佛羅多一樣想要放棄，你會告訴自己：「我辦不到。」教養神經發育正常的孩子相當辛苦，而照顧有重大障礙的孩子更是折磨人。自閉兒有許多的需求需要被滿足，需求的多寡取決於自閉症的嚴重程度，而滿足這些需求所需付出的精神與時間往往超過父母親的負荷能力。即使你已為孩子擬好教育計畫，如何著手執行這些計畫也是令人困擾的問題。你該如何建構教養團隊與支援網絡，因應教養過程中折磨人的挑戰呢？

集結所有的資源

每個社區對於特殊需求兒童的家庭提供的資源不盡相同。美國加州各地的區域中心（regional centers）是政府的資助與指導中心。在英國，公立特殊教育的資金大部分是來自「專用學校補助金」（Dedicated Schools Grants），由地方主管機關與學校論壇（School Forums）進行諮詢後，將補助金分發至地方學校。在美國，地方學區也是特殊需求兒童教育支援的主要來源，支援的項目通常包括學校教育、語言教學、職能治療與物理治療，從學齡前就開始提供支援。不過，每個孩子的情況都很特殊，資源又相當缺乏，因此公家的資源不論就專業技術、課程或人員而論，都不可能完全滿足孩子的需求。此外，美國的民間健保公司對於自閉症治療的給付往往有諸多的限制，許多治療都被歸類為所謂的「實驗性」項目而無法獲得給付[1]。

安排好進程

教育孩子需要投入大量的時間與精神，如果可以接受這一點，你就可以避免許多挫折了。你不能依賴專家，也不能依賴補助金，你必須請教能幫助你的醫生、校區以及其他的專家，聯繫地方家長互助團體與自閉症組織，尋求當地最棒的資源，這些都是必須付諸實行的重要事項；不過，你所能為孩子做的最值得的付出就是陪他一起努力。嘗試本書與其他書籍提供的一些想法，別害怕犯錯。申請的補助可能要數週至數月的時間才能拿到，不過，你隨時可以展開計畫，不需要等到拿到補助了再去請教專家與顧問。

我們當地的區域特殊需求兒童顧問有一次來我家參加我舉辦的「自閉兒親子聚會」，她問我，我為彼得做了什麼，我很誠實的告訴她：「我為彼得做的事情和為其他六個孩子做的事情沒什麼不同，只是為他做的比較多而已。」所有孩子的教養原則其實都一樣。試著把工作變有趣，要求他們幫忙，持續延伸他們的能力，而且要努力不懈的堅持下去。這就是父母的力量！孩子最後接收到的是你的溫暖與愛。沒有人像你這麼愛你的孩子，因此你是孩子最棒的專家。不妨從蘇斯曼《話語之外》的「人的遊

1 譯註：作者居住在美國南加州，在此提到政府補助及資源，提醒讀者善加利用。其他地區的讀者可以向當地政府的教育部門諮詢，尋求類似的資源及補助。

戲」或是葛斯丁《兒童人際發展活動手冊》的早期活動著手，總之就是要展開行動。如此一來，當你的資源與補助抵達時，你就可以準備擬定最佳的決策與選擇了，因為到時候你將會更了解你的孩子。

就算你已經為孩子報名了相關的學校課程，你可能還是需要其他人在你「休假」的時候代你照顧孩子。因此，我想鼓勵每位爸媽仔細研究地板時間、RDI、漢娜課程（Sussman, 1999）等居家的人際互動與情緒發展課程，先訓練好自己，然後再訓練幫手，以便在家裡一起協助孩子。規律的運動也屬於居家課程的一部分。你可以從圖書館借一本瑜珈教學書，在家和孩子一起做瑜珈，或是看看當地有沒有游泳、體操等調適型運動的相關課程。

無論你尋求到多少的協助，都別放棄直接陪伴孩子的機會。每天特別挪出時間與孩子互動、享受和孩子共度的時光、進一步了解孩子。不一定要一次安排很長的時間。你或許可以先從日常作息著手，一天幾次、一次二十分鐘，譬如早上叫他起床時、工作返家時、放學回家時、晚上哄他睡覺時。善用零碎的時間與孩子交流，譬如：給他呵癢的時候、跟他打鬧的時候，或是幾分鐘的地板時間。我有一個朋友叫妮妮，她是十個孩子的媽。我曾經請教過她怎麼把專注力放在每個孩子身上，她回答：「當我必須為某個孩子做某件事情時，譬如幫她梳頭或給他一杯牛奶，我會把我的專注力放在我跟他們或為他們做的每一件小事情上。」當妮妮跟其中一個孩子相處的時候，她會全心全意的陪伴這個孩子，以關注、手勢、眼神接觸傳達她的情感。

♥ 關於罪疚感

罪疚感就是當你沒有做到良知要求你做的事情時，內心感受到的那種受折磨不舒服的感覺。為人父母者往往會認為自己應該要為孩子準備好所需的一切，幫助他們獨立自主，讓他們感受到幸福；然而，這對重度自閉兒的家長而言是個問題。你遲早會發現，你不可能為孩子提供所需的一切，就算你犧牲了所有的一切可能還是辦不到，然後，你會對其他人以及過程中放棄的目標感到內疚。

我建議各位放下自己。你夢想自己的孩子有一天可以找到一輩子能夠滿足他的需求並學會怎麼使自己開心的方法。懷抱這個夢想並沒有錯，但是很多人誤以為自己應該要負責幫助孩子實現這個夢想，如果夢想沒有實現，就表示自己沒有盡到為人父母的責任。問題是，沒有人應該為未來無法控制的事情負責。沒有人可以控制孩子的未來；我們甚至連自己的生命都無法控制了，更何況是別人的生命。

另一方面，你在所有親子互動中投入的愛是慢慢累積起來的。不要小看你可以做的事情。你可以參考本書以及參考文獻中提到的其他書籍，進一步了解如何教導孩子，幫助自己把所做的每一件事做好。你可以善用每一天的零碎時間與精神，讓這些零碎的時間與精神發揮舉足輕重的效果，因為每次的親子互動都包含了兼具美感與改造力量的愛。因此，不要一直煩惱未來無法預測的事情。「一天的難處一天當就夠了。」（馬太福音 6:34）每個人的資源都是有限的，只要盡了全力，就放寬心吧。

尋求指引、協助與資源

你一定會需要指引與協助。尋找一間專門提供特殊需求書籍的好圖書館，或是上網尋找資源。書本的力量很強大，不過你不需要一口氣讀完整本書，只需要閱讀與孩子所處階段最相關或是探討某個你正在面臨的問題的部分即可。把書本的建議應用在實際的練習，然後隨著孩子的進展進一步尋求相關資源。

聽演講時，可以請講員給你一些居家課程的建議。如果你很喜歡某位講員，你可以在演講結束之後私下請教他，就算他不提供諮詢服務，或許仍然可以幫你轉介到相關的機構。此外，你的小兒發展科醫師或是當地的家長互助團體或許也能提供相關的轉介與協助。

一個可以信賴的好顧問（通常是專門研究自閉症的專業心理諮詢師）通常可以帶給你許多方面的協助。他可以幫你規劃及診斷居家課程、客觀的審視你們的學校課程、提供參考資料給其他專家與輔導老師、提供你家長訓練，甚至可以幫你訓練家庭成員中的志願者。有一個擁有執照且能秉持客觀立場的顧問可以請教，不僅能為你提供支援與鼓勵，還能幫你確認課程與計畫的適切性，幫忙把孩子轉介給其他機構。

你和孩子正踏上馬拉松長跑，你是這個團隊的領袖，同時也是這個團隊的四分衛。你們的團隊需要有一個能夠客觀的評估、支持、糾正與指導的教練，這樣你的帶領就能夠有最高的效果。有一天，彼得的心理醫生就指出我如何造成彼得的強迫行為，因為我為了要用微波爐準備他的食物，就把微波爐放在彼得座位的旁邊。這麼做為的是方便我隨時可以滿足彼得的要求替他把食物加熱。聽到彼得的心理醫生說我「造成」彼得的問題，我不太高興；但這正是我所做的事。果然，當我把微波爐搬回廚房，他要用微波爐時就必須起身走到廚房，以這樣作為阻止他強迫行為的方式，彼得很快就停止了他重複要求用微波爐的強迫行為了。

我相信撫養我們這些有自閉症的孩子是一件很困難的工作，我們都需要一個好的教練。如果你無法找到一個好的顧問，你可以聽好朋友的建議，讓他們幫你找出盲點。其他自閉兒的家長可以是你最佳的資訊與支援來源，也是你最好的老師。

建立支援團隊

建構孩子的支援團隊時，必須要對每位成員抱持合理的期望。或許有許多熱心的志願者或專家願意幫助你和你的孩子，不過，他們跟你一樣，並非萬能。之前有一位家長曾經請我幫忙介紹地板時間專家，當我跟他提起某位很有才華的人選時，他搖搖頭，因為這位地板時間專家經常遲到。「我不需要處理這種事。」他說。我覺得這對他的孩子是很大的損失——隨和而不拘小節的個性或許是導致她經常遲到的原因；不過，也因為她的個性隨和又不拘小節，才使得她在地板時間領域如此受肯定。說了這麼多，我想表達的重點是：保持彈性很重要，不要自絕退路。

每個人都有獨特的才華、興趣與長處，而你的任務是建立團隊，把對的人分派到對的位置，因此，一個熱情奔放充滿活力的青少年或許是地板時間與 RDI 遊戲時的完美助手，不過，如果要進行 ABA 課程，找一個較有紀律與組織概念的幫手或許比較適合。

較靜態的工作對我那些年紀較大的兒子來說相當乏味，不過，我還是會要求他們學習這些工作，以便在緊要關頭協助我。我多半會要求他們帶彼得去騎腳踏車或滑雪。愈能夠適才適用，大家就愈能夠在協助的過程中感受到樂趣而持續提供協助。就我個人而言，我覺得自己比較擅長某些教學方法，不過，經過一番辛苦的練習之後，就算是原先覺得困難的領域也可以成功勝任了。自閉症可以激發你的潛力，在陪伴孩子的過程中，我們也跟著孩子一起成長。

♥ 關於警覺心

你必須為每個幫助照顧孩子的人員提供合適的訓練，並適時的監督照顧情形。在附近做自己的事也是一種簡單的監督，或者至少要養成抽查的習慣，了解孩子的適應情形，或是看看他或協助者是否需要你提供什麼東西。在問題剛形成時及早處理，以免演變成難以收拾的挑戰行為。利用抽查落實程序與界限、在公共空間工作、定期監督與指導，和不委託如廁協助，可避免可能的虐待。家中有其他人幫忙確實可以分擔不少負擔，但是千萬不要完全放手不管。唯有謹慎的監督才能確保孩子的安全。

幫助孩子擴大朋友圈

法爾維教授在她的著作《相信我的特殊需求孩子》（*Believe in My Child with Special Needs!*; Mary Falvey, 2005, pp. 57-61）中解釋了幫助孩子發展「朋友圈」的概念。孩子是團體的一份子，幫助他發展社交圈，使他的身邊圍繞著了解他與關心他的人，對孩子會很有幫助。「朋友圈」中，最裡面的圓圈是家人，接下來是親戚與好友，再接下來是普通朋友，最後則是幫助孩子的專家。對於想要參與孩子的遊戲聚會的家人與好友，可以教他們幾種與其興趣和個性相符的遊戲、活動與教學方法。每個人都可以與你的孩子發展出不同風格的關係——在這裡我要高呼「差異萬歲！」

♥ 小資源也可以發揮大效果

彼得的哥哥現在都上高中或大學了，所以行程排得很滿。我會指派快速方便的任務給他們做，請他們每個人每天跟彼得完成幾個互動循環。他們晚上在房內走動時，應該不難發現彼得在廚房裡找零食或坐在客廳看電視。如果他在看電視，他們可以坐到他旁邊幾分鐘，對節目做些評論，不時的按下暫停鍵，讓他說出某個人物的臉部表情。如果他在食物櫃裡找尋食物，他們可以讓他說出他想要的點心，然後拿出一些些，運用這些點心和彼得玩幾輪語言遊戲（參見第十一章與第十二章）。有時候，我會抓一個哥哥和彼得兩人一組，一起把碗盤放入洗碗機，或是一起清掃地板。一個負責沖洗，一個負責把碗盤放入洗碗機；或是一個負責掃地，一個負責控制畚箕。重點是要讓任務變得簡短方便且輕鬆。改變你所教導的活動以及要求家人陪伴孩子一起執行的活動，以保持執行任務的樂趣。持續給予合理的要求，久而久之，其他的兄弟姊妹就會自然養成與孩子互動的習慣了。

盡量把孩子介紹給「社區幫手」認識，讓當地的圖書館員、店員，甚至是消防員與警察（如果可以的話）都知道孩子的名字。有些人可能會偶爾停下來跟你的孩子打招呼，或是和他擊掌歡呼。同樣的，也把孩子介紹給鄰居與教友認識，讓許多人知道他的名字，可以和他揮手打招呼，或者至少在他走失的時候幫忙把他找回來。許多教會都可以召集志工，幫你安排週日的特教學校課程，有些志工甚至願意擔任兼職家教，在孩子放學之後指導他做功課。彼得的障礙程度使他很難培養同儕友誼，不過，我找了許多好朋友的較年長孩子擔任他的兼職家教與保母，讓他至少擁有同一代的朋友圈，可以陪他一起成長，成為他朋友圈的一部分。

我的朋友珊狄不久前寄了一封電子郵件給我，以下是電子郵件的內容：

> 我的一個朋友有一個自閉症的兒子，這個自閉症的兒子現在大約四十幾歲，目前跟兩個室友住在一棟公寓。我曾經見過他和他的室友幾次。有一天，我在邦諾書店的走道上和他擦身而過，於是就跟他打招呼：「嗨，馬克。」他轉過身雙臂交叉放在胸前（雙手放在肩膀上），看起來十分驚訝與害怕。他的身體往後傾斜了一點，只是注視著我。我接著說：「我叫珊狄，你爸媽是我的朋友，我們一起參加查經班。」他的心情放鬆了一些，對我點頭微笑。我揮手說：「很高興見到你。」便繼續往前了。我不記得他有跟我說什麼；不過，我下一次遇到他母親時，她告訴我：「馬克說他在邦諾書店遇見你。」原來他後來見了他母親或是打了電話給他母親，他記得我的名字，而且跟她說他遇見了我。

我們的孩子有時面對不熟的人會出現令人錯愕而不利互動的反應。珊狄主動與馬克打招呼時，馬克看起來好像被嚇到了，似乎有些為難，不過，馬克後來把他與珊狄相遇的事告訴了他母親，由此看出這對他來說是一件有意義的事。如果有許多人和珊狄一樣，願意努力和我們的孩子交流，這個世界對他們來說會變得多麼友善與溫暖。我們身邊有許多善良的人，他們其實很願意伸出援手，只是不曉得該怎麼做。幫助孩子的另一個方法就是同時努力幫他建立這個外圍的朋友圈，不要害羞，敞開心胸主動

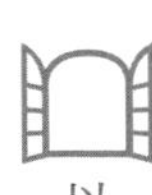

把他介紹給大家認識，以親自示範的方式教他怎麼與大家互動。

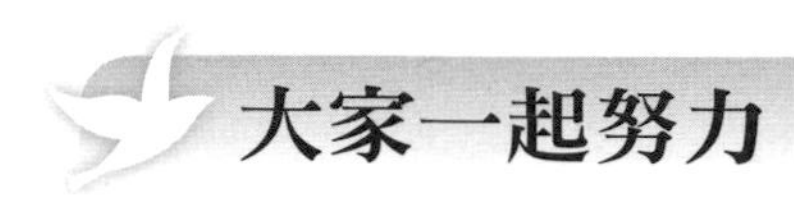

大家一起努力

你是兩個世界的大使：特殊需求兒童的世界以及一般人的世界。我想要藉此點出的重點是：你著手滿足孩子的需求時所展現的態度，具有相當的重要性。如果你以配合與理性的態度對待學區以及其他的支援提供者，他們就比較可能以開放與彈性的態度對待下一個特殊需求兒童的家庭。如果你以開放輕鬆的態度把孩子介紹給其他人，並在情況允許的情況下溫和的指導他們，他們就會比較自在的投入與你的孩子的互動，請教你如何提升他們和他的互動，如此一來，他們在接近下一個身心障礙人士時，就比較不會想要躲避了。當別人看見你這麼愛孩子、接納孩子、享受與他的相處時，他們或許就可以理解，只要願意用心發掘，就不難發現隱藏在層層障礙底下的美麗寶藏。

幫助孩子踏上發展的階梯時，不要孤軍奮戰，而是要請朋友與家人一起融入孩子的生活，並為孩子建構社交圈。為孩子建構支援團隊時，對於他人的才華與個性應該秉持彈性與開放的態度。彼得生命中遇見的最棒的人，不一定經驗豐富或擁有專業執照；但是，他們都是很有愛心與耐心而且願意虛心學習的人，而這些都是你在尋求他人協助你的孩子時，必須尋求的特質。不用擔心自己不擅長做某些事，你一定可以找到與你互補的人。最重要的是要無條件的愛著你的孩子。愛是教育孩子的必備元素。

結語

裝著彈弓與石頭的工具箱

聖經裡「牧童大衛擊倒巨人歌利亞」[1] 的故事不時在我們的生活中上演。彼得面對的是身形龐大的巨人歌利亞。以彼得的強迫症為例。這在幾年前開始成為嚴重的問題。某天早上，他瘋狂的拍打紙張與撕紙，於是我把一本紙質厚度很合他口味的雜誌藏在車子後面，以便在需要激勵他的時候撕一張作為獎勵。他在我的車廂尋找那本雜誌，樣子就像是毒癮發作的毒蟲在尋找毒品一樣。為了不讓他的歌利亞接近他，我一整天很努力的找事情給他做。

後來到了該去參加傍晚彌撒的時間了。為了避免他在教堂裡拍打紙張與撕紙，我之前花了好幾個禮拜的時間不斷幫他練習一個自我監控活動，他在做練習的時候表現得很棒，可以清楚掌握活動的程序。不過，那天遇到了身形這麼龐大的歌利亞，活動能否發揮作用實在很難說。我們進入教堂時，我覺得我好像把只帶著彈弓與石頭的大衛送上了競技場。

事實證明是我多慮了。彼得在彌撒的過程中展現了完美的自我監控能力。他記得持續翻轉三分鐘的沙漏計時器，計時器跑完時記得把一個方格打勾，甚至還記得在每次做完記號後把筆蓋蓋好。所有的工作都是他一個人完成的，他每打完一次勾，就會很有禮貌的跟我要一片事先準備好的海

1 譯註：聖經撒母耳記上第十七章有關以色列國大衛王少年時的故事。

苔脆餅。完成所有的格子之後，他注視著我，以便確認自己可不可以把紙拿到外面撕。沒想到這麼強大的強迫症巨人竟然可以被一個簡單的自我監控程序收服，實在太不可思議了。

仿說是彼得必須對付的另一個歌利亞。每晚就寢前，他都會要我開車帶他去兜風。我會在開車繞行市區時，問他有關當天發生的事。我大都會提出較簡單的填空題或選擇題，只可惜，他大部分的時候都只會複述我最後提到的選項。

某天晚上彼得洗完澡後，我想要嘗試新方法，於是就準備好彼得的 AT 裝置，跟他一起坐在沙發上。我以有利回答的方式寫下問題，並協助他回答這些問題。有許多次他都比我還快找到合適的圖示，真是令我既驚訝又開心。當天兜風時，我幾乎都是問他重複的問題，只增加了一些問題，並在問題與問題之間稍做評論。令我開心的是，彼得只出現了一次仿說，其他六題都答對了——有些是用單字回答，有些則是完整的片語。

「你今天早上為什麼寫道歉信？」「因為我撕了紙。」他很自然的回答。他撕的是爸爸的鈔票。「我們烤了哪種鬆餅，香蕉還是玉米？」「玉米。」他回答。這次答對有可能是仿說的關係，不過他回答得又快又大聲，似乎很有把握的樣子。「爸爸、媽媽、路加和彼得今天早上做了哪種活動？」「騎腳踏車。」「我們摺了哪些衣服？毛巾、襯衫還有……」「內衣褲！」彼得回答。我們兩個都笑了。「你今天下午跟誰一起學習？」「珍妮特老師。」這題對他不成問題，他很喜歡珍妮特小姐。「我們為什麼去爸爸的辦公室？爸爸做了什麼？」「看眼睛。」「你的眼睛好不好？」「很好！」「我們離開爸爸的辦公室後去哪裡買東西？」「購物商店。」「我們買了什麼？」「甜……（我提示他說「瓜」）甜瓜！」「你喜歡晚餐之後的散步時間嗎？」「喜歡！」「當時的天空是什麼顏色？」「玫瑰紅。」我的雞皮疙瘩都起來了，坐在後座的彼得跟我在車上展開了真實的對話！

所以，事先幫他預習對話內容幫我在當晚打敗了他的歌利亞。彼得總會帶給我驚喜。惰性、瘋狂的強迫症行為與仿說使得自閉症看起來毫無希望，不過不要猶豫，你必須鼓勵孩子拿起彈弓。我們用的是一些簡單的概

念，譬如透過打勾的方式訓練孩子耐心等待，透過預習幫助他回想單字，不過，這一點點的堅持與親愛之情可以讓彼得了解我會和他並肩作戰，而這些都是他用以對付巨人的強大武器。我的小大衛有時也能戰勝歌利亞巨人。

上述發生的事件是三年前的事情。現在的彼得雖然仍然有強迫症，但是他的改變讓我不敢相信。

彼得很喜歡拿著小棍子敲。他的這種重複動作已經逐漸形成一個嗜好：到處尋找、收集他所喜歡的特定質地和大小的樹枝，找來後就把葉子拔掉、修直，再用膠帶和繩線加工做成一根根像釣魚竿一樣的小棍子作為敲打的玩具。就像他所有最有問題的強迫症一樣，先從讓他高興的重複動作開始，逐漸發展成他的這個找樹枝的強迫行為。

他在我們鄰居家的前院發現一棵樹，樹枝光滑，顏色是紅色的。有一天晚上彼得睡不著覺。我們家這位樹枝愛好者突發奇想。他跑到我房間，指著前面說：「樹枝。」臉上堆滿笑容。「不可以，彼得，現在是半夜，出去找樹枝太晚了。」他臉上的笑容消失了。「樹枝。」這次說的時候有點著急。然後他就抓起手電筒往大門走去。「彼得！現在是睡覺的時間，撿樹枝，明天早上再去。別拖了，快去做睡前該做的事。」這時我看出他已經不可理喻了。強迫症瘋狂的眼神出現在他的眼中。彼得手裡拿著手電筒走出大門。我追了出去，彼得已經走到車房前的車道正要往鄰居家去。我抓住他的手臂，他轉過身來看著我，仍然往反方向掙脫。「彼得，等一下，想一想。你看起來很焦慮，很想要那個樹枝。這樣有道理嗎？半夜跑出門到鄰居家去折樹枝，這根本是不對的，那是別人的家。當你想做不合理的事情時，是怎麼回事？是誰在控制你？」

接著奇蹟發生了。彼得突然止步。他臉上的表情改變了，並且用堅定的語氣說道：「明天。」這時他眼中瘋狂的神情也消失了。然後他堅定而快速的走回家，嘴裡喃喃的說著：「明天，明天。」雖然彼得仍然需要我的協助，但是他自己做到了最重要的一部分。後來我還是需要用簡單的提示讓他回到家裡的後院去找樹枝，「在自己家裡折樹枝比較好，但是這還是強迫症要你做的。我們還是照你說的明天再找。」他竟然回到床上，然後我花了半個小時讀了一大段無聊的教科書給他聽，哄他入睡。

第二天我和他一起檢討了前一晚的事件。

媽媽：我想跟你談談昨天晚上發生的事。我很高興你在車道上做的決定。你還記得嗎？

彼得：我決定等第二天再找樹枝，趕快就回家了。

媽媽：做那個決定很困難嗎？

彼得：是的，因為我要維持家庭的和諧，你不要讓強迫症更嚴重。

媽媽：謝謝你顧到媽媽的想法。不過我想知道你對樹枝的想法。

彼得：我了解到我太焦慮了，很高興你點出來，很有幫助，我需要那個提示。希望你知道你很神聖，因為你是我最好的知己。

媽媽：謝謝你的誇獎，最要緊的還是你信任我。你的意思是不是說你有困難認出強迫症。

彼得：是的。

媽媽：我們在車道上，我把你拉住，告訴你如果去找樹枝只會讓強迫症更嚴重的時候，你是不是當時就認出是強迫症了，還是後來。

彼得：是當時，我聽了你的。

媽媽：你說「明天」的時候，是不是真的想到延緩策略來抵擋強迫症，還是只是為了配合我的請求不去找樹枝？

彼得：我想出怎麼對抗強迫症，我很努力的改變我的想法。

媽媽：我真高興。這需要很強的意志力才能把你的注意力從強迫症拉過來。

彼得：謝謝。

媽媽：你想我們做「暴露反應」練習還有「轉移注意力」的默想

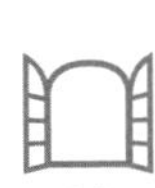

有幫助嗎？

彼得：是的，很好的訓練。

媽媽：等一下晚上就要到了。你想我們是不是需要做些準備，預防晚上找樹枝的強迫症又控制你？

彼得：我想我們先找一根樹枝放在車上好了。

除非自己有強迫症，你我永遠無法了解那些身受衝動思維所苦的人，當他們不能去做他們想做的事時，所經歷的焦慮有多麼強烈。但是我們知道他們焦慮的強烈程度常常使得一個溫和的傑奇博士變成惡劣的海德先生。[2] 我家的「小大衛」要面對的是情緒「巨人歌利亞」的挑戰。其實半夜站在車道上的當時，我也不敢確定彼得能夠聽進去我說的話。我以為強迫症的焦慮會把所有我說的話都過濾並淹沒。我當時在腦中計算如何將傷害降至最低，乾脆靜悄悄去折根樹枝趕快回家。在我的心中，我的話只是一顆小石子在對付強迫症巨人。

但是這些話語擊中了目標。而彼得也告訴了我為什麼我們做到了。「你是我最好的知己。」「很好的訓練。」愛和能力就是最重要的元素。我們花時間做的暴露及反應預防練習、彈性練習、SIFT 的轉台默想的練習（參見第十三章和第十五章）就是在鍛鍊額葉的連結功能。「想清楚」和「反省」的功課培養了彼得自己做到想出應付的策略並將這些方法付諸執行的能力。多年來用敘述性的稱讚、傾聽，以及有趣和正面的互動，建立了我和彼得之間的信任，使我成為他的盟友。

所以，各位家長，自閉症的確是一個深度而又全面機能失調的病症，這個病症有其獨特的進程，但是各位可以不需要任其發展。只要不斷的練習，所有的缺陷都一定可以改善。加強感覺統合的功能，逐漸增加孩子對感覺輸入的耐受性。練習動作的技能，培養孩子對節奏的感受，一步一步的進入更複雜的層次。教導孩子如何調適情緒，同時鼓勵他發展認知的能力與人際關係——留心觀察孩子進展的程度，用不同的方式和經驗讓他逐

2 譯註：《化身博士》（*Strange Case of Dr. Jekyll and Mr. Hyde*）故事中有著雙重人格的主角。

漸進階；了解孩子的需要，提供給孩子足夠卻不超過他所需要的支援。你的目標是幫助孩子主動自發的學習發展執行功能，讓他愈來愈有能力按照自己的意願採取行動；從而建立一個有理想、有價值的內在生命。要達成這個目標是要靠你和他之間的親子關係，因為愛賦予人生意義，使我們所做的每件事有目標、有喜樂。

自閉症或許是難以對付的障礙，不過，我希望這本書提到的所有資訊不會令各位感到沮喪。我們的孩子做每一件事都必須付出努力，而每一件事都是必須教導的。

我寫這本書的目的不是要讓各位覺得任務很艱辛，而是想要幫助各位完成艱辛的任務。如果沒有知識與工具，教養我們的孩子會變得更加艱難。想要幫助他們擺脫令人窒息的束縛，就必須運用多重模式的折衷教育方法，擷取各種方法的觀點與方法，幫助他彌補受影響的腦部區域。

如果孩子的腦部受到嚴重且廣泛的影響，想要幫他重新佈線，就不能只用單一的教學方法；必須運用不同的教學方法，提供所需的動機、反覆練習與歸納。每種方法都有獨特的優點。DTT 有系統的將認知概念拆解成易於學習的小步驟；RDI 則將同樣的原則運用於社交與情緒發展，一次聚焦於單一基礎社交技巧；地板時間（或 DIR）原則提醒我們，必須持續把重心放在關係與情感的調諧，培養人際關係與情緒滿足、情緒調整、情感與動機之間的連結。蘇斯曼的漢娜課程（參見第六章）則是強調在家中提供機會教育，幫助孩子培養溝通技巧；TEACCH 強調如何在環境中創造強大的視覺支援；核心反應訓練（PRT）強調動機、主動性、自我監控等核心技巧的發展。使用不同的教學方法不但不衝突，反而可以相輔相成。

不過，你不需要記住這些不同縮寫字母代表的教育方法，我們其實可以從這些不同的方法歸納出部分的共同原則，而這些共同原則其實都是家長**以愛與技巧教導孩子**時可以加以運用的常識。說穿了，教學其實就是對話。想想看，當你想要跟某個人溝通的時候你會怎麼做（Sussman, 1999, pp. 92-109; 2006, p. 87）。

首先，是觀察與聆聽。全心全意的做好調諧工作，以你的直覺、你對他的了解（他的偏好、個性與過去的經驗）解讀他的情緒、預期他的需

求。精神或身體因為焦慮、挫折、疲憊、疼痛、飢餓、口渴或需要上廁所而覺得不開心時，就無法有效的學習與互動。**調適孩子的感覺與身體需求**以及**運用情感連結**都是可以用來安撫情緒與平靜心情的工具，而且這些都是不可忽略的步驟。你必須讓孩子處於「調整好情緒的狀態」，他才能學習東西。因為我們的孩子有許多無法自我調整（雖然耐心的教導可以使他們慢慢進步），所以我們得在此步驟投入許多時間與精神，並且要不時回到這個步驟。幫助孩子做好感覺統合，有耐心的緩和孩子的情緒，都是可以帶來許多收穫的投資。

第二步是回應你聽到的話語。幫孩子**詮釋**或傳達他想要說的話，或是**模仿**或回應他的動作，同時試著把他的話語與動作塑造成有意義與目標的計畫，讓孩子知道你在聽，而且了解他想說什麼。讓他知道你在配合他，即是驅使他配合你的最佳方法，而他的配合可以幫他做好進入下一個步驟的準備。

第三步輪到你主動回應了，你可以藉此機會介紹新的想法。想要鼓勵孩子聆聽你所傳達的內容，最好的方法就是**融入他的興趣**。**機會教育**的精髓是有創意的策劃或運用日常生活中自然發生的教學機會，在孩子對你教導的內容感興趣時驅使孩子學習。如果沒辦法把**內在增強**融入教學，還是可以利用**外在增強**、**分享主控權**、**有限的選項**等工具融入孩子的興趣。

輪到你的時候，你的回應內容取決於孩子的認知與社交發展程度。如果孩子處於最早期的發展階段，你或許可以著手進行躲貓貓或呵癢等簡單的感覺遊戲，接著則可進行模仿遊戲或是在遊戲迴路中進行動作教學。等你的孩子發展出對於符號思考的理解能力時，你或許就可以教導語言或數量了。最後，你或許可以開始培養孩子的抽象思考能力，介紹因果、時間、空間、類別、比較、感覺等概念。社交發展方面，一開始可以先訓練孩子如何與你協調及同步進行動作、解讀臉部表情與肢體語言、培養手勢的運用能力等基礎技巧。之後，你的孩子將學會競爭，主動提出遊戲的變化玩法，而後學會改變遊戲與共創新遊戲。

輪到你進行對話時，你可以**把概念或技巧拆解成孩子能夠學習的小步驟**，根據孩子的回饋調整步驟的大小以及支援或提示的程度。將**由具體進**

入圖像再進入符號的原則運用於教學，提供必要的**聽覺與視覺輔助工具**。如同蘇斯曼提出的「四 S」原則：「少說、強調、放慢速度與展示」（參見第十章與術語彙編）。

完整對話的最後一個步驟是引導孩子做出回應。你最棒的工具是耐心，**停頓下來耐心等待**，給予孩子處理資訊的時間。以好玩溫和的方式**介入與堅持**，提供必要的提示，引導孩子完成互動循環。**提示順序**（Sussman, 1999, pp. 114-123；亦可參見 Cooper et al., 2007, pp. 401-404; Miltenberger, 2004, pp. 198-206）是相當實用的工具，可以有系統的移除提示或支援，引導孩子獨立做出回應；不過，你必須了解，持續給予協助有時是必要的。每個教學方法的目的都是掌握孩子在挑戰與成功之間的平衡點，以成就感驅使他持續學習下一個概念或技巧——無論是在 DTT 課程中學習下一個單字，或是在 RDI 的練習中學習跟隨他人的眼神。

進行人際互動時，必須把握與對話互動同樣的原則，盡量創造多一點有意義且有趣的循環（聽、回想、說，而後再回到聽），如果是教導某個概念或某種技能，則要讓循環持續到完成必要的溝通時。根據孩子的專注力與處理程度，掌握對話的**時間點**、**速度**與**節奏**。提供有趣、實用且符合孩子需求的課程，以保持孩子的動機；提供適當的協助，使孩子能夠掌控所需投入的努力；此外，你的熱情與溫暖的鼓勵當然也不可或缺。孩子與你的摯愛與信任關係將會成為他最強烈的動機。

情感（情緒）確實會啟發動機與專注力，並進一步驅動學習。希望孩子牢記所學，就必須幫孩子**歸納**所學。將剛學的概念或技巧應用在不同的情境、地點、位置，運用不同的物件練習，與不同的人練習，進一步穩固所學。各個階段的發展都奠基於上一階段的發展，所以一定要給孩子足夠的時間熟習所學，奠定各個階段的基礎。唯有強固的基礎才能產生實質的進步。你可以從孩子眼神透露的訊息得知你是否掌握挑戰與成功的平衡。

我深刻體會到我的孩子在生理上遭受的限制。看著他吃力的做著說出清晰語言必須執行的複雜協調動作（語言運用障礙，這些動作包括控制呼吸、舌頭與嘴唇的位置以及喉頭的收縮）、注視著對話夥伴卻忘了自己想說什麼（短暫運作記憶）、敲打下巴太用力導致受不了疼痛而哭泣（衝動的自我刺激行為，甚至是自傷行為），我確信他這輩子應該擺脫不了自閉症了；而且我已能接受現實。我們其實只希望他們能夠快樂，而我們假定他們獲得快樂的能力只會隨著他們的思考、連結與因應環境能力的提升而提升。

就彼得的情況來說，我可以證實這個假設是正確的。從他做好自己的工作後自豪的笑容與得意的神情，從他和我一起完成鋪床任務後給我的擊掌歡呼，從他理解某個新概念時開心的笑容，不難發現他與一般人一樣，對於學習與完成任務懷抱熱情。我還記得他剛學會騎兩輪腳踏車時，以飛快的速度騎著腳踏車繞來繞去的開心神情。看到他這麼開心，讓我覺得所有的付出都是值得的——我們之前嘗試抓住然後放開腳踏車握把不下百次〔事實上，我們一開始騎的是一種叫做「夥伴車」（buddy bike）的適應型協力車〕。

彼得總是能帶給我驚喜。不久前的某一天，我牽著腳踏車抵達了關著的大門，我看著二十呎外的彼得，他二話不說，馬上走過來幫我把大門打開了。每次準備把採買回來的雜貨拿下車時，我都會喊著幾個年紀較大的孩子的名字，請他們過來幫忙，而彼得這時一定會出現，並且老早就站在車廂旁邊等候吩咐了。某天晚上，我想要捉弄一個年紀比較大的兒子，我指著我的臉頰要求他親吻我，他站在一旁抱怨，抵死不從，接著，我感覺有個孩子把兩隻溫暖的小手臂環繞在我的脖子上，給我一個溫柔的吻，原來這個孩子不是別人，正是我那安靜的彼得。

這些美麗珍貴的孩子內心經歷許多事情，不過有時候他們沒辦法告訴我們，有時候則是我們沒有注意到，因為我們太注意他們所面對的挑戰了。說了這麼多，我其實是想鼓勵大家，與其抱持懷疑與錯誤的想法，不如懷抱希望。葛林斯潘提出了一個相當具有啟發性的觀點，他鼓勵大家不要設限，也不要被既定的缺陷牽絆住，只要一步一步向前邁進，看看發展的旅程把你們帶往哪個地方。

我的父親曾經問我何必寫這本書，他說很少有家長能夠像我一樣有能力辭掉工作，把大部分的時間與精神都留給孩子；不過，我寫這本書的目的其實是想要幫助所有的家長，希望他們不會再徬徨無助甚至必須為了孩子辭掉工作（雖然辭職之後享受和孩子相處的感覺很有限）。如果了解自己的孩子怎麼了；了解治療的一般原則以及各種治療方式的基本原則；對於孩子的發展過程有足夠的認識，知道你們正在前往哪個階段，以及接下來應該鎖定什麼目標，你就可以為孩子設計更好的治療計畫，即便大部分的治療都是其他機構與照顧人員動手執行的。此外，你也可以振作起精神，把與孩子相處時的絕望時光轉化成具有生產力的珍貴時光，因為你的手邊多了許多工具，你可以運用這些工具與孩子建立連結，和他展開趣味的互動，在發展的過程中一路陪伴他、幫助他。

你可以考慮收集寶貴的參考資料（譬如，本書最後的參考文獻中所提供的參考資料），好好閱讀這些資料，並依據孩子的發展程度逐一嘗試資料中提到的各個階段的活動。你不需要一口氣了解所有的內容，可以一邊學習一邊應用，你的孩子自然會教你該怎麼做。文獻中列出的都是我所使用的資源，不過，你的孩子你最清楚，所以我鼓勵你自己閱讀並選擇喜歡的參考資料。我們能夠生長在這個時代，生長在我們的國家，有這麼多人願意為我們的孩子奉獻智慧與心力，還有這麼多書籍與網路資源可以參考，實在很幸運。我真心鼓勵大家運用閱讀的力量，發掘大量流通的資訊與概念，嘗試將最有可能發揮作用的方法運用在孩子身上。

你是最了解孩子的人。他的感覺、偏好、興趣、強項、困難，你比任何人都清楚。你和孩子相處得最久，而且也有機會在所有的情境與他一起工作，包括家中的日常作息、一起在廚房或花園工作、一起看影片、一起出門，甚至會特別安排一對一的遊戲時間或閱讀時間。你是最想要幫助他的人，因為他是你的最愛，而你也是最有機會幫他把最好的一面展現出來的人，因為他最愛的也是你。

目前有許多家庭跟我們一樣，家中有中度至重度的自閉兒，卻沒有足夠的專家與照顧人員可以滿足我們孩子的需求。不過好消息是，你是孩子最重要的老師，如果你知道該怎麼做，就可以立即展開介入治療，持之以恆的將治療融入生活。經過了一段時間的練習之後，所有的教養原則就會進入你的腦海，變成你的習慣，到時你就可以「隨時隨地進行地板時間」了（Greenspan and Wieder, 2006, p. 186）。你一定可以發現其中的樂趣，尤其當你已調整好步調並給自己足夠的時間恢復精神、回想事情，以及訓練了足夠的保母和集結了足夠的支援，可以維持其他重要的家庭關係時。

我經歷過你所經歷的一切，擁有這些工具就像是穿越叢林時攜帶著指南針、開山刀和水，沒有了它們，我或許就會在半途迷失方向。我的兒子現在還是會繼續沉浸在他那無人能進去的自我世界中，但是現在的彼得不僅開朗、會與人交流、熱愛學習，還會對自己的工作成果以及幫忙做家事的能力自豪。就像彼得自己寫道：「我熱愛生命，大部分的時候。」這就是知識與理解的力量，就算是再難以對付的自閉症巨人也可以被撼動。

我在這本書從頭到尾介紹了許多的彈弓與石頭，希望這些彈弓與石頭在各位教導孩子的時候可以派得上用場。不過，再多的彈弓與石頭也比不上愛的力量；愛才是真正幫助孩子戰勝歌利亞並引導他登上發展階梯的力量。請許多朋友一起來幫忙你，指派一些例行的工作（譬如，陪孩子玩小遊戲或進行小活動）請他們幫忙，如此不僅能為孩子建構朋友圈以及未來的支援，還能讓更多人一起陪你發掘孩子內在的寶藏。

> 你們要給人，就必有給你們的，並且用十足的升斗，連搖帶按，上尖下流的倒在你們懷裡；因為你們用什麼量器量給人，也必用什麼量器量給你們。（路加福音 6:38）

彼.得.的.詩

彼得所作的這首詩參加學校家長會主辦的 2014 年徵文比賽得獎，並在 2015 年參加全國性的比賽得到第一名。

啟發我寫這首詩的靈感是當我在德斯康色花園觀景時得到的。這個景致是人類技巧與上帝傑作的結合。如果我們把世界當成花園的話，我想這個世界會更美好。

如花園的世界

橡樹林裡靜靜的一片綠。
鳥兒唱，松鼠吱吱，蟋蟀唧唧，
太陽高照著山頂，
天空一片藍
使這世界美麗。

巧克力豆冰淇淋的美味，
爵士浴池的渦流
摩天輪的刺激，
騎腳踏車的喜樂
使這世界有趣。

媽媽溫暖的微笑
小外甥開心的笑語，
古板的爺爺對我點頭

高個子的哥哥在下棋，

弟弟和我分享點心

爸爸的好心情

使這世界有溫暖有愛。

你和我可以成為朋友。

一起栽種花園，

使地球成為花園

讓我們用愛來照料

每一個人都來

自由自在做自己

愛自己。

這樣世界更美好。

Peter Tran

十五歲，九年級

2014 年 11 月 5 日

我要將這首詩獻給所有的園丁，特別是我的媽媽，她是栽種我心靈的園丁。

The world as a garden

the green stillness of an oak forest.

the sound of birds singing, squirrels chattering, crickets chirping,

the sun upon the mountaintops,

the blueness of the sky

these make the world beautiful.

The taste of chocolate chip ice-cream,

the swirl of a hot jacuzzi

the thrill of a roller coaster,

the joy of riding my bike

these make the world a fun place.

the warmth of my mom's smile

the chatter and laughter of my little nephews,

the gruff nod of my grandfather

my tall brothers playing card games,

my little brother sharing his snack

my papa when in a good mood

these make the world a warm, loving place.

you and I can be friends.

we can plant a garden,

make the earth a garden

that we tend with loving care

with room for everyone to

to be free to be themselves

loved for what they are.

that would make the world a better place.

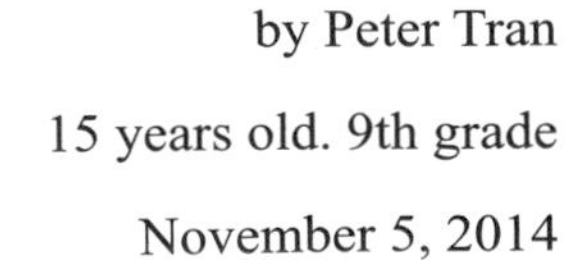

by Peter Tran

15 years old. 9th grade

November 5, 2014

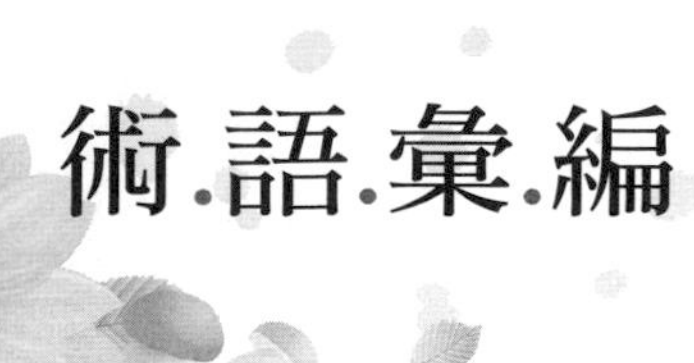

術.語.彙.編

DIR：運用地板時間的發展性個別差異關係本位介入模式（The developmental, individual-difference, relationship-based interventional model）（Greenspan and Wieder. 1998, 2006）。

人際發展介入治療（RDI: relationship development intervention）：依循發展進程有系統的教導人際關係技巧的介入治療（Gutstein, 2000, 2002a, 2002b）。

三、二、一倒數活動（Three-two-one countdown）：一種學習準備流程——數到三的時候坐直，數到二的時候閉上嘴巴，數到一的時候把手放好。

三角形思考（Triangular thinking）：思考不同方法（包括間接途徑）以達成目標或結果的能力。

三點凝視（Three-point eye gaze）：先注視某個人，以便讓對方注意到自己，然後注視自己感興趣的物件，以引導這個人注意該物件，接著再回頭注視這個人，看看他是否了解你的想法。

小腦（Cerebellum）：控制動作速率、節奏、力量與協調的腦部區域。

工具性互動（Instrumental interaction）：為了滿足需求而進行的互動。

互動循環（Circle of interaction）：一種往返的互動，初始者接收到對方的回應之後，對該回應做出有意義的回應，使雙方的互動循環下去（例如：寶寶對著父母微笑，父母回報以微笑，寶寶於是開心大笑）。

內在增強（Intrinsic reinforcement）：屬於行為之自然結果的獎勵，例如，孩子說對彩虹糖的顏色，就給孩子這個顏色的彩虹糖。

內隱記憶（Implicit Memory）：潛意識或無意識形成的記憶。有時會因與過往創傷的內隱記憶類似的情景，而引發意想不到及非理性的行為。

分享主控權（Shared control）：治療師給孩子一些選擇權，孩子從中選擇接下來要從事的活動。

分段嘗試訓練（DTT: discrete trials training）：運用於 ABA 的一項技巧，把教學拆成幾個嘗試或小步驟，且會根據孩子的反饋持續調整後續的教學。

心智理論（Theory of mind）：能夠了解他人擁有不同的想法、認知、感受，且能猜想、理解與追蹤他人的不同觀點。

「四 S」原則（"Four S's"）：蘇斯曼（Sussman, 1999, p. 194）提出的原則——「少說」（say less）就是要使用短句，簡化話語的內容；「強調」（stress）就是要以語調與語氣強調關鍵字；「放慢速度」（go slow）就是要給孩子時間處理你的話語；「展示」（show）就是要運用手勢、圖像與有形物體，提供多重線索。

外在增強（Extrinsic reinforcement）：與動作無關的獎勵，例如，孩子正確說出動物名稱，就給他一顆彩虹糖。

布若卡區（Broca's area）：負責表達性語言（口說）的腦部區域。

本體感覺（Proprioception）：對於手臂、腿部等身體不同部位相對位置的感覺，這些感覺來自肌肉、關節與韌帶的感覺受器。

正面練習的過度矯正（Positive practice overcorrection）：一次或多次重複一項修復或矯正行為，以穩固正確的行為，以正確的行為取代錯誤的行為。

正增強（Positive reinforcement）：為了增加正確或欲見行為出現的頻率而給予的獎勵。

任務分析（Task analysis）：定義所有學習某特定任務之必要步驟的過程。

仿說（Echolalia）：回答時重複最後聽到的幾個字。

共同注意力（Joint attention）：吸引並將他人的注意力引導至感興趣的物件，並再次確認其反應的能力。

地板時間（Floortime）：發展性個別差異關係本位介入模式（DIR）中運用的一種教學方法，此方法強調治療師必須跟隨孩子的興趣與領導，以吸引孩子融入互動循環。

多感官教學（Multisensory teaching）：教學時吸引聽覺、視覺、觸覺等多種感官的投入，譬如以有形的物件教導加法。

有形的增強物（Tangible reinforcer）：觸摸得到的獎勵項目，例如：貼紙、食物或玩具。

自我刺激（Stimming）：為了滿足感覺需求或習慣而顯現的無功能目的的反覆行為（自我刺激的行為）。

自我對話（Self-talk）：自己對自己說話；可能有助於記憶（譬如：複述爸媽的指示），也可能有助於紓解壓力（譬如：回想過去類似的成功經驗，或是把注意力集中在正面的記憶）。

自我監控（Self-monitoring）：追蹤自己的標的行為。

自我調整（Self-regulation）：安撫自我情緒的能力。

自動性（動作）（Automaticity）：不用太刻意的努力就能執行某些與生俱來的技巧或經練習而熟練的技巧的能力。

自閉症及溝通障礙兒童之治療及教育（TEACCH: Treatment and Education of Autistic and related Communication-handicapped Children）：1966 年於北卡羅萊納州設立的課程，此課程運用個別化結構式教學與許多視覺輔助工具。

行為功能分析（Functional behavioral analysis）：針對某標的行為之前因後果進行的分析，用以決定該行為之功能，並以較合適之行為取代該標的行為。

行動導向指令（Action-oriented directions）：用以協助有動作計畫問題者的必要指令，這種指令簡短明確，沒有非必要的冗詞。

低度敏感（Hyposensitivity）：不夠敏感。

完形（*Gestalt*）：對於一組資料的整合式理解（完整圖像思考）。

完整圖像（完形）思考（Big picture [or *Gestalt*] thinking）：由樹見林及根據題目、主題、主旨組織思想的能力。

投入（Engagement）：專注且融入他人的狀態。

角色取替（Perspective taking）：猜測或理解他人感受、想法與感覺的能力。

言語錯亂（Paraphasic error）：不由自主的以不正確的話語取代正確的話語。

固著行為（Stereotypy）：沒有功能目的的反覆行為。

延伸嘗試（Expanded trials）：分段嘗試訓練（DTT）中一系列的教學嘗試，在呈現干擾項目之間逐漸降低標的項目的呈現頻率。

明確記憶（Explicit memory）：對過往經驗有意識的記憶。

泛自閉症障礙（ASD: Autism spectrum disorder）：一種神經發展障礙，此障礙的特色是會出現重複的行為，且有社交、溝通與感覺處理的障礙。

注意力缺陷（Attention deficit）：難以集中注意力。

物理治療（Physical therapy）：提升移動與動作計畫能力的治療。

直覺（Intuition）：(1)不需要推理就能立刻知道；(2)根據對於某人過去的經驗、所處情境與個性的了解，解讀或猜想這個人的意圖。

社交行為圖譜（SBM: social behavior map）：蜜雪兒．賈西亞．薇娜（Winner, 2007）創造的工具，此工具可以幫助行為者了解該行為的因果關係，包括：他人對於該行為的感受、該行為對他造成的影響，以及行為之後帶給他的感受。

社會性故事（Social story）：描寫應付特定的情境（例如：看醫生）的小故事，學習如何意識與處理在該情境一般會經歷到的情緒以及合宜的社交行為（該理念為凱蘿・葛瑞 [Carol Gray] 所創）。

社會參照（Social referencing）：注視他人以分析他人的情緒反應。

表達性語言（Expressive language）：透過手勢、圖卡交換溝通系統（PECS）、AT/apps、口語或文字等各種不同的形式表達語言。

促發（Priming）：預先教學或準備。

前序連鎖法（Forward chaining）：依照程序步驟由前至後的教學方法。

前庭覺（Vestibular sense）：身體透過內耳的感覺受器感受到的旋轉與移動情形。

前導法（Frontloading）：在事件或學習任務展開前給予的預先教學或事前準備。

扁桃體（Amygdala）：邊緣系統的一部分，腦部的情感中樞，在恐懼與焦慮等情感反應的處理與記憶方面扮演主要的角色。

負增強（Negative reinforcement）：用於刺激標的行為藉以擺脫此標的行為的不愉快刺激，例如，用鬧鐘叫醒睡覺的人。

韋尼克區（Wernicke's area）：負責接受式語言（理解）的腦部區域。

個別化教育計畫（IEP: Individualized Education Program）：特教術語，指家

長、學校教學人員共同為某個孩子專門設計的教育計畫，內容包括目的與目標、針對障礙的調適，以及針對目標之達成而擬定的特定服務計畫；在英格蘭與威爾斯則會在年度檢討會議上提出類似的特殊需求報告（Statement of Special Needs）。

倒序連鎖法（Backchaining）：利用想要完成任務的動機，以反向順序一步一步指導如何完成任務的教學方法。

核心反應訓練（Pivotal response training）：強調教導核心或關鍵行為的治療方法。所謂「核心行為」指的是具有廣泛影響力的行為，包括：主動性、動機以及針對多重提示的回應能力（Koegel and Koegel, 1995）。

病理生理學（Pathophysiology）：疾病或不適的生理機制。

神經發育正常的（Neurotypical）：正常的，沒有神經失能或缺陷。

胼胝體（Corpus callosum）：連結左右腦的神經纖維束。

高昂情緒（High affect）：生動有活力且表情豐富的情緒。

動作運用能力（Praxia）：流暢執行有目的之動作序列的能力，譬如打開罐子、梳頭等。

區別性增強（Differential reinforcement）：對於較多的努力或較好的表現給予較多的獎勵。

區別性增強不相容行為（DRI: differential reinforcement of incompatible）：一種制止不當行為產生的方法，請孩子投入與該不當行為不相容的行為，以達到制止該不當行為的目的（例如，請孩子串串珠，這樣孩子就不會把手放進嘴裡了）。

區別性增強其他行為（DRO: differential reinforcement of other）：一種制止不當行為產生的方法，只要孩子在預先決定的時間之內沒有出現該行為即給予獎勵。

區別性增強替代行為（DRA: differential reinforcement of alternative）：一種制止不當行為產生的方法，強化某替代行為，以達到制止該不當行為的目的（例如，上教堂時，請孩子做著色的工作，保持孩子的忙碌，這樣他就不會坐在那邊自我刺激了）。

區塊嘗試（Block trials）：分段嘗試訓練（DTT）的一系列教學嘗試，先重複呈現相同的學習項目，然後再融入其他項目，訓練學生的區辨能力。

執行功能（Executive function）：腦部幫助連結過往經驗與目前動作的處理程序，用於計畫、組織、擬定策略、記住與專注於細節，以及管理時間與空間。

基底核（Basal ganglia）：與專注力及動作起始相關的腦部區域。

崩潰（Meltdown）：由無法控制的情緒爆發所導致的非理性破壞行為，在此行為爆發之前，通常會出現焦慮（激動但能夠和他講理與談判）與防衛心態（自我控制能力幾乎不存在，但仍能做選擇）階段，爆發之後則會進入緊張狀況紓解（心情平靜下來）階段。術語取自危機預防機構（Crisis Prevention Institute, Inc., 2005）「非暴力危機介入訓練計畫」（Nonviolent Crisis Intervention Training Program），網址：www.crisisprevention.com，電話：1-800-558-8976。

強迫症（OCD: obsessive compulsive disorder）：一種精神障礙，患者會陷入非功能性的反覆思想與行為。

情感連結（Affective bond）：情緒的連結。

情感過濾（Affective filter）：人際關係與情緒對感受與學習造成的影響。

情緒（Affect）：情感與感覺。

情緒共律（Emotional co-regulation）：緩和與安撫他人情緒的工作。

情緒忍受力（Affect tolerance）：感受強烈情緒而不失控的能力。

情緒調整（Affect regulation）：調節或緩和情緒以達到平靜、專注的精神狀態。

接受性語言（Receptive language）：對於語言的理解。

惰性（Inertia）：難以展開行動。

提示順序（Order of prompts）：由強至弱的提示排序；一般的順序是身體提示、親自示範、口語提示、手勢提示、位置／鄰近提示。

結構式教學（Structured teaching）：有系統的落實教學目標的有計畫課程。

視覺化課表（Visual schedule）：一種關鍵的教學工具，透過圖像或文字依序呈現教學活動，以便讓學生能夠預期學習內容。

視覺處理障礙（Visual processing disorder）：理解與記憶視覺資訊的缺陷。

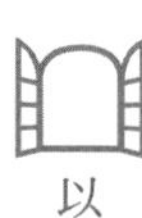

間接獲益（Secondary gain）：不經意獎勵到不當的行為。

傾聽（Refelctive listening）：在事發當時花時間並刻意試圖了解孩子的感受，同時以話語反映你認為他的感受為何（Janis-Norton, 2013）。

塑造（Shaping）：針對某個欲見的行為，透過增強引導學習者逐步做出更棒的嘗試。

感覺統合（Sensory integration）：組合來自不同感官的資訊，以便取得對於環境的連貫理解。

感覺尋求（Sensory seeking）：投入刺激某個或某些有問題之感覺系統的活動。

新皮質（Neocortex）：大腦皮質最高度進化的部分。

概念化（Ideation）：形成想法的能力（相較於感受之後的直覺反應）。

溝通意圖（Communicative intent）：有話想說而想要溝通的欲望。

經驗分享互動（Experience sharing interaction）：為了分享想法與感受（而非為了滿足需求與欲望）而進行的互動。

腦迴（Gyrus）：腦部摺疊的部分。

遊戲迴路（Play circuit）：可以重複進行與事先預期的遊戲互動模式。

運用障礙（Dyspraxia）：大腦失去部分協調動作的功能。

過度敏感（Hypersensitivity）：過於敏感。

圖卡交換溝通系統（PECS: picture exchange communication system）：孩子想要獲得某個項目或進行某個活動時，拿出代表該項目或活動的圖卡來交換該項目或活動。

圖示（Icon）：用來取代或輔助文字的簡單圖形或小圖。

圖解組織（Graphic organizer）：表格、流程圖或圖表等以圖像說明思想之間的關聯與組織方式的視覺輔助工具。

對話（Conversation）：依據對方的反應做回應的往返交流。

漢娜課程（Hanen Program）：運用日常活動與視覺輔助幫助孩子溝通的教學方法。

維持性活動（Maintenance activity）：已熟習的活動。

語言治療師（Speech and language pathologist）：教導語言與溝通的專家。

語言運用障礙（Speech dyspraxia）：有單字回想障礙與動作計畫缺陷而難以運用發音肌肉的口語障礙。

語法（Syntax）：結合單字以形成片語、子句及句子的規則。

輔助性科技／溝通應用程式（AT/apps: assistive technology/communication applications）：一般透過智慧型手機或平板電腦驅動的專用溝通裝置／電腦軟體；兩者都是透過手動選擇幫助孩子溝通。

領域（Field）：供學生選擇的選項。

增強物（Reinforcer）：亦即獎勵；可以是貼紙、食物等有形的獎勵，呵癢、盪鞦韆、吹泡泡等活動，或是收集代幣，以兌換更大的獎品或是兌換從事某項喜愛的活動的時間。

增強計畫表（Reinforcement schedule）：獎勵的頻率；可以是持續的（每次出現正確的回應就給予獎勵）、間歇的、比例固定或變化的，或是在固定或變化時間間隔給予的。

增強等級（Reinforcement hierarchy）：依據孩子的偏好程度排列獎勵的層級，先不給孩子他最想要的獎勵，等孩子做出最棒的表現或是完成最不想完成的任務再給予獎勵。

增強調查（Reinforcement survey）：透過提供各種項目、觀察及訪問與某學生有接觸的其他人員，了解哪些獎勵適用於該學生的調查。

調解（Reconciliation）：做出不當行為的人在事後彌補受害者的程序步驟。

調適（Accommondation）：透過供給與支援滿足需求。

調整好情緒的狀態（Emotionally regulated state）：平靜專注的精神狀態。

調諧（Attunement）：聆聽與觀察他人，以了解他人的感受、需求與嘗試表達的想法。

鞏固（Consolidation）：以相同程度的提示持續練習，直到完全精通、不再吃力為止。

機會教育（Incidental learning）：自然情境下的學習，運用的是適合教學的時機，而非預先計畫好的課程。

隨機交替（Random rotation）：隨機呈現標的項目與精通項目的分段嘗試訓練（DTT）嘗試。

應用行為分析（ABA: applied behavioral analysis）：一種分析行為、行為成因與行為結果的方法，藉以透過正增強與負增強改善行為。

矯正（Remediation）：(1)透過修正或修復的方式改善缺陷；(2)崩潰之後教導適當行為以取代不當行為的程序步驟。

縮減增強法（Shrinking reinforcer method）：先展示某個獎品，只要在設定的時間內沒有出現標的不當行為，就可以獲得該獎品，但若出現標的不當行為，獎勵就會隨著標的行為的出現次數逐次縮減；或者，先展示某個獎品，只要完成某項任務就可獲得獎品，但若未在給定的時間內完成任務，獎勵就會隨著時間的增加而逐漸縮減。

總體嘗試（Mass trials）：分段嘗試訓練（DTT）中一種重複呈現相同項目與指令的嘗試類型，譬如，在介紹「球」這個新單字時，一直重複說：「給我球」，然後請學生把球傳過去。

職能治療（Occupational therapy）：幫助患者得以執行日常活動（職業）的介入性治療，尤其是精細動作與感覺統合活動。

額葉（Frontal lobe）：負責計畫、抑制、控制衝動與判斷的腦部區域。

邊緣系統（Limbic system）：與產生情緒相關的腦部區域。

觸覺的（Tactile）：與觸覺相關的。

聽覺處理障礙（Auditory processing disorder）：理解與記憶聽覺輸入的缺陷。

鷹架（Scaffolding）：先提供正確程度的支援或提示，然後在顯現勝任能力之後有系統的移除支援或提示。

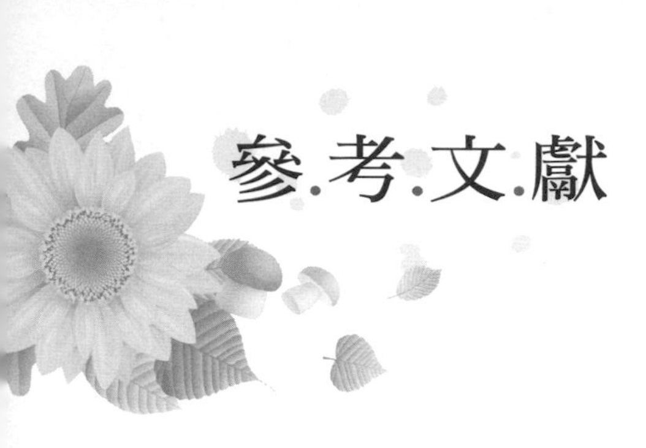

參.考.文.獻

Albano, A. M. (2013) *You and Your Anxious Child*. New York: Penguin Group.

Amen, D. (1998) *Change Your Brain, Change Your Life*. New York: Random House.

Anagnostou, E. and Taylor, M. (2011). "Review of neuroimaging in autism spectrum disorder." *Molecular Autism 2*, 4.

Awh, E. and Vogel, E. K. (2008) "The bouncer in the brain." *Nature Neuroscience 11*, 5-6.

Barron, J. and Barron, S. (1992). *There's a Boy in Here*. New York: Simon and Schuster.

Blakemore, S. and Frith, U. (2005) *The Learning Brain*. Malden, MA: Blackwell Publishing.（《樂在學習的腦——神經科學可以解答的教育問題》，游婷雅譯，台北：遠流。）

Burguiere, E., et al. (2013) "Optogenetic stimulation of lateral orbitofronto-striatal pathway suppresses compulsive behaviors." *Science 340*, 1243-46.

Burns, D. (1999) *The Feeling Good Handbook*. New York: Penguin Group. (First edition 1990).（《好心情手冊 I：情緒會傷人》，李華民譯，台北：張老師文化。）

Buron, K. D. (2004) *When My Autism Get Too Big!* Overland Parks, KS: Autism Asperger Publishing Co.

Cardon, T. (2004) *Let's Talk Emotions*. Shawnee Mission, KS: Autism Asperger Publishing Co., p. 15, A2-6.

Cooper, J. E., Heron, T. E. and Heward, W. L. (2007) *Applied Behavioral Analysis*. 2nd ed. Columbus, OH: Pearson/Merrill Prentice Hall.

Copland, J. (2010) *Making Sense of Autistic Spectrum Disorders*. New York: Bantam

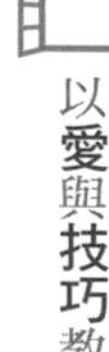

Books.

Curatolo, P., et al. (2010) "The neurobiological basis of ADHD." *Italian Journal of Pediatrics 36*, 79.

Day, A. (1991) *Carl's Afternoon in the Park*. New York: Farrar, Straus and Giroux.

Eastman, P. (2005) *Fred and Ted Go Camping*. New York: Random House, Inc.

Eastman, P. (2007) *Fred and Ted Like to Fly*. New York: Random House, Inc.

Emberley, E. (1970) *Drawing Book of Animals*. New York: Little, Brown and Co.

Emberley, E. (1972) *Make a World*. New York: Little, Brown and Co.

Emberley, E. (2002) *Complete Funprint Drawing Book*. New York: Little, Brown and Co.

Escriva, St. Josemaria (1981) *Friends of God*. London: Sceptor, Ltd.

Falvey, M. (2005) *Believe in My Child with Special Needs!* Baltimore: Paul H. Brooks Publishing Co.

Fovel, J. T. (2002) *The ABA Program Companion*. New York: DRL Books, Inc.

Gladwell, M. (2005) *Blink*. New York: Little, Brown and Co.（《決斷 2 秒間》，閻紀宇譯，台北：時報出版。）

Grandin, T. (1995) *Thinking in Pictures: And Other Reports From My Life with Autism*. New York: Doubleday.

Grandin, T. and Scariano, M. (1986) *Emergence: Labeled Autistic*. Novato, CA: Arena.

Grant, J. E. (2014, August 14) "Obsessive-compulsive disorder." *New England Journal of Medicine 371*(7), 646-653.

Gray, C. (1994) *Comic Strip Conversations*. Arlington, TX: Future Horizons.

Gray, C. (2000) *The New Social Story Book: Illustrated edition*. Arlington, TX: Future Horizons.

Greenspan, S. (2009) *Overcoming ADHD*. Philadelphia, PA: Da Capo Press.

Greenspan, S. and Greenspan, N. T. (2010) *The Learning Tree*. Philadelphia, PA: Da Capo Press.

Greenspan, S. and Wieder, S. (1998) *The Child with Special Needs*. Reading, MA:

Perseus Books.（《特殊兒教養寶典（上）（下）》，劉瓊瑛譯，台北：智園。）

Greenspan, S. and Wieder, S. (2006) *Engaging Autism.* Philadelphia, PA: Da Capo Press.（《自閉兒教養寶典》，劉瓊瑛譯，台北：智園。）

Gutstein, S. (2000) *Autism Aspergers: Solving the Relationship Puzzle.* London: Jessica Kingsley Publishers.（《解開人際關係之謎：啟動自閉症、亞斯伯格症社交與情緒成長的革命性療法》，歐陽佩婷、何修瑜譯，台北：智園。）

Gutstein, S. (2002a) *Relationship Development Intervention with Young Children.* London: Jessica Kinsley Publishers.（《兒童人際發展活動手冊：以遊戲帶動亞斯伯格症、自閉症、PDD 及 NLD 孩童的社交與情緒成長》，林嘉倫譯，台北：智園。）

Gutstein, S. (2002b) *Relationship Development Intervention with Children, Adolescents and Adults*. London: Jessica Kingsley Publishers.（《人際發展活動手冊：以練習活動引導亞斯伯格症、自閉症、PDD 及 NLD 少年、青少年與成人的社交與情緒發展（少年、青少年與成人版）》，黃嫈珺譯，台北：智園。）

Hale, M. and Hale, C. (1999) *I Had No Means to Shout!* Bloomington, IN: First Books.

Hallmayer, J., et al. (2011) "Genetic heritability and shared environmental factors among twin pairs with autism." *Archives of General Psychiatry 68* (11) , 1095-1102.

Harrison, V. (1994) *Verb Tenses*. Bicester: Winslow Press Limited. Available at www.superduperinc.com. Accessed on December 5, 2011.

Haznedar, M. M. (1997) "Anterior cingulate gyrus volume and glucose metabolism in autistic disorder." *American Journal of Psychiatry 154*, 1047-1050.

Higashida, N. (2013) *The Reason I Jump*. New York: Random House.

Janis-Norton, N. (2013) *Calmer, Easier, Happier Parenting.* New York: Penguin Group.

Kasari, C., Freeman, S., and Paparella, T. (2006). "Joint attention and symbolic play

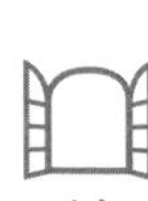

in young children with autism: A randomized controlled intervention study." *Journal of Child Psychology & Psychiatry 47*, 611-620.

Kaufman, N. (2006a) *The Kaufman Speech Praxis Workout Book, Treatment Materials and A Home Program for Childhood Apraxia of Speech.* Gaylor, MI: Northern Speech Services, Inc. National Rehabilitation Services.

Kaufman, N. (2006b) *Speech Praxis Treatment Kit for Children*. Gaylor, MI: Northern Speech Services, Inc. National Rehabilitation Services.

Kleinhans, N. M., et al. (2009) "Reduced neural habituation in the amygdala and social impairments in autism spectrum disorders." *American Journal of Psychiatry 166*, 467-475.

Koegel, R. and Koegel, L. (1995) *Teaching Children with Autism*. Baltimore: Paul H. Brookes Publishing Co.

Koegel, R., Schreibman, L., Good, A., Cerniglia, L., Murphy, C. and Koegel, L. K. (1989) *How to Teach Pivotal Behaviors to Children with Autism: A Training Manual*. Unpublished, send requests to Robert Koegel, Ph.D., Counseling/Clinical School Psychology Program, Graduate School of Education, University of California, Santa Barbara, CA 93106-9490.

Koziol, L. F. and Budding, D. E. (2009) *Subcortical Structures and Cognition: Implications for Neuropsychological Assessment.* New York: Springer.

Leaf, R. and McEachin, J. (1999) *A Work in Progress: Behavior Management Strategies and a Curriculum for Intensive Behavioral Treatment of Autism*. New York: DRL Books, LLC.

Leary, M. and Donnellan, A. (2012). *Autism: Sensory-Movement Differences and Diversity*. Cambridge, Wisconsin: Cambridge Book Review Press.

MacKenzie, R. (2001) *Setting Limits with Your Strong-Willed Child*. New York: Three Rivers Press.

Madrigal, S. and Winner, M. (2008) *Superflex... A Superhero Social Thinking Curriculum*. San Jose, CA: Think Social Publishing, Inc.

March, J. (2007) *Talking Back to OCD*. New York: The Guilford Press.

Marco, E. J., et al. (2011) "Sensory processing in autism: A review of neurophysiologic findings." *Pediatric Research 69*, 48R-54R.

McCloskey, G., et al. (2013) *Essentials of Executive Functions Assessment.* Hoboken, NJ: John Wiley and Sons, Ltd.

McDowell, K. (2014) Powerpoint on *Executive Functioning and the DIR-FCD Model in Schools.* Pasadena: Profectum International Conference. 3/23/14.

McNab, F. and Klingberg, T. (2008) "Prefrontal cortex and basal ganglia control access to working memory." *Nature Neuroscience 111*, 103-107.

Menzies, L., et al. (2008) "Integrating evidence from neuroimaging and neuropsychological studies of obsessive-compulsive disorder: The orbito-fronto-striatal model revisited." *Neuroscience and Biobehavioral Reviews 32*, 525-549.

Miller, A. (2007) *The Miller Method: Developing the Capacities of Children on the Autism Spectrum.* London: Jessica Kingsley Publishers.

Miltenberger, R. G. (2004) *Behavior Modification*. Belmont, CA: Wadsworth.

Mukhopadhaya, T. (2003) *The Mind Tree*. New York: Arcade Publishing.

Mukhopadhyay, T. (2011) *How Can I Talk If My Lips Don't Move!* New York: Arcade Publishing.

Mukhopadhyay, S. (2013) *Developing Communication for Autism Using Rapid Prompting Method.* USA: Outskirts Press, Inc.

Myers, C. A. (1992) "Therapeutic fine-motor activities for preschoolers." In J. Case-Smith and C. Pehoski (eds.) *Development of Hand Skills in Children*. Rockville, MA: The American Occupational Therapy Association.

Norden, J. (2007) *Understanding the Brain*. Chantilly, VA: The Teaching Company.

Owen, J. P., Marco, E. J., et al. (2013) "Abnormal white matter microstructure in children with sensory processing disorders." *Neuroimage Clin. 2*, 844-853.

Partington, J. (2006) *The Assessment of Basic Language and Learning Skills-Revised.* Pleasant Hill, CA: Behavior Analysts, Inc.

Pattakos, A. (2008) *Prisoners of Our Thoughts: Viktor Frankl's Principles for Discovering Meaning in Life and Work*. San Francisco: Berrett-Koehler.

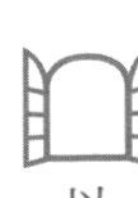

Qiu, A., et al. (2010) "Basal ganglia shapes predict social communication and other dysfunction in boys with autism spectrum disorder." *Journal of the American Academy of Child & Adolescent Psychiatry 49*(6), 539-551.

Raskind, M. H., Goldberg, R. J. and Higgins, E. L. (November 2003) "Predictors of successful individuals with learning disabilities, A qualitative analysis of a twenty year longitudinal study." *Learning Disabilities Research and Practice 18*(4), 222-236.

Rubin, S. (2013) *An Invitation to See Autism As I Do*. https://sites.google.com/site/suerubin696/platform

Sacks, O. (1990) *Awakenings*. New York: Harper Perennial.

Schlaug, G., et al. (1995) "Increased corpus callosum size in musicians." *Neuropsychologia 33*(8), 1047-55.

Schopler, E., Lansing, M. and Waters, L. (1983) *Teaching Activities for Autistic Children*. Austin, TX: Pro-Ed.

Schultz, R., et al. (2000) "Abnormal ventral temporal cortical activity among individuals with autism and asperger syndrome during face discrimination." *Archives of General Psychiatry 57*, 331-340.

Shapiro, L. (2003) *The Secret Language of Children*. Naperville, Illinois: Sourcebooks, Inc.

Sicile-Kira, C. (2006) *Adolescents on the Autism Spectrum*. New York, NY: Penguin Group.

Sicile-Kira, C. (2008) *Autism Life Skills*. New York, NY: Penguin Group.

Siegel, B. (2003) *Helping Children with Autism Learn*. New York: Oxford University Press.

Siegel, D. (2013) *Brainstorm*. New York: Penguin Books.

Siegel, D. and Bryson, T. (2012) *The Whole-Brain Child*. New York: Bantam Books.

Solomon, R. (2007) "Pilot study of a parent training program for young children with autism: The PLAY Project Home Consultation Program." *Autism 11*(3), 205-224.

Solomon, R., et al. (2014) "PLAY Project Home Consultation Intervention Program for young children with autism spectrum disorders: A randomized controlled trial." *J Dev Beh Pediat 35*(8), 475-485.

Stahl, B. and Goldstein, E. (2010) *A Mindfulness-Based Stress Reduction Workbook.* Oakland, CA: New Harbinger Publications, Inc.

Strandt-Conroy, K. (1999) *Exploring Movement Differences in Autism through First-hand Accounts.* Unpublished doctoral dissertation. University of Wisconsin-Madison.

Sussman, F. (1999) *More Than Words.* Toronto, Canada: The Hanen Center.

Sussman, F. (2006) *Talkability.* Toronto, Canada: The Hanen Center.

Swartz, J. R., et al. (2012) "Amygdala habituation and prefrontal functional connectivity in youth with autism spectrum disorders." *Journal of the American Academy of Child & Adolescent Psychiatry 52*, 84-93.

Torres, E. B., et al. (2013) "Autism: The micro-movement perspective." *Frontiers in Integrative Neuroscience 7*(32), 1-26.

Vulkow, N., et al. (2009) "Evaluating dopamine reward pathway in ADHD." *Journal of the American Medical Society 302*(10), 1084-1091.

Williams, D. (1996) *Like Colour to the Blind.* London: Jessica Kingsley Publishers.

Winner, M. G. (2005) *Think Social-A Social Thinking Curriculum for School-Age Students.* San Jose, CA: published by Michelle Garcia Winner, information@socialthinking.com

Winner, M. G. (2007, first ed. 2002) *Thinking About You, Thinking About Me.* San Jose: Think Social Publishing, Inc.

Wood, A. (Illustrated by D. Wood) (1984) *The Napping House.* Orlando, Fl: Harcourt Brace Jovanovich.（《打瞌睡的房子》，柯倩華譯，台北：上誼文化。）

Young, E. (1992) *Seven Blind Mice.* New York: Penguin Putnam Books for Yound Readers.（《七隻瞎老鼠》，艾德・楊著／繪圖，台北：阿爾發。）

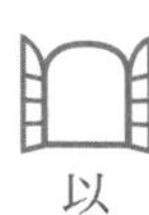

國家圖書館出版品預行編目（CIP）資料

以愛與技巧教導孩子：自閉兒家長與教育人員指南／許作思（Joyce Show）著；張靜譯. —初版. —新北市：心理, 2016.05
面；　公分. —（障礙教育系列；63139）
譯自：Teaching your child with love and skill: a guide for parents and other educators of children with autism, including moderate to severe autism
ISBN 978-986-191-719-1（平裝）

1. 自閉症　2. 特殊教育　3. 親職教育

415.988　　105006040

障礙教育系列 63139

以愛與技巧教導孩子：自閉兒家長與教育人員指南

作　　者：許作思（Joyce Show）
譯　　者：張靜（Maria Drew）
執行編輯：陳文玲
總 編 輯：林敬堯
發 行 人：洪有義
出 版 者：心理出版社股份有限公司
地　　址：231 新北市新店區光明街 288 號 7 樓
電　　話：(02) 29150566
傳　　真：(02) 29152928
郵撥帳號：19293172 心理出版社股份有限公司
網　　址：http://www.psy.com.tw
電子信箱：psychoco@ms15.hinet.net
駐美代表：Lisa Wu（lisawu99@optonline.net）
排 版 者：菩薩蠻數位文化有限公司
印 刷 者：辰皓國際出版製作有限公司
初版一刷：2016 年 5 月
I S B N：978-986-191-719-1
定　　價：新台幣 500 元